치과기공사를 위한 **치과재료학**

Dental Materials

집필진

문준모 호남대학교
안재석 광주보건대학교
유지호 마산대학교
이완선 부천대학교
전우용 광양보건대학교
정희선 제주관광대학교
조미향 원광보건대학교
최병철 충북보건과학대학교

도서출판 대학서림

추천사

치과재료가 없으면 치아와 치아주위조직 등 구강의 질환을 치료하거나 보존 또는 수복하는 것은 불가능하다. 이것이 치과재료학이 존재하는 이유인 것이다. 그리고 치과재료는 일반 산업재료와는 달리 사람의 생체 조직에 직접 적용되는 특징이 있다. 그러므로 치과재료학은 일반 산업재료학에서 다루는 물리화학적이고 기계적인 내용 이외에도 인체 생물학적 내용이 다루어져야 한다. 이와 같이 치과재료학은 일반 산업재료학에서보다 다루어야 할 내용이 더 있고, 치과학에서도 가장 중요한 분야라고 할 수 있다.

이 책의 첫 발간은 1986년으로 거슬러 올라간다. 당시 필자는 치기공과의 교수로서 치과재료학을 가르치고 있었는데, 마땅한 교재가 없어 교육에 어려움이 많았다. 그래서 교육의 수월성을 높이기 위해 여러 권의 외국서적을 조사하여 꼭 필요하다고 생각되는 내용으로 꾸미고, 이 책의 근간이 되는 치과재료학을 단독 저서로 발간하게 된 것이다. 그 후로 지금까지 여러 번의 개정을 거듭하며 이 책의 내용을 수정 보완하여 왔다. 이러한 과정에서는 전국의 많은 교수님들이 공동저자로 참여하게 되었다. 그리고 지금 필자가 고려대학교에서 정년을 마친지 1년 만에 여러 교수님들이 힘을 합하여 이 책을 새롭게 발간하게 된 것이다.

필자는 이 책이 다음과 같은 특징들이 있어 추천할 만한 좋은 책이라고 생각한다. 기초 이론부분에서 기초과학과 공학적 부분을 자세히 다루고 있으며 치과와 관련된 실례도 대폭 보강하고 있다. 각 단원마다 재료의 규격과 내용을 최신 규정에 맞추어 보강하고 있다. 그리고 전반적으로 최신 치의과학의 흐름을 적절히 반영하고 있으며, 독자가 쉽게 읽고 이해할 수 있게 기술하고 있다.

지금까지 거의 100여년에 걸쳐 아날로그 치과기술이 주류를 이루어 왔다. 그렇지만 지금은 아날로그에서 디지털로 바뀌는 소위 디지털 트랜스포메이션의 시대이다. 기술과 학문이 급변하는 시대이고 아울러 여러 분야의 과학과 기술이 잘 어우러져야 하는 융합과 통섭의 시대이다. 그리므로 치과재료학도 융합과 통섭, 그리고 디지털 트랜스포메이션이 이루어지는 학문으로 변화하여야 한다. 앞으로 이 교재가 이러한 내용을 품으며 보다 높은 차원으로 발전해 나가기를 소망한다. 이의 달성을 위해 이 책의 저자 분들은 현실에 안주하지 않고 혁신적인 노력을 기울일 것을 당부드린다. 앞으로 이 책을 학습하는 모든 분들이 이 책을 통해 보다 높은 곳으로 도약하게 된다면 더 없는 기쁨이겠다.

2020년 1월

고려대학교 명예교수
(주) 피스티스 고문
전 고려대학교 보건과학대학 학장

김웅철

머리말

치기공 분야가 1971년 대학 교육과정에 들어온 후 초창기 치과재료학 교육은 주로 원서나 치과대학 재료학 교재 등에 의존해 왔었다. 그러던 중 1986년 고려대학교 치기공과에 재직중이던 김웅철 교수님에 의해 치과재료학 교재가 저술되었다. 이후 세 번에 걸쳐 개정을 하면서 전국 각 대학의 치과재료학 교수들이 각 분야를 맡아 집필에 참여하게 되었고 '치과재료과학'이라는 이름으로 개정 4판에 이르게 되었다. 이 책은 그 동안 치과재료과학 집필에 함께 참여해 왔던 교수들과 재료 관련 공학을 전공한 교수들이 빠른 속도로 변화하고 있는 치과학과 그 변화의 중심에 서있는 치과재료의 변화된 내용을 바르게 반영하기 위해 새롭게 발간하는 것이다.

이 책은 치과재료학을 학문적으로나 임상적으로 모두 유용하게 사용할 수 있도록 기초 과학 부분과 공학적인 부분을 그 내용의 폭과 깊이를 더해 연구와 분석하기에 부족함이 없도록 구성하였다. 그런 부분이 치과영역에서 사용하는 재료와 어떻게 연관이 되어 있는지, 사용할 때 어떻게 적용하고 응용해야 하는지를 상세하게 설명하였다. 특히 재료별 단원에서 해당 재료의 규격과 내용을 국제표준과 한국산업표준 규격에 맞춰 제시하고 설명하였고, 치과 임플란트와 치과 캐드캠 단원은 최신 치과학의 흐름을 반영하여 내용을 풍부하게 구성하였다. 또한 집필된 내용뿐만 아니라 편집과 구성도 독자들의 눈에 쉽게 들어 올 수 있도록 하는 데 신경을 썼다.

치과기공 분야의 업무를 수행하기 위해 치과재료학을 공부하는 학생들에게 저자들은 두 가지를 당부하고자 한다. 첫째로 치과재료학 관련 용어의 중요성을 꼽을 수 있다. 학생들은 고교 때와 달리 배우는 과목마다 새로운 전문용어를 접하게 되는데 이러한 용어들은 일상용어와 달리 제한된 조건이나 환경에서 적용되는 언어이기 때문에 정확히 사용된 용어만이 정확한 의미를 표현할 수 있으며, 이러한 용어의 습득은 그 분야의 학습을 보다 효율적으로 도울 수 있을 것이다. 둘째로 치과재료학 복습의 중요성을 들고 싶다. 특별히 수업 후에 배운 강의를 되새겨보기를 바란다. 어떠한 내용이 중요한지, 그리고 중요한 내용에 대한 이해가 되었는지를 확인하는 것이 중요한데,

이를 위한 좋은 복습 방법 중 하나는 각 장 또는 단원의 뒤에 제시된 알아두기를 정리하는 것이다. 조금은 귀찮고 힘들더라도 치과재료학을 공부하는데 가장 든든한 바탕이 되어줄 거라고 믿어 의심치 않는다. 이 책으로 치과재료학을 공부하는 학생들은 저자들의 당부를 잘 따라서 치과재료학 지식을 치기공 전공과정에 훌륭히 적용할 수 있기를 바란다. 치과재료학 지식에 근거한 치과재료의 올바른 선택과 사용은 정확하고 훌륭한 치과보철물과 장치물을 제작할 수 있는 가장 중요한 조건이기 때문이다.

교재를 집필할 때마다 흠이 없고 좋은 책을 만들고자 여러 번 고치고 확인하는 노력을 기울이시만 막상 출판 후 나오는 오류를 볼 때에는 부끄럽고 당황스런 마음을 피할 수가 없다. 그럼에도 불구하고 독자 여러분의 날카로운 지적과 넓은 아량을 함께 구하고자 한다.

끝으로 이 책의 근간이 되어준 치과재료과학의 책임저자였던 김웅철 교수님의 배려와 격려에 감사를 드린다. 특히 이 책이 나오기까지 좋은 교재가 되도록 물심양면으로 지원을 아끼지 않은 대학서림의 윤진영 회장님께 감사의 말씀을 올린다. 또한 집필 준비부터 탈고까지 내일처럼 동분서주하며 집필과 편집작업을 지원해 준 조기현 이사님께 감사드리며, 교열과 편집에 열과 성을 다해준 편집부 직원 여러분께 감사의 말씀을 전하고자 한다.

마지막으로 치과기공계의 어려운 여건에서도 최선을 다해 후학을 양성하는 치기공(학)과 교수님들과 앞으로 치기공 분야의 새로운 지평을 열어갈 치기공(학)과 학생들에게 이 책을 바치고자 한다.

2024년 2월

치과기공사를 위한 치과재료학 저자 일동

차 례

01 · 치과재료학 서론

02 · 치과재료와 구강환경

03 · 치과재료의 물리·화학적 성질

04 · 치과재료의 기계적 성질

05 · 석고 제품

06 · 인상재

07 · 왁스

08 · 금속, 합금, 가공 금속 및 납착

09 · 치과 주조용 귀금속 합금

10 · 치과 주조용 비귀금속 합금

11 · 주조용 매몰재

12 · 주조 과정

13 · 치과용 고분자

14 · 의치상 레진

15 · 치과용 세라믹스

16 · 연마 재료

17 · 치과용 임플란트

18 · 치과 캐드캠 시스템

19 · 기구 및 장비

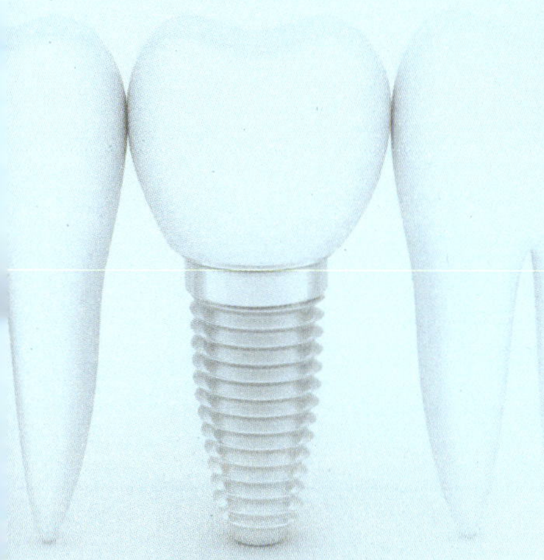

Chapter 01

치과재료학 서론

유진호(마산대학교)

핵심 용어

- **수복재료(restorative material)** 치아나 치아주위조직의 대체를 위해 사용되는 대용의 재료
- **치과보철물(dental prosthesis)** 하나 또는 그 이상의 치아 또는 관련된 조직의 인공적인 대체물
- **치과재료학(dental materials)** 치과질환의 예방과 치료에 사용되는 재료의 조성, 특성, 용도, 반응, 그리고 이들 재료의 조작 방법 등을 연구하는 학문
- **국제표준화기구(ISO, international organization for standardization)** 공산품 생산과정 및 서비스 제공에 관한 기준을 국제적으로 표준화하여 그 질 관리를 기하기 위한 목적으로 구성된 기구
- **규격(specification)** 제품이나 재료의 품질, 모양, 크기, 성능 따위의 일정한 표준. 치과재료에 있어서 규격은 치과재료로서 적합성에 대한 평가기준으로 특정재료의 질과 성질을 측정할 수 있는 표준이고, 치과전문인들로 하여금 재료를 적절히 사용할 수 있도록 하기 위한 지침
- **TC 106** 국제표준화기구(ISO) 기술위원회(technical committee)의 하나로 치과기자재의 표준, 시험방법 그리고 규격을 위한 치과표준과 용어에 대한 책임이 있는 위원회

핵심 내용

제1장에서는 치과재료학의 개념, 수복재료, 역사적 배경, 치과보철물 제작재료의 발달과정, 규격의 필요성과 설치된 기구, 치과수복재료의 안정성, 그리고 치과기공사가 알아야 할 치과재료의 범위 등에 대해 살펴보기로 한다.

1.1. 치과재료학의 개념

치과학(dentistry)의 가장 중요한 목표는 치과환자의 건강한 삶의 질 유지와 개선이다. 이러한 목표는 치과관련질환의 예방, 통증완화, 저작효율 개선, 발음기능 증진, 그리고 심미 개선 등 치과질환의 예방과 치료를 통해 달성할 수 있다. 나아가 이들 목표의 달성을 위해서는 구강조직의 대체나 변경이 필요하므로 구강 환경의 어려운 조건에서도 견딜 수 있는 생물학적 안정성과 내구성을 갖춘 치과재료가 필요하다.

따라서 치과재료학(dental materials)이란 치과질환의 예방과 치료에 사용되는 재료의 조성, 특성, 용도, 반응, 그리고 이들 재료의 조작방법 등을 연구하는 학문이라고 할 수 있다.

치과분야에 관계되는 재료를 다루는 학문은 치과재료학(dental materials), 치과생체재료학(dental biomaterials), 치과물리학(dental physical science), 또는 치과이공학(dental science and engineering) 등 다양하게 불리어지고 있다. 용어가 어떠하든, 치과기공사에게 있어서 치과재료를 다루는 학문은 주로 치과장치물(dental appliances)과 치과수복물(dental restorations)의 제작을 위해 치과기공분야에서 사용되는 재료의 성질 파악과 관련이 있다고 할 수 있을 것이다. 치과의학에서는 생물학적인 분야가 많이 다루어지고 있지만 치과의학의 한 분야인 치과기공에서는 물리학적이고 이공학적인 점들이 주로 다루어지고 있는 만큼 이 책에서는 치과기공실에서 사용되고 있는 재료의 적절한 사용방법과 조작방법을 중심으로 살펴보고자 한다.

치과재료는 제조업자로부터 공급되며, 제조업자는 항상 바람직한 결과를 얻을 수 있도록 그 제품의 취급 및 저장방법을 제시하고 있다. 치과기공사는 훌륭한 업무의 수행을 위해 재료의 올바른 취급방법을 알아야 하고, 재료가 어떻게 반응하는지, 그리고 재료 고유의 물리적인 성질을 유지하려면 어떻게 저장해야 하는지 알아야 한다. 재료학에 대한 지식은 기공실 업무를 성공적으로 수행하는데 필요할 뿐만 아니라, 실패를 평가하여 다시는 이런 실패가 반복되지 않게 하는 데에도 필요하다. 실패는 기공실이나 치료실에 있어서 시간과 비용의 낭비를 초래하고 환자에게는 불편을 주게 된다.

1.2. 수복재료

1) 정의 및 조건

역사적으로 인간의 치아, 동물의 이빨, 뼈, 상아, 조개껍질, 도자기, 그리고 금속 등의 다양한 재료가 손상되거나 상실된 치아와 치아 주위조직의 대체물로 사용되어 왔다. 이 경우 치아나 치아 주위조직의 대체를 위해 사용되는 대용의 재료를 치과수복재료(dental restorative materials)라고 한다. 치과재료 가운데 수복재료는 그 비중이 가장 크며 과거 수세기 동안 꾸준하게 발전되어 왔다.

오늘날 치과학에서 주로 사용되는 수복재료는 금속(metals), 도재(ceramics), 중합재(polymers), 그리고 복합재(composites)와 같이 크게 네 가지로 구분된다.

최근에 이들 재료의 물리적 특성이 크게 개선되긴 했어도 어떤 재료도 영구적인 것은 없다. 21세기에도 치과재료 과학자들은 이상적인 재료를 위한 연구를 지속할 것이다. 특히 이상적인 수복재료의 조건은 다음과 같이 다섯 가지로 요약될 수 있다.

첫째, 생체적합성(biocompatibility)이 있을 것

둘째, 치아나 골조직에 영구적으로 결합될 것

셋째, 치아조직 및 기타조직에 자연스러운 모습으로 조화될 것

넷째, 법랑질, 상아질, 그리고 기타 조직과 유사한 성질을 가지고 있을 것

다섯째, 상실 또는 손상된 조직을 회복 또는 재생시킬 수 있는 능력이 있을 것

2) 수복재료학과 기초학문과의 관련성

치과학과 관련이 있는 주요 기초학문은 생물학, 화학,

그리고 물리학이라 할 수 있다. 이들 세 학문 분야 중 어느 것이 치과학에 더욱 중요한 관련성이 있다고 할 수 없다. 그 이유는 이들 학문의 중첩이 지식의 연속성을 유발하며, 각각의 학문 범위 안에서의 조사 및 연구가 다른 분야와 지속적으로 연계되기 때문이라고 할 수 있다.

실제로 임상치과학은 응용기술이 있어야 발전하며, 또한 응용기술의 기초는 물리학, 화학, 그리고 생물학이다. 따라서 어떤 임상 치과지식을 실행함에 있어 그것의 과학적 원리를 알지 못하면 부정확한 적용이 이루어질 수밖에 없으므로, 화학, 물리, 생물, 그리고 이의 관련공학이 수복재료학을 위한 원리로 작용하는 것은 확실하다.

실제로 치과수복에 있어서 기초학문을 비롯한 다양한 학문이 적용되는 예를 살펴보기로 하겠다. 생물, 화학 그리고 물리학의 기본원리를 잘 알면 합금을 주조할 때 합금의 용융, 응고, 냉각반응에서의 액체 휘발, 나아가 하이드로콜로이드 인상재(hydrocolloid impression material)와 의치상 수지 재료(denture base resin material)의 비결정질 구조가 응고되는 현상 등을 보다 합리적으로 이해할 수 있다. 유기화학과 중합반응, 수복구조물과 저작(mastication)의 기계역학, 그리고 총의치 수복물과 관련된 생물 · 물리학적 원리를 알면 총의치를 디자인하고 제작하는데 큰 도움이 된다. 여러 수복물의 응력 분석은 수복물의 성공적인 디자인은 물론 지지조직의 생물 · 물리학적 분석과도 밀접한 관련이 있다.

보다 다양한 재료가 사용되고 관련분야에서도 보다 많은 관심이 증가되면서 치과재료의 독성(toxicity)과 조직반응은 보다 많은 관심을 불러일으키고 있다. 특히 재료와 생체 조직의 반응의 중요성이 더욱 강조되면서 미국치과의사협회(ADA, American Dental Association)를 통한 재료의 생물학적 상호작용에 대한 표준과 시험법이 개발되기도 하였다.

치과 분야는 앞으로도 사고 또는 질병으로 인해 상실된 치아와 관련 조직을 대체하는 문제에 계속적으로 직면하게 될 것이다. 수복능력을 지속적으로 개선시키기 위한 노력으로써, 치과 분야는 현대의 과학과 예술을 접목시켜 더욱 발전적으로 융합된 치과학을 창조할 것이다.

1.3. 치과재료학의 역사적 배경

재료학의 기본적인 사항을 파악하는 데는 무엇보다도 먼저 재료학의 역사적 발전 배경(표 1-1)을 살펴보는 것이 빠른 길일 것이다.

치과 의술이 시작된 것은 서력기원보다 앞선다는 사실에도 불구하고, 치과재료와 그 취급의 학문적 기록은 근세에 이르기까지 거의 남아 있지 않다. 예를 들면, 페니키아인(Phoenicians)과 에트루리아인(Etruscans)은 국소의치(partial denture)의 제작을 위해 gold band와 wire를 사용하였으며 금박(gold foil)은 그 기원을 모를 정도로 상당히 오랫동안 손상된 치아의 수복용으로 사용되어 왔다.

근대 치과학의 기원은 Fauchard가 상아(ivory)로 의치(artificial denture)를 제작하는 방법 등 여러 가지 치과수복물(dental restorations)에 관한 논문을 발표한 1728년이라고 할 수 있다. 그 후 1756년 Pfaff는 처음으로 왁스를 사용하여 구강내 인상(impression)을 채득하고, 그 인상에 석고(plaster of paris)를 부어 모형(model)을 제작하는 방법을 기술하였다. 1792년 de Chemant는 도치(porcelain teeth)의 제작법으로 특허를 얻었고, 이것을 바탕으로 다음 세기 초(19세기 초)에 도재 인레이가 소개되었다. 그 당시에도 오늘날에 사용되는 보철재료와 부속재료들이 이미 사용되고 있었으나 과학적인 바탕은 거의 없었고 사용조작 역시 실험실적인 바탕이 없이 숙련된 기술에만 의존하였다.

19세기 중반 아말감(amalgam)에 관한 조사연구가 시작되면서 이 방면에 대한 관심이 대두되기 시작하였고, 거의 같은 무렵에 도재(porcelain)와 금박에 관한 연구보고도 몇 편 발표되었다. 이 같은 산발적인 학문의 진보는 1895년 G.V. Black의 훌륭한 업적으로 절정에 이르게 되었는데, 그 뒤 20여 년 동안 그는 치과재료의 선택과

표 1-1. 치과재료의 역사 연대표

기원전 3,000년	페니키아인 gold band, gold wire 사용
기원전 700년	에트루리아인, 상아뼈 조각, gold wire, gold band로 자연치 고정, 국소의치 제작
기원전 600년	마야인, 전치 치조와에 조개껍질로 조각된 임플란트 매식
1509~1590년	납, 코르크로 와동 충전
1533~1603년	영국 엘리자베스 1세 여왕, 천 조각으로 와동 충전
1678~1761년	프랑스 Fauchard, 주석박, 납으로 와동 충전
1715~1767년	Pfaff, 치수강을 금박으로 충전
1728년	프랑스 Fauchard, 상아 의치 제작법 등 수복 방법 기술 논문 출간
1732~1799년	George Washington 의치(자신의 치아, 소의 치아, 하마의 치아, 상아 또는 납으로 만든 의치)제작, 적합 불량으로 재직기간 내내 고생
1746년	Mouton의 gold shell crown의 기술
1756년	Pfaff, 왁스로 구강 인상 후에 석고로 모형을 제작하는 방법 기술
1789년	John Greenwood가 만든 최초의 총의치 착용. 의치상은 치조제에 맞추어 조작한 하마의 ivory로 제작. 상악 치아는 상아 치아, 하악 의치는 8개의 인간 치아를 gold rivet으로 의치상에 돌려 박음. 상하 의치 사이에는 spiral spring이 있어 구강 내에 고정에 도움
1789년	Mineral paste porcelain teeth의 개량품으로 특허
1808년	이탈리아 치과의사 Fonzi, 백금핀으로 고정되는 도재 치아 개발
1812년	Bull, 금박 생산
1816년	프랑스 Taveau, 동전을 수은과 혼합하여 최초로 amalgam 개발
1817년	프랑스 치과의사 Planteau, 미국에서 최초 도재 치아 소개
1822년	예술가 Charles Peale, 필라델피아에서 무기물질로 치아 소성
1825년	Samuel Stock, 상업적 도치 생산 시작
1837년	영국의 Ash, 개선된 도치 개발
1839년	Charles Goodyear, 저렴한 비용의 경화고무를 개발 의치가 정확히 성형되고, 인공치를 고정할 수 있으며 구강 안에 잘 맞음
1840~1850년	아말감의 장점과 단점에 대한 논쟁 일어남
1848년	Arculanus, 금박 충전법 추천
1873년	Beer에 의해 gold shell crown의 특허
1885년	Legan, Platinum post에 융착되는 도재 특허
1895년	Black, 아말감을 위한 와동 형성법과 제품 제조과정 제안
1900년	초반 fixed partial denture(bridge)의 큰 개선은 없었음.
1904년	Thomas Steele, 파절된 facing의 문제를 해결하기 위한 교환 가능한 facing을 소개
1907년	보다 쉽게 조절되는 detached-post crown 소개
1907년	Taggard, cast inlay를 보다 정교하게 만드는 방법을 개발. 20세기에 이 기술을 더욱 발전시켜 cast alloy가 소개됨. 따라서 cast inlays, onlays, crowns, metal denture, metal-ceramic denture를 위한 framework의 제작용으로 상업적인 순수티타늄(commercially pure titanium, CPTi), 귀금속합금, 비귀금속합금 등이 현재까지 사용되고 있다.
1915년	식수에 불소 농도가 높은 콜로라도 지역 주민의 우식지수가 낮은 것을 관찰한 이래 치아의 탈회(demineralization)를 방지하기 위해 불소(fluoride)를 사용
1935년	인공치를 고정할 수 있는 아크릴 수지(acrylic resin)가 소개됨
1944년	치아 우식의 감소를 위해 식수의 불소 함량을 1ppm으로 조절함으로써 어린 아이들의 치아 우식 발생률을 50%까지 감소시킴. 그 이래로 소와열구전색제(pit and fissure sealants), 불소 용출 바니시(fluoride-releasing varnishes), 그리고 수복재료를 사용함으로써 우식 발생률을 더욱 낮추었음

조작에 관계되는 많은 과학적 원리들을 개발하였다.

1919년 미육군은 치과용 아말감의 선택과 등급에 필요한 규격(specification)의 제정을 미국표준규격국(national bureau of standard, 현재는 미국표준기술연구소, NIST, National Institute of Standard and Technology)에 요청하였으며, 이 작업은 Wilmer Sounder의 지도 아래 이루어져 1920년에는 매우 훌륭한 보고서가 작성되었다. 이 보고서의 내용은 치과분야에 매우 고무적으로 받아들여졌고, 아말감 이외의 재료에 대해서도 그와 같은 보고가 요청되었다. 그러나 그때에 미국정부는 이 작업의 계속적인 수행을 위한 충분한 자금을 할당할 수 없었으므로 Weistein 연구소와 같은 협력단체가 생겨났다. 이 협력단체는 정부와 협정하여 자금과 장비를 제공하였으므로 여기서 얻어진 연구결과는 공동의 소유가 되었고, 이 협력단체에서는 치과용 가공 금(wrought gold), 주조용 금(casting gold) 및 그 밖의 주조용 재료(accessory casting material)의 성질을 연구하였는데, 이 같은 작업의 결과로 광범위하고도 소중한 연구보고서를 얻게 되었다.

1928년 미국표준규격국에 있던 치과연구협의체는 미국치과의사협회(ADA, American Dental Association)에 인계되었는데, 이렇게 미국치과의사협회의 연구부서가 미국표준기술연구소(NIST)와 협력하여 수행하고 있는 연구사업은 치과분야에 헤아릴 수 없이 소중한 것이며, 국제적으로도 명성을 얻어왔다. Wilmer Sounder, George C. Paffenbarger, 그리고 Willam Tweeney는 치과재료분야에서 의미 있는 연구의 지평을 연 개척자들이다. 이들의 열정으로 미국 및 기타 국가의 치과대학의 교과과정에 치과재료학이 포함되는 계기가 되었다고 할 수 있다.

1.4. 치과보철물 제작재료의 발달과정

앞에서는 전체적으로 치과분야와 관련이 되는 재료학의 역사적 발전배경을 서술하였는데, 이것은 치과와 관련된 직업을 가진 사람이라면 누구나 알아두어야 할 내용이라 하겠다. 하지만 치과기공을 전공하는 사람은 이런 내용 이외에도 치과보철물 제작재료의 발달과정을 보다 상세히 이해할 필요가 있다.

1) 의치상 제작재료의 발달과정

1500년경 유럽에서 숫소의 대퇴골로 상하악 6전치가 포함된 상의치를 제작하였으나 이것은 심미적인 기능만 충족시켰을 뿐 저작기능은 없었다.

1728년 프랑스의 Pierre Fauchard가 상아로 조각한 총의치를 제작하였으나 이것 또한 저작기능을 발휘하지는 못하였다.

1789년 미국의 John Greenwood는 하마의 이빨로 조각한 의치상(부분적)에 사람의 치아를 금속핀으로 식립하여 의치를 제작하였으며, 미국의 초대 대통령인 워싱턴에게 의치를 만들어 주기도 하였다.

1839년 Charles Goodyear가 경질고무(vulcanite)를 개발하였다.

1851년 Nelson Goodyear가 생고무의 유황화합에 의한 경화조작(vulcanization)을 개발하였다.

1855년 Charles Goodyear가 가황고무를 써서 의치상을 제작하는 방법으로 특허를 얻었다.

1935년 Acrylic resin이 치과영역에 도입되었다.

1950년 매식의치(implant denture)가 고안되었다.

1951년 코발트 크롬합금의 주조상(casting metal base)이 출현하였다.

2) 인공치 제작재료의 발달과정

1792년 프랑스의 치과의사 Nicolaus Dubois de Chemant은 화학자 Du Chateau와 협력하여 치과용 도치(porcelain tooth)를 제조하였다. 1825년 미국의 Samuel Stocken White가 상업적 도치 생산을 시작하였다. 또한 그는 도치의 제조 · 판매회사를 창립하였는데, 이것은 현재 세계적으로 유명한 치과상사인 S.S.

White Co.의 전신이 되었다. 1836년 영국의 Claudius Ash가 개선된 도치를 개발하였는데, 그가 설립한 회사는 후에 세계 유수의 치과상사인 Amalgamated Dental Co.로 발전했다.

1884년 일본에서도 처음으로 도치를 제조하였다.

1935년 레진을 응용한 인공치 제조기술이 일본에 도입되었다.

3) 관 및 교의치 제작재료의 발달과정

관(crown) 및 교(bridge)의치는 상(base)의치보다 뒤늦게 개발되었다.

1805년 G.B. Gariot에 의해 체계적인 교의치의 제조법이 개발되었다.

1871년 Morrison이 금관(gold crown)을 고안하였으며, 이것은 주조법에 의한 금관의 개발에 많은 영향을 주었다.

1880년 Richmond가 치근(root)을 지대장치로 사용한 방법을 고안하였다.

1905년 미국에서 전치에 장착시키는 개면 금관(open crown)의 제작법을 발표하였다.

1909년 R.H. Reith Mühler가 도재자켓관(porcelain jacket crown)의 제작법을 실용화하였다.

4) 충전물 제작재료의 발달과정

1848년 Johanes Arculanius가 금박충전에 관해 기술하였다.

1855년 Robert Arther가 금(gold)의 소환법을 개발하였고, 그 결과 금박충전이 본격적으로 사용되기 시작하였다.

1889년 Charles H. Land가 도재충전물(porcelain inlay)의 제조방법을 고안하였다.

1895년 G.V. Black이 치과용 아말감 합금의 조성을 밝혔다.

1907년 W.H. Taggard는 주조한 금속으로 충전하는 방법을 개발하였는데, 이 기술은 금속관 및 교의치의 발달에 크게 공헌하였다.

1962년 Bowen R.L.에 의해 발견된 Bis-GMA 단량체에 충전제(filler)를 배합하여 열팽창 계수를 감소시키고 레진 기질의 물성을 향상시킨 복합레진(composite resin)이 개발되었다.

1.5. 미국치과의사협회 규격 및 승인 프로그램

치과재료에 관한 규격은 여러 나라에서 제정되어 있지만 그 가운데 가장 대표적인 것이 미국치과의사협회 규격(American Dental Association Specification)이라 하겠다. 현재는 미국국립표준협회/미국치과의사협회 표준(ANSI/ADA Standard, American National Standard Institute/American Dental Association Standard)으로 되어 있다. 미국치과의사협회는 현재 두 개의 별도의 표준위원회를 두고 있다. 하나는 치과제품에 관한 표준위원회이고, 하나는 치과정보에 대한 표준위원회이다. 치과제품 표준위원회는 치과재료, 기구, 장비, 디지털 기기 및 구강위생 제품의 표준을 다루는 반면에, 치과정보 표준위원회는 전자 건강 기록에 대한 표준 및 기술보고서를 개발한다. 각 표준위원회는 제안된 모든 표준을 ADA 표준으로 심의하는 합의기구의 역할을 한다. ADA 치과제품 표준위원회(SCDP, Standards Committee for Dental Products)가 개발한 모든 표준은 ADA 표준으로 채택된 후 미국국립표준협회(ANSI)에 전달하여 미국 국가 표준으로 승인함으로써 ANSI/ADA 표준으로 지정된다. ADA는 2000년 3월부터 미국국립표준협회(ANSI) 인증표준개발기구였다. 또한 미국국립표준협회(ANSI)는 국제표준화기구(ISO)의 미국 회원이다. 따라서 국제표준화기구 106 기술위원회(ISO/TC 106)에 대해 미국 기술자문단(U.S. Technical Advisory Group)은 모든 치과 표준에 대한 미국의 투표권을 행사하고, 결정된 내용을 미국국립표준협회(ANSI)에

표 1-2. 치과기공과 관련된 치과재료 등에 관한 미국국립표준협회/미국치과의사협회 표준(ANSI/ADA Standard)

미국치과의사협회 표준(규격) 번호	품 명
인상재(impression materials)	
ANSI/ADA Standard No. 19	Elastomeric Impression Materials 2017 *
ANSI/ADA Standard No. 128	Hydrocolloid Impression Materials 2015
ANSI/ADA Standard No. 141	Dental Duplicating Materials 2013
ANSI/ADA Standard No. 30	Dental Zinc Oxide/Eugenol & Zinc Oxide/Non-Eugenol Cements 2013
모형재(model and die materials)	
ANSI/ADA Standard No. 25	Dental Gypsum Products 2015
납형재(wax)	
ANSI/ADA Standard No. 122	Dental Casting and Baseplate waxes 2007
치과용 합금(dental alloys)	
ANSI/ADA Standard No. 144	Alloy for Dental Amalgam 2018
ANSI/ADA Standard No. 88	Dental Brazing Alloys 2000
ANSI/ADA Standard No. 134	Metallic Materials for Fixed and Removable Restorations and Appliances 2018
매몰재(investment materials)	
ANSI/ADA Standard No. 126	Casting Investments and Refractory Die Materials 2015
합성수지(synthetic resins)	
ANSI/ADA Standard No. 139	Dental Base Polymers 2012
ANSI/ADA Standard No. 53	Polymer-Based Crown and Bridge Materials 2013
ANSI/ADA Standard No. 17	Denture Base Temporary Relining Resins 1983
ANSI/ADA Standard No. 75	Resilient Lining Materials for Removable Dentures 1997
치과용 도재(dental ceramics)	
ANSI/ADA Standard No. 69	Dental Ceramic 2017
연마제와 광택제(abrasives & polishing agents)	
ANSI/ADA Standard No. 37	Dental Abrasive Powders 1986
기타(miscellaneous)	
ANSI/ADA Standard No. 15	Artificial Teeth for Dental Prostheses 2008
ANSI/ADA Standard No. 32	Orthodontic Wires 2017
ANSI/ADA Standard No. 100	Orthodontic Brackets and Tubes 2012
ANSI/ADA Standard No. 97	Corrosion Test Methods 2002
ANSI/ADA Standard No. 105	Orthodontic Elastomeric Materials 2010
ANSI/ADA Standard No. 131	Dental CAD/CAM Machinable blanks 2015
ANSI/ADA Standard No. 161	Guidance on Color Measurement in Dentistry 2018
ANSI/ADA Standard No. 38	Metal-Ceramic Dental Restorative Systems 2000
ANSI/ADA Standard No. 132	Scanning Accuracy of Dental Chairside an Laboratory CAD/CAM Systems 2015
ANSI/ADA Standard No. 33	Dental Terminology 2003

* 재료의 명칭 뒤에 있는 년도는 최종 개정년도임. ANSI/ADA Standard No.는 2019년 8월 기준

제공한다.

미국치과의사협회 규격 또는 ANSI/ADA 표준은 치과재료로서의 적합성에 대한 평가의 기준이라고 할 수 있으며, 특정 치과재료의 질과 성질을 측정할 수 있는 표준이고, 치과분야 종사자가 재료를 적절히 사용할 수 있도록 하는 지침이 되어왔다.

또한 현존하는 규격 및 표준은 제품의 제조방법 및 구강 안에서 재료의 성질에 관한 새로운 지식의 변화를 적

절히 반영하기 위해 주기적으로 개정된다. 예를 들어, ANSI/ADA 표준(표 1-2) No. 144인 치과용 아말감은 ADA 규격 No. 1으로 인증된 이래 수없이 개정되어 현재에 이르고 있다.

1.6. 미국식품의약국

미국 연방정부는 1976년 효과가 없거나 위험한 의료(치과)기기로부터 사람을 보호할 수 있는 통제권한을 미국식품의약국(U.S. Food and Drug Administration, FDA)에 위임하는 법률을 제정하였다. 그리고 1976년에 제정된 의료기기 수정안(Medical Device Amendments)은 인체에 사용될 모든 상품용 의료기기를 분류·규정하도록 요구하고 있다. 치과임상에서 사용되는 대부분의 제품은 기기로 취급되고, 따라서 이들은 기기 및 방사선보건센터의 관리를 받는다. 또한 칫솔, 이실, 의치접착제 같이 의사의 처방이 없어도 구매할 수 있는 제품들도 역시 이 센터의 관리를 받는다. 모든 의료 및 치과제품은 산업체 및 소비자 단체의 대표는 물론 비정부적 치과전문가로 구성된 심사단에 의해 분류가 이루어진다. 즉, 치과제품 심사단(Dental Product Panel)은 기기와 관련된 알려진 모든 위험이나 문제점들을 확인하고 비교위험도(relative risk factor)를 근거로 제품을 분류하고 있다.

1.7. 국제표준 및 국제표준화기구 기술위원회

1) 국제표준

국제적인 수준에서 치과재료의 규격제정에 대한 관심이 높아지게 되어 FDI 세계치과연합(FDI World Dental Federation)과 국제표준화기구(ISO, International Organization for Standardization)가 생겨났다. 이 두 기관은 치과재료의 규격을 국제적인 수준에서 제정하기 위해 활동하고 있다. 처음에는 FDI 세계치과연합이 치과재료의 국제규격을 제정하기 위해 프로그램을 먼저 시작했고 활발한 지원활동을 하였다. 이러한 활동의 결과로 치과재료와 기기에 대한 몇 가지 규격이 생겨났다.

한편 국제표준화기구(ISO)는 과학, 기술, 경제활동 분야에서 세계 상호 간의 협력을 위해 국제표준의 개발과 발전에 목적이 있다. 이 기구는 현재 80개국 이상의 국가표준기구로 구성되어 있다. 앞서 설명한 바와 같이 미국국립표준협회(ANSI, American National Standard Institute)는 회원기구의 하나이다. 그리고 치과재료의 FDI규격을 ISO표준으로 간주하자고 FDI가 ISO에 요청하여 국제표준화기구 기술위원회(ISO TC, ISO Technical Committee), 106-Dentistry가 생겨났다. TC106-Dentistry의 임무는 용어와 시험방법의 표준화 제시와 치과재료, 기구, 장치 및 장비에 대한 표준(규격)의 개발 및 제정을 하는 것이다.

현재 몇 가지 FDI 규격이 ISO표준으로 채택되고 있다. 1963년 이후 ISO TC 106은 FDI와 협력하여 100가지 이상의 표준을 개발하였다.

앞서 살펴본 미국의 ADA 표준위원회와 기타 국가의 표준기관들에 의해 실행되는 치과재료의 규격 등에 관한 연구는 치과재료학 분야에서 주요한 관심사 가운데 하나이다. 그리고 다른 나라에서 판매되는 제품이라 할지라도 적용할 수 있다면 상응하는 ISO 표준이 참고자료로 사용되는 것이 보다 바람직하다.

2) 국제표준화기구 기술위원회 106

2002년 국제표준화기구는 치과제품의 안정성과 효능을 측정하기 위한 표준을 개발하기 위해 224개의 TC(Technical Committee)를 보유하게 되었다. 이들 TC 가운데 TC 106은 특히 치과기자재의 표준, 시험방법, 그리고 규격을 위한 치과표준과 용어에 대한 책임이 있는 위원회다. 치과기공과 관련이 있는 재료 및 치과수복물의 ISO 규격 분류는 다음과 같다(표 1-3).

표 1-3. 치과기공과 관련이 있는 재료 및 치과수복물의 ISO 규격 분류

ISO 번호	품 명
치과용 석고 제품	
ISO 6873:2013*	Dentistry–Gypsum products
치과용 인상재	
ISO 21563:2013	Dentistry–Hydrocolloid impression materials
ISO 4823:2015	Dentistry–Elastomeric impression materials
치과용 왁스	
ISO 15854:2005	Dental casting and baseplate waxes
치과용 합금	
ISO 24234:2015	Dentistry–Dental amalgam
ISO 22674:2016	Dentistry–Metallic materials for fixed and removable restorations and appliances
ISO 8891:1998	Dental casting alloys with noble metal content of at least 25% but less than 75%
ISO 6871-1:1994	Dental base metal casting alloys -- Part 1: Cobalt-based alloys
ISO 6871-2:1994	Dental base metal casting alloys -- Part 2: Nickel-based alloys
ISO 1562:1993	Dental casting gold alloys
ISO 15841:2014	Dentistry–Wires for use in orthodontics
치과용 매몰재	
ISO 15912:2016	Refractory investment and die material
치과용 중합체	
ISO 20795-1:2013	Dentistry–Base polymers–Part 1: Denture base polymers
ISO 22112:2017	Dentistry–Artificial teeth for dental prostheses
치과 전문용어 관련	
ISO 1942-1:1989	Dental vocabulary–Part 1: General and clinical terms
ISO 1942-2:1989	Dental vocabulary–Part 2: Dental materials
ISO 1942-3:1989	Dental vocabulary–Part 3: Dental instruments
ISO 1942-4:1989	Dental vocabulary–Part 4: Dental equipment
ISO 1942-5:1989	Dental vocabulary–Part 5: Terms associated with testing
ISO 16443:2014	Dentistry–Vocabulary for dental implants systems and related procedure
치과수복물 관련	
ISO 9693:1999	Metal-ceramic dental restorative systems
ISO 10451:2002	Dental implant systems–Contents of technical file
ISO 14727:1998	Dental implants–Prefabricated parts connecting supra-structures to dental implants–Contents of technical file
ISO 16498:2013	Dentistry–Minimal dental implant data set for clinical use

* ISO 번호 뒤에 있는 년도는 최종 개정년도임.

1.8. 우리나라의 치과재료 및 기기 규격

치과산업 생산품의 국제 규격화는 세계적 추세이다. 이에 따라 치과재료와 기구의 시험검사 수요를 원활히 소화할 수 있는 인프라가 필요하며 국제적으로 신뢰성 있는 검사와 이에 의거한 국제인증 시스템이 확립되어야 한다. 우리나라는 늦게나마 1998년 ISO/TC 106 본부에는 정회원(P멤버)으로, 산하 7개 분과위원회에는 준회원(O멤버)으로 가입하여 활동을 시작하게 되었다. 하지만 그 활동은 실질적인 문건을 다루고 있는 ISO/TC

표 1-4. 치과기공과 관련된 치과재료 등의 한국산업표준(KS) 분류

한국산업표준 번호 *	품 명
KS P ISO 6873	치과-석고 제품
KS P ISO 1563	치과용 알지네이트 인상재
KS P ISO 1564	치과용 아가 인상재
KS P ISO 4823	치과-고무 인상재
KS P ISO 14356	치과-복제재료
KS P 5302	치과 주조용 왁스
KS P ISO 15854	치과-주조용 왁스와 베이스플레이트 왁스
KS P 5305	치과-치과용 시트 왁스
KS P ISO 24234	치과 아말감용 수은과 합금
KS P 5105	치과-치과주조용 금은 팔라듐 합금
KS P 5309	치과 주조용 은합금
KS P 5310	치과-치과 가공용 금-은-팔라듐합금
KS P 7418	치과-치과용 코발트계 주조용 합금
KS P 7424	치과용 금합금 납
KS P 5311	치과-치과용 금은 팔라듐 합금 땜납
KS P 5106	치과-치과 주조용 주석 합금
KS P 5203	치과-이용 합금
KS P 5212	치과 주조용 14캐럿 금 합금용 플러스 메탈
KS P ISO 22674	고정식 및 가철식 수복물 및 장치제작에 사용하는 금속재료
KS P 5210	치과용 코발트 크롬 합금선
KS P 5308	치과용 니켈 크롬 합금선
KS P 5101	치과용 니켈 크롬 합금 판
KS P ISO 15912	치과-매몰재 및 내화성 다이 재료
KS P 5312	치과-금관용 상온 중합 레진
KS P ISO 20795-1	베이스 폴리머-의치상용 폴리머
KS P ISO 14233	치과용 레진계 다이재료
KS P 5301	의치상용 아크릴 수지
KS P ISO 22112	치과-치과보철용 인공치
KS P ISO 28319	치과-레이저 용접
KS P ISO 9693	치과용 금속-세라믹 수복재
KS P ISO 6872	치과-세라믹 재료
KS P ISO 1942	치의학-용어
KS P ISO 10271	치과용 금속재료의 부식시험방법
KS P 8425	치과-치과용 수복재의 형광측정법

* 한국산업표준(KS) 또는 국가표준 번호는 2019년 8월 기준

106 산하 분과위원회의 준회원(투표권 없음)인 관계로 미미할 수밖에 없었다. 당시 우리나라는 산업표준화법 시행령에 의해 설치된 국내 치과용 의료기기 전문위원회(ISO/TC 106)이 활동을 시작하는 시기였다. 그리고 2005년 5월에 7개 분과위원회까지 정회원으로 가입하여 명실상부하게 1국가 1표의 투표권을 행사할 수 있게 되었다. 우리나라도 치과재료와 기구의 국제규격 제정을 선도해야 할 필요성을 느끼고 대한치과의사협회와 산업자원부 기술표준원을 중심으로 치과의료와 관련된 기기에 대하여 그 적용범위, 형상 또는 구조, 시험규격, 기준사항 등 기준규격을 제정하기 시작하였다. 이에 따라 식품의약품안전처와 식품의약품안전평가원은 국제표준화기구(ISO)에서 제시하는 치과재료 국제표준(IS)에 부합하는 한국산업표준(KS)을 제정하기 시작했으며, 국제표준의 동향에 따라 지속적으로 개정해 나가고 있다. 또한 식품의약품안전처와 식품의약품안전평가원은 2014년

치과재료 품목별 성능 및 생물학적 안정성 시험항목 선정을 위한 가이드라인을 발표하였다. 이 가이드라인은 「의료기기 품목 및 품목별 등급에 관한 규정」에 따라 치과재료 품목 중에서 빈도가 많은 허가품목을 선정하고 관련 국내 외 규격 등을 분석하여 치과재료 품목별 허가심사를 할 때 시험규격으로 설정되는 성능, 물리 · 화학적 및 생물학적 안전성 시험항목을 제시하였다. 적용 품목은 치과용 임플란트 상부구조물, 치과주조용 귀금속합금, 치과주조용 비귀금속합금, 치과 세라믹 재료 등 30개 품목이 포함되어 있다. 치과기공과 관련된 치과재료 등의 KS 규격 분류는 다음과 같다(표 1-4).

1.9. 치과수복재료의 안전성

규격과 표준은 제조자, 사용자, 그리고 소비자가 치과제품의 안전성과 효능을 평가하는데 도움을 주기 위해 개발된 것이다. 그렇지만 제조자가 규격이나 표준에 따라 자신이 만든 제품을 시험할지 여부는 자발적인 것이다. 따라서 재료평가의 규격이나 표준은 제조 및 유통과는 별개의 사항이다. 그리고 제조사 및 유통자는 자신의 제품을 유통, 판매하는 국가에서 자신의 제품이 그 국가의 안전성의 표준(기준)에 부합되기를 기대한다.

따라서 제조자는 자신의 기기 등을 판매하기 위해 시장에 출시 전에 ADA 뿐만 아니라 ISO나 FDA에 승인을 받을 수 있다. 그러므로 세계적으로 판매되는 모든 제품의 안전성과 효능을 확인하기 위해 ADA나 FDA, ISO 등의 기구는 의미가 있다.

치과수복재료를 포함하여 어떠한 치과기기라도 절대적으로 안전한 것은 없다. 안전성(safety)은 상대적인 것이며, 치과재료와 기기의 선택과 사용은 생물학적 위험성(biological risks)보다 이익(benefits)이 훨씬 크다는 가정에서 이루어진다. 그럼에도 불구하고 환자가 치과재료로 인해 해를 입을 가능성은 항상 존재한다. 이 경우 두 가지 중요한 생물학적(위해) 효과(biological effects)는 알레르기와 독성반응(allergic and toxic reactions)이다. 스위스의 의사이며 연금술사인 Paracelsus(1493~1541)는 현재 독성학(toxicology) 분야에서 통용되고 있는 혁신적인 원리를 남겼다. 그는 "모든 물질은 독이다. 독이 아닌 것은 없다. 적당한 양이 독과 약을 구분한다."라고 언급하였다.

독성물질(toxic agents)이 인체로 들어가는 주요 경로는 피부(국소적, 경피적, 진피적), 폐(흡인), 위장관(경구 섭취) 및 비경구적 경로(정맥, 근육, 피부 등)가 있다(Klaassen and Eaton). 그리고 독성물질에 대한 노출은 급성(acute, 24시간 미만), 아급성(subacute, 반복적, 1개월 이하), 아만성(subchronic, 1~3개월), 그리고 만성(chronic, 3개월 초과)으로 구분된다.

화학적 알레르기(chemical allergy) 역시 독성의 특성과 마찬가지로 사용의존적(dose-dependent)일 수 있다. 치과용 수복재료가 알레르기 반응을 일으키려면 화학물질이나 그들의 대사산물이 면역학적으로 불안전항원(hapten)처럼 작용하고, 내인성 단백(endogenous protein)과 결합하여 항원(antigen)을 형성한다. 그리고 충분한 수의 항체가 합성되려면 1~2주가 소요된다. 따라서 화학물질에 대한 노출의 후기에는 항원-항체반응(antigen-antibody reaction)과 알레르기의 임상적 징후나 증상이 나타날 수 있다.

Munksgaard(1992)는 치과종사자의 직업적 위험성은 낮은 것으로 보고하였다. 그리고 치과재료에 대한 해로운 반응은 일반환자 집단에서 0.14%(Kallus and Mjor, 1991), 보철환자 집단에서 0.33%(Hensten-Pettersen and Jacobsen, 1991)로 치과치료를 받는 환자의 부작용에 대한 위험도도 매우 낮은 것으로 보고되었다. 그럼에도 불구하고 한국에서 화학 물질에 대한치과기공사의 직업 관련 자각증상의 수준은 높은 것으로 조사되었다(김웅철, 2000).

1.10. 이 책의 내용

이 책에서 살펴볼 내용은 먼저 치과기공 재료의 성질과 관련이 되는 물질의 구조와 재료학의 원리 등 물리·화학적인 기본원리 등이며, 그 다음으로는 여기에서 얻은 기본 지식을 토대로 실제 치과기공소(실)에서 치과보철물과 치과교정장치물의 제작에 사용되는 재료들의 적절한 선택과 사용을 위한 물리적, 화학적 성질들을 살펴보는 것이다. 특히 21세기 치과의학의 주된 흐름이 될 임플란트와 디지털 치과학의 보철 재료에 대해서도 다룰 것이다. 인상재료는 주로 치료실에서 사용되기는 하지만 모형의 제작과 관련이 있는 재료이므로 역시 이 책의 내용에 포함시킬 것이고, 마지막으로 이런 재료의 사용에 있어 꼭 필요로 하는 치과기공용 기구에 대해 살펴볼 것이다.

다음은 치과기공과 관련이 깊은 재료들을 열거한 것이다.

인상재(impression materials)
모형재(model and die materials)
납형재(wax)
주조용 합금(casting alloys)
가공 금속(wrought metal)
납착 합금(solder metal)
매몰재(investment materials)
합성수지(synthetic resins)
치과용 도재(dental ceramics)
치과 임플란트 재료(dental implant materials)
치과 캐드캠 재료(dental CAD/CAM materials)
연마제와 광택제(abrasives & polishing agents)
분리제와 청소제(separators & cleaners)
기타(miscellaneous)

알아두기

1. 수복재료의 정의 및 조건
2. 치과기공과 밀접한 관련이 있는 보철물 제작재료의 발달과정
3. 치과재료에 대한 규격이나 표준이 중요한 이유
4. 미국치과의사협회 규격
5. 국제표준화기구
6. 국제표준 및 TC 106
7. 우리나라의 치과재료 및 기기 규격
8. 치과재료의 안전성
9. 치과기공과 관련이 깊은 재료

참고문헌

1. Federal Register: Medical Devices; Dental Device Classification; Final Rule and Withdrawal of Proposed Rules. August12, 1987.
2. ADA Websites, ADA Seal of acceptance, https://ebusiness.ada.org/productcatalog/
3. Food and Drug Administration(FDA) web site: http://www.fda.gov
4. Gallo MA, and Doull J: History and scope of toxicology. In: Casarett and Doull's Toxicology. New York, Pergamon Press,1991, pp.3-11.
5. Hensten-Pettersen A, andJacobsen N: Perceived side effects of biomaterials in prosthetic dentistry. J Prosthet Dent 65:138, 1991.
6. International Organization for Standardization(ISO) website: http://www.iso.org
7. InternationalOrganizationforStandardization(ISO) TC 106-Dentistry website: http: http://www.iso.org/iso/en/stdsdevelopment/techprog/workprog/TechnicalPro grammeTCDetailpage.TechnicalProgrammeTCDetail?COMMID=2916
8. Kallus T, and Mjor IA: Incidence of adverse ef ects of dental materials. Scand J Dent Res 99:236, 1991.
9. Klaassen CD, and Eaton DL: Principles of toxicology. In: Casarett and Doull's Toxicology. New York, Pergamon Press, 1991, pp.12-49.
10. Munksgaard EC: Toxicology versus allergy in restorative dentistry. In: Advances in Dental Research. Bethesda, International Association for Dental Research, Sept 1992, pp.17-21.
11. 김웅철, 이세훈: 우리나라 치과기공사의 신체자각증상과 직업관련건강위험요인. 대한치과기공학회지, 22, 1,93-116, 2000.

12. 한국구강보건의료연구원: 한국 치과의료 및 관련산업의 동북아 중심국가 육성방안, 보건복지부, 2005.
13. 식품의약품안전처, 식품의약품안전평가원: 치과재료 품목별 성능 및 생물학적 안정성 시험항목 선정을 위한 가이드라인, 2014.
14. e나라 표준 인증, 국가표준인증 통합정보시스템 웹사이트, https://standard.go.kr/
15. Wikipedia: 치아수복, ko.m.wikipedia.org.

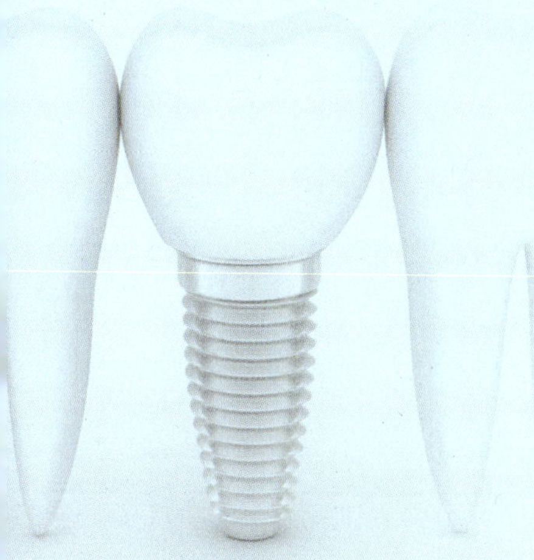

Chapter 02

치과재료와 구강환경

문준모(호남대학교)

핵심 용어

- **교합력(occlusal force)** 상 · 하악의 치아를 맞물리게 했을 때 대합치나 지지 조직에 작용하는 힘
- **부식(corrosion)** 금속이 화학적 또는 전기적 작용으로 산화되거나 변질 또는 소모되는 현상
- **변색(discoloration)** 금속 표면이 산화되어 색이 변화는 현상
- **미세누출(microleakage)** 수복물과 삭제된 치아 사이에 존재하는 작은 틈으로 타액, 미생물 및 음식물 찌꺼기 등의 물질이 스며드는 현상
- **갈바니즘(galvanism)** 전해질 내에서 전위가 서로 다른 금속 간에 미세 전류가 흐르는 현상

핵심 내용

제2장에서 학습하여 할 주요 내용은 치과재료와 구강 환경과의 관계, 물리적 · 생물학적 고려 사항 및 수복재료, 예방재료 및 보조재료의 분류 방법 등이다.

2.1. 치과재료와 구강 환경과의 관계

치과재료를 보다 효과적으로 선택, 조작 및 취급하기 위해서는 구강 환경의 복잡한 특성을 잘 이해하는 것이 중요하다. 구강의 생리적인 조건과 환경은 상당히 복잡하므로 치과기공사는 치아나 구강 조직에 장착될 수복물(restoration) 및 장치물(appliance)을 제작하면서 상당한 제한 요소들이 있음을 인식하여야 한다. 이러한 점에서 치과기공사는 건설기사와는 다르다는 사실을 알아야 한다. 즉, 토목기사(engineer)는 다리(bridge)나 건물을 설계할 때 주로 변형(deformation) 또는 파절(fracture)에 대한 저항성 등을 충분히 고려하면 되지만, 치과기공사는 수복물 및 장치물을 제작할 때 이러한 기계적인 요건뿐만이 아니라 구강 안의 생물학적 조건 등을 고려하여야 한다. 예를 들어 토목기사는 다리의 설계 시 내구성을 높여 주기 위해 구조물의 두께를 자유롭게 늘릴 수 있지만, 치과기공사는 심미성이나 구강에서의 이물감 또는 대합치와의 관계 등 구강 안의 제한 요소 때문에 토목기사만큼 자유롭게 수복물 및 장치물을 설계할 수 없다. 또 물리적인 성질이 우수한 강철 같은 재료는 다리의 제작재료로서는 적당하지만 구강 안에서는 부식 등의 생물학적 위해 작용이 있으며, 심미성이 낮고 조작이 어려운 단점이 있는 만큼 수복물 및 장치물의 제작재료로는 부적당하다고 할 수 있다.

구강은 따뜻하고, 생기 있으며, 습기가 있는 환경이어서 여기에 수복물 및 장치물이 장착되었을 때 이런 요인들에 의한 산화(oxidation)나 부식 및 침식(erosion) 등으로 인해 수복물 및 장치물의 파괴가 보다 쉽게 일어나게 된다. 그러나 만일 물리·생물학적 요건이 맞으면 구강은 수복물 및 장치물을 수용할 수 있다.

사실 치과재료가 직면하게 되는 불합리한 조건을 고려할 때, 수복물이나 장치물이 만족할 만한 역할을 수행한다는 것은 놀랄만한 일이다. 이러한 점들 때문에 치과기공사는 사용되는 재료의 물리적 특성에 관심을 기울여야 한다.

2.2. 물리적 고려사항

치아 수복물 제작에 이용되는 재료는 파절, 온도, 산(acid) 그리고 변색 등에 대한 저항성이 우수하여야 한다. 따라서 치과재료를 선택할 때는 구강 조건과 개개 재료의 특수한 한계를 이해하는 것이 중요하다.

1) 교합력

자연치 구치 부위에서 당근이나 육류와 같은 음식을 일상적으로 저작할 때 발생하는 힘은 약 70~150 N(16~34 lbf)이다. 일부 사람들의 최대 저작력은 최대 500~700 N(110~160 lbf)에 이를 수 있다. 이 힘을 개개의 치아 또는 치아의 한 부분에 적용되는 힘으로 환산해보면 그 값은 훨씬 커지는 것을 짐작할 수 있다. 그리고 일반적으로 의치와 같은 치과보철물은 자연 치열에 비해 저작압에 대한 저항성이 현저히 낮으며, 전치(anterior teeth) 부분의 저작력은 구치부보다 작고 이갈이 동안에는 증가할 수 있다.

구강 안의 치아나 조직에는 저작 등에 의해 힘이 가해지므로, 치과보철물의 제작재료가 저작(mastication) 중에 파절이 되지 않는 충분한 강도를 갖도록 설계하여야 한다.

2) 온도 변화

음식물 섭취로 인해 구강안의 온도는 쉽게 변하는데, 예를 들어 아이스크림을 먹은 직후 뜨거운 커피를 마시면 65℃ 정도의 온도 차이가 생겨난다. 이같이 급격한 온도 변화로부터 오는 충격은 치아 또는 수복물의 표면에 금을 가게 할 수도 있다.

치아나 치과 수복에 이용되는 재료를 포함하여, 모든 물질은 열을 받거나 냉각될 때 팽창하거나 수축한다. 불행하게도 열을 받거나 냉각될 때 치아와 똑같은 정도로 팽창되거나 수축되는 수복재료는 없다. 온도 변화에 따라 수복물과 치아 사이에서 나타나는 부피 변화량의 차이는 이들 사이에 틈이 벌어지게 할 수도 있다. 벌어진 틈으로 인해 세균 및 타액이 침투되고 2차 우식증, 착색 및 치수 자극으로 이어질 수도 있다.

3) 산도

구강 안에서 정상적인 산도(acidity)는 대략 중성(pH 7.0)이지만, 하루 중 어떠한 시점에서는 높아지거나 낮아질 수 있으며, 상황에 따라 구강 안의 산도는 상당히 다양하다. 예를 들어 귤 같은 과일을 섭취하면 구강 안의 산도가 높아지며, 또 구강 안에 존재하는 미생물이 음식물 찌꺼기(food debris)와 작용하면 역시 산이 생성된다. 그러나 우리가 섭취하는 음식물 가운데에는 알칼리성 식품들도 있는 만큼 치아와 수복물의 표면은 산성 또는 알칼리성을 나타내는 물질과 끊임없이 접촉되고 있다.

그러므로 치과수복물의 제작을 위해 사용되는 대부분의 비금속재료는 물론이고 금속재료라 할지라도 산도의 영향으로 화학적 반응이나 다른 금속과의 전기화학적 반응을 일으켜서 분해 또는 용해되는 부식(corrosion) 현상이 발생하며, 부식은 금속 표면의 산화로 인해 표면 변색(discoloration)부터 시작되며, 치아와 수복물 사이의 틈 및 거친 표면에서 가속화될 수 있다. 구강 안의 pH가 변화할 때 변색과 부식을 가져오므로 질이 떨어지는 경향이 있다.

구강은 부식을 일으키기에 적당한 pH를 나타내며, 따뜻하고, 습기가 있으며 숙주인 타액, 음식물 찌꺼기, 그리고 효소 등이 항상 존재한다. 이런 모든 요인은 치아 표면 세균막(dental plaque)의 형성을 촉진하며, 이런 막은 치아와 수복물 표면 어디에서도 나타나 구강 조직에 해를 미치게 된다.

2.3. 생물학적 고려사항

치과재료가 강도 및 부식에 대한 저항성이 높다 할지라도 치수나 연조직에 국소적 또는 조직적 손상을 준다면 수복물로서의 가치가 없어질 수도 있다. 따라서 치과재료를 취급할 때에는 물리적 특성뿐만이 아니라 항상 생물학적 특성도 고려하여야 한다.

1) 미세누출

충치 부위를 수복하는데 사용되는 모든 재료의 가장 큰 단점 가운데 하나는 삭제된 치아와 수복물 사이를 완전히 밀폐시킬 수 없다는 것이다. 그러나 최근에는 폴리아크릴산(polyacrylic acid)을 근거로 한 재료는 유일하게 밀폐가 가능하다는 주장이 제기되기도 한다. 그럼에도 불구하고 수복물과 삭제된 치아 사이에는 항상 작은 틈(microscopic space)이 존재하며, 구강 안에 있는 타액, 미생물, 그리고 음식물 찌꺼기는 수복물의 외연(outer margins)을 침투하여 계면에 있는 이 작은 틈 사이로 스며들어 가게 된다. 이 같은 현상을 미세누출(microleakage)이라고 하며 그림 2-1에서 보는 것과 같다. 수복재료가 치아 조직과 접촉되는 부분을 공유 또는 접촉 영역(interface)이라 부르는데, 이 그림에서와 같이 해로운 병원균(injurious agents)의 침투는 치아와 수복물의 접촉 영역을 따라 발생하며 때에 따라 와동의 밑바닥에 있는 상아질(dentin)을 통하여 치수(pulp)까지 들어가기도 한다. 만일 미세누출이 심하면 치수는 수복물 주위를 침투하는 타액, 미생물, 그리고 음식물 찌꺼기 때문에 계속적인 자극을 받아 손상되기도 한다. 그

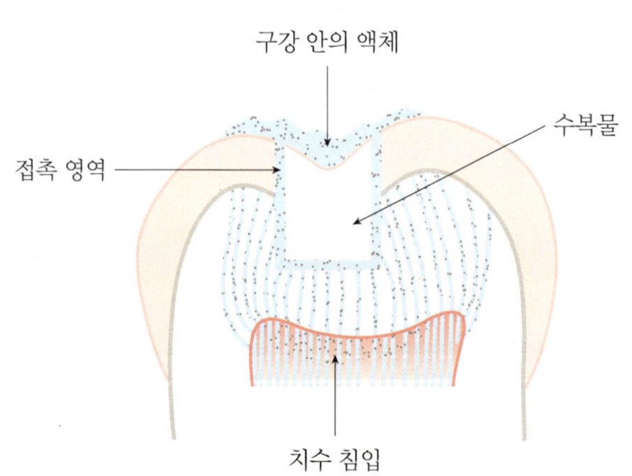

그림 2-1. 미세누출 현상

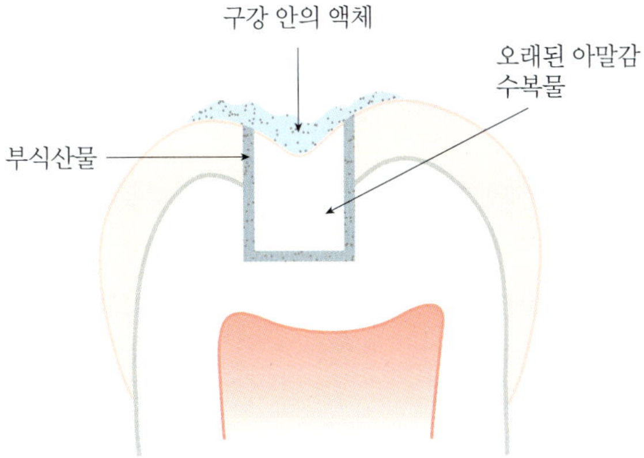

그림 2-2. 아말감 수복물의 미세누출 감소 현상

러므로 미세누출에 의한 지나친 자극을 피하기 위해서는 치아와 긴밀하게 접할 수 있는 재료를 선택하고 사용하는 것이 바람직하나.

아말감 수복물(amalgam restoration)은 미세누출과 치과재료의 임상적 특성 사이의 관계를 잘 나타내는 하나의 예이다. 치과의사는 치아의 와동을 형성하여 성형성이 있는 아말감 혼합물을 다져 넣고 경화시킴으로써 아말감 수복물을 만든다. 이 경우 아말감을 치아 조직의 미세 부위까지 완전 응축시키기가 어렵다. 따라서 아말감과 치아 사이에 작은 틈이 존재한다. 그리고 이 틈으로 액체와 음식물 찌꺼기가 침투할 수 있다. 이 경우 이들과 함께 침투한 균이 치수에 해로운 효과를 가져 올 수 있다.

미세누출의 초기 단계는 시간에 따라 현저히 변화한다. 아말감 수복물이 구강 안에서 시간이 경과하면, 초기에는 미세누출이 유의하게 감소한다(그림 2-2). 이렇게 미세누출이 현저하게 감소하는 이유는 수복물과 치아 사이의 공간에 있는 부식산물(corrosion products)이 축적되기 때문이다. 그리고 이 축적물은 형성된 와동벽을 따라 내려가는 액체의 통로를 기계적으로 봉쇄한다.

치료실에서 아말감을 제거할 때 치아와 아말감 사이에 접촉 영역을 따라 형성된 부식산물을 볼 수도 있다. 이러한 부식산물은 상아질에 스며들어 약간의 변색을 초래한다. 따라서 시간의 경과에 따른 미세누출의 감소는 아말감 재료의 독특한 장점이기도 한다.

2) 온도의 영향

뜨겁거나 찬 음식을 섭취하면 구강 안의 온도가 변하게 되고 이때 수복물은 부피가 변하거나 심한 경우에는 금이 갈 수도 있으며, 동시에 치수에도 영향을 미치게 된다.

아말감이나 금 합금 등과 같은 금속재료는 열전도가 빨라서 이런 재료로 손상된 치아를 수복하였을 경우에 치아는 열 변화에 민감한 반응을 나타내게 된다. 만일 얼음 한 조각을 아말감이나 금 합금 수복물에 접촉시키면, 삭제된 와동 바닥의 온도가 3분 이내에 표면의 온도와 같아진다. 많은 환자들이 뜨겁거나 찬 음식을 먹을 때 금속 수복물이 있는 치아에 불편을 호소하는 이유는 여기에 있다. 대형 수복물의 경우에 이 문제는 더욱 중요하다. 즉, 치아 삭제량이 많아 상아질층이 너무 얇아지므로 아말감이나 골드 인레이(gold inlay)를 통해 치수에 가해지는 열을 효과적으로 차단하지 못한다. 그러므로 치과의사는 이러한 열 충격으로부터 치수를 보호하기 위해 금속 수복물과 삭제된 치아 사이에 적절한 시멘트(cement)를 깔아 주게 된다.

3) 갈바니즘

구강 안에 두 가지 이상의 서로 다른 금속 수복물이 장착되어 있을 때 생기는 낮은 전류(small currents) 역시 치수의 과민 반응을 일으키는 요인이 된다. 전해질 내에서 전위가 서로 다른 금속 간에 미세 전류가 흐르는 현상을 갈바니즘(galvanism)이라고 부르고, 이때 두 이종 금속 사이에 발생되는 낮은 전류를 갈바닉 전류(galvanic currents)라고 한다. 예를 들어 하악 치아에 아말감, 그리고 상악 치아에 금 합금의 수복물이 합착되어 있는 경우를 생각할 수 있는데, 이럴 경우 타액이 전해질의 작용을 하게 되어 금속 사이에 전기화학적 전지(electrochemical cell)가 존재하는 것과 같은 현상이 나타난다. 두 가지 종류의 금속 수복물이 저작 중에 접

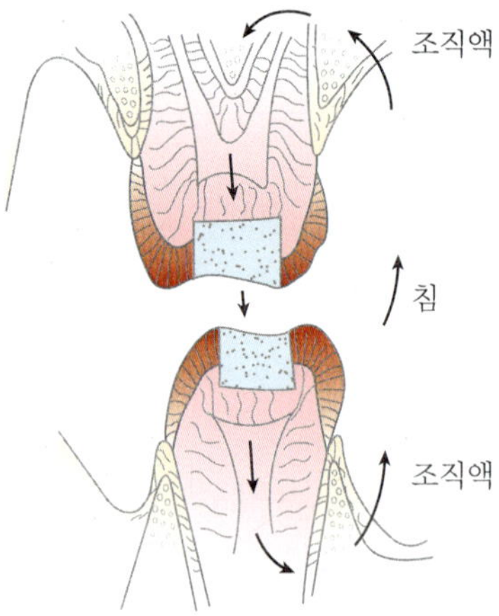

그림 2-3. 구강 안에서 일어날 수 있는 갈바니즘

촉되면, 전기화학적 전지에 의해 전류가 발생되며 이에 따라 치수를 자극하여 동통을 일으킬 수도 있다.

이 같은 현상은 그림 2-3에서 보는 것과 같다. 갈바닉 전류에 의해 발생되는 치수 과민 반응은 치과 영역에서 가끔 볼 수 있는데, 금속 수복물에 금속 수저 끝부분이나 사탕 호일 포장지 등과 접촉되었을 때에도 이와 같은 현상이 발생될 수 있다.

4) 치과재료의 독성

생리적인 관점에서 볼 때 구강 안에서 완전히 불활성인 치과재료는 거의 없으며 대부분은 독소나 자극 성분을 함유하고 있다. 예를 들면, 여러 종류의 치과용 시멘트는 인산용액(phosphoric acid liquid)을 사용한다. 이 재료의 산은 적절한 보호 처치를 하지 않으면 경화 중 화학 반응에 의해 치수에 자극을 초래한다. 또한 합성수지의치(synthetic resin denture)를 충분히 중합(polymerization)시키지 못했을 경우 연조직에 알레르기(allergy)나 과민증(sensitization)을 일으킬 가능성이 높으며, 일부 사람들의 경우 니켈 금속에 피부 알레르기가 있을 수 있어 이러한 재료를 피해야 하는 것으로 보고되고 있다.

이상에서 살펴본 바와 같이 치과수복물의 대부분은 인체 조직에 악영향을 미칠 수 있는 독소나 자극 성분을 함유하고 있을 뿐 아니라 구강 안의 환경 요인에 의해 재료 자체의 성질도 변화할 수 있는 만큼 치과재료의 선택 시에는 항상 생물학적인 면을 고려하여야 한다. 치과재료의 규격에서 동물이나 생체 실험을 통한 재료의 생물학적 안정성의 입증을 요구하고 있는 것은 바로 이런 이유 때문이다.

치아의 수복 중이나 후에는 미세누출, 열 충격, 갈바니즘, 그리고 화학적 자극 등으로 인한 손상이 발생될 수 있다. 이러한 자극의 원인을 제거하기 위한 조치를 취하지 않으면 치수 반응과 지속적 과민 반응(sensitivity)이 초래될 수 있다.

치과재료의 생물학적 특성의 중요성을 인식하여 미국 치과의사협회 규격은 치과재료의 안전성을 평가하기 위한 특수한 시험 방법들을 제시하고 있다.

2.4. 수복재료의 분류

수복재료(restorative materials)란 치아 또는 치과 관련 구조의 대체 또는 수리를 위해 사용되는 재료로 primer, bonding agents, liner, cement, amalgam, resin-based composites, hybrid ionomers, cast metal, metal-ceramics, ceramics, denture polymer 등이 있다.

치과 수복에 이용되는 재료의 일반적인 개념을 파악하기 위해서는 수복재료의 분류방법을 이해하여야 한다. 분류 방법 가운데 하나는 조성에 따른 것이다. 이 경우 치과 수복재료로는 금속(metal), 도재(porcelain) 또는 수지(resin, plastics, polymer) 등이 있다. 그러나 보다 통상적인 분류 방법은 다음과 같이 임상에서 용도에 따른 것이다.

1) 영구 수복재료

이상적인 수복재료는 자연치아 만큼 수명을 갖는 것이다. 구강과 관련된 환경적 문제를 고려해 볼 때 영구적인 수복재료는 없지만 대체로 구강 안에서 20년 또는 그 이상의 수명을 갖는 수복재료는 영구 수복재료로 간주된다. 예를 들어 금속 수복재료로서 영구적이라 할 수 있는 것으로는 amalgam, gold alloy, direct filling gold, dental alloy 등을 들 수 있다. 그리고 심미성이 보다 중요한 관심사인 전치 부위 수복의 경우에는 금속보다 porcelain, resin, glass ionomer cement 등이 사용될 수 있다.

2) 임시 수복재료

임시 수복을 위해 사용되는 재료는 치수가 치유되는 동안 또는 영구 수복물이 장착될 때까지 일시적으로 사용되는 재료인 만큼 대체로 영구 수복재료보다 수명이 짧아, 어떤 경우에는 몇 주만 사용할 수 있다. 임시 수복재료의 대표적인 예로는 aluminum shell crown, zinc oxide eugenol, temporary cement 등을 들 수 있는데, 이 밖에 심미성이 요구되는 부위에서 일시적으로 사용되는 재료로 silicate cement, direct resin 같은 것들도 있다.

3) 중간 매개재료

어떤 재료는 영구 또는 임시 수복물과 하부 치아 조직 사이에 위치하게 된다. 이와 같은 중간 매개재료는 열을 차단하고 자극의 전달을 막아서 치수를 보호하는 역할을 하며, 이런 재료들에 있어서는 생물학적인 특성이 특히 중요한데 그 이유는 이들이 치수에 인접해 있기 때문에 치수에 자극을 주어서는 안 되고, 오히려 치수 치료를 도모할 수 있어야 한다. Calcium hydroxide, zinc oxide eugenol cement는 중간 매개재료로 가장 널리 쓰이는 것들인데, 이 밖에 형성된 와동의 내벽에 발라주는 varnish, 그리고 골드 인레이와 크라운을 접착시키는 cement 같은 것들도 있다.

4) 직접 수복재료 및 간접 수복재료

수복재료를 사용하는 곳에 따라 분류하는 방법이다.

직접 수복재료(direct restorative materials)는 치아 또는 조직 위에서 직접적으로 수복물을 제작하기 위해 구강 안에서 사용하는 재료로써, 환자는 1회 내원으로 치료가 가능하다. 간접 수복재료(indirect restorative materials)는 치아나 기타 조직의 모형 또는 복제물 위에서 수복물을 간접적으로 제작하기 위해 구강 밖에서 사용하는 재료로써, 환자는 2회 이상 방문하여야 한다.

치과 전문인은 개개 환자에 맞는 최상의 수복재료를 선택하기 위해 다음의 요소들을 고려하여야 한다.

첫째, 치수의 조건
둘째, 심미성
셋째, 수복물에 부여되는 교합력
넷째, 특정 재료에 대한 개인의 과거 경험
다섯째, 경제적 요소

2.5. 예방재료 및 보조재료

치과재료는 전술한 수복재료 이외에도 예방재료와 보조재료가 있다.

예방재료(preventive materials)는 구강 질병이나 외상의 예방 또는 치아나 구강조직의 치료에 사용되는 재료이다. 치면열구전색제(pit and fissure sealants), 누출(leakage) 방지용 밀봉제(sealing agent), 항균제, 불소가 방출되는 liner, bases, 시멘트 및 수복재(compomer, hybrid ionomer, glass ionomer cement, zinc silicophosphate cement), 치아 우식의 예방 또는 억제 효과가 있는 클로르헥시딘(chlorhexidine) 또는 기타 치료제 등이 있다.

보조재료(auxiliary materials)는 수복물이나 장치물의 일부분이 되지는 않지만 이들의 제작 과정 중에 사용되는 재료이다. Acid-etching solution, 인상재, 주조용 매몰재, 석고 모형재, 치과용 왁스, 인상 및 미백 트레이용 아크릴 수지, 마우스가드 및 교합보조를 위한 아크릴 수지, 그리고 연마제 등이다.

알아두기

1. 치과수복물 제작재료의 특성
2. 치과수복물에 영향을 줄 수 있는 구강 안의 상태
3. 구강 안에서 일어나는 물리적인 현상
4. 삭제된 치아와 수복물 사이에 존재하는 미세 공간이 갖는 의미
5. 구강 안의 온도 변화와 이의 대책
6. 갈바닉 전류가 갖는 의미
7. 미세누출과 기계적 봉쇄의 의미
8. 치과 수복재료의 용도에 따른 분류
9. 치과 예방재료 및 보조재료

참고문헌

1. Autian J.: General toxicity and screening tests for dental materials. Int. Dent. J. 24(2):235–250, 1974.
2. Council on Dental Materials and Devices: Recommended standard practices for biological evaluation of dental materials. J. Am. Dent. Assoc. 84(2): 382–387, 1972.
3. Going R.E.: Reducing marginal leakage: A review of materials and techniques. J. Am. Dent. Assoc. 99(4): 646–651, 1979.
4. Massler M.: Restorative Materials: Biological Considerations. In Clark. James W.(Ed.): Clinical Dentistry. Vol. 4. Hagerstown, Md., Harper & Row, 1976.
5. Phillips R.W.: The new era in restorative dental materials. Oper. Dent. 1(1): 29–35, 1976.
6. Phillips R.W. Moore B.K.: Element of dental materials, Philadelphia, WB Saunders Co. 6–13, 1965.

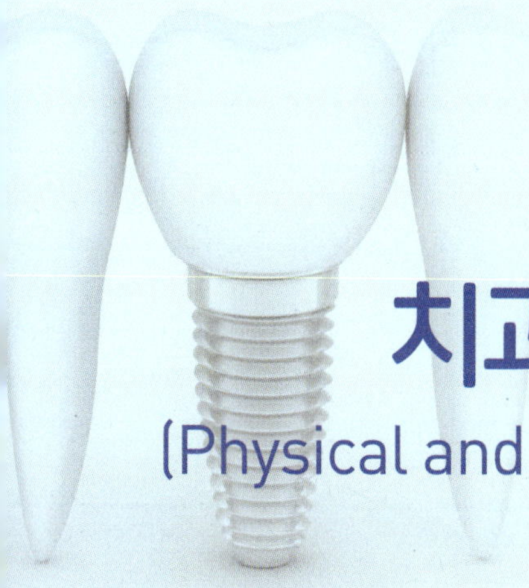

Chapter 03

치과재료의 물리·화학적 성질

(Physical and chemical properties of dental materials)

최병철(충북보건과학대학교)

핵심 용어

- **내부구조(internal structure)** 원자 간의 결합에 의한 원자 배열, 결정구조, 결함, 미세조직 등
- **일차결합(primary bond)** 원자 간의 강한 화학결합으로 이온결합, 공유결합, 금속결합
- **이차결합(secondary bond)** 원자 또는 분자 간의 약한 결합으로 반데르발스결합
- **결정(crystal)** 장범위 규칙의 원자 배열을 갖는 고체
- **비결정(noncrystal)** 단범위 규칙의 원자 배열만을 갖는 고체
- **흡착(adsorption)** 서로 다른 상들의 접촉 계면에서 원자 또는 분자 간의 물리적, 화학적 결합
- **접착(adhesion)** 두 가지 이상의 물체 또는 물질이 표면을 통하여 서로 결합되는 것으로 합착, 납착, 용접 등
- **젖음성(wetting)** 액체가 고체 표면에 젖어 미세한 부위까지 접촉되는 성질
- **열팽창 계수(coefficient of thermal expansion)** 물체의 온도가 1℃ 상승할 때 단위 길이(부피)당 길이(부피)의 변화
- **열전도도(thermal conductivity)** 물체의 단면을 통하여 일정시간 동안 일정 두께를 통과한 열의 양으로 물체의 열전달 정도
- **산화 · 환원(oxidation·reduction)** 전자를 잃고 산화수가 증가하는 반응을 산화, 전자를 얻어 산화수가 감소하는 반응을 환원
- **갈바니즘(galvanism)** 전해질 내에서 전위가 서로 다른 금속 간에 미세 전류가 흐르는 현상
- **색(color)** 색의 요소는 색상, 명도, 채도
- **조건등색(metamerism)** 두 물체의 색이 특정한 광원 하에서 동일하게 보이지만, 광원이 달라지면 서로 다른 색으로 보이는 현상
- **불투명도(opacity)** 물체에 입사된 광량과 물체를 통과한 광량의 비로 빛이 어떤 물체를 통과할 수 없는 정도
- **점성(viscosity)** 액체에 있어서 흐름에 대한 저항
- **점조도(consistency)** 가소성 재료의 유동 또는 변형에 대한 저항, 굳기 정도
- **콜로이드(colloid)** 1 ㎛ 이하 크기의 미세 입자가 액체 또는 기체에 분산되어 있는 상태

핵심 내용

치과재료의 용도와 올바른 사용 방법을 알고, 보철물 제작 과정에서 문제 해결 능력을 갖기 위해서 먼저 치과재료의 물리적, 화학적 성질을 이해하는 것이 필요하다. 이를 위하여 제3장에서는 재료의 내부구조와 성질, 원자 간의 결합, 고체의 원자 배열, 표면 성질, 열적 성질, 전기화학적 성질, 광학적 성질, 유동학적 성질, 콜로이드 성질 등을 학습한다.

3.1. 재료의 내부구조와 성질

모든 재료는 고유한 내부구조(internal structure)를 가지고 있으며, 이는 기계적으로 더 이상 쪼갤 수 없는 최소 단위인 분자(molecule), 그리고 화학적으로 더 이상 쪼갤 수 없는 상태, 즉 물질의 성질을 상실하는 가장 작은 입자인 원자(atom)로 구성되어 있다. 그러므로 재료의 성질은 원자의 결합으로 만들어지는 내부구조에 기인한다. 내부구조는 원자들 간의 결합 방식과 결합력(binding force), 원자의 배열, 미세구조(microstructure) 및 거시구조(macrostructure)를 말하며, 이것들을 알면 그 재료가 갖는 근본적인 성질들을 이해할 수 있다.

치과기공사가 재료의 물리 · 화학적 성질을 잘 이해해야 하는 이유는 재료의 올바른 사용 방법과 용도를 알기 위함이다. 예를 들어 치과보철물을 제작할 때 치과의사는 사용 재료의 물리 · 화학적 성질을 고려하여 보철물을 디자인하고, 치과기공사 역시 이런 성질들을 고려하여 치과 의사가 디자인한 것에 맞추어 보철물을 제작한다. 이때 치과의사나 치과기공사는 그 재료의 강도(strength) 및 경도(hardness)는 어느 정도인지, 저작압(biting force)을 받을 때 변형이나 파괴가 되지 않을 것인지, 구강 안에서 변색되지는 않을 것인지, 구강 안에서 오랫동안 제 역할을 할 수 있을지를 고려한다.

또한 치과기공사가 치과재료의 물리 · 화학적 성질에 관한 지식을 갖게 되면, 보철물 제작 과정에서 재료가 어떻게 반응 또는 변화할지를 예견하고 취급 방법을 적절하게 수정할 수 있으며, 기공 과정에서 문제가 발생할 때 이에 대처할 수 있는 능력을 가질 것이다.

3.2. 원자 간의 결합

원자 또는 분자 간의 결합은 일차결합(primary bond)과 이차결합(secondary bond)으로 분류한다. 일차결합은 강결합(strong bond)이며 이온결합(ionic bond), 공유결합(covalent bond), 금속결합(metallic bond)이 있다. 이차결합은 약결합(weak bond)이며 반데르발스결합(Van der Waals bond)이 있다. 대부분의 재료는 원자 간의 결합 방식이 몇 가지 혼재하지만, 그래도 어느 한 종류의 결합 방식이 보다 우세한 경향이 있다. 이러한 원자 또는 분자 간의 결합 유형은 재료의 물리적 성질에 중요한 영향을 미친다.

1) 이온결합

원자의 중심에는 양(+)의 전하(charge)를 갖는 원자핵(atomic nucleus)이 존재하며, 그 주위에 음(-)의 전하를 갖는 전자(electron)가 존재한다. 또한 원자핵은 양(+) 전하의 양성자(proton)와 전기적으로 중성인 중성자(neutron)로 이루어진다. 이때 양성자의 수가 원소번호이다. 일반적으로 원자는 양성자의 수와 전자의 수가 같기 때문에 전기적으로 중성을 띤다.

그러므로 중성의 원자가 전자를 잃게 되면 양이온(cation)이 되고 전자를 얻게 되면 음이온(anion)이 되는데, 이들 양이온과 음이온 간의 정전기적 인력(attractive force 또는 coulomb force)에 의한 결합을 이온결합이라 한다.

그림 3-1은 이온결합을 보여주는 예이다. 원소번호가 11인 나트륨(Na)은 그림 3-1(a)와 같이 외각전자를 한 개 잃고 나트륨 양이온(Na^+)이 되며, 원소번호가 17인 염소(Cl)는 그림 3-1(b)와 같이 방출된 전자를 받아 염소 음이온(Cl^-)이 된다. 이때 그림 3-1(c)와 같이 서로 반대로 하전된 양이온(Na^+)과 음이온(Cl^-)간에 정전기적 인력에 의한 결합이 발생하여 염화나트륨(NaCl)이 생성된다.

이온결합은 전기음성도(electronegativity) 차이가 큰 원소들(그림 3-2의 원소주기율표에서 멀리 떨어진 원소들) 간에 발생하므로, 주로 금속원소(metal element)와 비금속원소(nonmetal element) 간의 결합이라 할 수 있다. 예를 들어 지르코니아(ZrO_2), 알루미나(Al_2O_3), 염화나트륨(NaCl), 불화칼륨(KF), 염화리튬(LiCl) 등의

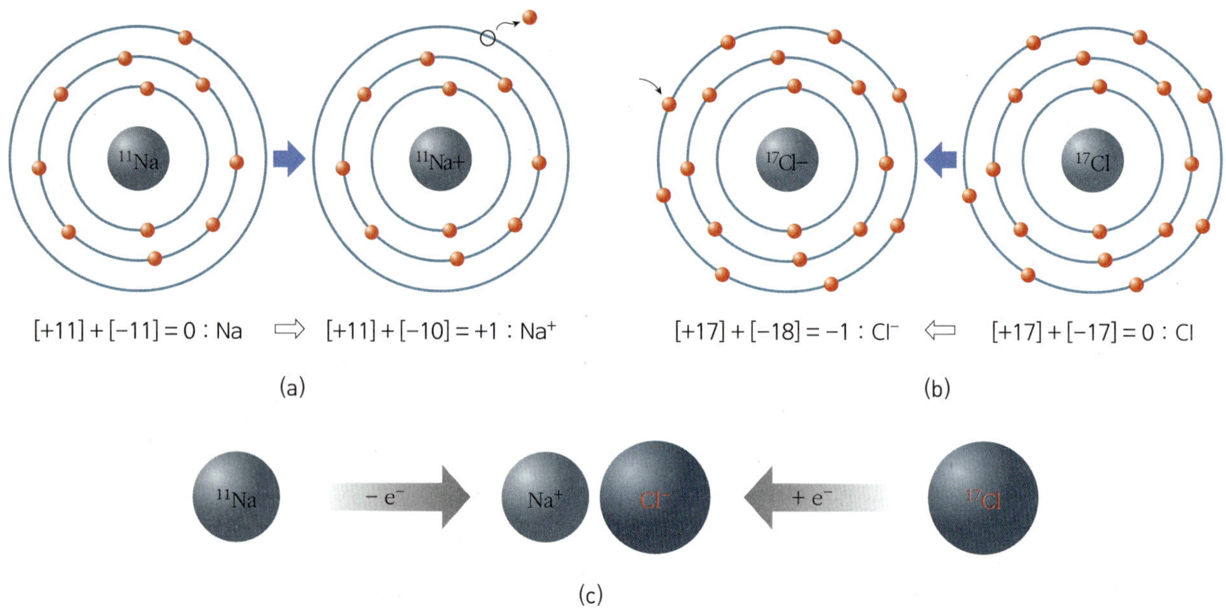

그림 3-1. 나트륨과 염소의 이온결합

주기 \ 족	1	2	3	4	5	6	7	8	9	10	11	12	13	14	15	16	17	18
1	1 H				비금속원소													2 He
2	3 Li	4 Be			금속원소								5 B	6 C	7 N	8 O	9 F	10 Ne
3	11 Na	12 Mg											13 Al	14 Si	15 P	16 S	17 Cl	18 Ar
4	19 K	20 Ca	21 Sc	22 Ti	23 V	24 Cr	25 Mn	26 Fe	27 Co	28 Ni	29 Cu	30 Zn	31 Ga	32 Ge	33 As	34 Se	35 Br	36 Kr
5	37 Rb	38 Sr	39 Y	40 Zr	41 Nb	42 Mo	43 Tc	44 Ru	45 Rh	46 Pd	47 Ag	48 Cd	49 In	50 Sn	51 Sb	52 Te	53 I	54 Xe
6	55 Cs	56 Ba	57~71	72 Hf	73 Ta	74 W	75 Re	76 Os	77 Ir	78 Pt	79 Au	80 Hg	81 Tl	82 Pb	83 Bi	84 Po	85 At	86 Rn
7	87 Fr	88 Ra	89~103	* 57~71 Lanthanide series * 89~103 Actinide series														

그림 3-2. 원소주기율표

세라믹스(ceramics)나 무기재료(inorganic material)들은 원자 간에 이온결합을 한다. 그러므로 도재수복물(porcelain restoration) 제작에 사용되는 도재 분말(porcelain powder)이나 세라믹 블록(ceramic block) 등은 이온결합 재료에 해당한다. 이 재료들은 원자 간에 강한 결합을 하므로 융점이 높고, 마모에 잘 견디는 성질을 갖는다. 또한 이온 간의 결합에 의해 전자가 구속되므로 전기적으로 부도체이며 열전도도는 매우 낮은 특성이 있다.

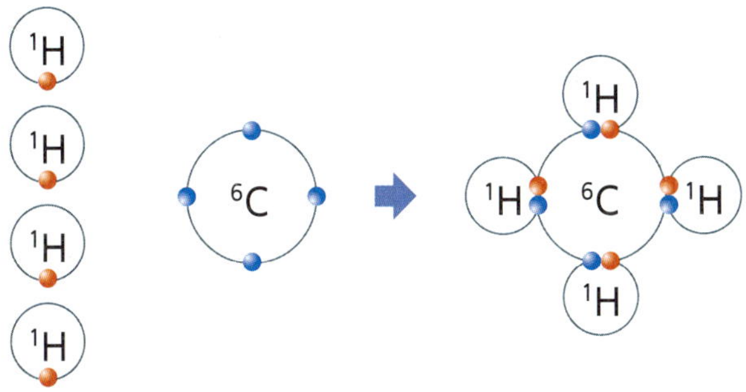

그림 3-3. 탄소와 수소의 공유결합

2) 공유결합

공유결합은 하나 또는 그 이상의 원자들이 자신들의 전자를 버리지 않고 오히려 다른 원자와 공유하여 각각의 원자가 완전한 전자각(electron shell)을 갖는 결합이다. 이온결합은 앞서 설명한 바와 같이 원소주기율표에서 멀리 떨어져 있는 원소들 간에 일어나지만, 공유결합은 비금속원소 또는 원소주기율표에서 서로 가까이 있는 원소들 간에 발생한다.

그림 3-3은 공유결합의 예로서 탄화수소화합물에 대한 설명이다. 네 개의 원자가전자(valence electron)를 갖는 탄소(C)는 한 개의 원자가전자를 갖는 수소(H) 원자 네 개와 외각 전자를 서로 공유하여 결합한다. 즉 탄소 원자는 최외각 전자각에 8개의 전자를 채우고, 수소 원자는 최외각 전자각에 2개의 전자를 채워 서로 완전한 전자 배열을 갖는다.

원자 간에 공유결합을 하는 재료는 실리카(SiO_2), 탄화규소(SiC), 질화규소(Si_3N_4), 다이아몬드(C) 등의 세라믹스 또는 무기재료, 그리고 탄화수소화합물(C_nH_{2n+2})인 고분자(polymer)가 해당된다. 공유결합은 원자 간 결합력이 매우 강하고 전자는 결합에 참여하는 원자에 강하게 귀속된다. 그러므로 세라믹스와 무기재료들은 이온결합 재료들과 마찬가지로 높은 융점, 낮은 열전도도, 낮은 연성, 높은 내마모성, 높은 내열성, 전기적 부도체 등의 성질을 갖는다. 반면에 고분자 재료는 탄소와 수소의 공유결합으로 분자(monomer, 단량체)들이 만들어지고, 이 분자들이 약한 인력에 의한 결합(반데르발스결합)을 하여 긴 사슬(chain)을 형성한 것이다. 따라서 세라믹스나 무기재료와는 달리 융점이 낮고 부드럽게 잘 늘어나며 열에 약한 성질을 갖는다.

3) 금속결합

지구상에 존재하는 모든 원소들은 원소주기율표(그림 3-2) 상에서 금속원소와 비금속원소로 구분된다. 금속원소들 간에 최외각 전자각(electron shell)이 겹쳐질 정도로 가까워지면, 각 원자의 원자가전자(최외각전자라고도 함)는 겹쳐진 전자각을 따라 인접한 많은 원자들 사이를 자유롭게 이동할 수 있다. 이 원자가전자를 '자유전자(free electron)'라 한다. 그림 3-4와 같이 금속원소는 원자가전자의 이탈로 양이온이 되고, 자유전자는 양이온들 사이에 전자구름(cloud of clcctron)으로 분포한다. 여기에서 금속 양이온(+)과 전자구름(−) 간의 상호 인력에 의한 결합을 금속결합이라 한다. 이 결합은 금속원소들 간에만 존재한다.

이온결합이나 공유결합과 달리, 금속결합은 자유전자가 존재하기 때문에 특별한 전기적, 열적, 기계적, 광학적 성질을 가진다. 금속에 전기를 가하면 자유전자들이 양(+)극으로 이동할 수 있으므로, 금속은 전기적으로 도체(conductor)의 성질을 가진다. 금속에 열을 가하면

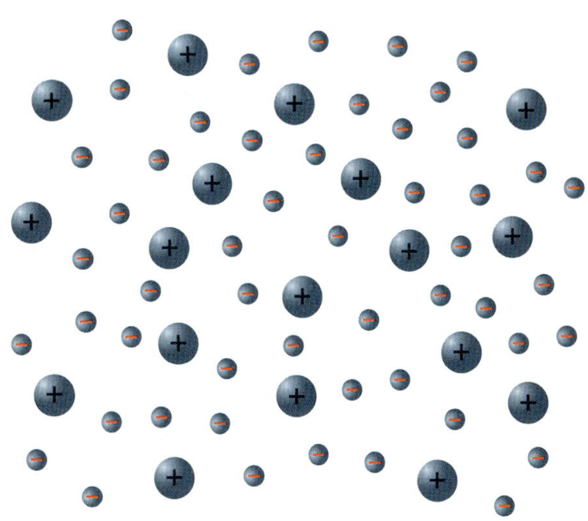

그림 3-4. 금속결합

자유전자가 보다 차가운 쪽으로 열에너지를 이동시키는 역할을 할 수 있으므로, 금속은 높은 열전도도(thermal conductivity)를 보인다. 금속에 외력을 가하면 금속 양이온 사이를 자유롭게 움직이는 자유전자가 있기 때문에 원자 간의 결합이 파괴되지 않으면서 변형(금속 양이온의 이동)이 쉽게 일어난다. 즉, 금속은 박(foil)이나 선(wire)으로 가공할 수 있는 소성(plasticity)을 갖는다. 금속의 내부는 양이온과 그 주위에 전자구름이 분포하는 구조이므로, 빛은 투과할 수 없으며 반사와 산란을 한다. 따라서 금속은 광학적으로 불투명하며 고유 광택을 갖는다.

4) 반데르발스결합

원자의 전자 분포는 분자를 형성하거나 주변 이온과의 상호 작용에 의해 특정 방향으로 편재가 일어날 수 있으며, 그림 3-5와 같이 극성을 갖는 쌍극자(dipole)를 형성하게 된다. 이들 쌍극자 간의 정전기적 인력을 반데르발스힘(Van der Waals force)이라 하며, 이것에 의한 분자들이나 원자들의 결합을 반데르발스결합이라 한다. 이러한 쌍극자 간의 상호작용은 런던 분산력(London dispersion force), 쌍극자-쌍극자 상호작용(dipole-dipole interaction), 수소결합(hydrogen bond) 등이 있다.

런던 분산력은 극성(polar)을 갖지 않은 원자 또는 분자(헬륨, 아르곤 등의 불활성 기체나 수소, 질소 등 단일 원소 간의 공유결합에 의한 기체)가 주변의 다른 원자 또는 분자와 상호 작용을 통해 일시적으로 쌍극자를 형성할 때 작용하는 정전기적 인력이다. 쌍극자-쌍극자 상호작용은 고분자, 물, 산(acid) 등 극성을 띠는 분자들 간의 정전기적 인력 작용이다. 또한 수소결합은 쌍극자-쌍극자 상호 작용에서 수소 원자들이 극성을 나타내는 부분 중 일부일 때의 반데르발스결합을 말한다(그림 3-5).

반데르발스결합의 세기는 공유결합이나 이온결합에 비하여 매우 약하다. 그러나 물질의 끓는점(boiling point), 녹는점(melting point), 연화온도(softening temperature) 등과 같은 성질에 중요한 영향을 미

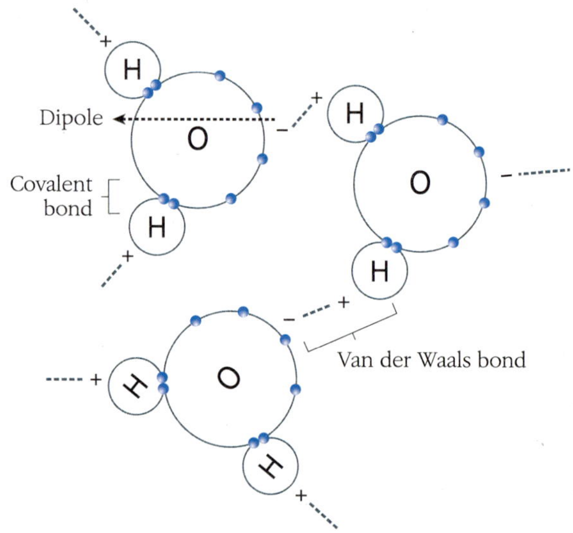

그림 3-5. 물 분자의 반데르발스결합

친다. 예를 들어 물의 분자는 수소와 산소 원자 간의 강한 공유결합이며 물 분자 간에는 약한 반데르발스결합을 한다(그림 3-5). 얼음 또는 물을 가열하면 수소와 산소 원자 간의 공유결합이 끊어지는 것이 아니라 물 분자 간의 반데르발스결합이 끊어져 얼음-물-수증기로 변화하는 것이므로, 반데르발스결합은 물의 끓는점 또는 녹는점과 관련이 깊다는 것을 알 수 있다. 또한 PMMA(poymethylmethacrylate), PE(polyethylene), PVC(polyvinylchloride)와 같은 고분자 재료는 단위 분자(단량체)들이 결합하여 하나의 거대 분자를 형성한 것인데, 단위 분자는 탄소(C)와 수소(H)의 공유결합이지만 각 분자들 간은 약한 반데르발스결합이다. 따라서 고분자에 약간의 열이나 힘을 가하더라도 분자들 간의 반데르발스결합은 쉽게 끊어질 수 있으므로 연화 또는 변형이 잘 일어나는 것이다.

5) 원자간 결합에너지와 재료의 성질

물질은 온도나 압력에 따라 고체(solid), 액체(liquid), 기체(gas)의 상태로 존재한다. 고체는 구성 입자(원자 또는 분자)들 간의 결합력(binding force)이 강하고 상호 간의 인력(attractive force)과 척력(repulsive force)에 의

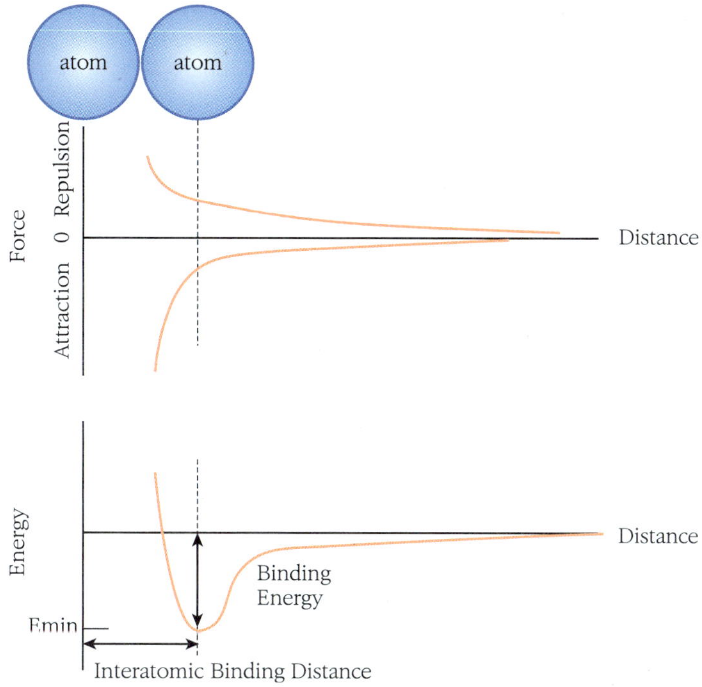

그림 3-6. 고체에서 원자 간의 거리에 따른 원자 간에 작용하는 힘과 에너지의 변화

해 서로의 위치가 고정되므로 모양과 부피가 일정하다. 액체는 고체에 비하여 구성 입자들 간의 결합력이 약하여 구성 입자들이 어느 정도 자유로운 운동을 하므로 모양은 일정하지 않으나 부피는 일정하다. 기체는 구성 입자들 간의 결합력이 거의 존재하지 않아 각각의 입자가 독립적으로 운동하므로 모양과 부피가 모두 일정하지 않다. 이와 같이 물질의 성질은 구성 입자 간의 결합력 또는 결합에너지(binding energy)와 밀접한 관련이 있다.

그림 3-6은 고체 재료의 원자결합에서 두 원자 간의 거리에 따른 원자 간에 작용하는 힘과 에너지의 변화이다. 원자 간의 결합거리(interatomic binding distance)는 인력과 척력이 균형을 이룰 때, 즉 원자들 간에 서로 당기거나 밀려는 힘이 같을 때의 거리이다. 이때에 두 원자 간에 작용하는 힘이 원자 간 결합력(또는 결합에너지)이다.

앞서 설명한 바와 같이, 원자 간의 일차결합 중에 이온결합은 이온들 간의 전기음성도 차에 기인하여 높은 결합에너지를 가지며, 공유결합은 전자의 상호 공유에 의해 높은 결합에너지를 가진다. 반면에 금속결합은 양이온들과 전자구름 간의 약한 정전기적 인력에 의한 결합이므로 이온결합이나 공유결합에 비해 낮은 결합에너지를 가진다(표 3-1).

원자 간 결합에너지는 원자들이 결합하거나 분리하는데 필요한 에너지라 할 수 있으므로, 재료의 물리적 성질에 중요한 영향을 미친다. 즉, 원자 간 결합에너지가 높은 재료는 일반적으로 용융 온도와 강도가 높고, 열팽창이 적다. 예를 들면, 세라믹스(또는 도재)는 금속보다 높은 용융 온도와 탄성계수, 그리고 낮은 열팽창 계수를 갖는다.

표 3-1. 원자결합의 유형과 결합에너지

유형	결합에너지 [kJ · mol^{-1}]
이온결합	600~1,600
공유결합	500~1,300
금속결합	100~800
반데르발스결합	< 40

3.3. 고체의 원자배열

치과수복물에 사용되는 재료는 대부분 고체이다. 고체는 단단하거나 견고한 물질의 상태를 말하며, 원자 또는 분자들이 서로 일정하게 배열하는 특징이 있다.

원자배열은 원자 결합과 더불어 고체의 미세구조와 성질을 결정하는 데 중요한 역할을 한다. 예를 들어 철(Fe)의 원자배열은 좋은 강도(strength)를 부여하며 금(Au)의 원자배열은 좋은 연성(ductility)을 부여한다. 고무(rubber), 폴리에틸렌(polyethylene), 에폭시(epoxy)는 다 같은 고분자 재료이지만 서로 다른 원자 또는 분자 배열을 가지기 때문에 고무는 탄성적으로 잘 늘어나고 폴리에틸렌은 쉽게 변형되며 에폭시는 강하고 취약(brittle)한 성질을 가진다.

원자들의 배열 형태는 무 규칙(no order), 단범위 규칙(short-range order), 장범위 규칙(long-range order)으로 분류할 수 있다. 무 규칙은 일정 공간을 원자나 분자가 규칙성 있게 배열하는 것이 아니라 무질서하게 채우고 있는 상태이며, 기체를 구성하는 원자나 분자들의 배열이 이에 해당한다. 단범위 규칙은 원자나 분자 배열의 규칙성이 가장 이웃한 원자나 분자의 범위까지만 존재하는 경우이며, 액체나 일부 고체의 원자배열을 말한다. 장범위 규칙은 원자배열의 규칙성이 재료 전체에 걸쳐 존재할 때이며, 주로 고체의 원자배열이 이에 해당한다. 고체의 원자배열이 장범위 규칙을 가지면 결정(crystal), 단범위 규칙을 가지면 비결정(noncrystal)으로 분류한다.

1) 결정

원자가 삼차원 공간(3-dimensional space)에서 동일한 주위 환경(identical surrounding)을 가지며 규칙적으로 반복 배열되어 있는 고체를 결정(crystal)이라 정의한다. 금속과 세라믹스 재료들은 대부분 결정에 해당하며 저마다 특정한 원자배열을 하는 고유의 결정구조(crystal structure)를 갖는다.

그림 3-7은 x, y, z 축으로 정의되는 삼차원 공간에서 장범위 규칙의 원자배열, 즉 결정의 원자배열을 모형으로 나타낸 것이다. 여기에서 원자를 점으로 원자 간의 연결을 선으로 표현하면 원자의 배열은 그림 3-8(a)와 같은 격자(lattice)를 형성한다. 따라서 결정을 공간격자(space lattice)라 부르기도 한다. 공간격자에서 규칙적으로 반복 배열되는 최소 단위(그림 3-8b)를 단위격자(unit lattice)라 하며, 단위격자의 구조는 x축 방향으로의 단위 길이(a), y축 방향으로의 단위 길이(b), z축 방

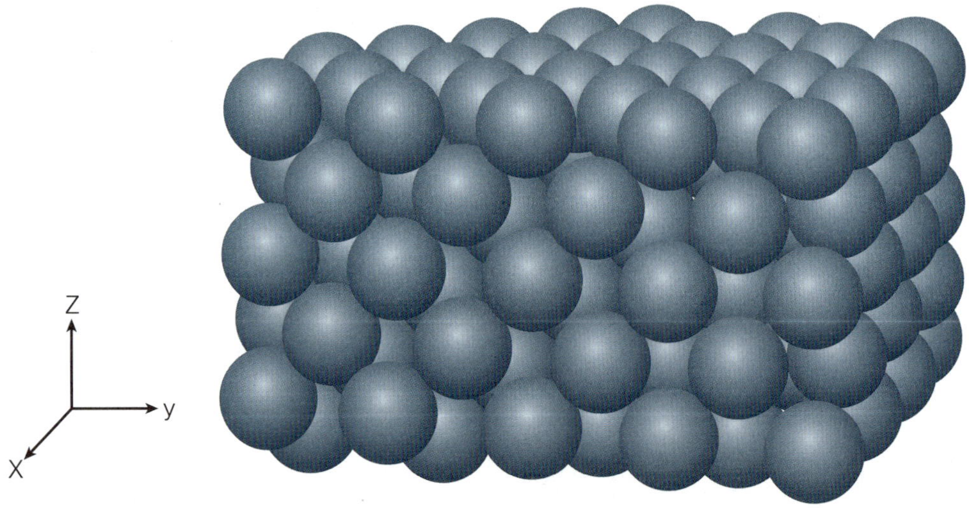

그림 3-7. 결정의 원자배열 모형

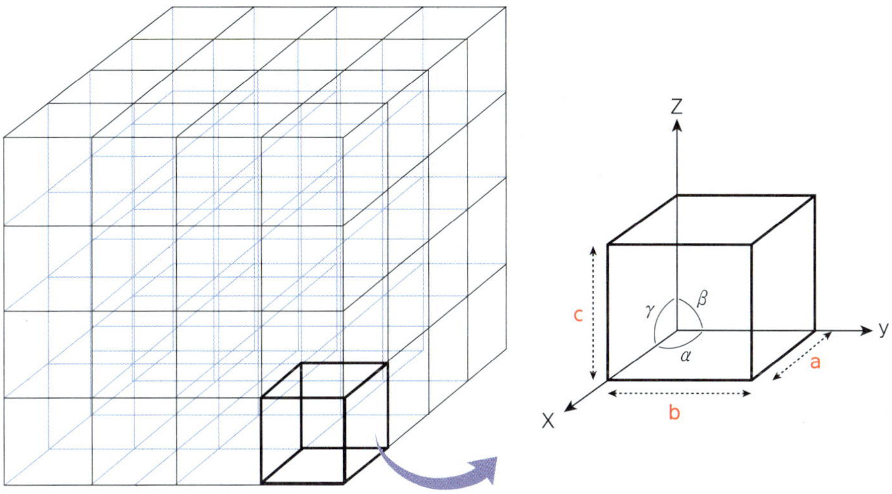

(a) 공간격자 (b) 단위격자

그림 3-8. 결정의 원자배열 모형

향으로의 단위 길이(c), 그리고 x축과 y축 간의 각도(α), y축과 z축 간의 각도(β), z축과 x축 간의 각도(γ)로 정의하고, 이 6개의 인자를 격자상수(lattice parameter)라 한다.

재료의 결정구조는 표 3-2에 나타낸 바와 같이 격자상수의 변화에 따라 7가지의 결정계(crystal system)로 분류되며, 원자배열의 규칙성에 따라 14종의 단위격자(이를 Bravais lattice라 한다)로 세분화된다.

치과수복물에 사용하는 금속 재료는 대부분 7가지의 결정계 중에 입방결정구조(cubic crystal structure)를 가진다. 이것은 세 축 방향으로의 단위 길이(a, b, c)가 모두 같고 세 축 간의 각도(α, β, γ)가 모두 90°로 동

표 3-2. 결정구조의 종류

격자상수	결정계	Bravais lattice
a=b=c, $\alpha=\beta=\gamma=90°$	입방(cubic)	단순입방(simple cubic) 체심입방(body centered cubic) 면심입방(face centered cubic)
a=b≠c, $\alpha=\beta=\gamma=90°$	정방(tetagonal)	단순정방(simple tetragonal) 체심정방(body centered tetragonal)
a≠b≠c, $\alpha=\beta=\gamma=90°$	사방(orthorhombic)	단순사방(simple orthorhombic) 체심사방(body centered orthorhombic) 면심사방(face centered orthorhombic) 저심사방(base centered orthorhombic)
a=b≠c, α=120° $\beta=\gamma=90°$	육방(hexagonal)	조밀육방(hexagonal close-packed)
a=b=c, $\alpha=\beta=\gamma\neq90°$	삼방(rhombohedral)	단순삼방(simple rhombohedral)
a≠b≠c, $\alpha=\beta=90°$, $\gamma\neq90°$	단사(monoclinic)	단순단사(simple monoclinic) 저심단사(base centered monoclinic)
a≠b≠c, $\alpha\neq\beta\neq\gamma\neq90°$	삼사(triclinic)	단순삼사(simple triclinic)

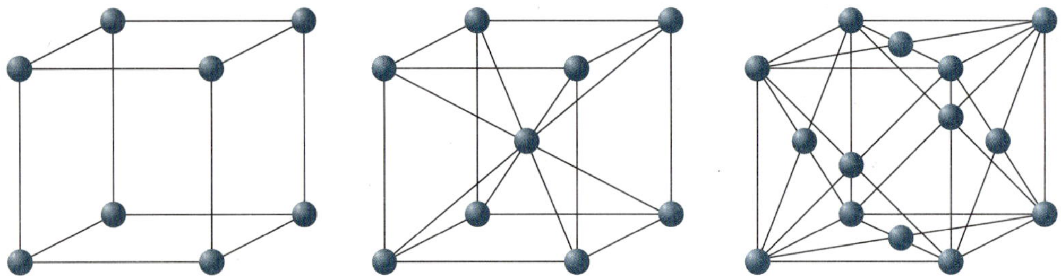

그림 3-9. 입방결정구조의 Bravais lattice

일한 격자 구조이며, 3종류의 Bravais lattice가 있다(그림 3-9). 체심입방(body centered cubic, BCC) 결정구조(b)는 원자가 입방체의 각 모서리(8개의 꼭지점)와 체심에 각각 위치하며, 면심입방(face centered cubic, FCC) 결정구조(c)는 원자가 입방체의 각 모서리(8개의 꼭지점)와 각 면(6개의 면)의 중심에 위치한다. 표 3-3은 여러 가지 금속의 결정구조와 물리적 성질이다. 치과용 귀금속 합금의 주성분인 금(Au), 은(Ag), 백금(Pt), 구리(Cu) 등은 모두 면심입방 결정구조를 가지며, 치과용 비귀금속 합금의 주성분인 크롬(Cr), 니켈(Ni), 코발트(Co) 등은 각각 체심입방, 면심입방, 조밀육방(hexagonal close-packed, HCP) 결정구조를 가진다.

앞서 설명한 바와 같이 결정구조는 재료의 물리적 성질과 중요한 관계가 있다. 한 가지 예로 재료의 이론밀

표 3-3. 금속의 결정구조와 물리적 성질

결정구조	재료	밀도 [g/㎤]	용융 온도 [℃]
체심입방 (body-centered cubic, BCC)	크롬(Chromium, Cr)	7.19	1,875
	철(Iron, Fe)	7.87	1,538
	리튬(Lithium, Li)	0.53	181
	몰리브덴(Molybdenum, Mo)	10.22	2,610
	텅스텐(Tungsten, W)	19.25	3,410
면심입방 (face-centered cubic, FCC)	알루미늄(Aluminium, Al)	2.70	660
	구리(Copper, Cu)	8.93	1,084
	금(Gold, Au)	19.30	1,064
	니켈(Nikel, Ni)	8.90	1,453
	백금(Platinum, Pt)	21.45	1,769
	팔라듐(Palladium, Pd)	12.02	1,552
	로듐(Rhodium, Rh)	12.41	1,963
	은(Silver, Ag)	10.49	962
	규소(Silicon, Si)	2.33	1,410
	주석(Tin, Sn)	7.27	232
조밀육방 (hexagonal close-packed, HCP)	코발트(Cobalt, Co)	8.83	1,495
	란타늄(Lanthanum, La)	6.16	918
	마그네슘(Magnesium, Mg)	1.74	650
	오스뮴(Osmium, Os)	22.57	2,700
	티타늄(Titanium, Ti)	4.51	1,668
	아연(Zinc, Zn)	7.13	420
	지르코늄(Zirconium, Zr)	6.51	1,852

도(theoretical density)와 결정구조의 관계를 들 수 있다. 재료의 이론밀도는 식 3.1에서 구할 수 있다. 이 식에서 단위격자에 존재하는 원자의 수와 단위격자의 부피는 결정구조에 따라 정해진다. 입방 결정구조의 경우에 단위격자에 존재하는 원자의 수는 단순입방이 1, 체심입방(BCC)이 2, 면심입방(FCC)이 4이며, 단위격자의 부피는 격자상수 a의 세 제곱(a^3)으로 주어진다.

$$\text{이론밀도} = \frac{\text{단위격자에 존재하는 원자의 수} \times \text{원자량}}{\text{단위격자의 부피} \times A} \quad (3.1)$$

(A : avogadro's number, 6.02×10^{23} atoms/mol)

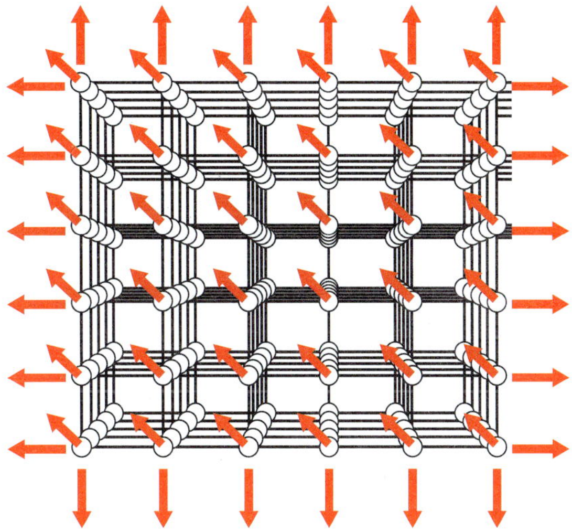

그림 3-10. 물질의 표면장력

2) 비결정

원자배열이 장범위 규칙은 없고 단범위 규칙만 갖고 있는 재료를 비결정(noncrystal) 또는 비정질(amorphous, 무정형)이라 한다. 왁스나 고무와 같은 고분자 재료, 유리(glass) 등이 비결정 재료에 해당한다.

비결정 재료의 물리적 성질은 결정 재료와 다르다. 예를 들어 길고 곧은 유리관 또는 유리판은 단단하고 견고하게 느껴지지만, 한 쪽 끝을 매달아 수직으로 오랫동안 두면 윗부분의 두께가 아랫부분에 비해 얇아진다. 이는 시간의 경과에 따라 원자 또는 분자의 흐름이 발생한 것이며, 이와 같은 유동(flow) 현상은 액체의 성질이라 할 수 있다. 또한 결정 재료는 특정한 용융(melting) 또는 응고(solidification) 온도를 갖지만 비결정 재료는 그렇지 않다. 금(Au)을 가열하면 1,064℃에서 용융이 발생한다. 반면에 왁스(wax)를 가열하면 점차적으로 연화(softening)되다가 특정 온도가 아니라 일정 온도 범위(temperature range)에 걸쳐 용융이 일어난다.

3.4. 표면 성질

고체나 액체의 표면은 삼차원적으로 배열된 원자 배열이 끝나는 부분이다. 따라서 표면 원자에는 더 이상 인접 원자와의 결합(그림 3-10의 화살표)이 존재하지 않으므로 표면에는 표면적에 비례하는 표면에너지(surface energy)가 존재하게 되고, 이로 인해 표면적을 최소화하려는 표면장력(surface tension)이 발생한다. 표면장력은 단위면적당 표면에너지로 정의되므로 단위는 [dynes/㎝]이며, 표면에너지와 차원적으로 동등하다고 볼 수 있다.

표면에너지 또는 표면장력은 젖음성(wetting), 흡착(adsorption), 접착(adhesion) 등 이종 재료 간의 표면 결합에 중요한 영향을 미친다.

1) 젖음성

액체가 고체 표면에 젖어 미세한 부위까지 접촉되는 성질을 젖음성(wetting, wettability) 또는 습윤성, 침윤성이라 한다. 액체가 재료 표면에 잘 젖을수록 두 물질 사이의 흡착력이나 접착력은 증가한다. 젖음성은 액체가 고체 표면과 접촉할 때 형성된 각(angle)으로 나타내는데, 이 각을 접촉각(contact angle, θ)이라 한다(그림 3-11). 접촉각 θ가 크면 액체가 고체 표면에 잘 젖지 않아 젖음성이 나쁜 상태이며, θ가 작으면 액체가 고체 표면에 잘 젖어 퍼지는 것으로 젖음성이 좋은 상태이다.

접촉각은 고체의 표면에너지(γ_s), 액체의 표면에너지

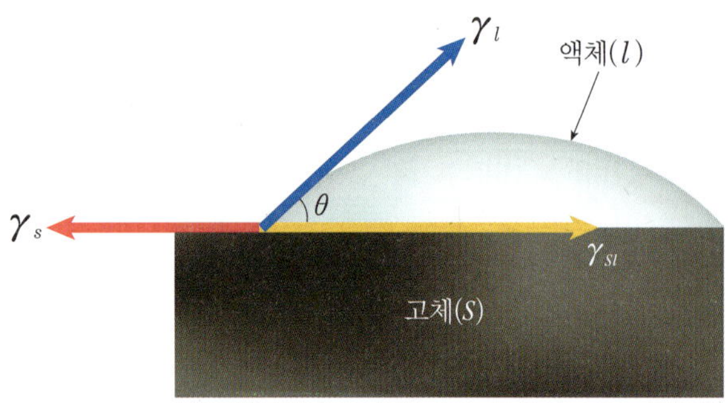

그림 3-11. 액체와 고체간의 젖음성

(γ_l) 그리고 고체-액체의 계면에너지(γ_{sl})에 의해 결정되며, 이들의 관계는 식 3.2로 표현된다. 이 식에서 액체의 표면에너지(γ_l) 또는 고체-액체의 계면에너지(γ_{sl})가 감소하거나, 고체의 표면에너지(γ_s)가 증가할 때 접촉각이 감소한다는 것을 알 수 있다.

$$\cos\theta = \frac{\gamma_s - \gamma_{sl}}{\gamma_l} \tag{3.2}$$

액체와 고체 간의 젖음성을 변화시키는 가장 쉬운 방법은 액체의 표면에너지를 조절하는 것이다. 액체의 표면에너지에 영향을 주는 대표적인 인자는 온도와 화학물질(계면활성제)이다. 액체의 온도가 높거나 계면활성제가 존재하면 원자 또는 분자 간의 응집력이 감소하므로, 액체의 표면에너지는 감소하여 액체와 고체 간의 젖음성이 증가한다. 예를 들면, 주조(casting)시에 용융금속(molten metal)의 온도가 높을수록 용융금속과 주형(casting mold) 내벽 간의 젖음성이 향상되므로 미세부위를 보다 정확히 재현할 수 있다. 또한 보철물의 납착(soldering)시에 용융 납착합금(molten solder)의 온도가 높을수록 용융 납착합금이 피납착체(보철물을 말함) 표면에 쉽게 젖고 미세한 틈에 잘 스며들어 정밀 납착이 가능하다. 그러나 두 경우 모두 용융금속의 온도가 높을수록 고온 산화의 위험성도 함께 증가한다는 점을 유의해야 한다. 치과수복물 제작 과정에서 납형(wax pattern)을 매몰(investment)하기 전에 납형 표면에 습윤제(wetting agent, 0.01% 에어로졸)를 도포하는데, 이는 액체의 표면에너지를 감소(고체의 표면에너지를 증가)시켜 친수성(hydrophilic)의 매몰재 혼합물이 소수성(hydrophobic)의 납형 표면에 잘 젖게 하는 효과가 있다. 그림 3-12는 왁스 표면에 물방울을 떨어뜨렸을 때 왁스와 물의 젖음성이다. 습윤제를 도포하지 않은 왁스에 비해 습윤제를 도포한 왁스는 물과의 접촉각이 현저히 감소하며 젖음성이 향상된다는 것을 알 수 있다.

2) 흡착

액체가 높은 에너지의 고체 표면과 접촉하게 되면, 고체-액체의 계면에너지(interfacial energy)를 낮추기 위해 두 물질 간에 결합이 일어난다. 이와 같이 흡착(adsorption)은 서로 다른 상(phase)들이 접촉할 때,

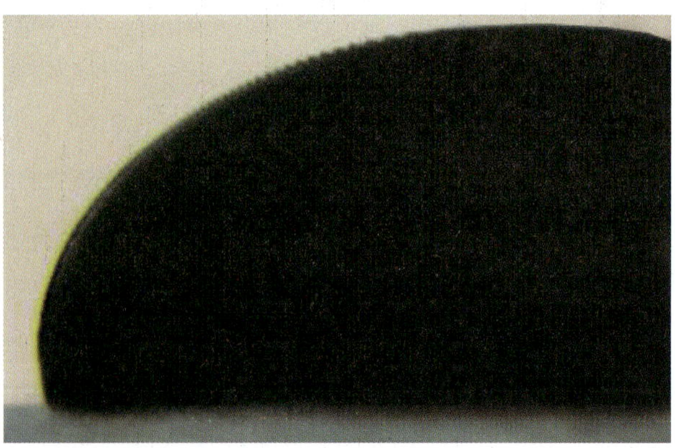
(a) 습윤제 도포전

(b) 습윤제 도포후

그림 3-12. 왁스와 물의 젖음성

표 3-4. 물질들의 표면에너지

재료	측정 온도 [℃]	표면에너지 [dynes/㎝]
폴리메틸메타아크릴레이트(PMMA)	20	41
물	20	73
실리카 유리	650	300
알루미나(Al_2O_3)	1,850	905
마그네시아(MgO)	25	1,000
은(Ag)	750	1,140
금(Au)	900	1,400
구리(Cu)	1,000	1,430

Data from C. R. Barrett, W. D. Nix, A. S. Tetelman: The Principles of Engineering Materials, p.97, Englewood Cliffs, N. J., Prentice-Hall, 1973.

접촉 계면의 에너지를 낮추기 위해 원자 또는 분자 간에 물리적 또는 화학적 결합이 일어나는 현상이다.

물리적 흡착(physical adsorption)은 결합력이 약한 편이며 가역적으로 일어날 수 있다. 화학적 흡착(chemical adsorption)은 일종의 화합물을 형성하는 반응으로 결합력이 물리적 흡착보다 훨씬 강하다. 예를 들어, 치아 표면에 물이 젖어 있으면 그 표면에 물분자층이 흡착되어 있는 것으로 보아야 한다. 이것을 건조시키면 대부분의 물은 증발하는데 이는 물리적 흡착에 의한 물이다. 반면에 화학적으로 흡착되어 있는 물은 건조 후에도 여전히 잔류할 수 있는데, 이 물을 제거하려면 물리적으로 흡착되어 있는 물을 제거할 때보다 훨씬 높은 열이 필요하다. 그러므로 지대치에 수복물을 합착(cementation)시킬 때에 치아 성분인 수산화아파타이트(hydroxyapatite)보다는 흡착된 물을 우선적으로 고려하여야 한다.

액체와 고체의 접촉에서 흡착의 정도는 물질이 갖는 단위면적당 표면에너지(또는 표면장력)의 영향을 받는다. 표 3-4에서 알 수 있듯이, 금속의 표면에너지가 세라믹스(또는 도재)나 수지 재료보다 상대적으로 높기 때문에 다른 원자(또는 분자)들의 흡착은 금속 재료에서 더 잘 일어날 수 있다. 또한 고체의 표면에너지가 높을수록 액체가 잘 흡착된다는 사실은 식 3.2에서 쉽게 이해할 수 있다.

3) 접착

접착(adhesion)은 두 가지 이상의 물체 또는 물질이 표면을 통하여 서로 결합되는 것을 말하며, 고분자 접착제(bonding agent 또는 cement)를 사용하여 구강내에 수복물을 합착(cementation)시키거나, 납착(soldering) 또는 용접(welding)으로 수복물들을 결합시키는 것이 이에 해당한다. 접착은 점착, 부착, 합착 등의 용어와 혼용하기도 한다.

접착의 기전(mechanism)은 물리적 결합과 화학적 결합이 있다. 치과 분야에서 임상적으로 이루어지는 접착은 대부분 물리적 결합과 화학적 결합이 동시에 존재한다. 물리적 결합은 접착제가 재료 표면의 요철(凹凸) 구조와 맞물리거나 다공성 구조에 침투하여 발생하는 유지력에 의한 결합이다. 예를 들어 관교의치(crown and bridge denture)와 같은 고정성 보철물(fixed prosthesis)을 지대치에 합착시킬 때는 지대치에 시멘트를 도포하는데, 이 시멘트는 보철물의 내면과 지대치 표면의 미세 요철을 메운 후 단단히 굳어 보철물을 지대치에 물리적으로 결합시키는 역할을 한다(그림 3-13). 이것은 마치 볼트(bolt)와 너트(nut)의 체결과 흡사한 기계적 맞물림이다. 반면에 화학적 결합은 접착제와 물체(피접착체) 간에 반데르발스힘에 의한 원자 또는 분자 간의 인력 결합이다.

치과분야에서 합착이나 납착은 흔히 발생하는 작업이다. 이 경우에 효과적인 접착을 위해서 액상의 접착제(시멘트 또는 납착금)와 피접착체 간에 완전한 접착이 형성되어야 하는데, 이를 위하여 접착제와 피접착체 간의 젖음성, 액상 접착제의 흐름성, 피접착체의 표면구조가 중요하다. 젖음성은 접착제와 피접착체 간의 완전한 접촉을 유도하여 접착력을 증가시키는데 필요하며, 접착제의 표면에너지가 낮을수록 그리고 피접착체의 표면에너지가 높을수록 젖음성이 향상된다. 또한, 피접착체 표면에서 접착제의 흐름성은 균일한 접착과 접착력 향상에 필요하며, 접착제와 피접착체 간의 젖음성이 높을수록 그리고 접착제의 점성이 낮을수록 흐름성은 증가

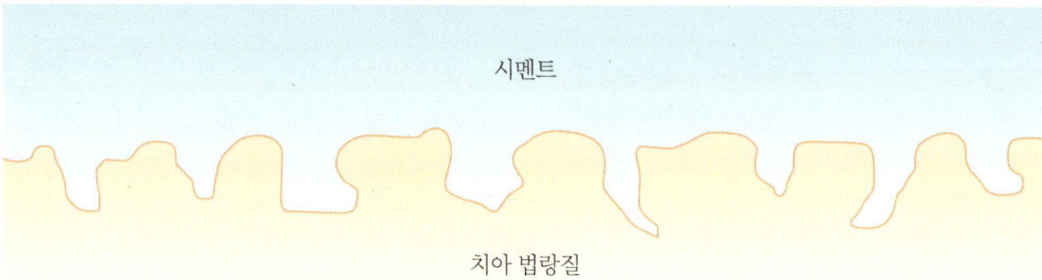

그림 3-13. 표면 요철 구조에 의한 물리적 결합

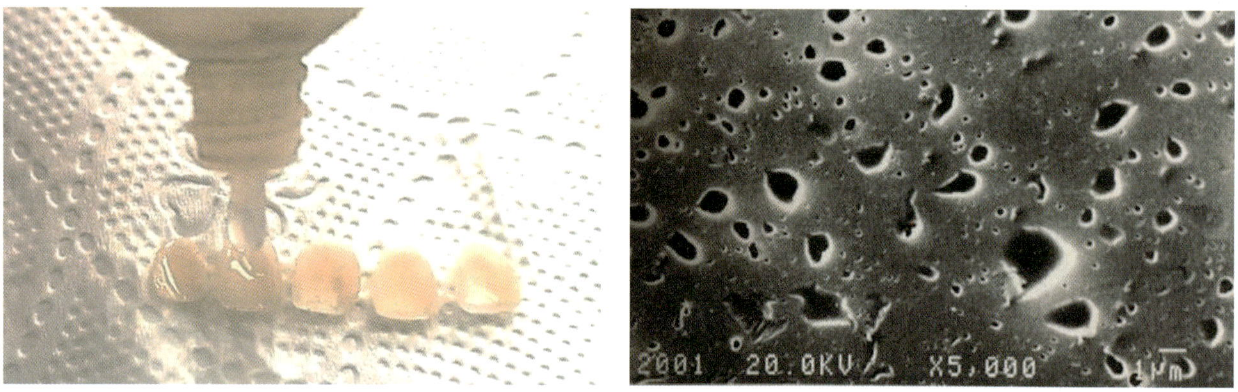

(a) 7% 불산 용액을 사용한 표면 식각

(b) 식각된 표면의 미세 요철구조(×5,000)

그림 3-14. 도재 비니어의 표면 개질

한다. 마지막으로 피접착체의 표면구조는 접착력과 접착 유지력을 확보하는데 필요하다. 피접착체 표면에 미세 요철이 존재하면 접착 면적이 증가하므로 접착력이 증가한다. 또한, 요철의 불균일한 구조와 깊이는 기계적 맞물림 효과를 제공하여 접착력과 접착 유지력을 증가시킨다. 그림 3-14와 같이 심미수복물 제작 과정에서 도재 비니어(porcelain veneer)의 내면을 산 식각(acid etching)하는 과정은 수복물의 표면에 미세 요철구조를 만들어 접착력과 접착 유지력을 증가시키기 위함이다.

3.5. 열적 성질

치과재료의 물리 · 화학적 성질 가운데 열적 성질은 열전도도, 비열, 열확산도, 열팽창 계수, 열충격 등이 있다. 이러한 성질들은 왁스 조각(wax carving), 매몰(investing), 소환(burn out), 주조(casting) 등 보철물 제작 과정은 물론이고 구강내 보철물 합착과도 밀접한 관련이 있다.

1) 열전도도

열전도도(thermal conductivity, K)는 온도차(ΔT)가 1℃일 때 1초(t)당 1 ㎠의 단면(A)을 가진 1 ㎝ 두께(l)의 물체를 통과한 열의 양(Q)으로 정의되며, 이는 식 3.3과 같다. 즉 열전도도는 어떤 물체의 열전달 능력을 나타내는 값이라 할 수 있으며, 열전도율이라 하기도 한다. 열전도도가 높은 재료일수록 단위 시간에 많은 양의 열을 전달할 수 있다. 표 3-5는 금속(metal)과 비금속(nonmetal)의 열전도도이다.

$$K = \frac{Q \cdot l}{A \cdot t \cdot \Delta T} \qquad \left[\frac{cal}{cm \cdot \sec \cdot ℃}\right] \qquad (3.3)$$

열전도도가 낮은 재료로 만든 의치(artificial denture)를 장착한 환자는 음식물을 먹는 동안 열이 신속히 전달되지 않아 뜨겁고 찬 것을 정상적으로 느끼지 못할 수 있다. 이런 측면에서 금속으로 만든 의치상(denture base)이 수지(resin)로 만든 의치상보다 열을 신속히 전달하므로 환자에게 보다 적합하다고 할 수 있다. 그러나 인레이(inlay)나 관교의치와 같이 금속재료로 치아 경조직을 수복한 경우는 의치상의 경우와 반대 상황이 된다. 예를 들면, 치아 경조직은 아이스크림을 먹을 때 0℃ 가까이 낮아지고, 뜨거운 커피를 마실 때 60℃ 정도까지 상승할 수 있다. 이와 같은 급격한 온도 변화는 금속의 열전달이 치아보다 훨씬 빠르기 때문에 치수(tooth pulp)에 그대로 전달되어 고통을 줄 수 있을 뿐만 아니라, 치수를 영구적으로 손상시킬 수 있다. 그러므로 잔존 치아에 금속수복물을 합착할 때는 구강과 수복물로부터 치수에 전달되는 열을 효과적으로 차단할 수 있도록 치아와 수복물 사이에 적절한 두께의 시멘트를 둘 필요가 있다.

한편, 정상적인 치아는 앞에서 언급한 급격한 온도 변화의 영향을 거의 받지 않는다. 그 이유는 법랑질(enamel)과 상아질(dentin)의 다층 구조가 훌륭한 열 차단 역할을 하고, 법랑질과 상아질은 금속에 비해 수백 배 낮은 열전도도(표 3-5)를 갖기 때문이다.

2) 비열

비열(specific heat, Cp)은 물체 1 g의 온도를 1℃ 상승시키는데 필요한 열량이다. 열량을 나타내는 단위는 cal(calory)를 사용한다. 1 cal는 15℃의 물 1 g을 16℃로 상승시키는데 필요한 열이다.

물체의 온도를 1℃ 올리는데 필요한 총열량은 물체의 질량과 비열로 정해진다. 즉, 10 g의 물을 1℃ 올리는 것보다 100 g의 물을 1℃ 올리는데 더 많은 열이 필요하다. 한편 물의 비열은 에탄올(ethyl alcohol)보다 높기 때문에 100 g의 에탄올보다 100 g의 물을 1℃ 올리는데 더 많은 열이 필요하다. 표 3-6에 각종 재료의 비열을 나타내었다.

금속 재료를 사용하여 관교의치나 국소의치를 제작하려면, 금속의 용융과 응고 과정이 필요하다. 금속을 용

표 3-5. 치과재료의 열전도도

재료		열전도도(율) [cal/㎝ · sec · ℃]
금속	은(Silver)	1.006
	구리(Copper)	0.94
	금(Gold)	0.71
	니켈(Nickel)	0.22
	팔라듐(Palladium)	0.17
	백금(Platinum)	0.16
	크롬(Chromium)	0.16
비금속	인산아연시멘트(Zinc phosphate cement)	0.0028
	레진컴포지트(Resin composite)	0.0026
	도재(Porcelain)	0.0025
	법랑질(Enamel)	0.0022
	상아질(Dentin)	0.0015
	산화아연유지놀시멘트(Zinc oxide-eugenol cement)	0.0011
	아크릴릭 수지(Acrylic resin)	0.0005

Data from John M. Powers and Ronald L. Sakaguchi: Craig's Restorative Dental Materials, 12th ed., p.45, New York, Elsevier Inc., 2006.
Data from C. R. Barrett, W. D. Nix, A. S. Tetelman: The Principles of Engineering Materials, p.548, Englewood Cliffs, N. J., Prentice-Hall, 1973.

표 3-6. 각종 재료의 비열

재료		비열 [cal/g · ℃]
액체	물(Water)	1.00
	파라핀(Paraffin)	0.69
	글리세린(Glycerin)	0.58
	에털알코올(C_2H_5OH)	0.55
고체	아크릴릭 수지(Acrylic resin)	0.35
	상아질(Dentin)	0.28
	도재(Porcelain)	0.26
	법랑질(Enamel)	0.18
	크롬(Cr)	0.11
	니켈(Ni)	0.105
	동(Cu)	0.092
	팔라듐(Pd)	0.058
	은(Ag)	0.056
	백금(Pt)	0.031
	금(Au)	0.031

Data from John M. Powers and Ronald L. Sakaguchi: Craig's Restorative Dental Materials, 12th ed., p.46, New York, Elsevier Inc., 2006.
Data from C. R. Barrett, W. D. Nix, A. S. Tetelman: The Principles of Engineering Materials, p.548, Englewood Cliffs, N. J., Prentice-Hall, 1973.

융시키려면 융점 이상으로 가열해야 하는데, 이때 총열량이 가해져야 하므로 금속들이 갖는 비열은 중요한 의미가 있다. 귀금속(금, 은, 백금, 팔라듐 등)들의 비열은 비귀금속(크롬, 니켈 등)들 보다 훨씬 낮다. 따라서 귀금속을 용융시킬 때는 같은 양의 비귀금속에 비해 오랜 가열을 필요로 하지 않는다.

3) 열확산도

열확산도(thermal diffusivity, D)는 비정상적인 열전도 특성에 관한 물질 고유의 물성이며, 먼 거리에서 열적 변화가 얼마나 오래 걸려서 현 위치에서의 온도 변화를 일으킬 수 있는가에 관한 물리량이다. 즉, 온도 변화에 대하여 물질이 얼마나 빠르게 반응하는지를 나타내는 것이라 할 수 있다. 열확산도는 식 3.4에서 재료가 갖는 열전도도(K)와 일정한 압력하의 비열(C_p) 그리고 밀도(ρ)에 의해 결정되며, 단위는 ㎟/sec이다.

$$D = \frac{K}{C_p \cdot \rho} \qquad \left[\frac{mm^2}{\text{sec}}\right] \tag{3.4}$$

치과수복물에는 금속(metal) 뿐만 아니라 비금속(nonmetal)의 다양한 재료들이 함께 사용된다. 금속은 비금속에 비해 열전도도가 높고 비열이 낮으므로 식 3.4로부터 열확산도가 높을 것으로 예측할 수 있다. 표 3-7에 치과재료의 열확산도를 나타내었다.

인레이나 크라운과 같은 금속수복물은 열확산도가 높기 때문에 법랑질 또는 상아질보다 더 쉽게 급격한 온도 변화를 야기한다. 구강 내에 차갑거나 뜨거운 음식물이

표 3-7. 치과재료의 열확산도

재료		열확산도 [㎟/sec]
금속	은(Silver)	167.0
	금(Gold)	118.0
	구리(Copper)	117.0
	아말감(Amalgam)	9.6
비금속	레진컴포지트(Resin composite)	0.19~0.73
	도재(Porcelain)	0.64
	법랑질(Enamel)	0.47
	산화아연유지놀시멘트(Zinc oxide-eugenol cement)	0.39
	인산아연시멘트(Zinc phosphate cement)	0.30
	글라스아이노머(Glass Ionomer)	0.22
	상아질(Dentin)	0.18~0.26
	아크릴릭수지(Acrylic resin)	0.12

Data from John M. Powers and Ronald L. Sakaguchi: Craig's Restorative Dental Materials, 12th ed., p.47, New York, Elsevier Inc., 2006.

있을 때, 금속수복물은 음식물에 의한 온도 변화를 그대로 치수에 전달하여 통증을 유발한다. 특히 와동(cavity)이 깊거나 상아질 층이 얼마 남지 않아 수복물과 치수가 근접한 경우에는 얇은 층의 상아질이 온도 변화를 충분히 차단할 수 없다. 그러므로 삭제된 치아에 열 차단제 또는 시멘트를 적절한 두께로 배치한 후 수복물을 합착시켜야 급격한 온도 변화로부터 치수를 보호할 수 있다.

4) 열팽창 계수

대부분의 고체 재료는 온도가 상승하면 그 물질을 구성하는 원자들의 열진동이 증가한다. 이때 원자간 거리에 따른 결합에너지의 변화(이를 potential well이라 한다)는 비대칭성을 보인다(그림 3-6). 이로 인하여 온도 상승에 따른 원자간 평균결합거리는 증가하는데, 이것이 재료가 열팽창을 보이는 이유이다.

물체의 온도가 1℃ 증가할 때, 단위 길이당 길이의 변화를 선열팽창계수(linear coefficient of thermal expansion, α), 단위 부피당 부피의 변화를 부피열팽창계수(volume coefficient of thermal expansion, β)라 한다. 식 3.5는 선열팽창계수를 구하는 식이다. l_i은 초기길이, l_f은 온도 변화($°c_f - °c_i$)에 따라 늘어난 최종길이이다. 고체 재료의 형상이 등방성(isotropy)일 경우에 선열팽창계수의 3배 정도가 부피열팽창계수가 될 수 있다. 열팽창 계수는 물질의 고유 특성이므로 물질마다 다른 값을 갖는다. 표 3-8에서 알 수 있듯이 금속이나 도재에 비해 고분자 재료가 높은 열팽창 계수를 나타낸다.

$$\alpha = \frac{l_f - l_i}{l_i(°c_f - °c_i)} \qquad \left[\frac{1}{°c}\right] \qquad (3.5)$$

물체의 온도가 상승하면 열팽창 계수에 온도변화를 곱한 만큼 팽창량이 발생하며, 온도가 감소하면 팽창량과 동일한 수축량이 발생한다. 온도 변화에 따른 팽창과 수축은 수복물의 제작 과정뿐만 아니라 구강내 장착된 수복물에 있어서도 중요하게 고려해야 할 사항이다. 그 예들은 다음과 같다.

- 납형 제작시 가열과 냉각(팽창과 수축)이 반복되므로

표 3-8. 치과재료의 선열팽창계수

재료	선열팽창계수 [×10⁻⁶/℃]
인레이왁스(inlay wax)	300~500
실리콘 고무 인상재(silicone rubber impression material)	210
폴리설파이드 고무 인상재(polysulfide rubber impression material)	140
아크릴릭수지(PMMA)	90
산화아연유지놀시멘트(zinc oxide-eugenol cement)	35
은(Ag)	19.6
구리(Cu)	16.5
금(Au)	14.2
니켈(Ni)	13.3
팔라듐(Pd)	11.7
백금(Pt)	8.9
크롬(Cr)	6.2
도재(porcelain)	12.0
법랑질(enamel)	11.4
실리케이트시멘트(silicate cement)	10.2~11.4
알루미나(alumina)	9.0
상아질(dentin)	8.0

Data from John M. Powers and Ronald L. Sakaguchi: Craig's Restorative Dental Materials, 12th ed., p.47, New York, Elsevier Inc., 2006.
Data from C. R. Barrett, W. D. Nix, A. S. Tetelman: The Principles of Engineering Materials, p.548, Englewood Cliffs, N. J., Prentice-Hall, 1973.

납형 내부에 수축 또는 팽창하려는 힘이 잔류하게 된다. 이로 인하여 작업이 종료된 납형을 일정 시간 보관하면 변형이 발생할 수 있다.

- 치과재료 중에 왁스는 열팽창 계수가 가장 높다. 따라서 납형 제작시 작업 조건이나 주위 온도에 의해서 영향을 받을 수 있다.
- 금속의 부피는 용융시 팽창하고 응고시 감소하므로, 주조시 응고에 따른 수축은 필연적으로 발생한다. 정확한 치수의 수복물을 제작하려면 응고시 발생하는 수축량 만큼 주형을 팽창시킬 필요가 있다.
- 금속도재관에서 하부구조물인 금속의 열팽창 계수는 상부구조물인 도재보다 조금 높아야 한다. 이는 금속과 도재의 열팽창 계수 차에 의해 상부구조물이 하부구조물을 압축하는 힘이 발생하여 도재와 금속의 물리적 결합을 강화시키는 효과가 있다. 한편, 금속과 도재의 열팽창 계수가 서로 차이가 크면 승온과 냉각 과정에서 도재에 파절이 발생할 수도 있다.
- 구강내의 치아와 수복물은 뜨거운 음식과 만나게 되면 팽창하고 시간이 지나면 다시 수축한다. 이때 치아의 팽창량(또는 수축량)과 수복물의 팽창량(또는 수축량)이 서로 다르면 치아와 수복물 사이에 미세한 틈이 발생한다. 이 틈으로 타액, 음식물, 세균 등이 스며들어 치아 우식이 발생하거나 촉진될 수 있다. 그러므로 수복물의 열팽창 계수는 자연 치아에 근사한 것이 가장 좋다.

5) 열충격

주위 온도가 급격히 변하는 환경에 있는 물체는 표면과 내부의 온도가 서로 다를 수 있다. 이 온도 차이로 인해 부위별 팽창량과 수축량이 다르게 되며, 물체 내부에는 서로 다른 방향의 힘이 쌓인다. 이 힘이 어느 정도 증가하면 미세 결함(defect)에서 균열(crack)이 발생하고 전파되어 최종적으로 파절이 일어난다. 이와 같은 현상을 열충격(thermal shock)이라 한다. 예를 들어 유리잔에 뜨거운 물을 담았을 때, 유리잔의 내면은 뜨거운 물과 직접 접촉하므로 팽창에 따른 인장 힘이 존재하지만, 유리잔의 바깥 면은 공기와 접촉하므로 내면보다 상대적으로 팽창이 덜 일어나 수축 힘이 존재한다. 따라서 유리잔에는 서로 반대 방향의 힘이 동시에 존재하게 되며, 그 결과로 파절이 일어난다.

재료의 열충격 성질에 영향을 미치는 인자는 열팽창 계수, 열전도도, 탄성계수 등이 있다. 재료의 열팽창 계수가 낮을수록 온도 변화에 따른 크기 변화가 적으므로 열충격에 잘 견딘다. 도재수복물은 삭제나 연마시 마찰에 의해 표면 온도가 급상승하여 열충격이 발생할 수 있는데, 이를 방지하기 위하여 치과용 도재에 유리(glass) 성분을 넣어 열팽창 계수를 낮춘다. 재료를 가열하거나 냉각시킬 때 부위별 온도 차이는 재료의 열전도도에 의해 결정된다. 열전도도가 높은 재료는 열전달이 빠르게 일어나므로 열충격을 피할 수 있다. 또한, 탄성계수가 낮은 재료는 내부에 발생한 힘이 파절보다는 변형에 소비되므로 열충격의 가능성이 감소한다.

대부분의 금속은 도재보다 열팽창 계수가 높지만 열충격에 잘 견딘다. 그 이유는 금속이 도재에 비해 열전도도가 훨씬 높기 때문에 부위별 온도차가 빠르게 사라지고, 탄성계수가 낮으므로 파절보다는 변형이 일어날 수 있기 때문이다.

3.6. 전기화학적 성질

치과재료의 물리 · 화학적 성질 가운데 전기화학적 성질은 산화(oxidation) · 환원(reduction), 기전력(electromotive force), 갈바니즘(galvanism), 전기화학적 부식(electrochemical corrosion) 등이 있다. 이 성질들은 구강내 수복물의 안정성 뿐만 아니라 수복물을 제작하기 위한 금속 재료의 취급과도 관련이 있다.

1) 산화 · 환원

산화는 산소와의 화학결합을 뜻한다. 이 의미는 산소와의 결합에만 한정적으로 적용되는 것으로 다른 광범위한 산화반응에 있어서는 그 한계가 있으므로 또 다른 정의가 필요하다. 따라서 산소가 관여하지 않은 반응에서는 전자를 잃어버리는 경우 즉 산화수(oxidation number)가 증가하는 반응을 산화라 하며, 전자를 얻는 경우 즉 산화수가 감소하는 반응을 환원이라 정의한다. 식 3.6에서 원자(M)가 전자(e^-)를 잃고 이온(M^+)이 되면 산화수가 0에서 +1로 증가하므로 이 반응은 산화이다. 식 3.7에서 이온(M^+)이 전자를 얻어 원자(M)가 되면 산화수가 +1에서 0으로 감소하므로 이 반응은 환원이다. 이와 같이 산화 · 환원은 물질 간의 전자 이동으로 발생하는 반응이며, 산화와 환원은 동시에 일어난다.

$$(\text{산화})\ M \rightarrow M^+ + e^- \tag{3.6}$$

$$(\text{환원})\ M^+ + e^- \rightarrow M \tag{3.7}$$

화학 반응에서 각 원소의 산화수를 계산하면 어떤 물질이 산화되는지 또는 환원되는지를 쉽게 구분할 수 있다. 식 3.8의 반응에서 구리(Cu)와 산소(O_2)를 살펴보면, Cu의 산화수는 0에서 +4로 증가하고 O_2의 산화수는 0에서 −4로 감소한다. 따라서 Cu는 산화, O_2는 환원인 것을 알 수 있다. 또한, 식 3.9의 산화구리(CuO)와 탄소(C)의 반응에서 Cu의 산화수는 +4 → 0로 감소하고 C의 산화수는 0 → +4로 증가하므로, 이 반응에서 Cu는 환원, C는 산화인 것을 알 수 있다.

$$2Cu + O_2 \rightarrow 2CuO \tag{3.8}$$

$$2CuO + C \rightarrow 2Cu + CO_2 \tag{3.9}$$

전자를 잃고 산화되는 물질은 다른 물질에 전자를 제공하므로 자신은 환원제(reductant) 역할을 하며, 전자를 얻어 환원되는 물질은 다른 물질에서 전자를 가져오므로 자신은 산화제(oxidant) 역할을 하는 것이다. 식 3.8의 반응에서 O_2는 산화제이며, 식 3.9의 반응에서 C는 환원제이다. 결론적으로 전자를 얻는 성질이 강할수록 산화제, 전자를 잃는 성질이 강할수록 환원제가 된다. 치과용 귀금속 또는 비귀금속 합금의 조성에는 다른 성분의 산화를 방지할 목적으로 아연(Zn), 망간(Mn), 규소(Si) 등이 들어가는데, 이들 원소를 환원제(또는 탈산제)라 부른다. 주조용 매몰재에 기타 첨가제로 들어가는 탄소나 구리 분말도 환원제 역할을 하는 성분들이다. 이와 관련된 내용은 제10장, 제11장, 제12장에서 확인할 수 있을 것이다.

2) 기전력

양극(anode), 음극(cathode), 전해질(electrolyte)로 구성되는 전기화학적 전지(electrochemical cell)에서 양극 물질의 전위(electric potential)와 음극 물질의 전위가 서로 다를 경우, 두 전극(electrode)의 전위차를 해소하기 위하여 높은 전위에서 낮은 전위로 전하(또는 전자)를 이동시키는 힘이 존재한다. 이 힘을 기전력(electromotive force, emf)이라 한다. 기전력은 두 전극 간의 전위차가 클수록 증가한다.

식 3.6과 같은 반응에서 이온과 전자는 전위를 만들어 내는데, 이것은 전해액과 전극으로 사용한 금속의 성질에 좌우된다. 모든 금속의 전위 값은 수소전극을 표준전극으로 하여 측정된다. 예를 들면, 식 3.7에 따라 수소(H_2)와 구리(Cu)는 식 3.10과 식 3.11의 전기화학적 환원 반응을 한다. 이 환원 반응에서 수소와 구리의 전위차는 +0.34 volt이다. 이 값을 구리의 표준전극전위(standard electrode potential) 또는 표준환원전위(standard reduction potential)라 한다.

$$2H^+ + 2e^- \rightarrow H_2 \tag{3.10}$$

$$Cu^{2+} + 2e^- \rightarrow Cu \tag{3.11}$$

표 3-9는 각종 금속의 표준전극전위에 따라 산화 또

표 3-9. 금속의 표준전극전위

재료	마그네슘	알루미늄	아연	크롬	철	코발트	니켈	주석	납	수소	구리	수은	은	팔라듐	백금	금
전위 [volts]	−2.36	−1.66	−0.76	−0.73	−0.44	−0.28	−0.25	−0.14	−0.13	0.0	+0.34	+0.8	+0.8	+0.99	+1.2	+1.5

양극, 부식성, 산화 ⇐ ⇒ 환원, 내부식성, 음극

는 환원되려는 경향을 상대적으로 나타낸 것으로 이를 "전기화학적 서열"이라 한다. 표준수소전극의 전위가 0 Volt 이므로 전위의 부호가 양(+)인 금속은 수소에 비해 환원되기가 쉽고, 음(−)인 금속은 수소에 비해 환원되기가 어렵다는 것을 의미한다. 즉, 금속의 전위가 +쪽으로 클수록 환원되려는 경향이 강하며, 그 값이 작을수록 또는 −쪽으로 클수록 산화되려는 경향이 강하다.

치과수복물을 만들기 위하여 금속 재료를 취급할 때는 전기화학적 서열에서 그 금속의 상대적 위치를 파악하는 것이 유익하다. 전기화학적 서열의 오른쪽에 위치하는 금속일수록 이온화가 어렵기 때문에 산화가 잘 일어나지 않으며 안정한 재료라 할 수 있다. 특히 금, 백금, 팔라듐 등 귀금속은 화학적 반응성이 낮고 산화가 거의 발생하지 않으며 부식에 잘 견디는 성질(내부식성)을 갖는다. 이것은 귀금속이 치과용 수복재료로 가장 많이 활용되는 이유이기도 하다.

3) 갈바니즘

금속으로 수복한 치아의 대합치나 인접치에 다른 전위를 가진 수복물이 있는 경우, 두 수복물중 전위가 낮은 쪽이 양극(anode), 전위가 높은 쪽이 음극(cathode), 타액이 전해질(electrolyte)로 작용하여 전기화학적 전지를 형성하게 되며, 두 전극(수복물) 간에 미세한 전류의 흐름이 발생한다. 이 현상을 갈바니즘(galvanism) 또는 갈바닉 작용(galvanic reaction)이라 하며, 이때의 전기화학적 전지를 갈바닉 전지(galvanic cell)라 한다.

그림 3-15는 금합금으로 수복한 치아의 인접치가 아말감으로 수복된 경우에 갈바닉 전지의 형성을 나타낸 것이다. 갈바닉 작용에 의해 발생한 전류가 치수로 흐르게 되면(그림 3-15의 화살표) 환자는 경우에 따라 극심한 통증을 느끼게 된다. 이 전류의 세기는 금속의 조성과 표면적에 따라 달라진다. 예를 들면, 스테인레스강이 금합금과 접하는 경우보다 아말감과 접하는 경우에 보다 큰 전류가 발생한다. 또한 음극 수복물의 면적이 양극 수복물의 면적보다 넓으면 전류의 밀도는 증가한다.

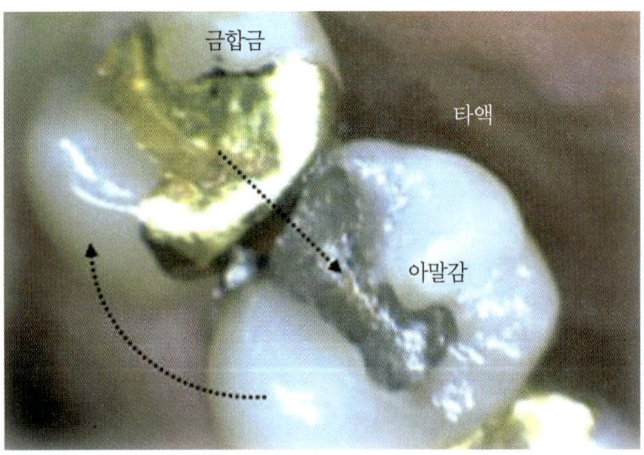

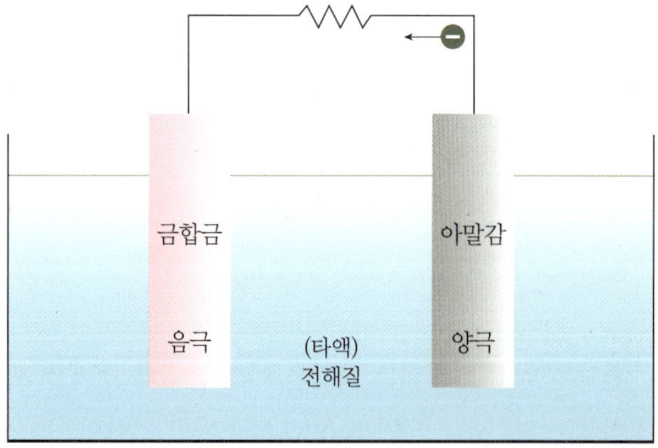

그림 3-15. 갈바닉 전지(galvanic cell)

4) 전기화학적 부식

부식(corrosion)은 금속이 화학적 또는 전기적 작용으로 산화되거나 변질 또는 소모되어 가는 현상으로 액상(liquid phase) 분위기에서 일어나는 습식 부식(wet corrosion)과 기상(vapor phase) 분위기에서 일어나는 건식 부식(dry corrosion)으로 크게 구별된다. 상온에서 철이 녹스는 것은 습식 부식이며, 고온 기체 속에서 각종 금속이 소모되는 것은 건식 부식에 해당한다. 이중에 습식 부식은 전기화학적 반응에 의해 진행된다. 즉, 하나 이상의 금속에서 부분적으로 조성의 차이가 존재할 경우에 전위차에 의해 양극과 음극 지역이 존재하며, 액상 분위기가 전해질로 작용하여 전기화학전지를 형성하게 된다. 그 결과로 양극 지역에서 산화반응이 일어나고 금속이온이 녹아 나오는 부식 반응이 일어난다. 이를 전기화학적 부식(electrochemical corrosion)이라 한다.

치과재료의 부식은 금속수복물이 그 대상이며, 전기화학적 부식이 대부분이다. 금속수복물의 전기화학적 부식은 한 수복물 내에서 발생할 수도 있으나 대개는 이종 수복물이 있을 때 발생하며, 부식이 발생한 수복물은 원래의 물리적 또는 기계적 성질을 잃게 된다. 금속수복물에서 발생할 수 있는 부식의 예는 다음과 같다.

- 구강 내에 서로 다른 종류의 합금으로 만든 수복물이 동시에 존재할 때, 두 수복물들이 각각 양극과 음극이 되고 타액이 전해질로 작용하여 갈바닉 전지를 형성하므로 전위가 낮은 금속에서 갈바닉 부식(galvanic corrosion)이 발생한다.
- 앞의 경우와 달리 구강 내에 동일한 종류의 합금으로 만든 수복물들이 있거나 단일 수복물이 있는 경우에도 전기화학적 부식이 발생할 수 있다. 이는 주조 과정에서 합금에 불순물(impurity)이 유입되거나 조성 불균일 또는 편석(segregation)이 발생할 경우에 합금의 부위에 따라 전위가 다르므로 양극과 음극 영역이 존재하여 전기화학적 전지를 형성하기 때문이다.
- 금속수복물에 존재하는 미세 틈(crevice)이나 소와(pit)와 같은 표면 결함(defects), 그리고 변연부 등에 치태(plaque)가 침착되어 산소 농도의 차이가 발생할 경우, 결함의 내부는 양극이 되고, 결함의 주위는 음극이 되어 전기화학적 전지를 형성하므로 양극에서 부식이 발생한다. 이를 농도 부식(concentration corrosion)이라 한다. 이 가운데 좁고 깊은 결함의 내부에 집중으로 부식이 진행되는 것을 공식(pitting corrosion)이라 하는데, 이는 빠르게 진행되는 경향이 있으며 수복물에 파절이 일어나는 직접적인 원인이 되기도 한다.
- 구강에 합착된 각종 금속수복물들은 반복된 하중에 의한 변형으로 내부에 국소적으로 잔류응력(residual stress)이 존재할 수 있다. 이 경우에 응력이 존재하지 않은 부위는 음극이 되고, 응력이 존재하는 부위는 양극이 되어 전기화학적 전지를 형성하므로 양극에서 부식이 발생하는데, 이를 응력 부식(stress corrosion)이라 한다.
- 합금의 응고 과정에서 결정립계(grain boundary)에 이차상(secondary phase)이나 산화물, 불순물 등이 존재할 경우, 결정립(grain) 내부와 결정립계는 조성 및 구조의 차이로 인해 전위차가 존재한다. 이때 결정입계가 양극이 되고, 결정립 내부가 음극이 되어 전기화학적 전지를 형성하므로 결정립계에서 부식이 일어나는데, 이를 입계부식(intergranular corrosion)이라 한다.

이와 같은 부식을 방지하기 위해서 표면 결함이 없는 수복물 또는 균일한 조성의 수복물을 제작하더라도, 구강 내에서 전기화학적 전지가 형성되지 않도록 해야 하는 것이 무엇보다 중요하다. 이를 위하여 구강 내 수복물의 위치와 함께 어떤 금속 재료를 선택하여 수복물을 제작할지 신중히 고려할 필요가 있다. 금속수복물의 부식을 방지할 수 있는 방법은 다음과 같다.

- 수복물은 화학적 반응성이 낮고 충분한 내부식성을 갖도록 귀금속 함량이 높은 합금을 사용하여 제작한다.
- 비귀금속 합금으로 수복물을 제작하는 경우는 표면

산화층(surface oxidation layer)을 형성하는 크롬계 합금이나 티타늄계 합금을 사용한다. 이때 표면산화층은 부식 환경으로부터 금속을 보호하는 부동태층(passive layer) 역할을 한다.

- 수복물 제작 과정에서 주형 제작, 용융 및 응고, 열처리 등의 조건을 적절히 조절하여 수복물에 조성 불균일, 편석, 불순물, 이차상 등이 발생하지 않도록 한다.
- 수복물 표면의 미세 틈이나 소와를 완벽하게 제거하고, 음식물 찌꺼기나 세균의 침착을 방지하기 위하여 표면 연마를 철저히 행한다.

한편, 치과기공 과정에서 국소의치와 같이 모양이 복잡하여 연마가 어려운 금속수복물은 전해 연마를 하는데, 이것은 부식의 원리를 유익하게 활용하는 예라 할 수 있다. 전기화학적 전지에서 살펴본 바와 같이 양극에 연마할 금속수복물을 두고 직류 전원을 인가하면 양극의 수복물 표면에서 금속이 녹아나와 표면이 평탄하게 연마되는 원리이다.

3.7. 광학적 성질

치과재료의 물리 · 화학적 성질 가운데 광학적 성질은 색, 색 혼합, 조건등색, 형광, 불투명도, 굴절률 등이 있다. 이것들은 주로 심미수복물(esthetic restorations) 제작에서 자연 치아에 근사한 색과 모양을 재현하기 위해 고려하는 인자들이다.

1) 색

빛(light)은 다양한 파장(wave length)을 갖는 전자기파(electromagnetic wave)이며, 이 가운데 인간의 눈으로 색(color)과 형태를 느낄 수 있는 파장 범위를 가시광선(visible light)이라 한다. 가시광선은 빛을 감지하는 사람에 따라 다소 차이가 있지만 대개 380~740 ㎚의 파장을 가지며, 그림 3-16의 가시광선 스펙트럼(spectrum)에서 확인할 수 있듯이 특정 파장에 따라 색이 결정된다.

어떤 물체가 사람의 눈에 보이려면, 그 물체가 빛을 발하든지 또는 외부로부터 온 빛을 반사하여야 한다. 어떤 물체로부터 반사된 빛이 눈의 망막(retina)에 도달하면 뇌(brain)로 전달되는 신경 충동(nerve impulses)을 일으키며, 이런 신호가 뇌에 의해 분석되면 사람은 색을 인식하게 된다. 이것은 어떤 물체로부터 발광 또는 반사되는 빛의 성질과 그에 따른 눈의 반응을 살펴본 것이며, 이것만으로는 빛의 실제적인 개념과 어떤 물체에 대한 색을 상세히 설명할 수는 없다. 즉, 심미성이 요구되는 인공 치아를 제작하는 경우, 치과 의사가 환자의 치아를 보고 선택한 색을 치과기공사가 그대로 재현할 수 있어야 하므로, 색을 구별하는 구체적인 기준이 필요하다.

따라서 색을 색상(hue, color phase), 명도(value, lightness), 채도(chroma, saturation)의 차이로 구별한다. 이것을 색의 3요소라 한다. 색상은 빛의 파장에 의해 결정되는 물체의 색을 말한다. 명도는 색의 반사율을 나타내는 인자로 명도가 높을수록 반사율이 높으므로 밝은 색을 띠게 된다. 채도는 색의 세기 또는 포화된 정도를 나타내는 인자로 채도에 따라 색의 선명도가 차이를 보인다.

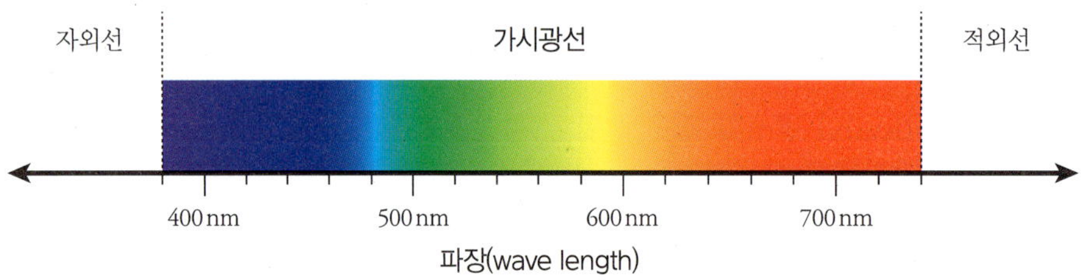

그림 3-16. 가시광선의 파장과 색

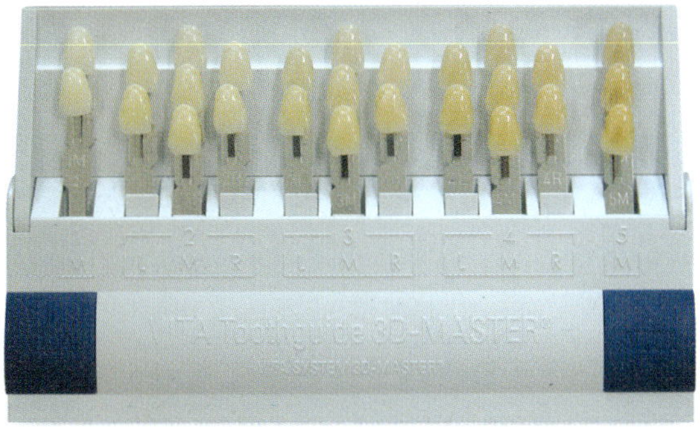

그림 3-17. 색도표본(shade guide)

치과 치료실에서 자연치아의 색을 선택할 때, 통상적으로 그림 3-17의 색도표본(shade guide)을 사용한다. 그리고 치과기공사는 수복물을 제작할 때, 치과의사가 사용한 색도표본과 동일한 색도표본을 사용하여 자연치아와 동일한 색을 재현할 수 있다. 이때 '명도→색상→채도' 순으로 색을 결정하며, 명도는 색을 선택하는 데 있어 최우선으로 고려하는 인자이다.

2) 색 혼합

색을 혼합하여 모든 색을 만들어 낼 수 있는 기본색(primary color)은 세 가지가 있다. 이를 삼원색이라 한다. 빛의 삼원색은 적색(red), 녹색(green), 청색(blue)이다. 그림 3-18(a)에서 적색과 녹색의 혼합은 노랑색(yellow), 녹색과 청색의 혼합은 청록색(cyan), 청색과 적색의 혼합은 자홍색(magenta)이 되며, 빛의 삼원색이 모두 겹치게 되면 백색광이 된다. 즉, 빛은 합치는 색의 수가 많을수록 밝아진다. 그러므로 빛의 삼원색은 혼합할수록 명도가 증가하는데, 이를 가산혼합(additive mixture)이라 한다. 반면에 색의 삼원색은 자홍색, 노랑색, 청록색이다. 이 세 가지 색을 여러 가지 비율로 혼합하면 어떠한 색상이라도 만들어 낼 수 있다. 그림 3-18(b)에서 자홍색과 노랑색의 혼합은 적색, 황색과 청록색의 혼합은 녹색, 청록색과 자홍색의 혼합은 청색이 되며, 색의 삼원색을 모두 혼합하면 검은색(black)이 된다. 즉, 색은 혼합하는 색의 수가 많을수록 어두워진다. 그러므로 색의 삼원색은 혼합할수록 명도가 감소하는데, 이를 감산혼합(subtractive mixture)이라 한다.

3) 조건등색

인간의 눈은 물체로부터 반사되는 빛에 의해 색과 형체를 인식하므로, 물체의 색은 물체에 비춰지는 빛의 성질에 좌우된다. 따라서 두 물체의 색이 특정한 광원(light

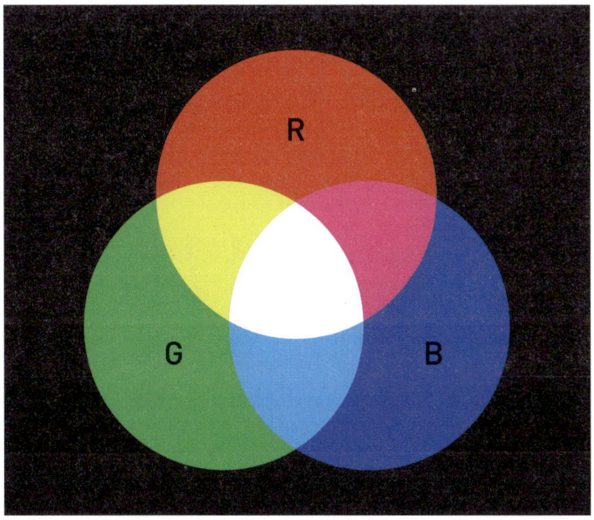

(a)

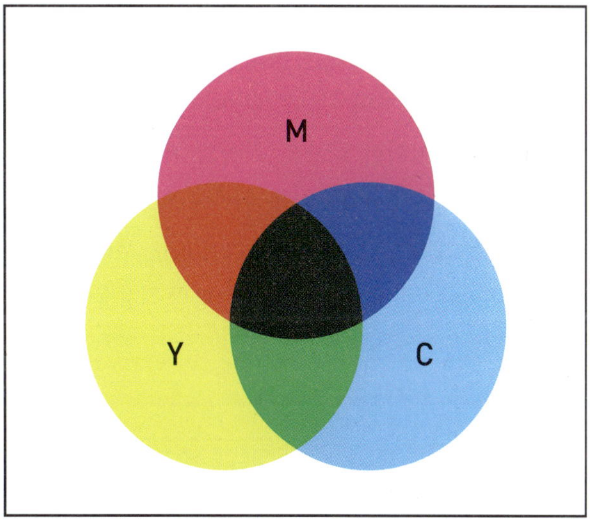

(b)

그림 3-18. 가산혼합과 감산혼합

source) 하에서 동일하게 보이나, 광원이 달라지면 서로 다르게 보이는 현상이 나타날 수 있다. 또한 서로 다른 색이 특정한 광원 하에서 같은 색으로 보일 수도 있다. 이러한 현상을 조건등색(metamerism)이라 한다.

치과 치료실이나 기공소(실)에서 색도표본을 이용하여 자연치아나 인공치아의 색을 검사할 때, 치료실과 기공소는 서로 동일한 조건의 광원을 이용하므로서 조건등색으로 인한 문제를 해결할 수 있다. 이때 적어도 두 종류의 서로 다른 광원을 사용하여 검사가 이루어져야 하며, 그 중에 하나의 광원은 정오에 북쪽 창에서 실내로 들어오는 자연광을 이용하는 것이 가장 바람직하다.

4) 형광

형광(fluorescence)은 물질이 빛의 자극에 의해 발광하는 현상이다. 형광 물질은 짧은 파장(높은 에너지)의 빛을 흡수하여 보다 긴 파장의 빛을 복사한다. 이것은 빛 에너지를 받은 물질이 새로운 빛을 내는 것으로 반사나 투과와 다른 성질이다. 즉, 형광에 의한 복사 빛의 파장은 입사광보다 길기 때문에 반사나 투과에 의한 색과 다른 색을 띤다. 형광은 물질에 비춰 주는 빛을 제거하면 그 즉시 발광이 소멸한다. 이에 반하여 물질에 비춰 주는 빛을 제거해도 발광이 지속되는 것은 인광(phosphorescence)이라 한다.

인간의 정상적인 치아는 자외선을 포함하는 태양광이나 조명하에서 자외선보다 파장이 긴 청백색의 형광을 나타낸다. 이러한 형광은 치아의 자연스러운 외관을 재현하는데 중요하며, 이를 위하여 심미수복물 제작에 사용하는 도재 분말에는 세륨(cerium), 우라늄(uranium), 사마륨(samarium)과 같은 형광 작용을 하는 원소들이 포함되어 있다.

5) 불투명도

빛이 어떤 물질 또는 물체를 투과할 수 없는 정도를 불투명도(opacity, O_λ)라 한다. 불투명도는 물체에 입사한 빛의 양(I_i)과 물체를 통과한 빛의 양(I_t)의 비(식 3.12)로 표시하며, 이것의 역은 투명도($\frac{1}{O_\lambda}$)가 된다.

$$O_\lambda = \frac{I_i}{I_t} \tag{3.12}$$

물체의 불투명도가 최저이면 거의 모든 빛이 물체를 통과하게 되며. 이 상태를 투명(transparent)이라 한다. 일부의 빛만 물체를 통과하는 경우는 반투명(translucent)이라 하고, 불투명도가 최대에 달해 약간의 빛도 물체를 통과할 수 없는 상태를 불투명(opaque)이라 한다. 이 가운데 치과기공사는 반투명을 가장 중요하게 고려한다. 그 이유는 치아 법랑질과 치아 주위의 연조직이 반투명하기 때문이다.

투명 재료는 거의 왜곡 없이 빛의 통과를 허용하므로, 그 재료를 통하여 사물을 볼 수 있다. 이때 가시광선의 파장중 특정 범위의 파장만 통과하고 다른 범위의 파장이 흡수된다면 그 재료는 특정 색을 띠게 된다. 예를 들어 유리가 빨간색 파장을 제외한 모든 범위의 파장을 흡수한다면, 빨간색 파장의 빛만 통과하므로 그 유리는 빨간색으로 보이게 된다.

불투명 재료는 빛의 반사와 흡수에 의해 빛의 통과를 차단한다. 햇빛과 같은 백색광(모든 스펙트럼의 파장)이 물체로부터 반사될 때, 입사광과 반사광의 강도가 동일하다면, 그 물체는 하얗게 보인다. 만약 모든 스펙트럼의 파장이 물체에 흡수된다면, 그 물체는 검게 보인다. 또한 빛의 일부만 흡수하고 나머지는 반사시킬 수도 있는데, 예를 들어 물체에 비춰진 가시광선중 초록색 파장이 반사되고 나머지 파장들이 흡수된다면, 그 재료는 반사된 빛에 의해 초록색을 띤다.

반투명 재료는 입사광이 재료 내부에서 대부분 산란되기 때문에 약간의 빛만 통과시킨다. 그러므로 투명과 불투명의 중간 성질을 가진다.

6) 굴절률

빛이 서로 다른 매질(matter)을 통과하면, 그 매질의 경계면을 기점으로 빛의 방향이 굴절(refraction)된다. 그 이유는 매질에 따라 빛의 통과 속도가 다르며, 빛은

표 3-10. 재료의 굴절률

재료	굴절률, n
이산화티타늄(Titanium dioxide)[2]	1.74
법랑질(Enamel)[1]	1.66
에폭시(Epoxy)[2]	1.58
석영(Quartz)[1]	1.55
폴리에틸렌(Polyethylene)[2]	1.52
장석질 도재(Feldspar porcelain)[1]	1.50
유리(Galss)[2]	1.46
물(Water)[1]	1.33
진공(공기)[2]	1.00

1) Data from John M. Powers and Ronald L. Sakaguchi: Craig's Restorative Dental Materials, 12th ed., p.39, New York, Elsevier Inc., 2006.
2) Data from Donald R. Askeland : The Science and Engineering of Materials. 3rd ed., p.648, International Thomson Publishing Asia, 1995.

서로 다른 두 지점을 최단 시간에 이동하는 쪽으로 경로를 정하는 성질이 있기 때문이다. 이때 빛이 꺾어지는 정도를 상대적으로 나타낸 것이 굴절률(index of refraction, n)이다. 진공(또는 공기)에서 빛의 굴절률을 1이라 정의할 때, 다른 물질들의 굴절률을 식 3.13에 의해 구할 수 있다. C는 진공에서의 빛의 속도이며, υ는 매질에서의 빛의 속도이다. 빛은 진공 상태에서 속도가 가장 빠르기 때문에 모든 물질의 굴절률은 1 보다 큰 값을 갖는다. 몇몇 재료들의 굴절률을 표 3-10에 정리하였다.

$$n = \frac{C}{\upsilon} \tag{3.13}$$

치과분야에서 굴절률을 응용하는 예는 수복물 재료의 불투명도 조절이다. 치과용 복합레진이나 도재 재료는 분산상(dispersed phase)과 모재(matrix)의 조성을 조절하여 굴절률을 조절한다. 이때 분산상과 모재의 굴절률이 잘 조화될수록 투명도가 증가하고, 차이가 클수록 불투명도가 증가한다.

3.8. 유동학적 성질

치과재료의 물리 · 화학적 성질 가운데 유동학적 성질은 유동성, 점성, 점조도 등이 있다. 이 성질들은 치과기공 과정의 전반에 걸쳐 관련이 있다. 치과기공사가 액상(liquid phase) 또는 액상 혼합물(liquid mixture)의 재료를 능숙하게 다루는 것은 성공적인 치과수복물 제작의 성패를 가늠하는 중요한 요인이 된다. 실제로 치과기공 과정에서 고상(solid phase) 재료는 대부분 액상 또는 액상 혼합물을 거쳐 사용된다. 예를 들어 석고, 왁스(wax), 매몰재(investment material), 인상재(impression material), 주조용 합금(casting alloy), 수지(resin), 시멘트(cement) 등은 액상의 과정을 거쳐 고상으로 변하는 재료들이다.

1) 유동성

유동성(fluidity)은 유체(fluid)의 이동 또는 흐름을 나타내는 성질이다. 유체는 변형이 자유롭고 흐르는 성질이 있으며 일정한 형상을 갖지 않는 특징이 있다. 치과재료 분야에서 유체는 주로 액상 또는 액상 혼합물이다. 식 3.14에서 f는 유동성, ρ는 액상의 밀도(density), g는 중력가속도, η는 액상의 점도(viscosity)이다. 밀도는 액상을 구성하는 용질(solute)에 따라 변할 수 있지만 대개 일정한 값을 가지므로, 유동성은 주로 액상의 점도에 따라 변한다.

$$f = \frac{\rho g}{\eta} \tag{3.14}$$

수복물 제작 과정은 모형재의 경화, 매몰재의 경화, 금속의 응고, 레진의 경화 등과 같이 액상에서 고상을 얻는 과정이 반드시 필요하다. 이러한 과정의 공통점은 액상을 몰드(mold)에 주입한다는 점이다. 이때 사용하는 몰드는 대부분 내부 공간이 미세하고 복잡한 형상이다. 이러한 내부 공간을 액상이 잘 채우기 위해서는 액상의 유동성이 높아야 한다. 액상의 유동성을 높이려면 점도를 감소시켜야 하는데, 여기에는 재료의 구성 성분과 조성, 표면장력, 몰드 종류, 주입 온도 등 다양한 인자가 영향을 준다.

2) 점성

액상의 흐름에 대한 저항을 점성(viscosity)이라 한다. 점성은 점도(η)로 나타내며, 단위는 cP(centipoise)를 사용한다(표 3-11).

재료의 점도에 가장 큰 영향을 미치는 인자는 온도와 시간이다. 화학적 경화반응을 하지 않는 재료는 온도가 증가할수록 점도가 감소하며 시간과는 무관하다. 이것에 해당하는 치과재료는 하이드로콜로이드 인상재, 왁스, 컴파운드, 용융 금속 등이 있다. 반면에 화학적 경화반응을 하는 재료는 온도가 증가할수록 또는 시간이 흐를수록 점도가 증가한다. 이것에 해당하는 치과재료는 알지네이트, 고무, 산화아연유지놀(Z.O.E) 등의 인상재와 매몰재, 수지, 시멘트 등이 있다.

또한, 점도는 기계적 처리(mechanical treatment)에 의해서도 영향을 받는다. 고상 분말과 물을 골고루 혼합하기 위해 저어 줄 때, 처음에는 걸쭉하여 젓기가 힘들지만 시간이 지나면 점차 쉬워진다. 이와 같은 성질을 요변성(thixotropy)이라 한다. 치과기공실에서 한천(agar) 인상재를 가열과 함께 저어 주는 이유는 온도 상승과 기계적 처리를 동시에 가하여 점도를 단시간 내에 효과적으로 감소시키기 위한 것이다.

3) 점조도

점토나 찰흙과 같은 가소성(plasticity)이 있는 재료가 유동 또는 변형에 저항하는 정도를 점조도(consistency)라 한다. 점조도는 '굳기 정도'를 의미하며, '단단한 정도(경도)'와는 의미가 다르고, 점성 외에 탄성과 소성 등이 복합적으로 관계되므로 점도와도 구별되는 성질이다.

치과재료 중에 석고, 시멘트, 인상재 등은 점조도로 그 성질을 구분한다. 예를 들어 고무 인상재는 낮은 점조도, 중간 점조도, 높은 점조도로 구분하며, 각각은 용도를 달리하고 있다.

3.9. 콜로이드 성질

1~1,000 ㎚ 정도 크기의 미세한 입자가 액체 또는 기체에 분산되어 있는 상태를 콜로이드(colloid, 교질)라 한다. 미세한 입자는 분산질(dispersoid)이며 액체나 기체는 분산매(disperse medium)이다. 용액(solution)은 용매(solvent)에 용질(solute)이 녹아 있는 상태를 말하며 콜로이드와는 구별된다. 일반적으로 미세한 입자가 액체 중에 분산되어 있는 것을 졸(sol), 고체 또는 액체 상태의 미세한 입자가 기체에 분산되어 있는 것을 에어로졸(aerosol), 액체가 미립화되어 다른 액체 중에 분산되어 있는 것을 유탁액(emulsion), 졸의 분산질보다 큰 입자가 액체 중에 분산되어 있는 것을 현탁액(suspension)으로 분류한다.

표 3-11. 치과용 재료(액상)의 점도

재료		온도 [℃]	점도 [cP]
수지	유동성 레진(denture)	23	67~575
시멘트	인산아연	25	94,700
	폴리아크릴레이트	25	109,800
인상재	폴리설파이트(light)	37	57,200
	실리콘(syringe)	37	95,000
	실리콘(regular)	36	420,000
	유지놀화산화아연	37	99,600
	알지네이트	37	252,000
	한천	45	281,000
	폴리설파이트(heavy)	36	1,360,000

Data from John M. Powers and Ronald L. Sakaguchi: Craig's Restorative Dental Materials, 12th ed., p.81, New York, Elsevier Inc., 2006.

콜로이드는 분산질이나 분산매에 따라 다양한 종류가 있다. 특히, 분산매가 물인 경우를 하이드로콜로이드(hydrocolloid)라고 하며, 치과용 인상재중 한천(agar)과 알지네이트(alginate)가 대표적인 하이드로콜로이드 재료에 해당한다. 이들은 온도 변화나 화학반응에 의해 그 상태가 변할 수 있는데, 액상의 졸(sol) 상태에서 고상의 젤(gel) 상태로 변한다.

콜로이드 상태는 일반적인 용액과 달리 독특한 성질이 있다. 콜로이드에 강한 빛을 비추고 측면에서 관찰하면 빛이 통과하는 경로가 밝게 나타난다. 이를 틴들 현상(tyndall phenomenon)이라 한다. 분산질 입자는 분산매 분자와 충돌하여 불규칙한 운동을 나타내며 분산 입자가 미세할수록 격렬한 운동을 보인다. 이를 브라운 운동(brownian motion)이라 한다. 또한 분산질 입자는 일반적으로 표면전하(surface charge)를 갖고 있다. 예를 들면, 금이 분산질인 콜로이드는 금 입자가 음(-)의 전하를 띠며, 구리가 분산질인 콜로이드는 구리 입자가 양(+)의 전하를 띤다. 콜로이드 내에서 분산질 입자들은 동일 극성으로 인해 서로 정전기적 반발을 일으키며, 이로 인해 분산질 입자의 분산 상태가 안정하게 유지되는 것이다. 콜로이드에 이온전해질(ionic electrolyte)을 첨가하면 분산질 입자의 표면전하가 변화하거나 중화될 수 있으므로 분산질 입자는 서로 응집(aggregation)되어 침전(precipitation)이 일어난다. 따라서 콜로이드를 취급할 때 불순물이나 또 다른 미세 입자가 혼입되면 분산질의 표면전하가 영향을 받아 콜로이드의 분산 상태가 변할 수 있으므로 주의하여야 한다.

알아두기

1. 재료의 내부구조와 성질의 관계
2. 원자간 일차결합의 종류와 특징
3. 원자간 결합에너지가 재료의 성질에 미치는 영향
4. 결정과 비결정의 차이점
5. 흡착과 접착이 치과 분야에 적용되는 예
6. 재료의 표면장력과 젖음성의 관계
7. 치아수복물에서 열전도도가 중요한 이유
8. 수복물의 제작과 구강내 합착에서 열팽창 계수를 고려하는 예
9. 산화·환원 반응의 개념
10. 갈바니즘이 수복물에 미치는 영향
11. 금속수복물에서 발생할 수 있는 전기화학적 부식의 예
12. 수복물 재료에 필요한 광학적 성질
13. 치과기공사가 조건등색을 알아야 하는 이유
14. 점성과 점조도의 차이점
15. 콜로이드 재료의 취급시 주의 사항

참고문헌

1. B. W. Darvell : Materials Science for Dentistry, 10th ed., Woodhead Publishing Series in Biomaterials, Elsevier Ltd., 2018.
2. Committee of the Academy of Prosthodontics : The Glossary of Prosthodontic Terms, 9th ed., J. Prosthet. Dent., 2017.
3. C. R. Barrett, W. D. Nix, A. S. Tetelman : The Principles of Engineering Materials, Englewood Cliffs, N.J., Prentice-Hall, 1973.
4. Donald R. Askeland : The Science and Engineering of Materials, 3rd ed., International Thomson Publishing Asia, 1995.
5. John F. McCabe and Angus W. G. Walls : Applied Dental Materials, 9th ed., Wiley-Blackwell, 2008.
6. Kenneth J. Anusavice, Chiayi Shen, H. Ralph Rawls : Phillips'Science of Dental Materials, 12th ed., N.Y., Elsevier Inc., 2012.
7. McLean, J. W. : The Science and Art of Dental Ceramics, Vol. 1 : The Nature of Dental Ceramics and their Clinical Use, Chicago, Quintessence Publishing Co. Inc., 1979.
8. Ronald L. Sakaguchi and John M. Powers : Craig's Restorative Dental Materials, 13th ed., N.Y., Elsevier Inc., 2011.
9. Van Vlack, L. H. : Elements of Materials Science, 4th ed., Massachusetts, Addition-Wesley Publishing Co. Inc., 1980.
10. William J. O'Brien : Dental Materials and Their Selection, 3rd ed., Quintessence Publishing Co. Inc., 2002.

웹사이트

- 국가표준인증통합정보시스템: standard.go.kr/KSCI/
- Academy of Dental Materials: www.academydentalmaterials.org
- American Dental Association: www.ada.org

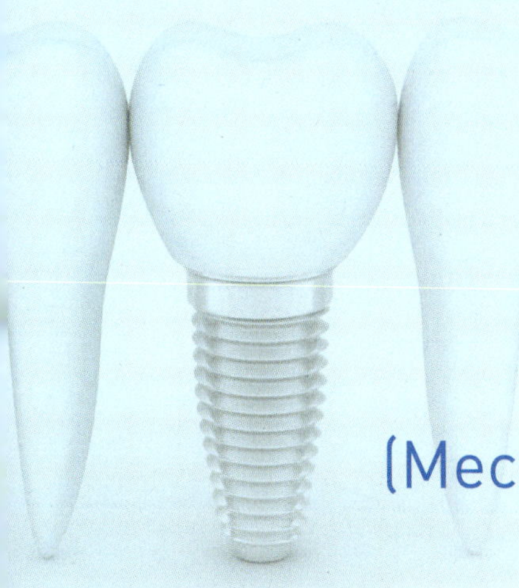

Chapter 04

치과재료의 기계적 성질

(Mechanical properties of dental materials)

최병철(충북보건과학대학교)

핵심 용어

- **응력**(stress) 물체에 외력이 작용할 때 이에 저항하여 발생하는 단위 면적당의 힘
- **변형률**(strain) 물체에 외력이 작용할 때 그 힘에 비례하여 발생하는 단위 길이당의 길이 변화량
- **응력-변형률곡선**(stress-strain curve) 힘과 변형의 관계에서 힘을 재료의 단면적으로 환산하고, 변형을 단위 길이당의 변형으로 환산하여 나타낸 그래프
- **비례한계**(proportional limit) 응력과 변형률의 정비례 관계에서 최대 응력이며, 탄성변형과 소성변형의 기준
- **탄성한계**(elastic limit) 응력과 변형률의 정비례 관계에서 물체에 가한 힘을 제거하였을 때 원래 형태로 되돌아 올 수 있는 최대 응력
- **탄성계수**(elastic modulus) 응력과 변형률의 정비례 관계에서 응력과 변형률의 비
- **탄성에너지율**(resilience) 재료가 영구변형을 일으키기 전에 흡수할 수 있는 에너지의 총량
- **영구변형**(permanent deformation) 재료에 가한 힘을 제거하여도 소성변형이 영구적으로 남아 원래의 형태로 회복되지 않는 변형
- **항복응력**(yield stress) 재료에 비례한계보다 높은 응력이 작용할 때, 소성변형이 시작되는 응력
- **연성**(ductility) 인장응력 하에서 재료가 파절되지 않고 잘 늘어날 수 있는 성질
- **전성**(malleability) 압축응력 하에서 재료가 파절되지 않고 얇게 잘 펴질 수 있는 성질
- **최종강도**(ultimate strength) 재료가 파절되지 않고 견딜 수 있는 최대응력, 또는 재료를 파절시키는 데 필요한 최대응력
- **연성파괴**(ductile fracture) 재료가 외력에 의해 파절이 일어날 때, 소성변형이 일어난 상태에서의 파절
- **취성파괴**(brittle fracture) 재료가 외력에 의해 파절이 일어날 때, 소성변형이 거의 일어나지 않은 상태에서의 파절
- **인성**(toughness) 재료가 파절될 때까지 흡수할 수 있는 에너지의 총량, 또는 파절에 대한 저항성
- **피로파괴**(fatigue fracture) 항복응력보다 낮은 응력이라도 무수히 반복적으로 작용하면, 재료의 강도가 점차 감소되어 어느 순간 파절이 일어나는 현상
- **경도**(hardness) 재료의 단단한 정도, 재료가 표면 눌림이나 긁힘에 견디는 능력
- **마모**(abrasion) 마찰 부위에서 재료가 떨어져 나가는 기계적 파괴 작용
- **유동**(flow) 주로 비정질 재료에 응력이 작용할 때, 보다 낮은 응력에서도 빠른 시간에 큰 변형이 발생하는 현상
- **응력이완**(stress relaxation) 소성변형된 재료의 원자 또는 분자가 온도나 시간에 따라 재배열이 일어나 내부응력이 사라지는 현상
- **점동**(creep) 주로 결정질 재료에 정적 하중이나 일정한 응력이 작용할 때, 장시간에 걸쳐 소성변형이 서서히 발생하는 현상

핵심 내용

치과 수복재료는 구강 환경에 따라 항상 물리적 변화와 화학적 변화에 놓이게 된다. 특히 재료들이 힘의 변화에 어떻게 반응할지는 기계적 성질에 의해 결정된다. 이 경우에 한 가지 기계적 성질로는 재료의 품질이나 능력을 적절하게 평가하기 힘들며 복합적으로 고려해야 한다. 따라서 재료의 임상적 효용성을 파악하기 위해 다양한 기계적 성질들을 이해하는 것은 필수적이다. 이를 위하여 제4장에서는 응력과 변형률, 탄성, 소성, 최종강도, 파절, 피로파괴, 경도, 마찰과 마모, 고체의 유동과 점탄성 등을 학습한다.

4.1. 응력과 변형률

1) 힘

힘(force)은 물체를 움직이게 하거나 물체의 형태를 변형시키는 작용을 하는 물리량이다. 즉 물체에 작용하는 힘은 물체가 움직이지 않는다면 물체를 변형시키거나 모양이 변하도록 작용하며, 물체가 변형되지 않는다면 물체를 이동시키거나 운동을 하게 한다. 힘의 요소는 작용점, 크기, 방향이 있다. 이중에 힘의 방향은 압축(compressive), 인장(tensile), 전단(shear) 등 힘의 종류를 결정한다. 힘의 단위는 국제단위시스템(SI)으로 N(newton)을 사용한다. 식 4.1에서 F는 힘, m은 질량, a는 중력가속도(9.8 ms^{-2})이며, 1 N은 1 $kg \cdot ms^{-2}$이다.

치과재료의 기계적 성질을 평가하는데 있어서 가장 중요하게 고려하는 인자중의 하나가 교합력(occlusal force, biting force)이다. 건강한 영구치의 평균 교합력은 전치 150 N, 견치 200 N, 소구치 300 N, 대구치 400~800 N 정도이다. 반면에 고정성부분의치로 수복된 치열의 평균 교합력은 자연치열의 40% 정도, 가철성부분의치로 수복된 치열의 평균 교합력은 자연치열의 30% 정도, 총의치를 장착한 환자의 평균 교합력은 자연치열의 20% 정도를 나타낸다. 또한 최대 교합력과 이에 따른 치아 하부 조직의 반응은 해부학적 위치, 환자 나이, 교합 형식, 수복물의 위치 등에 따라 다를 수 있다. 그러므로 수복물을 설계하고 재료를 선택할 때는 환자의 교합력, 수복물의 위치, 대합치열과의 관계 등을 고려하여야 하며, 특히 수복물 재료의 기계적 성질이 적합한지를 판단하여야 한다.

$$F = m \cdot a \qquad [N], [kg \cdot ms^{-2}] \qquad (4.1)$$

2) 응력

응력(stress)은 물체에 외력(external force)이 작용할 때, 이에 저항하여 물체 내에 발생하는 단위 면적당의 힘을 말한다. 물체의 단면적 A에 균일하게 가해지는 힘이 P일 경우, 응력(σ)은 식 4.2로 계산된다. 응력의 단위는 국제단위계(SI unit)로 Pa(pascal)을 사용하는데, 통상 MPa(mega pascal, $\times 10^6$ Pa)로 표현한다. 간혹 psi(pound per square inch, ℓ b/in^2)로 표현하는 경우도 있다.

$$\sigma = \frac{P}{A} \qquad [Pa], [\frac{N}{m^2}] \qquad (4.2)$$

응력은 물체에 가하는 힘에 비례하고 면적에 반비례하므로, 동일한 외력이 작용하더라도 힘이 작용하는 면적이 작을수록 큰 응력이 발생한다. 특히 치과수복물에서 힘이 작용하는 면적은 매우 작기 때문에 큰 응력이 발생하게 된다. 예를 들면, 수복물이 대구치에 위치하고 교합력이 600 N, 교두(cusp)의 섭촉 부위가 1 ㎟ 또는 4 ㎟이면, 이 부위의 응력은 각각 600 MPa, 150 MPa에 이른다. 또한 직경 0.8 ㎜의 교정용 선재에 300 N의 힘이 가해진다면, 이 선재에는 597 MPa의 응력이 작용하게 된다.

물체에 작용하는 외력의 주 방향은 크게 물체의 단면에 수직인 방향과 평행한 방향으로 구분하며, 이때 발생하는 응력을 각각 수직응력(normal stress)과 전단응력(shear stress)이라 한다. 수직응력은 물체를 잡아당기는 힘과 압축하는 힘이 존재하므로, 잡아당기는 힘에 의한 응력을 인장응력(tensile stress), 압축하는 힘에 의한 응력을 압축응력(compressive stress)이라 한다. 이와 같은 응력의 세 가지 기본 유형을 그림 4-1에 나타내었다.

힘은 어떠한 각도나 방향으로도 물체에 작용할 수 있으므로, 실제 물체에 작용하는 힘은 다양한 방향의 힘이 복합적으로 간여하는 경우가 많다. 이러한 힘에 의해 물체에 발생하는 응력을 복합응력(complex stress)이라 한다. 복합응력은 응력의 세 가지 기본 유형인 인장응력, 압축응력, 전단응력의 조합이다. 대부분의 치과수복물에는 복합응력이 작용한다. 예를 들면, 그림 4-2에 나타낸 바와 같이 3본 교의치(3 unit bridge)에 수직 방향

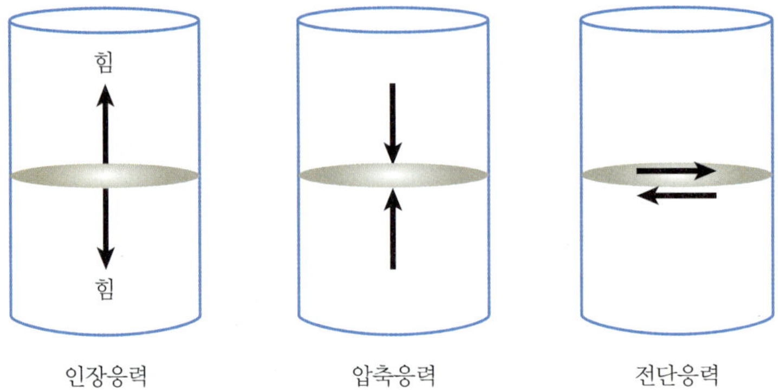

그림 4-1. 물체에 작용하는 힘의 방향에 따른 응력 유형

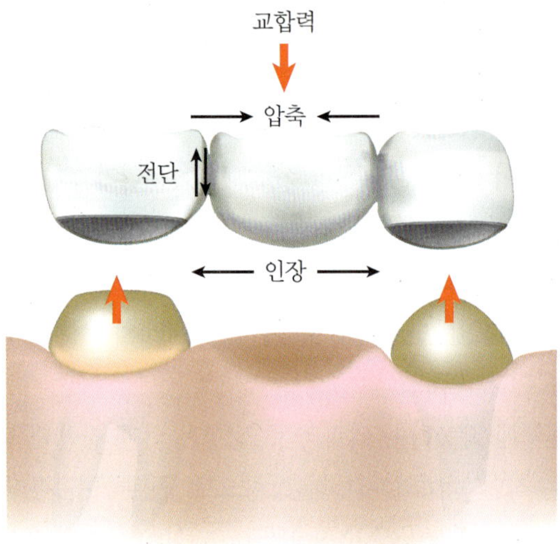

그림 4-2. 치과수복물에서 발생하는 복합응력의 예

의 교합력이 가해지면 가공치(pontic)의 존재로 인하여 수복물의 교합면(occlusal plane) 부위에는 압축응력, 치경부(cervical part) 부위에는 인장응력, 지대치와 가공치의 연결 부위에는 전단응력이 발생하게 된다.

3) 변형

어떤 물체에 외력을 가하면, 그 외력에 비례하여 물체의 모양이나 크기가 변하게 된다. 이것을 변형(deformation)이라 하며, 공간격자에서 원자의 위치 이동과 관련이 있다. 물체에 외력이 가해지면 원자가 원래의 위치에서 벗어나 이동을 하게 되며, 이때 원자의 위치 이동에 저항하는 힘이 응력, 원자배열(또는 결정면) 간의 미끄러짐(slip) 현상이 변형이다. 따라서 재료의 변형은 항상 응력의 존재와 함께 나타난다.

힘의 방향에 따른 변형의 유형은 그림 4-3와 같이 5가지로 분류할 수 있으나, 인장변형, 압축변형, 전단변형이 기본 유형이 된다.

크기가 다른 두 물체(또는 재료)에 동일한 외력을 가할 경우, 물체가 변형되는 정도는 각 물체의 크기에 따라 달라진다. 예를 들어, 길이가 10 ㎝, 30 ㎝인 두 개의 고무줄을 각각 동일한 힘으로 인장하였을 때, 30 ㎝의 고무줄은 10 ㎝의 고무줄보다 세 배 더 늘어난다. 그러므로 어떤 물체에 대하여 변형의 정도를 측정하여 다른 물체와 그 특성을 비교하려면, 단순히 길이 변화를 구할 것이 아니라 단위 길이당의 길이 변화를 구할 필요가 있다. 이는 식 4.3과 같으며, 이 값을 변형률(ε, strain)이라 한다. 최초 길이가 10 ㎜인 물체에 인장 힘이 작용하여 최종 길이가 12 ㎜로 늘어났다면, 변형률은 0.2가 된다. 변형률은 단위가 없는 값이지만, 측정의 기준을 나타내기 위해 m/m, ㎝/㎝, ㎜/㎜, ㎛/㎛ 등과 같은 단위를 사용하기도 한다.

$$\text{변형율}(\varepsilon) = \frac{\text{최종길이} - \text{초기길이}}{\text{초기길이}} \quad \left[\frac{\text{길이}}{\text{길이}}\right] \tag{4.3}$$

변형률은 재료에 가하는 외력의 크기와 그 재료가 갖는 기계적 성질에 따라 변한다. 재료에 가하는 외력이

힘	응력 유형	변형 유형
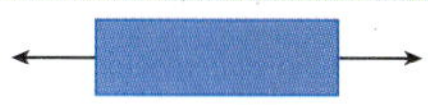	인장	Elongation
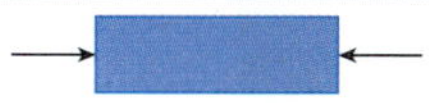	압축	Shrinkage
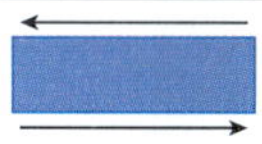	전단	Shear
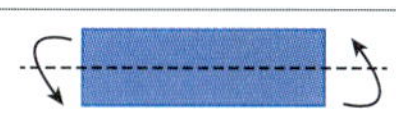	전단	Torsion
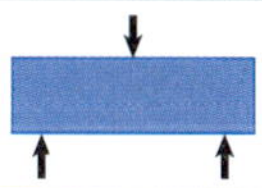	복합	Bending

그림 4-3. 힘의 방향에 따른 변형 유형

증가할수록 변형률은 증가하며 응력도 함께 증가하는데, 재료가 더 이상 외력에 견딜 수 없게 되면 그 재료는 파절(fracture, 또는 파괴)이 된다. 이때 높은 변형률을 갖는 재료는 파절되기 전에 보다 많은 변형을 일으킬 수 있다. 클래스프(clasp)나 교정용 선재는 파절 없이 구부리고 조절할 수 있는 성질이 필요하므로, 이와 같은 재료에서 변형률은 중요한 고려 요소가 될 것이다.

4) 응력-변형률 곡선

재료에 외력이 작용할 때, 힘의 크기와 그에 따른 변형(늘어난 길이)을 측정하여 그래프로 나타내면 그림 4-4(a)와 같다. 이때 동일한 외력이 작용하더라도 재료의 크기에 따라 힘과 변형의 관계는 1, 2, 3과 같이 달라진다. 반면에 외력을 재료의 단면적으로 환산하고, 변형을 단위 길이당의 길이 변화로 환산하면, 그림 4-4(b)와 같이 응력과 변형률의 관계로 표현할 수 있다. 이것은 동일한 재료일 경우에 모양과 크기가 다르더라도 항상 같은 결과를 나타낸다. 따라서 외력에 대한 재료의 기계적 성질을 평가하고 비교할 때는 힘과 변형의 관계보다 응력과 변형률의 관계를 살펴보는 것이 필요하다.

재료에 인장, 압축, 전단 등의 외력이 가해질 때, 그림 4-4(b)와 같이 재료에 작용하는 응력과 변형률의 관계를 응력-변형률 곡선(stress-strain curve)이라 한다. 이로부터 재료의 비례한계, 탄성한계, 항복응력, 최대강도, 파괴강도, 연신율 등의 기계적 성질들을 알 수 있다.

재료의 인장시험(tensile test)에서 인장력(tensile force)이 증가할수록 시편(specimen)의 길이(l)는 증가하고 단면적(A)은 감소한다(그림 4-5). 이로부터 응력과 변형률을 계산할 때는 두 가지의 방법이 있다. 첫째는 재료의 최초 길이(l_i)와 최초 단면적(A_i)을 기준으로 응력과 변형률을 계산하는 것이다. 이때의 응력과 변형률을 각각 공칭응력(engineering stress), 공칭변형률(engineering strain)이라 한다. 또 다른 방법은 인장시험 중에 발생하는 시편의 매순간 길이(l_i, l'_i, l''_i)와 단면적(A_i, A'_i, A''_i)을 기준으로 응력과 변형률을 계산하

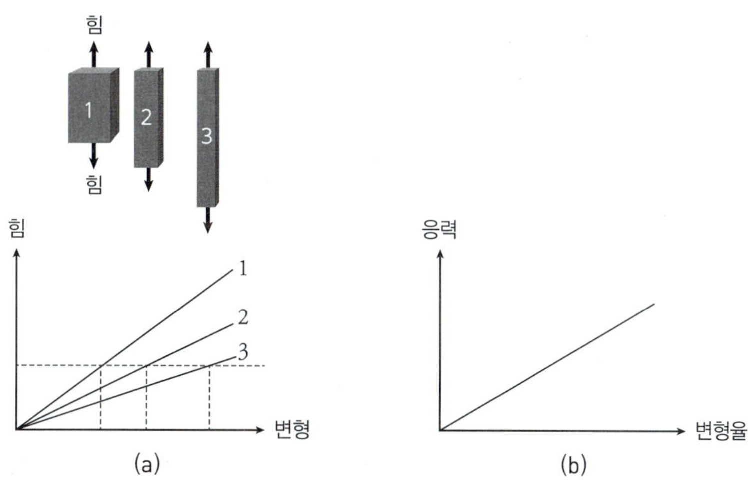

그림 4-4. 크기가 서로 다른 재료에 대한 힘과 변형의 관계(a), 응력과 변형률의 관계(b)

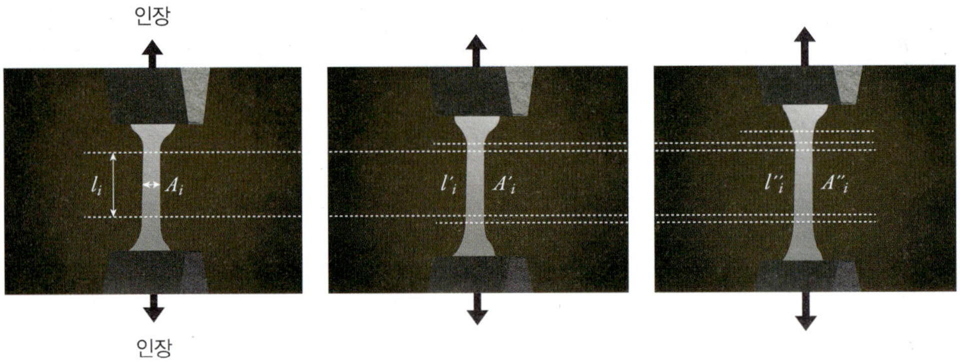

그림 4-5. 인장력의 증가에 따른 시편의 길이(l_i)와 단면적(A_i) 변화

는 것이다. 이때의 응력과 변형률은 각각 진응력(true stress), 진변형률(true strain)이라 한다. 재료에 인장 응력이 작용할 때, 전형적인 응력-변형률 곡선을 그림 4-6에 나타내었다. 공칭응력과 진응력(또는 공칭변형률과 진변형률)은 재료의 변형률이 작을 때는 거의 동일하나 변형률이 클 때는 서로 큰 차이를 보인다. 따라서 공칭응력이나 공칭변형률은 재료의 변형률이 작을 때 사용하며, 약 10% 이상의 변형률에서는 재료의 실제 응력과 변형률의 관계를 표현하기 위하여 진응력과 진변형률을 사용한다.

금속이나 고분자 재료는 외력에 비례하여 변형이 발생하다가 더 이상 외력에 견디지 못할 때 파절이 일어난다. 반면에 도재(또는 세라믹스)는 파절이 일어나기 전에 변형이 거의 발생하지 않는다. 이런 점에서 응력-변형률 곡선은 재료가 갖는 기계적 성질에 따라 저마다 다른 양상을 나타낼 것으로 짐작할 수 있다. 그림 4-6의 응력-변형률 곡선에서 P점의 응력은 비례한계(proportional limit), E점의 응력은 탄성한계(elastic limit), Y점은 항복응력(yield stress) 또는 항복강도(yield strength), U점은 최대인장응력(ultimate tensile stress) 또는 최대인장강도(ultimate tensile strength), X점은 파절강도(fracture strength) 그리고 a점은 변형률 0.002(또는 0.2%), b점은 비례한계에서의 변형률, c점은 재료의 연신율(percentage of elongation)에 해당한다.

4.2. 탄성

1) 비례한계와 탄성한계

그림 4-6의 응력-변형률 곡선에서 0에서 P점까지는 일직선을 이루지만, P점에서 X점까지는 직선이 아닌 곡선을 이룬다. 즉 P점 이하에서 응력과 변형률은 정비례 관계를 나타내는데, 이 영역에서의 최대응력인 P점의 응력을 비례한계 또는 비례 한도(proportional limit)라 한다.

재료에 작용하는 외력이 재료가 갖는 비례한계보다 낮은 범위일 경우, 그 범위 내에서는 외력이 증가하면 변

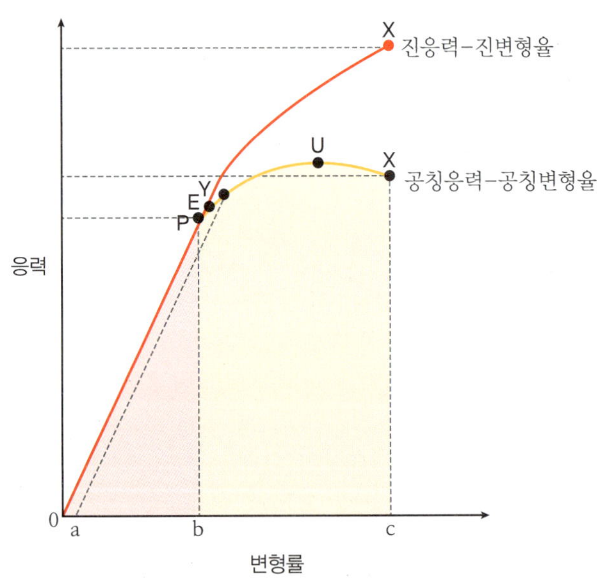

그림 4-6. 인장응력이 작용할 때의 응력-변형률 곡선

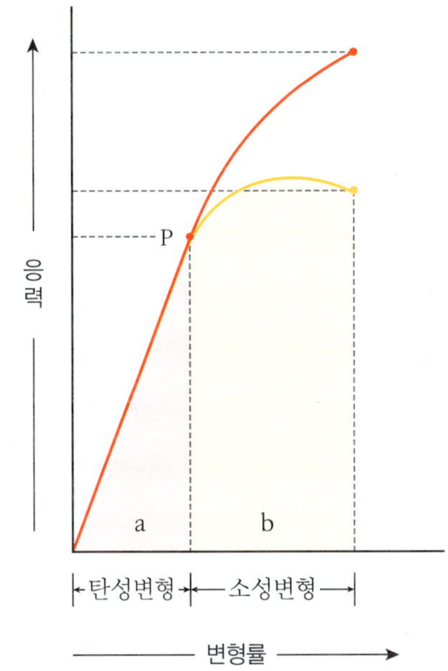

그림 4-7. 응력-변형률 곡선에서 탄성변형과 소성변형의 영역

형도 따라서 증가하지만 외력을 제거하면 그 재료는 원래 크기로 회복된다. 이와 같은 가역적 변형(reversible deformation)을 탄성변형(elastic deformation)이라 하며, 그림 4-7의 응력-변형률 곡선에서 a가 탄성변형 영역이다. 반면에 재료에 작용하는 외력이 재료가 갖는 비례한계보다 높을 경우, 외력은 더 이상 변형과 비례 관계를 이루지 않으므로 외력이 제거되어도 그 재료는 원래 크기로 회복되지 않고 영구변형(permanent deformation)을 하게 된다. 이와 같은 비가역적 변형(irreversible deformation)을 소성변형(plastic deformation)이라 하며, 그림 4-7의 응력-변형률 곡선에서 b가 소성변형 영역이다.

대부분의 재료는 비례한계보다 낮은 응력이 작용하여 탄성변형을 하였더라도 아주 약간의 영구변형이 잔존할 수 있다. 따라서 일반적으로 0.001% 정도까지의 변형률은 비례한계로 간주한다.

비례한계는 치과수복물의 재료를 선택하는데 있어서 매우 중요한 물리적 성질이다. 예를 들어 구강내 금속보철물이 저작에 의해서 변형이 일어날지, 일어나지 않을지를 판단하고 싶다면, 보철물 제작에 사용하는 합금의 비례한계가 교합력보다 낮은지, 높은지를 살펴보아야 한다. 합금의 비례한계가 교합력에 의한 응력보다 높다면, 그 수복물은 구강내에서 저작력에 의한 변형이나 파절없이 제 기능과 수명을 다 할 수 있을 것이다. 이런 점을 고려한다면, 특히 고정성 또는 가철성 부분의치에 사용하는 재료는 비례한계가 높을 필요가 있다.

앞서 설명한 바와 같이, 재료가 갖는 비례한계보다 높은 응력이 재료에 작용하면 응력과 변형률은 더 이상 정비례 관계를 보이지 않는다. 그럼에도 불구하고 비례한계보다 조금 높은 응력이 작용한 경우에도 응력이 제거되었을 때 변형률이 0에 가깝게 되는 경우가 종종 있다. 이때 재료에 작용한 최대응력(그림 4-6의 E)을 탄성한계(elastic limit)라 한다. 이론적으로 재료의 탄성한계까지는 영구변형이 발생하지 않은 것으로 볼 수 있지만, 실제는 변형이 회복된 후에도 아주 작은 영구변형이 남을 수 있다. 따라서 재료에 가한 외력을 제거하였을 때, 잔존하는 변형률이 0.05% 정도까지는 탄성한계로 간주한다.

대부분의 금속재료에서는 비례한계와 탄성한계가 거의 동일한 응력 값이며, 용어도 해당 응력을 표시할 때 서로 호환되어 사용된다. 그러나 고무와 같이 탄성이 큰 재료에서는 비례한계를 훨씬 넘어서까지 원래 크기로 회복되는 탄성한계가 존재할 수 있다. 따라서 두 용어는 근본적으로 차이가 있다는 점을 유의해야 할 것이다. 비례한계는 응력과 변형률이 비례하는 측면을 다룬 것이며, 탄성한계는 재료의 탄성 거동 측면을 다룬 것으로 이해하여야 한다.

2) 탄성계수

응력-변형률 곡선에서 재료의 비례한계까지는 응력(σ)과 변형률(ε)이 정비례 관계를 보이는데, 이것을 후크의 법칙(Hook's law)이라 하며, 식 4.4로 주어진다. 이 식의 비례상수(또는 직선의 기울기)가 탄성계수(E, elastic modulus 또는 young modulus)이다. 탄성계수의 단위는 응력과 동일하며, MPa(10^6 Pa) 또는 GPa(10^9 Pa)로 표현한다.

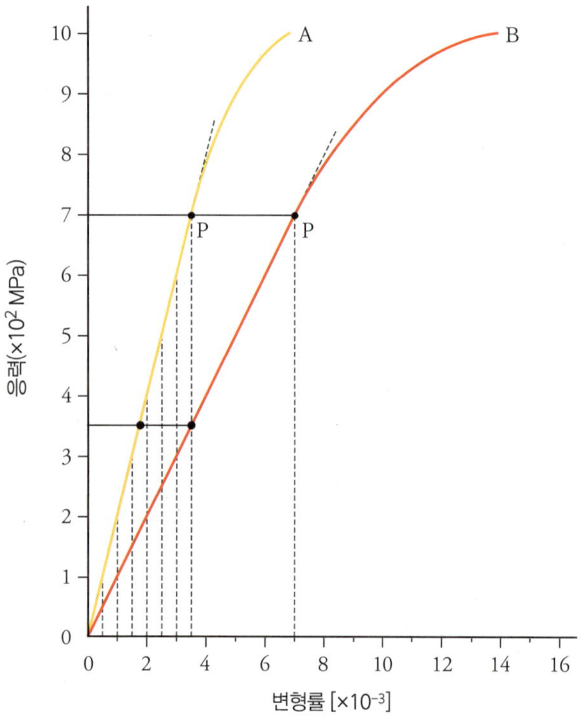

그림 4-8. 인장응력 하에서 조성이 서로 다른 두 재료의 응력-변형률 곡선

$$\sigma = E \cdot \varepsilon \tag{4.4}$$

탄성계수는 재료를 구성하는 원자 또는 분자간의 결합력에 의존하는 성질이다. 원자간 결합력이 강한 재료일수록 일정한 변형을 얻기 위해 보다 높은 응력이 필요하므로, 그 재료는 높은 탄성계수를 가진다. 따라서 탄성계수는 탄성변형 영역 내에서 재료가 갖는 강성(stiffness)의 정도를 의미한다.

조성이 다른 두 재료들에 대한 응력-변형률 곡선(그림 4-8)에서 A재료는 B재료보다 작은 탄성변형을 보였고, 그 결과 A의 탄성계수는 B의 탄성계수보다 큰 것을 알 수 있다. 이런 차이는 동일한 응력을 두 재료에 적용하여 탄성계수를 계산하면 보다 분명히 알 수 있다. 350 MPa의 응력에서 A재료는 1.75×10^{-3}의 변형률을 나타내며, B재료는 3.5×10^{-3}의 변형률을 나타내므로, B재료가 A재료보다 2배의 변형률을 보인다. 이로부터 탄성계수를 계산하면 식 4.5와 같다.

표 4-1. 치과재료의 탄성계수

재료	탄성계수 [MPa]
실리콘 고무(악안면 보철)	2~3
아크릴릭 수지(PMMA)	2,400
레진 컴포지트	4,400~6,500
인산아연시멘트	9,300~13,400
아말감	28,000~59,000
장석질 도재	69,000~70,000
금합금(Type IV)	90,000~95,000
코발트-크롬 합금	218,000~224,000
알루미나	350,000

Data from John M. Powers and Ronald L. Sakaguchi: Craig's Restorative Dental Materials, 12th ed., p.71, 512, New York, Elsevier Inc., 2006.

$$\begin{aligned} &(\text{A재료})\ E = \frac{350\ MPa}{0.00175} = 200\ GPa \\ &(\text{B재료})\ E = \frac{350\ MPa}{0.0035} = 100\ GPa \end{aligned} \tag{4.5}$$

A재료가 B재료보다 2배 더 큰 탄성계수를 가지는데, 이는 응력-변형률 곡선의 탄성영역 범위에서 A재료가 B재료보다 더 가파른 기울기를 가지는 것이므로, 동일한 변형을 얻기 위해서는 A재료가 B재료보다 더 큰 응력이 필요하다는 것을 알 수 있다. 그러므로 A재료가 B재료보다 더 강직하거나 더 견고하다고 할 수 있으며, 반대로 B재료는 A재료보다 더 유연하다고 할 수 있을 것이다.

탄성계수는 금속이나 세라믹 재료들이 고무나 수지 같은 고분자 재료보다 100~100,000배 정도 더 높은 값을 갖는다(표 4-1). 탄성계수는 앞서 설명한 바와 같이 원자 또는 분자 간의 결합력에 따라 영향을 받는 성질이므로 재료의 구성 성분에는 큰 영향을 받지만 재료에 작용하는 힘의 방향(인장 또는 압축), 열처리, 기계적 가공 등에는 별다른 영향을 받지 않는다.

3) 프와송비

물체에 인장응력 또는 압축응력이 작용하면, 축 방향 변형(longitudinal deformation)과 횡 방향 변형(lateral deformation)이 동시에 발생한다. 즉, 축 방향으로 인

표 4-2. 치과재료의 프아송비

재료	프아송비
도재	0.22
실리카	0.23
알루미나	0.26
스테인레스강	0.28
레진 컴포지트	0.3
법랑질	0.33
아말감	0.33
구리	0.34
폴리에틸렌	0.4
금	0.4
천연고무	0.49

Data from C. R. Barrett, W. D. Nix, A. S. Tetelman: The Principles of Engineering Materials. p.205, Englewood Cliffs, N. J., Prentice-Hall, 1973.

장하면 축 방향의 길이는 늘어나고 단면적은 감소한다. 축 방향으로 압축하면 축 방향의 길이는 줄어들고 단면적은 증가한다. 이때 재료의 탄성변형 영역에서 축 방향 변형($\varepsilon_{longitudinal}$)과 횡 방향 변형($\varepsilon_{lateral}$)의 비를 프와송비(Poisson's ratio, ν)라 하며, 식 4.6과 같이 정의된다.

$$\nu = \frac{-\varepsilon_{lateral}}{\varepsilon_{longitudinal}} \quad (4.6)$$

표 4-2는 치과재료들의 프아송비이다. 도재는 외력을 가할 때 변형이 거의 일어나지 않으므로 낮은 프와송비를 갖는다. 반면에 금합금과 같은 연성의 금속들은 상대적으로 높은 프와송비를 갖는다.

4) 탄성에너지율

응력-변형률 곡선에서 탄성 영역의 면적(그림 4-7의 a)을 탄성에너지율(resilience)이라 한다. 탄성 영역의 면적은 응력과 변형률의 곱으로 주어지는데, 이 값은 식 4.7에서 알 수 있듯이 부피당의 에너지이다. 그러므로 탄성에너지율은 비례한계까지 재료를 변형시키는데 필요한 에너지를 의미하며, 재료가 영구변형을 일으키기 전에 흡수할 수 있는 에너지의 총량이라 할 수 있다.

$$\text{응력} \times \text{변형률} = \frac{N}{m^2} \times \frac{m}{m} = \frac{Joule}{m^3} \quad (4.7)$$

탄성에너지율이 높은 재료는 영구변형에 대한 저항성이 높다. 이와 같은 재료는 영구변형에 보다 많은 에너지가 필요하기 때문이다. 또한 탄성에너지율이 높은 재료는 탄성회복력이 우수하다. 이는 영구변형을 일으키기 전에 보다 많은 양의 에너지를 흡수할 수 있으며, 흡수된 에너지는 변형의 회복을 위해 사용될 수 있기 때문이다. 치과보철물 또는 장치물 중 쉽게 영구변형이 일어나지 않아야 하고 탄성 회복력이 우수해야 하는 경우, 예를 들어 교정용 선재나 의치와 연조직 사이에서 충격 흡수 역할을 하는 이장재 등은 탄성에너지율이 높은 재료를 사용하는 것이 좋다.

5) 자연치아의 성질

자연치아의 기계적 성질은 그 종류에 따라 다르며, 동일 치아라 하더라도 상아질 또는 법랑질에 따라 큰 차이를 보인다. 이것을 표 4-3에 나타내었다.

정상 치열의 구치부 평균 저작력은 약 600 N 정도이지만, 저작 중에 치아에 가해지는 순간적인 힘은 이보다 훨씬 크며, 저작력이 교두정(cusp tip) 같은 좁은 접촉 부위에 작용할 때는 응력이 수백에서 수천 MPa 이상으로 증가할 수 있다. 음식을 먹던 중 순간적으로 차돌같이 조그맣고 단단한 것을 씹어 고통을 당한 경험이 있을 것이다. 이 경우에 돌이 깨지든지 또는 치아가 손상을 받을 수는 있지만, 이때의 충격 에너지는 치아 자체에 의해서 대부분 흡수된다. 치아가 저작력에 의한 에너지를 흡수한다는 점은 공학적으로 매우 놀라운 일이다. 표 4-3에서 치아의 표면층인 법랑질은 상아질에 비해 탄성에너지율은 낮지만 탄성계수와 비례한계가 높기 때문에 보다 강직하고 단단한 성질을 갖는다고 할 수 있다. 내부층인 상아질은 법랑질에 비해 탄성계수와 비례한계는 낮지만 탄성에너지율이 높기 때문에 보다 충격에너지를 잘 흡수하고 높은 탄성회복력을 갖는다고 할 수 있다. 그러므로 법랑질은 표면의 단단한 보호막 역할을 할 수 있고, 상아질은 내부의 강한 지지층 역할을 할 수 있는 것이다. 이와 같이 법랑질과 상아질은 상호 보완적 역할을 하므로 자

표 4-3. 자연치아의 기계적 성질

치아		탄성계수 [MPa]	비례한계 [MPa]	탄성에너지율 [$\times 10^5 J/m^3$]	압축강도 [MPa]
대구치	법랑질(교두) 상아질	4.6 1.2	224 148	5.5 9.4	261 305
소구치	법랑질 상아질	– 1.4	– 146	– 7.7	– 248
견치	법랑질(교두) 상아질	4.8 1.4	194 140	4.0 7.1	288 276
절치	상아질	1.3	125	6.0	232

Data from Stanford, Weigel, Paffenbarger, and Sweeney: J. Am. Dent. Assoc., 60, pp.746~756, 1960.

연치아는 단단하고 강한 특성을 가지며, 저작력이 가해지는 상황에서 치조와(alveolar fossa)에서의 완충작용이 더해져 좀처럼 변형되거나 깨지지 않는 것이다.

4.3. 소성

재료에 외력이 작용하여 변형이 발생하고 그 외력이 없어져도 원래 모양이나 크기로 되돌아가지 않는 성질, 즉 재료가 외력에 의해 영구적으로 변형되는 성질을 소성(plasticity)이라 한다. 소성은 주로 금속이나 고분자 재료의 성질이라 할 수 있으며, 항복응력, 연신율, 연성과 전성 등으로 설명한다.

1) 항복응력

앞 4.2절에서 설명한 바와 같이, 재료에 외력(또는 응력)을 가하면 변형이 발생하는데, 응력과 변형률이 정비례하는 범위에서는 외력이 제거되면 변형률은 0이 된다. 반면에 응력과 변형률이 정비례하지 않는 범위에서는 외력이 제거되어도 영구적인 변형이 남는다. 그러나 응력-변형률 곡선에서 정비례 관계를 벗어나는 지점을 정확히 결정하기는 어렵다. 따라서 재료의 소성변형이 시작되는 응력을 결정할 필요가 있다.

재료에 비례한계 또는 탄성한계보다 큰 응력이 작용할 때, 어느 순간 응력이 증가하지 않아도 변형이 급격히 증가하는 현상이 나타나는데, 이것을 재료의 항복(yielding)이라 하며, 이때 소성변형이 시작되는 응력을 항복응력(yield stress) 또는 항복강도(yield strength)라 한다.

대부분의 재료는 응력-변형률 곡선에서 항복응력이 명확하지 않다. 따라서 0.2% 보증강도(proof strength 또는 offset yield strength)를 항복응력으로 정한다. 재료에 가한 외력이 0일 때 잔류 변형률이 0.002(또는 0.2%)인 점(그림 4-6의 응력-변형률 곡선에서 a점)을 기준으로 응력-변형률 곡선의 직선(탄성변형 영역)과 평행한 선을 긋는다. 이 선이 응력-변형률 곡선과 교차되는 점(그림 4-6의 응력-변형률 곡선에서 Y점)의 응력이 0.2% 보증강도이다.

비례한계는 최대 0.001%의 변형률, 탄성한계는 최대 0.05%의 변형률을 포함한다. 이와 비교하여 항복응력은 최소 0.2%의 변형률을 포함하므로 비례한계나 탄성한계보다 항상 높은 값을 갖는다. 어떤 물체가 외력에 의해 약간의 변형이 발생한 경우에도, 그것이 소성변형이면 외력이 제거되어도 그 물체는 원래 형태나 크기로 회복되지 않는다. 이런 측면에서 항복응력은 비례한계와 함께 재료의 변형 거동이 탄성에서 소성으로 변하는 것을 알려준다.

임상적인 예로 항복응력이 낮은 합금으로 제작한 고정성부분의치(crown이나 bridge 등)는 구강 내에서 저작력에 의해 쉽게 영구변형이 될 수 있다. 이런 경우에 수

표 4-4. 치과 주조용 합금의 항복응력

재료	항복응력 [MPa], 0.2%
금합금 Type III(경화)[1]	290-310
금합금 Type IV(경화)[1,2]	480-510
Ni-Cr 합금[3]	690
Co-Cr 합금[3]	710

1) Data from Craig. R. G.: Restorative Dental Materials, 7th ed., p.361, The C. V. Mosby Co., 1985.
2) Data from Oilo G, Gjerdet N. R.: Acta Odontal Scand., 41, p.111, 1983.
3) Data from Morris HF et. al.,: J. Prosthet. Dent., 41, p.388, 1979.

복물은 당초 설계했던 교합 관계를 잃게 되므로 기능적으로 실패한 것이 된다. 표 4-4는 부분의치에 사용하는 몇몇 합금의 항복응력이다. 건강한 자연치아의 평균 교합력은 전치 150 N, 견치 200 N, 소구치 300 N, 대구치 600 N 정도이지만, 제1대구치를 대체한 고정성부분의치 환자의 평균 교합력은 자연치열의 40% 정도로 알려져 있다. 건강한 대구치의 교합력이 1 ㎟ 정도의 국소 면적에 작용한다고 가정하면, 응력은 600 MPa이 된다. 이것의 40%인 240 MPa이 환자의 부분의치에 작용하는 최대 응력이라 할 수 있다. 이 값보다 표 4-4에 제시한 합금들의 항복응력은 더 높다. 그렇기 때문에 이 합금들은 오늘날까지 부분의치용 재료로 훌륭히 사용되고 있는 것이다.

2) 연신율

재료에 인장력을 가할 때 발생할 수 있는 변형의 정도를 연신(elongation)이라 한다. 연신은 재료의 가공 또는 변형 성질을 평가하는데 중요하다. 응력-변형률 곡선(그림 4-6)에서 연신은 재료의 단면에 국부적인 수축이 일어나기 전까지의 연신(0에서 b까지)과 단면에 국부적인 수축이 일어나서 파절이 일어날 때까지의 연신(b에서 c까지)으로 구분할 수 있다. 전자를 탄성연신(elastic elongation), 후자를 소성연신(plastic elongation)이라 한다. 총 연신율(percentage of elongation)은 탄성연신과 소성연신을 모두 포함하며, 재료가 파절될 때까지 발생한 길이 변화를 최초의 길이로 나눈 값이다(식 4.8).

$$\text{연신율}(\%) = \frac{\text{최종길이} - \text{최초길이}}{\text{최초길이}} \times 100 \qquad (4.8)$$

일반적으로 대부분의 금속과 고분자 재료는 탄성연신보다 소성연신이 더 크다. 그러나 도재(또는 세라믹스)와 같이 외력에 의해 변형되기 보다는 깨지기 쉬운 성질을 가진 재료나 강성이 매우 낮은 무른 재료는 탄성연신보다 소성연신이 작을 수 있다.

3) 연성과 전성

연성(ductility)은 인장응력 하에서 재료가 파절되지 않고 잘 늘어날 수 있는 성질이며, 전성(malleability)은 압축응력 하에서 재료가 파절되지 않고 얇게 잘 펴질 수 있는 성질이다. 어떤 금속을 잡아 당겨 선재(wire)로 쉽게 만들 수 있다면, 그 금속은 연성이 높다고 할 수 있다. 또한 망치로 두들기거나 롤러(roller)로 밀어 얇은 박(foil)으로 쉽게 만들 수 있다면, 그 재료는 전성이 높다고 할 수 있다.

치과기공사 또는 치과의사는 수복물의 적합도 향상을 위하여 금속수복물을 구부리거나 힘을 가하여 눌러 밀착시키는 경우가 종종 있다. 이런 경우를 고려하면 연성과 전성이 높은 재료를 수복재료로 사용하는 것이 유리하다. 치과재료로 사용되는 금속은 대부분 연성과 전성이 우수하며, 특히 금(gold)이 가장 우수하다(표 4-5). 연

표 4-5. 금속의 연성과 전성

	증가 ←					→ 감소				
연성	금	은	백금	철	니켈	구리	알루미늄	아연	주석	납
전성	금	은	알루미늄	구리	주석	백금	납	아연	철	니켈

성과 전성은 거의 비슷한 성질이긴 하지만 약간의 차이가 있다. 온도가 증가하면 연성은 감소하고 전성은 증가하는 경향이 있으며, 통상적으로 연성이 있는 재료는 강하지만, 전성이 있는 재료는 반드시 강하지만은 않다.

연성과 전성은 재료의 변형 또는 가공성을 나타내는 대표적인 기계적 성질이다. 연성은 전성에 비해 인장시험만으로 손쉽게 측정할 수 있으므로, 재료의 변형 또는 가공성은 보통 연신율로 평가한다. 한편, 파절될 때까지 높은 연신율을 나타내는 재료를 연성(ductility) 재료, 파절될 때까지 1% 미만의 낮은 연신율을 나타내는 재료를 취성(brittleness) 재료로 구분하기도 한다.

4.4. 최종강도

재료가 파절(fracture, 또는 파괴)되기 전까지 저항할 수 있는 최대응력, 즉 재료를 파절시키는 데 필요한 최대응력을 최종강도(ultimate strength)라 하며, 단순히 강도(strength)라 부르기도 한다.

최종강도는 응력의 종류에 따라 인장강도(tensile strength), 압축강도(compressive strength), 전단강도(shear strength) 등이 있으며, 강도 시험법에 따라 굽힘강도, 결합강도, 충격강도, 찢김강도, 피로한도 등이 있다.

1) 인장강도

그림 4-6의 응력-변형률 곡선에서 U점과 같이 인장응력 하에서 파절 전까지 재료가 저항할 수 있는 최대응력을 인장강도라 한다. 공학적인 측면에서 인장강도는 재료에 작용하는 최대 하중(힘)을 최초 단면적으로 나눈 값이다.

일반적으로 금속재료는 항복응력에 도달하면 소성변형이 일어나고, 이 변형에 의해 가공 경화(strain hardening)가 발생하므로 보다 큰 응력(최대 응력)에 도달하여야 비로소 파절이 일어난다. 치과분야에서 수복물 합금의 인장강도는 외력이 작용하는 면적에 따라 달라지므로, 최종강도보다 영구변형의 시작을 추정할 수 있는 항복응력(강도)을 더 중요하게 고려하여야 한다.

2) 압축강도

압축강도는 압축응력 하에서 파절 전까지 재료가 저항할 수 있는 최대응력이다. 압축강도를 적용하는 대상은 주로 인장강도의 측정이 용이하지 않은 재료들이다. 이는 도재, 석고, 매몰재, 아말감, 시멘트, 레진컴포지트 등과 같은 탄성계수가 높거나 파절 전에 소성변형이 적은 재료들이 해당된다. 연성을 어느 정도 갖고 있는 재료는 압축 하중의 증가에 따라 단면적이 넓어지면서 파절이 일어나지 않는 경우가 많으므로, 재료에 균열이 발생하는 시점의 응력을 압축강도로 보는 경우도 있다. 표 4-6에 치과재료의 인장강도와 압축강도를 나타내었는데, 대부분은 인장강도보다 압축강도가 높다.

3) 전단강도

재료에 전단 하중이 가해질 때, 파절 전까지 재료가 저항할 수 있는 최대응력을 전단강도(shear strength)라 한다. 일반적으로 수복물에는 인장응력, 압축응력과 함께 전단응력이 복합적으로 작용한다. 이것은 그림 4-2와 같은 고정성부분의치에 작용하는 응력을 평가할 때 특히 중요하다.

표 4-6. 치과재료의 인장강도와 압축강도

재료	인장강도 [MPa]	압축강도 [MPa]
초경석고	6	81
인산아연시멘트	10	110
법랑질	10	384
장석질 도재	25	149
아말감	32	189
레진컴포지트	–	225
상아질	106	297
금박	250	–
주조용 금합금	425~525	–

Data from John M. Powers, Ronald L. Sakaguchi: Craig's Restorative Dental Materials. 12th ed. p.75, 388, New York, Elsevier Inc., 2006.

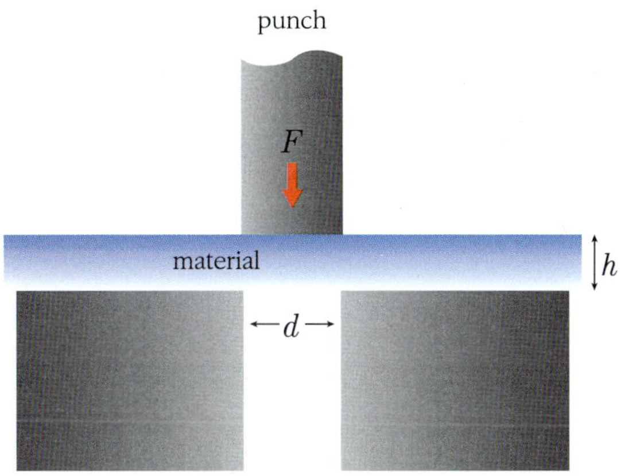

그림 4-9. 전단강도 측정

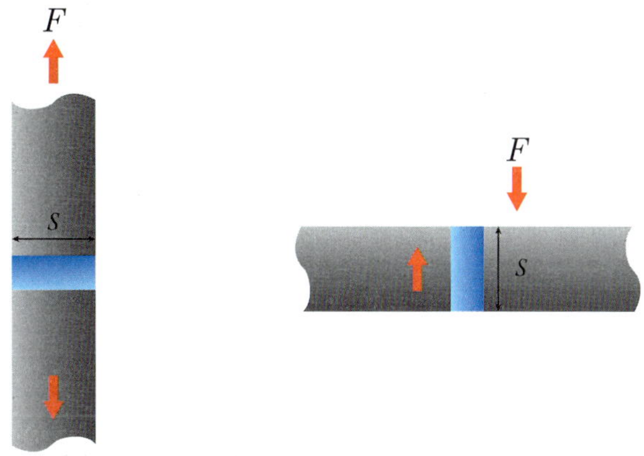

(a) (b)

그림 4-10. 결합강도 측정

표 4-7. 치과재료의 전단강도

재료	전단강도 [MPa]
인산아연시멘트	13
법랑질	90
도재	111
아크릴릭수지	122
상아질	138
아말감	188

Data from John M. Powers, Ronald L. Sakaguchi: Craig's Restorative Dental Materials. 12th ed. p.76. New York. Elsevier Inc., 2006.

치과재료의 전단강도는 비틀림 시험(torsional test)이나 밀어내기법(push-out method)으로 측정하는데, 밀어내기법이 비교적 간단하면서 보다 널리 사용되고 있다. 이는 그림 4-9와 같이 원주형(cylinder type)의 펀치(punch)로 축방향의 힘을 가하여 재료의 일정 부분을 밀어내는 일종의 천공(punching) 방법이다. F는 축 방향으로 가하는 펀치의 힘, d는 천공의 지름, h는 재료의 두께이며, 식 4.9에 의해 전단강도(τ)를 계산한다. 사실 밀어내기법으로 측정한 응력은 순수한 전단응력이 아니며, 시험 재료의 부피, 표면 형상, 조성, 준비 과정 등에 따라 결과가 다르게 나올 수 있다. 표 4-7에 치과재료들의 전단강도를 나타내었다.

$$\tau = \frac{F}{\pi dh} \tag{4.9}$$

4) 결합강도

치아와 수복물의 결합 또는 수복물과 수복물의 결합 등에서 이종 재료간의 결합력(또는 접착력)을 평가하기 위하여 인장시험이나 전단시험으로 결합강도(bonding strength)를 측정한다.

인장결합강도(tensile bonding strength)는 그림 4-10(a)와 같이 결합 경계면에 수직 방향으로 인장 힘을 가하여 재료를 파절시킨 후, 이때의 힘(F)을 결합 경계면의 면적(S)으로 나누어 강도를 계산한다. 전단결합강도(shear bonding strength)는 그림 4-10(b)와 같이 결합 경계면과 평행한 방향으로 전단 힘을 가하여 재료를 파절시킨 후, 이때의 힘(F)을 결합 경계면의 면적(S)으로 나누어 강도를 계산한다.

5) 굽힘강도

구강내 수복물에는 저작 운동에 의한 복합응력이 항상 작용하므로, 치과재료는 인장이나 압축 특성보다 굽힘(bending) 또는 굴곡(flexure) 특성이 더 중요하다. 굽힘강도(bending strength 또는 flexure strength)는 재료에 일정 하중으로 굽힘을 가할 때, 재료가 파절되지 않고 견딜 수 있는 최대 응력이다.

굽힘강도는 그림 4-11의 외팔보시험(cantilever beam test), 2축 굽힘시험(biaxial flexure test), 3점

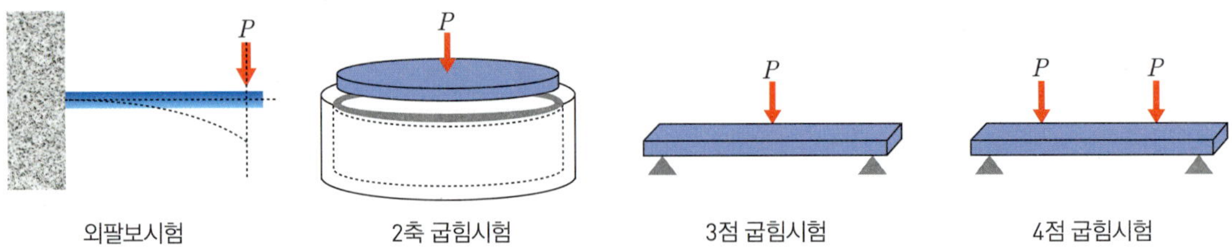

그림 4-11. 굽힘강도 측정법

굽힘시험(three point bending test), 4점 굽힘시험(four point bending test) 등의 방법으로 측정한다. 외팔보시험은 재료의 한쪽 끝을 고정하고 끝단에 수직 힘(P)을 가하며, 주로 교정용 스테인리스 강선의 굽힘 특성을 평가할 때 적용한다. 2축 굽힘시험은 원판형(disc shape) 재료의 중앙에 수직 힘(P)을 가하며, 두께가 얇은 취성재료의 굽힘강도를 측정할 때 유용한 방법이다. 3점 굽힘시험과 4점 굽힘시험은 주로 세라믹스, 석고 등 취성재료의 굽힘강도를 평가할 때 사용한다.

이들 방법 중에 3점 굽힘시험이 치과재료에 가장 널리 사용되고 있으며, 이 방법으로 측정한 강도는 횡단강도(transverse strength)라고도 부른다. 그림 4-12와 같이 양 끝이 지지되는 막대형(beam shape) 재료의 중앙에 정적인 하중(P)을 가하여 재료가 파절될 때, 식 4.10으로 굽힘강도를 계산한다. 이 식에서 P는 인가 하중, L은 지지점 간의 거리, w는 재료의 폭, t는 재료의 두께이다. 표 4-8에 몇몇 치과재료의 굽힘강도를 나타내었다. 3점 굽힘시험을 할 때, 재료의 상부에는 압축응력, 하부에는 인장응력이 발생하며 동시에 전단응력도 함께 발생하므로 복합응력의 양상을 보인다. 따라서 굽힘강도는

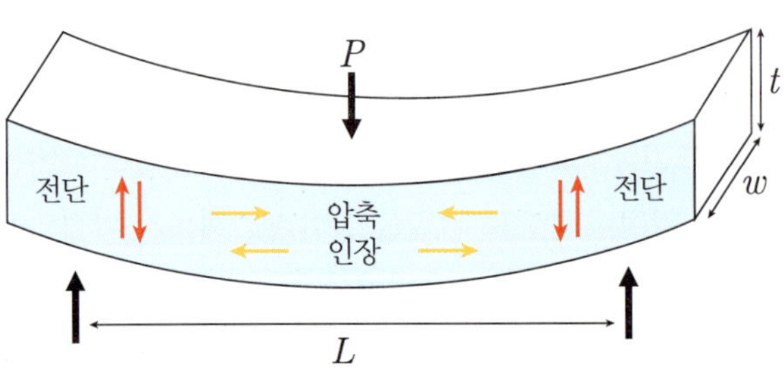

그림 4-12. 3점 굽힘시험에 의한 재료 내부의 응력 상태

표 4-8. 치과재료의 굽힘강도

재료	굽힘강도 [MPa]
초경석고	17
장석질 도재	65
레진 시멘트	66~121
아말감	124
레진 컴포지트	139
지르코니아	900

Data from John M. Powers, Ronald L. Sakaguchi: Craig's Restorative Dental Materials. 12th ed. p.77, 487, New York, Elsevier Inc., 2006.

넓은 범위에 교합력이 작용하는 의치상(denture base)이나 높은 교합력이 작용할 가능성이 있는 고정성부분의치(특히 long span bridge)의 기계적 성질을 평가할 때 유용하다.

$$\sigma = \frac{3PL}{2wt^2} \quad (4.10)$$

6) 충격강도

충격강도(impact strength)는 재료가 충격 하중 하에서 파괴될 때까지 흡수하는 에너지로 정의하며, 충격 하중시의 파절에 대한 저항성을 의미한다. 이때 충격 하중은 빠른 속도로 가하는 하중, 즉 동적 하중(dynamic load)을 말한다.

충격강도를 측정하는 방법은 Charpy 시험과 Izod 시험이 있으나, Charpy 시험이 보다 널리 사용되고 있다. Charpy 시험기는 중심축(pivot)에 매달린 해머(hammer)가 진자 운동(movement of pendulum)을 하는 구조로 되어 있다. 시험편(specimen)이 없는 상태에서 진자 운동으로 도달하는 해머의 위치를 측정한 다음, 진

자 운동 선상에 있는 시험편을 파절시킨 후 도달하는 해머의 위치를 측정한다. 이때 시험편의 파절로 흡수된 에너지만큼 해머의 도달 거리는 짧아진다. 이 짧아진 거리와 해머의 회전력을 곱하여 충격강도를 구한다. 따라서 단위는 Joule 또는 N · m, 즉 에너지 단위가 된다.

재료가 순간적으로 강력한 충격을 받으면, 그 재료는 인장 또는 압축 시험에서 관찰되는 것보다 더 큰 취성을 보인다. 즉, 인장강도나 압축강도가 높고 어느 정도 연신율이 있는 재료라 하더라도 순간적인 충격을 가하면 보다 쉽게 파절이 일어날 수 있다. 인장강도, 압축강도, 전단강도 등은 정적 하중(static load) 하에서 측정한 것이고, 동적 하중 하에서는 강도가 낮을 수 있기 때문이다. 치과재료 중에 도재, 시멘트, 아말감, 수지 등은 정적 하중보다 동적 하중이 가해질 경우에 파절에 대한 저항성이 현저히 감소하는 경향이 있다.

7) 찢김강도

찢김강도(tear strength)는 찢는 힘(하중)에 대한 재료의 파절 저항성이다. 이는 각종 치과용 인상재나 의치의 연성 이장재 등 두께가 얇은 형태로 취급되는 고분자 재료에서 중요하게 고려해야 할 성질이다.

찢김강도는 노치(notch)가 있는 초승달 모양의 시험편에 찢김 하중을 가하여, 시험편이 파절될 때의 최대 하중을 시험편의 두께로 나누어 구한다. 따라서 단위는 N/m가 된다. 찢김강도는 재료들이 갖는 점탄성(viscoelasticity) 때문에 찢김 하중을 가하는 속도에 영향을 받는데, 하중을 가하는 속도가 빠를수록 찢김강도는 증가한다. 이와 같은 특성은 임상에서 유익하게 활용될 수 있다. 예를 들면, 구강으로부터 경화된 알지네이트 인상재를 제거할 때 순간적으로 빠르게 제거하면 찢김과 변형을 최소화할 수 있다는 사실이다. 치과용 인상재들의 찢김강도를 표 4-9에 나타내었다. 알지네이트나 한천과 같은 하이드로콜로이드 인상재(hydrocolloid impression material)에 비해 고무인상재(rubber impression material)들이 훨씬 높은 찢김강도를 나타낸다.

표 4-9. 치과용 인상재의 찢김강도

재료	찢김강도 [N/m]
알지네이트[1]	400~700
한천[1]	800~900
부가형 실리콘고무[2]	1,500~3,500
폴리에테르고무[2]	1,800~4,800
폴리설파이드고무[2]	2,500~7,000

1) ASTM Tear Die C at 25 ㎝/min.
2) low & medium consistency.
Data from John M. Powers, Ronald L. Sakaguchi: Craig's Restorative Dental Materials. 12th ed. p.320, New York, Elsevier Inc., 2006.

4.5. 파절

1) 연성파괴와 취성파괴

재료는 외력이 증가하면 어느 순간에 파절이 발생한다. 이때 소성변형이 일어나면서 파절이 발생하는 경우를 연성파괴(ductile fracture)라 하며, 소성변형이 거의 일어나지 않으면서 파절이 발생하는 경우를 취성파괴(brittle fracture)라 한다.

연성파괴와 취성파괴는 재료의 파절 부위를 관찰하면 쉽게 구분할 수 있다. 둥근 막대 모양의 재료에 인장력을 가하여 파절을 발생시킨 경우, 파절 부위에 국부적인 단면 수축과 컵-원뿔 형태의 파단면(cup and cone surface)이 관찰되면 연성파괴를 일으킨 것이며, 단면 수축이 거의 없고 벽개면(cleavage plane) 또는 반듯한 형태의 파단면(flat surface)이 관찰되면 취성파괴를 일으킨 것이다. 일반적으로 금속재료는 연성파괴를 나타내며, 도재(세라믹스)나 일부 수지 재료들은 취성파괴를 나타낸다.

2) 파절강도

재료에 인장응력이 작용할 때, 그림 4-6의 X점에서 파절이 일어난다. 이 X점의 응력을 파절강도(fracture strength, 또는 파괴강도)라 한다. 파절강도는 최종강도(ultimate strength)와 마찬가지로 응력의 종류에 따라 인장파절강도, 압축파절강도, 전단파절강도 등이 있다.

재료는 반드시 최종강도에서 파괴가 일어나지는 않는다. 어떤 재료에 최대 인장력이 작용하면 재료는 과도하게 연신이 되고 단면적은 지속적으로 감소하므로, 이후보다 적은 힘으로 변형과 파괴가 일어날 수 있다. 그러므로 대개 파절강도는 최종강도보다 낮은 값을 가진다. 그러나 강하고 단단한 성질을 가지는 합금이나 세라믹스에서는 파절강도와 최종강도가 거의 비슷한 값을 보이는 경향이 있다.

3) 인성

재료의 인성(toughness)은 파절에 대한 저항성이며, 재료가 파절될 때까지 흡수할 수 있는 에너지 또는 재료가 파절되는데 필요한 에너지의 양을 나타낸다. 그림 4-7에서 응력-변형률 곡선 아래의 전체 면적(a와 b의 합)이 재료의 인성이다. 앞서 설명한 바와 같이, 응력-변형률 곡선의 면적은 응력과 변형률의 곱(식 4.7)으로 주어지므로, 인성의 단위는 부피당의 에너지, J/m^3 또는 $N \cdot m/m^3$이 된다.

항복응력이나 파절강도가 높고 동시에 연성을 갖는 재료의 응력-변형률 곡선은 면적(응력과 변형률의 곱)이 넓다. 따라서 이러한 재료는 높은 인성을 갖는다고 할 수 있다.

4) 파괴인성

치과수복물 재료에 존재하는 균열(crack), 기공(pore), 흠(scratch) 등의 결함(defects)은 수복물 제조 과정에서 생기거나 일정 기간 사용 후에 발생할 수도 있다. 일반적으로 재료의 파절은 항복응력보다 높은 응력이 작용할 때 발생한다. 그러나 결함이 있는 재료는 항복응력보다 낮은 응력에서도 파절이 일어날 수 있다. 이와 같은 파절은 소성변형이 일어나지 않거나 응력 분산 능력이 없는 취성재료에서 흔히 나타난다. 결함이 존재하는 연성재료와 취성재료는 서로 다른 파절 거동을 보인다. 표면 균열이 있는 재료에 화살표 방향의 인장 힘을 가하면(그림 4-13a), 연성재료는 소성변형으로 인해 균열이 인장 방향으로 벌어지면서 응력의 완화가 발생하지만(그림 4-13b), 취성재료는 소성변형이 거의 일어나지 않기 때문에 균열 선단에 응력의 집중이 발생한다(그림 4-13c). 인장 힘이 보다 증가하면, 연성재료는 소성변형이 계속 진행되지만, 취성재료는 균열에 집중된 응력이 재료의 허용 한계를 초과하여 급격한 균열 성장이 일어나고 그 결과로 파절이 발생한다. 결론적으로 재료의 결함은 연성재료의 인성에는 별 영향을 주지 않지만, 취성재료의 인성에는 그렇지 않다는 것을 알 수 있다.

파괴인성(fracture toughness, K_{IC})은 결함을 가진 재료의 파절에 대한 저항성이다. 재료에 응력이 작용할 때, 미세 결함으로부터 균열이 성장하여 파절이 발생하는 과정에서 응력집중계수(stress intensity factor, K)가 파괴인성이 된다.

무한대의 판에서 인장 축에 수직으로 균열이 발생하는 경우를 가정할 때, 파괴인성은 식 4.11로 주어진다. 이

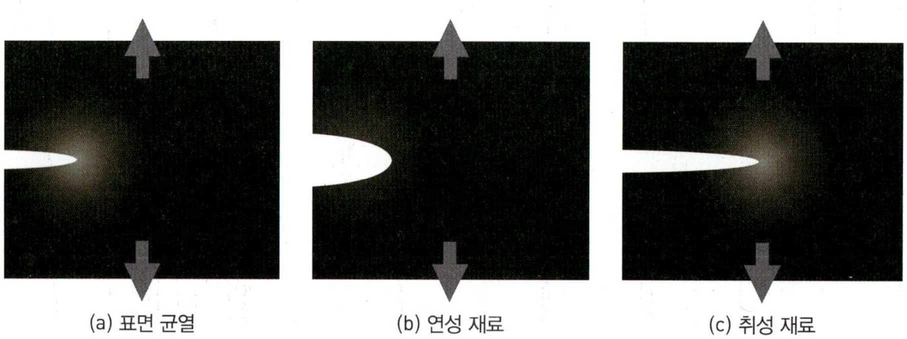

그림 4-13. 연성재료와 취성재료의 파절 거동

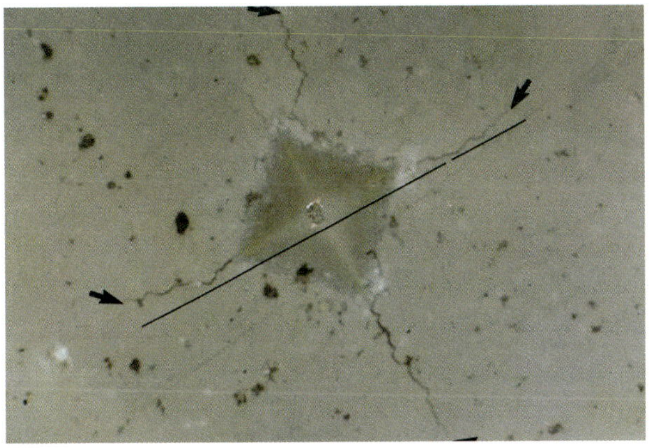

그림 4-14. 도재 재료의 압흔과 균열

식에서 α는 형상인자(geometry factor)이며, 무한정한 두께로 가정할 경우에 $\alpha \cong 1.0$이 된다. σ는 인가 하중에 의한 응력, c는 균열의 길이이다. 도새 새료의 표면을 피라미드형 압자(indentor)로 압입(indentation)하였을 때, 재료 표면에 발생한 압흔과 균열을 그림 4-14에 나타내었다. 그림에서 화살표가 균열이며, 균열의 전체 길이($2c$)는 선분으로 표시하였다. 이로부터 균열의 길이를 알 수 있으므로, 식 4-11에서 이 재료의 파괴인성을 구할 수 있다.

$$K_{IC} = K = \alpha\sigma\sqrt{\pi c} \tag{4.11}$$

몇몇 치과재료의 파괴인성을 표 4-10에 나타내었다.

표 4-10. 치과재료의 파괴인성

재료	파괴인성 [MPa√m]
장석질 도재[1]	0.9~1.0
아크릴릭수지(PMMA)[2]	1
아말감[1]	1.3~1.6
레진컴포지트[1]	1.4~2.3
알루미나[2]	1.76
부분안정화지르코니아(PSZ)[2]	7~10
스테인레스강[2]	88
티타늄합금(Ti-6Al-4V)[2]	99

1) Data from John M. Powers, Ronald L. Sakaguchi: Craig's Restorative Dental Materials. 12th ed. p.74, New York, Elsevier Inc., 2006.
2) Data from Donald R. Askeland: The Science and Engineering of Materials. 3rd ed. p.154, International Thomson Publishing Asia, 1995.

금속과 같이 비교적 소성변형이 쉽게 발생하는 재료들은 파괴인성이 높다. 반면에 취성이 있는 도재나 강도가 낮은 수지 재료들은 파괴인성이 낮다.

5) 응력-변형률 곡선과 재료의 성질

응력-변형률 곡선의 형태, 응력 및 변형률의 크기로부터 재료의 강직함과 유연함, 강함과 약함, 연성과 취성, 파절에 대한 저항성, 탄성회복력 등의 다양한 기계적 성질들을 파악할 수 있다.

그림 4-15에서 탄성계수(탄성영역의 기울기)가 높으면 재료는 강직(stiffness)한 성질을 가지고, 탄성계수가 낮으면 재료는 유연한 성질을 가진다. 그러므로 응력-변형률 곡선 ①, ②, ③, ④를 보이는 재료는 ⑤, ⑥, ⑦, ⑧을 보이는 재료에 비해 강직한 성질을 가졌다고 할 수 있다. 최종강도 또는 파절강도가 높으면 강한 재료이고, 최종강도가 낮으면 약한 재료이다. 그러므로 ①, ②, ⑤, ⑥을 보이는 재료는 ③, ④, ⑦, ⑧을 보이는 재료에 비해 강한 재료라 할 수 있다. 소성영역의 변형률 즉 연신율이 높으면 연성이며 낮으면 취성이다. 그러므로 ①, ③, ⑤, ⑦을 보이는 재료는 연성재료에 해당하며 ②, ④, ⑥, ⑧을 보이는 재료는 취성재료에 해당한다고 할 수 있다. 또한, 강도와 연신율이 모두 크면 응력-변형률 곡선의 면적(탄성 및 소성영역의 면적)이 넓을 것이다.

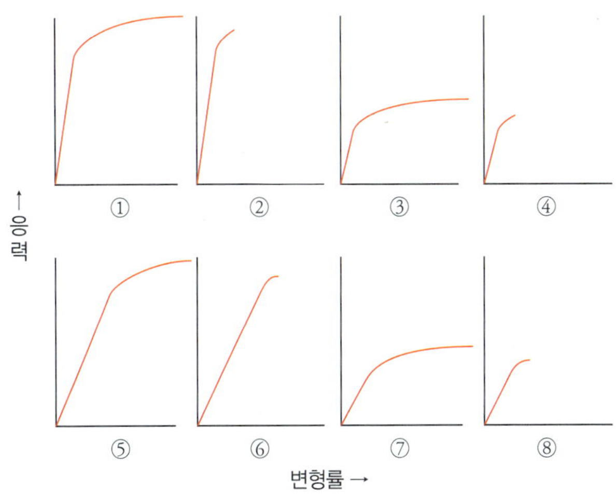

그림 4-15. 다양한 형태의 응력-변형률 곡선

그러므로 ①과 ⑤를 보이는 재료는 파괴에 대한 저항성, 즉 인성이 우수한 재료라 할 수 있다. 탄성한계가 높고 동시에 탄성변형률이 크면 응력-변형률 곡선에서 탄성 영역의 면적이 넓다. 그러므로 ⑤와 ⑥은 탄성회복력, 즉 탄성에너지율(resilience)이 우수한 재료가 나타내는 응력-변형률 곡선이다.

4.6. 피로파괴

재료에 비례한계 또는 항복강도 미만의 응력이 일시적으로 작용하는 경우, 응력이 제거되면 그 재료는 성질의 큰 변화 없이 원래의 형태로 회복되며 파절은 발생하지 않는다. 그러나 항복강도보다 낮은 응력이라 하더라도 장시간에 걸쳐 반복적으로 작용하면 재료의 강도는 점진적으로 감소하게 되어 결국에는 파절이 일어나게 된다. 이러한 현상을 피로파괴(fatigue fracture)라 한다. 재료는 공공(vacancy), 전위(dislocation), 결정입계(grain boundary), 기공(pore), 균열(crack) 등 다양한 결함을 갖고 있으며, 이런 결함 때문에 피로파괴가 발생한다. 피로파괴는 다음과 같은 과정으로 발생한다.

① 반복 하중에 의해 재료 내부에 결정면간의 미끄러짐(slip)이 발생하며, 부분적으로 가공 경화(strain hardening)가 발생한다.
② 가공 경화된 부위는 연성이 낮으므로 결함으로부터 미세 균열이 발생한다.
③ 균열에 응력이 집중되어 균열이 성장하고 이로 인해 파절이 일어난다.

재료의 피로 특성을 평가하기 위한 시험은 인장, 압축, 전단, 굽힘 등이 모두 가능하다. 이 시험에서는 재료가 갖는 항복강도보다 낮은 하중을 재료가 파괴될 때까지 반복적으로 가하는데, 이때 재료가 파절되는 응력을 피로응력(fatigue stress) 또는 피로강도(fatigue strength)라 한다. 재료의 피로 특성은 응력(하중의 크기)과 하중을 가한 반복 횟수에 영향을 받으며, 이것을 S-N 곡선(또는 피로 곡선)이라 한다. 그림 4-16은 코발트-크롬계 합금(Co-Cr alloy)의 S-N 곡선이다. 하중 반복 횟수(N)가 증가할수록 재료의 피로응력(S)은 감소한다. 그러나 하중 반복 횟수와 상관없이 어떤 응력 이하에서는 파절이 일어나지 않을 수 있다. 이때의 최대 응력을 피로한도(fatigue limit) 또는 내구한계(endurance limit)라 한다.

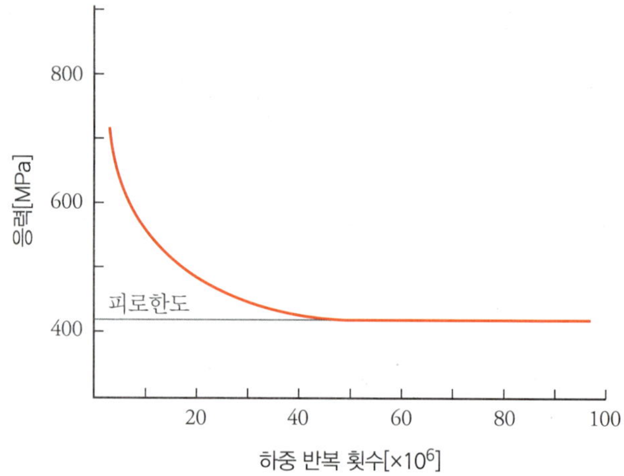

그림 4-16. 코발트-크롬계 합금의 S-N 곡선

치과수복물에는 저작 운동에 의해 응력이 반복적으로 작용하므로 피로파괴가 일어날 가능성이 매우 높다. 피

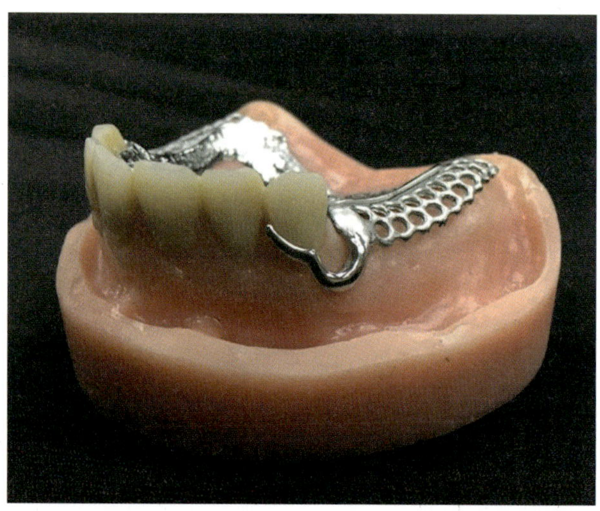
그림 4-17. 코발트-크롬계 합금으로 제작한 국소의치 금속구조물

로파괴를 예방하려면, 수복물 재료가 갖는 피로한도가 수복물에 반복 작용되는 응력보다 높아야 하며, 주조나 연마 과정에서 표면의 결함을 최소화할 수 있어야 한다. 또한 치과수복물은 구강내 착탈에 의해서도 응력이 반복적으로 작용될 수 있으므로 피로파괴가 일어날 수 있다. 그림 4-17의 국소의치에 있어서 클래스프(clasp)의 파절이 그 대표적인 예이다. 환자가 하루 5번 정도의 착탈을 반복한다고 가정하면, 클래스프는 1년에 약 1,800회 이상의 응력 변화를 반복적으로 받는다. 따라서 이와 같은 수복물은 기본적으로 피로한도가 높은 재료를 사용하는 것이 바람직하다.

4.7. 경도

경도(hardness)는 재료의 단단한 정도를 나타내는 성질이며, 재료가 표면의 눌림(indentation) 또는 긁힘(scratch)에 견디는 능력, 또는 재료의 작은 부분에 외력을 가할 때 영구변형에 대한 저항성을 말한다. 경도는 재료의 근본적인 성질이 아니며, 정량적으로 정의하는 것도 거의 불가능하다. 이는 동일한 조성의 재료라 하더라도 경도를 측정하는 재료마다 표면 상태가 다르고, 시험 방법에 따라 압자(indentor)의 형태나 인가 하중이 다르기 때문이다. 그러나 경도는 변형에 대한 일종의 저항성이라는 관점과 인장시험이나 압축시험과 달리 비파괴적인 방법으로 측정할 수 있다는 점을 고려한다면, 어떤 이유에 의해 재료의 특정 기계적 성질을 측정할 수 없는 경우에 그 재료의 기계적 성질을 추정할 수 있는 유용한 수단이 될 수 있다. 경도는 연마의 용이성에 직접적으로 영향을 미치는 인자이며, 재료 표면의 긁힘이 피로강도를 감소시키고 조기 파괴의 원인이 되므로 치과기공 분야에서 중요한 성질이라 할 수 있다.

경도시험은 원리적인 측면에서 압입시험(indentation test)과 반발시험(rebound test)으로 분류한다. 압입시험은 재료 표면에 구, 원뿔, 피라미드 모양의 압자를 일정 하중으로 압입시키고, 재료 표면에 발생한 압흔의 면적이나 깊이로부터 경도를 결정하는 방법이다. 반발시험은 재료 표면에 경질의 물체를 일정 높이에서 낙하시키고, 반발 높이로부터 경도를 결정하는 방법이다. 가장 일반적으로 사용하는 경도시험은 표 4-11의 브리넬(Brinell), 로크웰(Rockwell), 비커스(Vickers), 누프(Knoop), 쇼어(Shore) 등의 방법이 있다. 이중에서 재료의 종류와 형상에 따라 적절한 방법을 선택한다.

표 4-11. 경도시험 방법과 재료

방법		재료
압입	Brinell	연성재료(금속)
	Rockwell	연성재료(금속)
	Vickers	연성 및 취성 재료(금속, 도재)
	Knoop	탄성의 연성 및 취성재료 (얇은 형상의 수지, 금속, 도재)
반발	Shore	유사 탄성계수를 갖는 재료간의 경도 비교

1) 브리넬 경도

브리넬 경도시험(Brinell hardness test)은 가장 오래된 경도 측정법이며, 그 시험 방법은 한국표준규격 KS B 0805에 규정하고 있다. 재료의 표면을 강구(steel ball)를 압자로 사용하여 일정 하중으로 압입하면, 재료 표면에 구 모양의 압흔이 생긴다(그림 4-18). 이때 압자의 직경(D)과 압흔의 직경(d)으로부터 압자와 재료의 접촉 면적을 구하고, 이 값으로 압입 하중(P)을 나누어 경도를 구한다(식 4.12). 단단한 재료일수록 압흔의 면적은 작을 것이므로 경도는 증가할 것이다. 이 값을 브리넬 경도(H_B, Brinell Hardness Number, BHN)라 하며, 일반적으로 단위는 쓰지 않는다. 시험의 표준 조건은 직경 10 ㎜의 강구, 하중 3000 kg, 하중시간 30초이며, 간혹 직경 5 ㎜의 강구, 하중 1000 kg, 750 kg, 500 kg을 사용하기도 한다. 그리고 경도를 측정할 재료의 두께는 압흔 깊이의 약 10배 이상이어야 하며, 폭은 압흔 직경의 5배 이상이어야 한다.

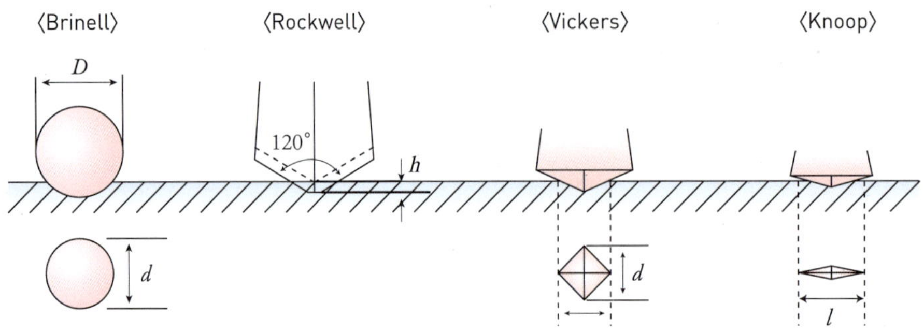

그림 4-18. 압입시험의 압자와 압흔의 모양

표 4-12. 치과용 금합금의 브리넬 경도

금합금	BHN [kg/㎟]
Type I	45
Type II	95
Type III	120
Type IV	220
40% Au-Ag-Cu	252
금속도재관용 귀금속	165

$$H_B = \frac{2P}{\pi D(D - \sqrt{D^2 - d^2})} \quad (4.12)$$

표 4-12는 치과 주조용 금합금의 브리넬 경도 값이다. 브리넬 경도시험은 금속과 같이 연성이 있는 재료의 경도를 측정할 때 주로 사용하며, 법랑질이나 도재와 같은 취성재료, 그리고 고무와 같은 탄력성이 높은 재료는 정확한 경도를 측정하기 어렵다.

2) 로크웰 경도

로크웰 경도시험(Rockwell hardness test)은 한국표준규격 KS B 0806에서 압자의 종류에 따라 B scale과 C scale로 구분하고 있다. B scale은 지름 1/16인치(1.588 ㎜)의 강구(steel ball)를 압자로 사용하며, C scale은 꼭지각 120°의 원추형 다이아몬드를 압자로 사용한다(그림 4-18). 압자를 먼저 기준하중 10 kgf로 재료 표면에 압입하고, 추가로 시험하중(B scale에서는 100 kgf, C scale에서는 150 kgf)으로 재료 표면에 압입한 다음, 시험하중을 제거한 상태에서 경도시험기의 다이얼게이지(dial gauge)에 나타난 눈금을 읽는다. 이 눈금은 기준하중과 시험하중으로 생긴 압흔 깊이의 차(h)를 나타내는데, 이것을 로크웰 경도(H_R, Rockwell Hardness Number, RHN)라 한다. 만약 원추형 다이아몬드를 압자로 사용하고 150 kgf을 시험하중으로 하였을 때, dial gauge의 눈금이 55.5이었다면 이것을 로크웰 경도 C 55.5(또는 H_RC 55.5)로 표기한다.

로크웰 경도시험은 브리넬 경도시험과 마찬가지로 금속재료의 경도를 측정하는데 적합하며, 압흔의 깊이로 경도를 측정하기 때문에 취성재료나 탄성이 있는 재료의 경도 측정에는 적합하지 않다.

3) 비커스 경도

비커스 경도시험(Vickers hardness test)은 한국표준규격 KS B 0811에 규정하고 있다. 대면각 136°를 갖는 피라미드 형상의 다이아몬드를 압자로 사용하여 재료의 표면을 일정 하중으로 압입하면 사각 모양의 압흔이 생긴다(그림 4-14와 4-18). 이때 비커스 경도(H_V, Vickers Hardness Number, VHN)는 압입 하중을 압흔 면적으로 나누어 구하는데, 식 4.13으로 주어진다. 이 식에서 압입 하중은 P, 압흔의 대각선 길이는 d이다.

$$H_V = \frac{2P\sin\left(\frac{136}{2}\right)}{d^2} = \frac{1.8544P}{d^2}, \quad \left[\frac{kg}{mm^2}\right] \quad (4.13)$$

비커스 경도시험은 금속과 같은 연성이 있는 재료뿐만

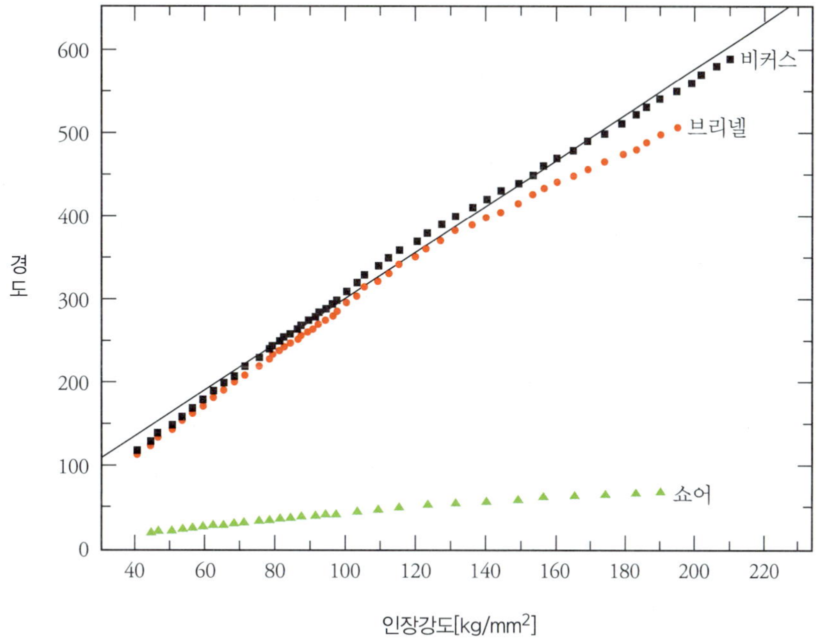

그림 4-19. 강(steel)의 경도와 인장강도

아니라 도재나 시멘트와 같은 취성재료에도 적합하며, 특히 미국치과의사협회(ADA)에서 치과 주조용 금합금의 경도 측정에 적용하고 있다. 그러나 브리넬 경도시험과 마찬가지로 변형에 대한 회복력이 높은 탄성재료에는 적합하지 않다.

경도는 일종의 영구변형에 대한 저항성이므로, 강도와 직접적으로 비례하는 관계가 있다. 그림 4-19는 강(steel)에 대하여 경도와 강도를 측정하고, 그 관계를 나타낸 것이다. 이 결과에서 알 수 있듯이, 비커스 경도나 브리넬 경도의 약 1/3의 값이 인장강도와 거의 일치한다. 따라서 최종 수복물 또는 장치물의 강도를 확인할 필요가 있지만, 강도를 측정하기 위한 시험편을 제작할 수 없거나 어떤 이유로 재료의 인장강도를 직접 측정할 수 없는 경우에 비커스 경도나 브리넬 경도를 측정하여 인장강도를 추정할 수 있다.

4) 누프 경도

누프 경도시험(Knoop hardness test)은 마름모꼴 각뿔형의 다이아몬드 압자를 사용하므로 아주 작은 압입하중으로도 재료 표면에 압흔을 형성할 수 있으며, 압흔의 깊이가 장축 길이(그림 4-18에서 l)에 비해 아주 얕다. 따라서 미소 부위나 두께가 얇은 부위의 경도를 측정하는데 유용한 방법이다.

이 방법은 한국표준규격 KS B ISO 4545(금속), KS L ISO 9385(유리 · 도자기)에서 정하고 있다. 재료 표면에 다이아몬드 압자(정면 꼭지각은 172°30′, 측면 꼭지각 130°, 세로와 가로의 비 7.11:1)를 특정 하중(P)으로 압입하여 마름모꼴 압흔을 얻는다. 누프 경도시험에 의해 치아 법랑질 표면에 형성된 압흔을 그림 4-20에 나타내

표 4-13. 치과재료의 누프 경도

재료	KHN [kg/㎟]
아크릴릭수지(PMMA)	21
인산아연시멘트	38
상아질	68
금박	69
법랑질	343
코발트-크롬 합금	391
장석질 도재	460
탄화규소(연마재)	2,480

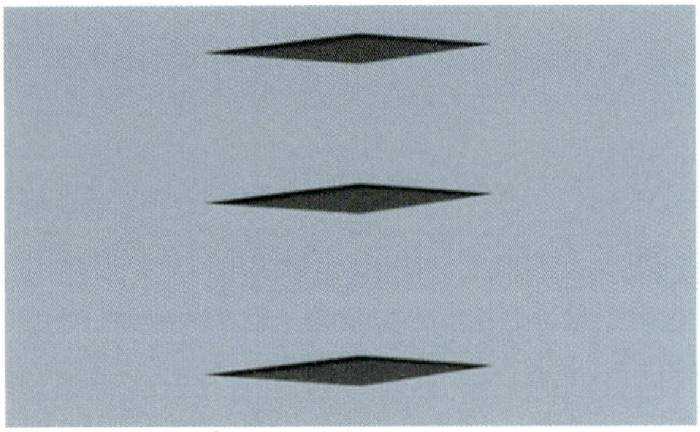

그림 4-20. 누프 경도시험에 의한 치아 법랑질 표면의 압흔

었다. 이 압흔의 장축 길이(l)를 측정하여 식 4.14로부터 누프 경도(H_K, Knoop Hardness Number, KHN)를 구한다. 표 4-13은 치과재료들의 누프 경도 값이다.

$$H_K = \frac{P}{0.0703l^2} \quad \left[\frac{kg}{mm^2}\right] \tag{4.14}$$

누프 경도시험은 치과 분야에서 가장 널리 사용되고 있는 방법이다. 그림 4-20에서 볼 수 있듯이, 압흔의 모양은 장축(가로축) 방향으로 길고 단축(세로축) 방향으로 짧다. 탄성이 있는 말랑말랑한 젤리를 날카로운 칼로 자른다고 가정할 때, 칼날이 젤리의 표면에 들어가는 순간은 젤리의 표면이 칼날의 두께 만큼 벌어지지만, 칼을 빼면 칼날 두께에 의해 벌어진 틈은 거의 없어지고 칼의 길이 방향으로 잘라진 자국만 남는다. 이와 같이 누프 경도시험에 의한 압흔은 장축 방향이 단축 방향에 비해 탄성 회복이 거의 일어나지 않은 것으로 간주할 수 있다. 따라서 누프 경도시험은 금속, 도재, 수지 등 재료의 종류에 상관없이 탄성이 있는 재료의 경도 측정에 적합하다. 특히, 두께가 얇은 형상은 탄성이 있으므로 이와 같은 재료의 경도 측정에 매우 적합한 시험방법이다.

5) 쇼어 경도

앞서 설명한 네 가지 경도시험 방법은 모두 압입시험에 해당하며, 재료 표면에 정적 하중을 가하여 경도를 측정한다. 반면에 쇼어 경도시험(Shore hardness test)은 반발시험에 해당하며, 재료 표면에 동적 하중을 가하여 경도를 측정한다.

이 방법은 한국표준규격 KS B 0807에서 정하고 있다. 선단 반지름 1 ㎜, 중량 2.5 g(1/12 ounce)의 다이아몬드 추를 10인치(inch)의 높이에서 낙하시켜, 재료 표면으로부터 반발하는 높이를 측정한다. 경도는 담금질(quenching)한 고탄소강 재료를 시험편으로 사용하였을 때의 반발 높이를 100, 전혀 반발이 없는 경우를 0으로 기준하여 이 구간을 100 등분한 것으로 나타낸다. 시험기는 반발 높이를 눈으로 직접 읽는 C형과 다이얼게이지로 읽는 D형이 있다.

강도는 비슷하지만 탄성계수가 다른 두 재료에 대하여 쇼어 경도를 측정할 경우, 낮은 탄성계수의 재료가 높은 탄성계수의 재료보다 더 큰 탄성변형을 할 수 있기 때문에 낮은 탄성계수의 재료에서 다이아몬드 추의 반발이 더 클 수 있다. 두 재료는 강도가 비슷하므로 경도도 비슷한 값을 가져야 하나, 앞서 설명한 바와 같이 쇼어 경도는 낮은 탄성계수의 재료가 더 높은 값을 나타내는 문제점이 있다. 또한, 쇼어 경도는 재료 표면에 대한 반발 정도이므로 재료 표면의 평활도에 따라 경도 값이 크게 영향을 받는다. 그러나 쇼어 경도시험은 낙하 추가 가볍고 시험 후에 재료에 압흔이 거의 남지 않으므로, 동일한 재료로 만든 최종 물체의 경도를 확인하거나 유사한 탄성계수를 갖는 재료 간에 경도를 비교할 때 종종 사용되고 있다.

4.8. 마찰과 마모

1) 마찰

어떤 물체가 다른 물체와 접촉한 상태에서 움직이기 시작하거나 움직이고 있을 때, 그 접촉면에서 운동을 저지하려는 현상을 마찰(friction)이라 한다. 정지한 상태의 물체가 움직이려고 할 때 발생하는 저항력을 정지마찰력(F_s, static friction force)이라 하며, 움직이는 물체

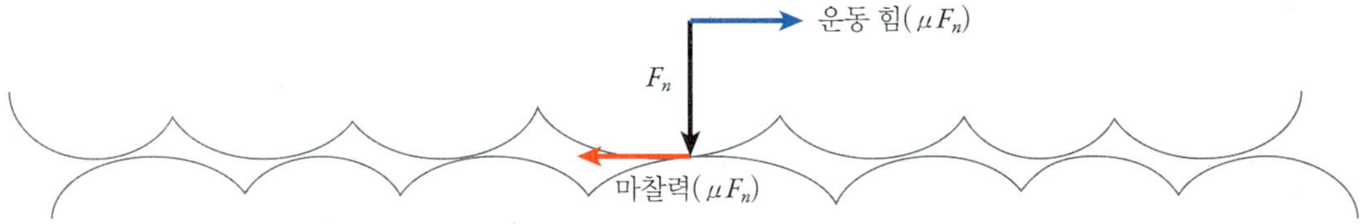

그림 4-21. 물체 접촉부에서의 마찰력

에 작용하는 저항력을 운동마찰력(F_k, kinetic friction force)이라 한다. 바닥면에 놓인 물체는 처음 움직이기 시작할 때 가장 많은 힘이 들며, 일단 움직이기 시작하면 처음보다 적은 힘으로도 계속 움직이게 할 수 있다. 따라서 정지마찰력이 운동마찰력보다 세다는 것을 알 수 있다.

그림 4-21과 같이 마찰력은 두 물체의 접촉면에 수직으로 작용하는 힘(F_n)과 마찰계수(μ)에 비례한다. 정지마찰력(F_s)은 식 4.15, 운동마찰력(F_k)은 식 4.16으로 주어진다. 이때 μ_s는 정지마찰계수, μ_k는 운동마찰계수이며, 재료의 조성과 표면 상태에 따라 0에서 1 사이의 값을 갖는다.

$$F_s = \mu_s F_n \tag{4.15}$$

$$F_k = \mu_k F_n \tag{4.16}$$

구강 내에서 상하악 치아 또는 수복물들은 지속적으로 접촉과 활주 운동을 하므로, 마찰은 관심 깊게 살펴보아야 할 인자이다. 물체 표면의 미세한 거칠기 또는 요철 때문에 물체간의 접촉은 매우 좁은 영역에서 일어나며, 접촉부는 높은 응력이 발생하게 되는데, 이때 발생한 응력이 물체가 가지는 항복응력을 초과하면 소성변형과 함께 전단파괴(shear fracture)가 발생할 수 있다. 이에 대한 저항력이 정지마찰력이다. 이 정지마찰력을 넘어서면 활주 운동이 시작되며, 후속적으로 운동마찰력이 발생하여 물체의 표면 마모(abrasion)가 진행되는 것이다.

2) 마모

마모(abrasion, 또는 wear)는 마찰 부위에서 재료가 떨어져 나가는 현상을 말하며 기계적 파절 작용의 한 양상이라 할 수 있다. 치아와 수복물의 마모는 저작, 잇솔질, 음식물, 이갈이 등에 의한 기계적, 생리적, 병리적 조건으로 야기될 수 있으며, 마모면의 성질, 접촉부의 면적, 활주 운동에 의한 상호작용, 서로 다른 재료의 접촉 등이 영향을 미친다. 마모는 치과수복물이 구강 내에 장착되어 사용 중일 때는 원하지 않는 현상이지만, 수복물의 연마 과정에서는 필요한 요소이기도 하다.

일반적으로 마모의 종류는 그 마찰 조건에 따라 기계적 마모, 화학적 마모, 물리적 마모가 있다. 기계적 마모는 표면 미세부위에 전단파괴와 피로파괴가 복합적으로 작용하여 발생한다. 마찰에 의해 접촉 표면의 미세 요철이 전단파괴 되어 입자로 떨어져 나가고, 이 입자들의 미끄러짐 작용과 반복 하중에 의해 응력 집중과 균열이 발생하는 과정으로 피로파괴와 전단파괴가 반복해서 일어난다. 화학적 마모는 마찰면에 산화물 같은 화합물이 생성되고, 이것이 기계적으로 파괴되거나 화학적으로 용해되면서 입자로 떨어져 나간다. 이 입자들의 미끄러짐 작용에 의해 표면 보호막(passive layer)이 제거되면서 화학적 마모는 가속된다. 이 경우를 부식성 마모(corrosive abrasion)라고도 한다. 물리적 마모는 접착성 마모(adhesive abrasion)와 용융 마모(melting abrasion)가 있다. 접착성 마모는 연한 재료가 단단한 재료와 접촉할 때 일어나는데, 표면 입자들이 한 쪽 면에서 다른 쪽 면으로 잡아 당겨지고 분리되어 미끄러지는 동안 다른쪽 면에 접착하게 되며, 이 과정에서 표면 붕괴가 일어난다. 용융 마모는 마모 진행 과정에서 발생한 마찰력에 의해 접촉부의 온도가 상승하고, 이 온도가 재료의 융점에 도달하여 발생한다.

한편 마모에 견디는 성질을 내마모성(wear resistance)이라 한다. 내마모성이 낮은 재료는 저작중 교모(attrition)에 의해 쉽게 마모될 수 있다. 수복물은 치아의 상실된 기능을 회복시켜 주기 위한 것이므로, 어느 정도 내마모성이 있는 재료로 제작되어야 한다. 기계적 마모만을 고려한다면 재료의 경도(또는 강도)가 높을수록 내마모성이 우수하다고 할 수 있다.

4.9. 고체의 유동과 점탄성

1) 유동

유동(flow)은 재료에 정적 하중이나 일정한 외력이 작용할 때 시간에 따라 변형이 발생하는 현상이다. 이때 낮은 응력 하에서도 빠른 시간에 큰 변형이 발생하는데, 변형은 재료내의 원자 또는 분자로 이루어진 층간 또는 결정면간 미끄러짐(이를 slip이라 한다.)에 의한 것이다.

재료의 유동 성질은 일반적으로 압축 힘(compressive force)으로 평가한다. 원주 형태의 재료에 압축 힘을 가한 상태에서 일정 시간 두면 원주의 길이가 감소하는데, 이 길이 감소율로 유동을 측정한다. 치과용 왁스, 인상재, 수지 등의 비정질 재료에 일정 힘을 가하면 크기가 지속적으로 변하는 성질이 있으므로, 이들 재료의 성질을 평가할 때 유동을 적용한다. 반면에 결정질 재료에서의 유동 현상은 이와 구분하여 점동(creep)이라 한다.

2) 점탄성

일정한 외력이 작용하는 재료에 액체의 성질인 점성(viscosity)과 고체의 성질인 탄성(elasticity)이 동시에 존재할 때, 그 성질을 점탄성(viscoelasticity)이라 한다. 점성만을 갖는 액체는 외력이 가해지면 흐름이 발생하고 외력을 제거하여도 원상태로 회복이 일어나지 않는다. 탄성만을 갖는 고체는 외력이 가해지면 즉시 변형을 일으키며, 외력을 제거하면 Hook의 법칙(식 4.4)에 따라 빠르게 원상태로 되돌아간다. 반면에 점탄성을 갖는 고체는 외력을 가한 후 제거하였을 때, 흐름과 탄성변형이 동시에 존재하므로, 반응은 순간적으로 완료되지 않고 시간에 따라 서서히 일어난다.

점탄성 재료의 중요한 물성에는 응력이완(stress relaxation)과 점동(creep) 현상이 있다. 장범위 또는 단범위 규칙을 갖는 고체 재료가 소성변형이 되면, 원자 또는 분자는 원래의 위치에서 벗어나고 부분적으로 원자 배열의 찌그러짐이 발생하므로, 그 재료 내부에는 이에 반발하는 응력이 쌓이게 된다. 이것을 내부응력(internal stress)이라 한다. 이와 같은 불안정 상태의 재료에 시간이나 온도가 충분히 주어지면, 원자 또는 분자가 원래의 위치로 되돌아가는 원자 재배열(atom rearrangement)이 발생한다. 이 과정에서 재료의 내부응력은 서서히 사라지게 되며 동시에 재료의 모양 또는 형태도 변하게 되는데, 이 현상을 응력이완이라 한다. 예를 들면, 납형(wax pattern)을 제작하는 과정에서 왁스를 과도하게 용융하거나 납형에 심한 압박을 가했을 경우에 납형은 시간의 경과에 따라 응력이완이 일어나 모양이 변하게 된다. 이것은 매몰, 소환, 주조 등 후속 작업을 정상적으로 시행하는 것과 무관하게, 정확한 보철물을 제작할 수 없는 결정적 원인을 제공하게 된다. 이를 방지하려면 왁스의 연화온도를 준수할 것, 과도하게 가열하지 않을 것, 균일하게 가열할 것, 가열과 냉각의 반복 횟수를 가급적 줄일 것, 과도한 압박을 피할 것, 납형 채득 후 즉시 매몰할 것 등이 요구된다.

금속과 같은 결정질 고체에 탄성한계보다 낮은 외력을 단시간으로 가하면 소성변형은 일어나지 않는다. 그러나 탄성한계보다 낮은 외력이라 하더라도 장시간에 걸쳐 지속적으로 가하면 변형이 서서히 일어날 수 있다. 이와 같이 일정한 외력 하에서 시간에 따라 변형이 증가하는 현상을 점동(creep)이라 한다. 치과분야에서 가철성 부분 틀니의 클래스프, 교정용 선재 그리고 아말감 보철 등은 점동을 고려해야 할 대상이다. 특히, 치과용 아말감은 42~52%의 수은(Hg)을 함유하고 있으므로, 지속적으로 힘이 가해지면 점동 현상이 발생하는데, 이는 교합면이나 변연부의 이상을 유발하고 결국에는 보철물의 파절을 야기할 수 있다.

알아두기

1. 힘과 응력의 차이점
2. 응력과 변형률의 계산
3. 응력–변형률 곡선에서 알 수 있는 정보
4. 비례한계와 치과수복물 재료와의 관계
5. 탄성계수의 정의
6. 탄성에너지율의 의미
7. 자연치아가 갖는 기계적 성질에 대한 이해
8. 소성변형에 있어서 항복응력의 의미
9. 연성과 전성의 차이점
10. 최종강도의 의미
11. 인장, 압축, 전단 강도와 치과수복물 재료와의 관계
12. 치과재료에서 굽힘, 결합, 충격, 찢김 강도에 대한 이해가 필요한 이유
13. 연성파괴와 취성파괴의 차이점
14. 파절강도의 의미
15. 재료의 인성, 강도, 연신율의 관계
16. 파괴인성을 구하는 방법
17. 재료의 성질과 응력–변형률 곡선의 관계
18. 치과수복물의 피로파괴에 대한 이해
19. 경도시험의 종류와 측정 가능한 재료
20. 경도와 강도의 관계
21. 마찰과 마모의 정의
22. 고체의 유동과 점동의 차이점
23. 치과재료에서 응력이완이 갖는 의미

참고문헌

1. B. W. Darvell: Materials Science for Dentistry, 10th ed., Woodhead Publishing Series in Biomaterials, Elsevier Ltd., 2018.
2. Committee of the Academy of Prosthodontics: The Glossary of Prosthodontic Terms, 9th ed., J. Prosthet. Dent., 2017.
3. C. R. Barrett, W. D. Nix, A. S. Tetelman: The Principles of Engineering Materials, Englewood Cliffs, N. J., Prentice–Hall, 1973.
4. Donald R. Askeland: The Science and Engineering of Materials, 3rd ed., International Thomson Publishing Asia, 1995.
5. John F. McCabe and Angus W. G. Walls: Applied Dental Materials, 9th ed., Wiley–Blackwell, 2008.
6. Kenneth J. Anusavice, Chiayi Shen, H. Ralph Rawls: Phillips'Science of Dental Materials, 12th ed., N. Y., Elsevier Inc., 2012.
7. McLean, J. W.: The Science and Art of Dental Ceramics, Vol. 1: The Nature of Dental Ceramics and their Clinical Use, Chicago, Quintessence Publishing Co. Inc., 1979.
8. Ronald L. Sakaguchi and John M. Powers: Craig's Restorative Dental Materials, 13th ed., N. Y., Elsevier Inc., 2011.
9. Van Vlack, L. H.: Elements of Materials Science, 4th ed., Massachusetts, Addition–Wesley Publishing Co. Inc., 1980.
10. William J. O'Brien: Dental Materials and Their Selection, 3rd ed., Quintessence Publishing Co. Inc., 2002.

웹사이트

- 국가표준인증통합정보시스템: standard.go.kr/KSCI/
- Academy of Dental Materials: www.academydental-materials.org
- American Dental Association: www.ada.org

Chapter 05

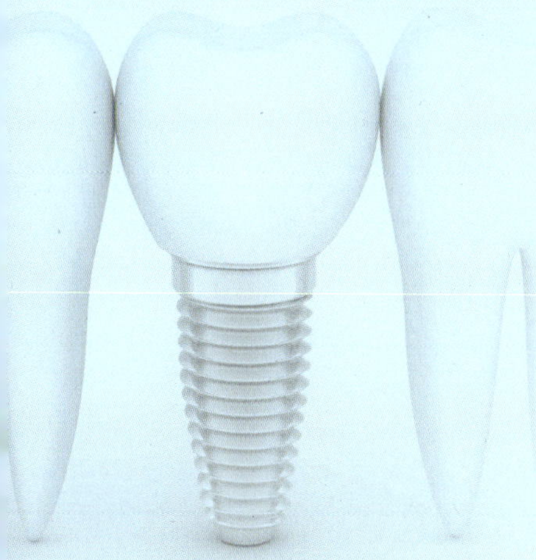

석고 제품 (Gypsum products)

안재석(광주보건대학교)

핵심 용어

- **하소(calcination)** 물과 이산화탄소와 같은 화학적으로 결합된 휘발성 물질을 제거하기 위해 고체 물질을 가열하는 공정
- **캐스트(cast)** 인상으로 구조물의 모양과 표면을 재현한 복제물
- **치과용 일반석고(dental plaster)** 베타 형태의 황산칼슘 반수화물(β-hemihydrate)
- **치과용 경석고(dental stone)** 알파 형태의 황산칼슘 반수화물(α-hemihydrate)
- **치형(die)** 석고 제품, 에폭시 수지, 금속 또는 내화재로 치아를 재현한 복제물
- **석고(gypsum)** 황산칼슘 이수화물($CaSO_4 \cdot 2H_2O$)
- **석고 결합 매몰재(gypsum bonded investment)** 금속 주조 공정을 위한 금형을 생산하는데 사용되는 실리카와 석고로 구성된 내화 재료
- **흡수성 경화 팽창(hydroscopic setting expansion)** 석고 또는 석고 결합 매몰재 혼합물이 물과 접촉하는 상태에서 경화할 때 발생하는 팽창
- **모델(model)** 구강 상태를 복제한 모형
- **일반적인 경화 팽창(normal setting expansion)** 석고나 석고 결합 매몰재 혼합물이 대기 중에서 경화할 때 발생하는 팽창

핵심 내용

제5장에서 학습해야 할 중요 내용은 석고 제품의 제조과정, 경화 반응, 경화 팽창의 작용원리, 석고 제품의 강도에 영향을 미치는 요인, 석고 제품의 종류 및 취급 등이다.

석고 원석($CaSO_4 \cdot 2H_2O$, 황산칼슘 이수화물)은 세계 여러 곳에서 채굴되는 광물(그림 5-1)이지만, 제품화하기 위해 분쇄하고 가열하여 미세한 반수화물 분말로 제조된다. 석고 제품을 물과 혼합하면 다시 이수화물 석고로 되돌아간다. 석고 제품의 이러한 고유한 특성은 역사를 통해 많은 응용을 이끌어냈다. 석고와 물의 혼합물은 고대 이집트 피라미드의 돌덩어리를 결합하는데 사용되었으며, 석고 및 석고 제품은 오늘날 건축물, 토양 조절제, 식품 첨가제, 제약, 의료 기기 및 치과적 응용을 포함한 많은 분야에서 사용되고 있다.

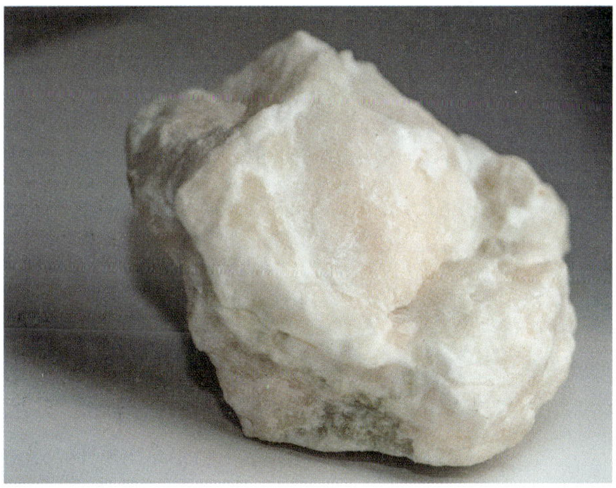

그림 5-1. 석고 원석(gypsum mineral)

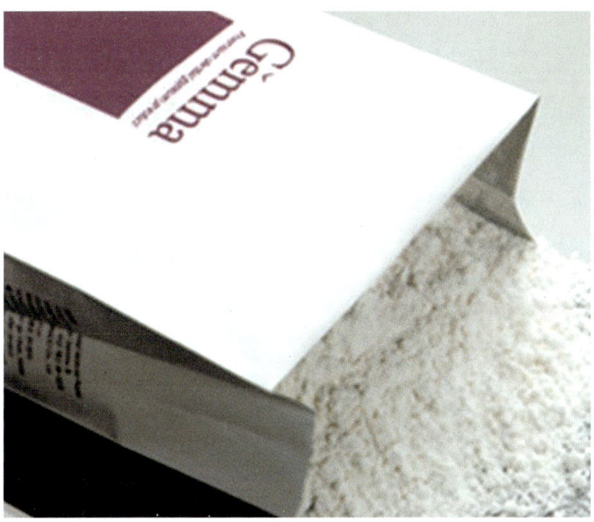

그림 5-2. 석고 제품(gypsum products)

치과 분야에서 석고 제품(그림 5-2)의 주요 용도로는 구강 및 악안면 구조의 연구 모형 제작 및 치과보철물 제작에 관련된 보조 재료로 사용된다. 또한 치과수복물을 제작하기 위한 모형을 만드는데 사용된다. 석고 제품에 실리카와 같은 내화 충전제를 혼합하면 내열성이 높아져 치과용 수복물 제작 시 용융 금속으로 주조하기 위한 주형을 만드는 데 유용하다. 이러한 형태의 재료를 석고 결합 매몰재라고 한다.

5.1. 석고 제품의 제조

석고 제품은 석고 원석을 하소(calcining)하여 제조된다. 판매되는 석고는 분쇄된 형태로 결정수의 일부를 제거하기 위해 개방된 용기에서 110~130℃의 온도로 가열된다. 이것은 그림 5-3 반응의 첫 번째 단계에 해당한다. 석고 제품의 주성분은 황산칼슘 반수화물($CaSO_4 \cdot 1/2H_2O$)이다. 생성된 입자는 치과분야에서 일반석고로 알려진 미세한 구멍이 있는 미세 결정의 섬유 모양의 집합체이다. 석고 분말의 제조 시 가열온도가 더 높이 올라가면 무수물이 된다. 이렇게 석고분말을 가열하여 결정수를 분리하는 과정을 하소(calcination)라고 한다.

그림 5-3에서 볼 수 있듯이 석고가 증기 가압 용기에서 가열될 때 치과용 경석고라고 하는 결정질 반수화물이 막대 또는 프리즘 형태로 생성된다(그림 5-4b). 결정 크기, 표면적 및 격자 완전성의 정도 차이에 따라 생성된 분말을 치과용 경석고(α-hemihydrate)와 치과용 일반석고(β-hemihydrate)로 나눈다. β-hemihydrate 결정은 해면상과 불규칙한 모양을 특징으로 하는 반면, α-hemihydrate 결정은 더 조밀하고 각기둥 형태를 하고 있다.

반수석고 입자가 물과 혼합되면 그림 5-3의 반응이 반대로 진행된다. α-hemihydrate는 β-hemihydrate보다 훨씬 강하고 단단한 이수화물 구조를 생성한

$CaSO_4 \cdot 2H_2O$ 석고 원석 —(110~130℃)→ $CaSO_4 \cdot 1/2H_2O$ 치과용 일반석고 또는 경석고 —(130~200℃)→ $CaSO_4$ 육방정계 무수석고 —(200~1000℃)→ $CaSO_4$ 사방정계 무수석고

그림 5-3. 석고의 제조 과정

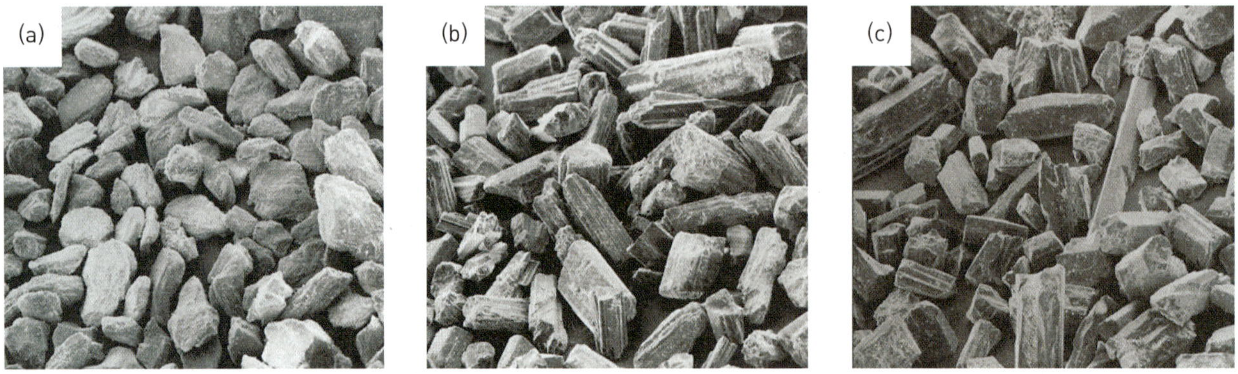

그림 5-4. 석고 제품 분말 입자의 세가지 유형(×400)
(a) 일반 석고(β-hemihydrate); 결정의 모양이 스폰지와 같고 불규칙적이다.
(b) 치과용 경석고(α-hemihydrate); 결정이 프리즘과 같고 일반석고보다 더 규칙적인 모양이다.
(c) 치과용 고강도 경석고(modified α-hemihydrate); 정육면체 모양의 입자들은 감소된 표면적을 갖고 있어 혼합물의 흐름성이 개선된다.

다. 이러한 차이의 가장 큰 이유는 β-hemihydrate 결정은 모양이 불규칙하고 다공성인 특징이 있어 분말 입자를 적시는데 더 많은 물이 필요하기 때문이다.

다양한 석고 제품이 각기 다른 양의 물을 필요로 한다. 이러한 차이점은 주로 결정의 모양과 크기에 의해 설명된다. 이러한 요인은 제조회사에 의해 조절되며 사용되는 공정의 유형, 탈수 온도, 석고의 입자 크기, 분쇄 시간 및 최종 제품에 표면 활성 성분의 첨가에 따라 좌우된다.

하소 과정이 30% 염화칼슘 용액 또는 1% 이상의 숙신산나트륨(sodium succinate) 존재 하에 압축된 상태에서 일어나는 경우 생성된 반수화물 결정은 밀폐된 용기에서 생성된 결정보다 짧고 두껍게 된다(그림 5-4c). 잔류 염화칼슘이나 숙신산나트륨은 석고 분말을 뜨거운 물로 세척하여 제거한다. 이 유형의 석고 제품은 고강도 경석고(modified α-hemihydrate) 또는 치형 경석고(die stone)라고 한다. 이 결정은 혼합하는데 훨씬 적은 양의 물을 필요로 한다.

5.2. 석고 제품의 경화

석고 제품(반수화물)과 물의 반응은 고체 석고(이수화물)를 생성하며, 발열 반응에서 발생하는 열은 원래 하소를 위해 사용된 열과 동등하다. 석고 제품의 경화는 높은 습도에 장시간 노출되지 않는 한 100% 전환되지 않는다. 그러므로 경화된 물질에 미반응 반수화물이 남아있게 된다(그림 5-5).

1) 경화 반응

석고의 경화에 관한 세 가지 이론이 있다. 가장 널리 받아들여지는 작용 원리는 물에 반수화물 입자가 용해된 후 이수화물로 즉시 재결정화 되는 용해-침전 이론이

$$CaSO_4 \cdot 1/2H_2O + 1\ 1/2H_2O \longrightarrow CaSO_4 \cdot 2H_2O + \text{열}$$

황산칼슘 반수화물 → 황산칼슘 이수화물

그림 5-5. 석고 제품을 물과 혼합 시 반응

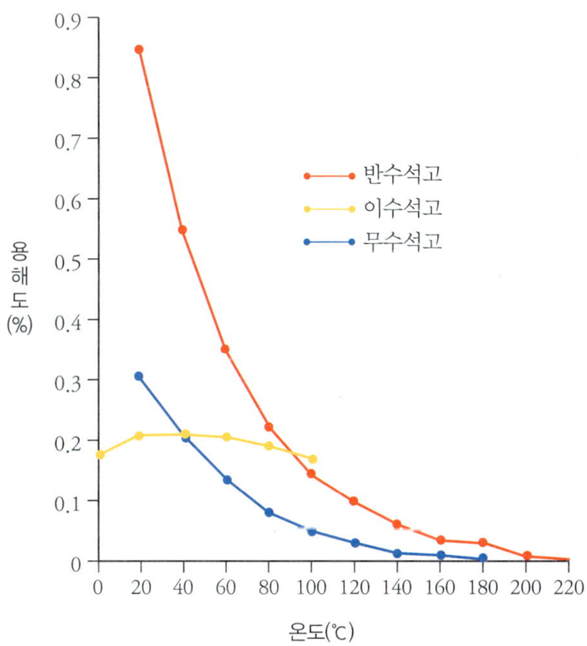

그림 5-6. 물의 온도에 따른 황산칼슘($CaSO_4$)의 용해도

다. 이 반응은 실온의 물에 반수화물이 이수화물보다 용해성이 4배 크기 때문에 가능하다(그림 5-6). 앞서 말한 바와 같이 경화 반응은 다음과 같이 일어난다.

(1) 반수화물이 물과 혼합될 때 유동성의 현탁액이 형성된다.

(2) 반수화물은 Ca^{2+}와 $(SO_4)^{2-}$의 포화 용액을 형성할 때까지 용해된다.

(3) 포화된 반수화물 용액은 과포화 되어 이수화물의 침전이 발생한다.

(4) 이수화물이 침전됨에 따라 반수화물은 계속해서 용해된다.

이 과정은 더 이상 이수화물이 용액에서 침전될 수 없을 때까지 기존의 결정에서 추가적인 성장이 일어난다. 이렇게 경화 반응은 완료되기까지 시간이 걸리며 반수화물과 물이 혼합되는 즉시 혼합물의 변화가 시작된다.

2) 경화 시간

반수석고와 물은 전체 혼합물이 균일한 반응을 하도록 균일하게 혼합되어야 한다. 모형을 붓기 용이하도록 가능한 한 오랫동안 흐름성이 있는 상태를 유지해야 한다. 또한 경화된 혼합물은 파절에 저항할 수 있는 충분한 강도를 가져야 한다. 파절은 인상체에서 모델을 제거할 때 발생하는 응력에 의해 일어날 수 있다. 분말을 물에 첨가한 후 혼합이 완료될 때까지의 시간을 혼합 시간이라고 한다. 기계적 혼합은 일반적으로 20~30초 사이에 완료되지만 손으로 혼합 주걱을 이용하여 혼합할 경우 매끄러운 혼합물을 얻으려면 적어도 1분이 필요하다. 혼합의 시작부터 유동성이 사라지는 시점까지의 시간이 작업 시간이다. 경화 반응이 진행됨에 따라 과량의 물이 이수화물을 형성하는데 점차 흡수되어 혼합물의 표면이 광택을 잃고 강도를 얻는다.

경화 시간은 일반적으로 침입 시험으로 측정하며 몇 가지 측정 방법이 있는데 Vicat needle과 Gilmore needle을 이용하는 방법이 많이 사용된다.

Vicat needle(그림 5-7)에 의한 치과용 석고 제품의 경화 시간 측정 방법은 석고 제품과 물을 혼합하여 용기에 부어 넣고 일정 시간 경화시킨 후 측정 기구의 침(needle)으로 찔러 보아 침이 더 이상 혼합물을 뚫고 들어가지 못할 때까지의 소요 시간을 경화 시간이라 한다. 이 경우 침을 잡아주고 있는 측정 기구 윗부분 막대(rod)의 무게는 300 g이고 침의 직경은 1 ㎜, 길이는 5 ㎝이다.

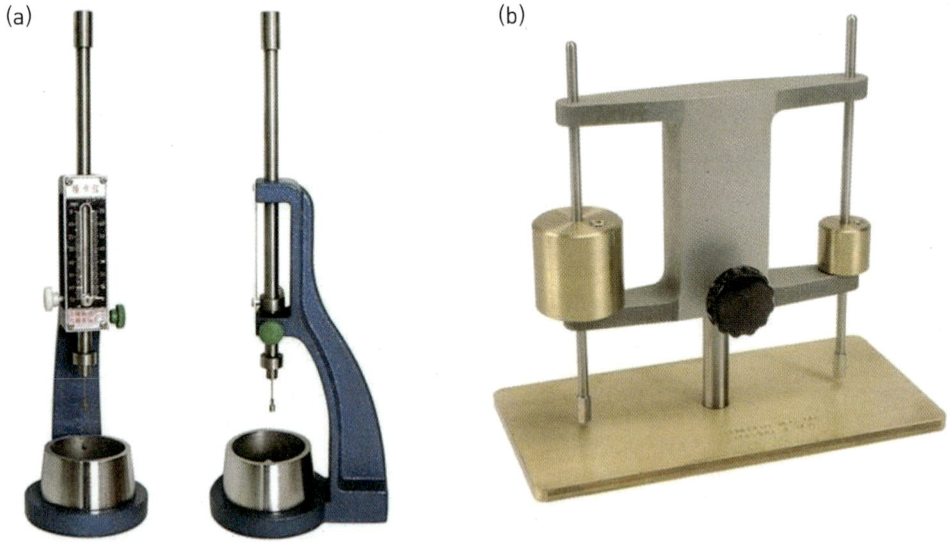

그림 5-7. 경화 시간 측정 기구 (a) Vicat needle과 (b) Gillmore needle

Gillmore needle(그림 5-7)에 의한 치과용 석고 제품의 경화 시간 측정 방법은 직경이 2.12 ㎜이고 무게가 113.4 g인 침(needle)으로 혼합물을 침투할 수 없을 때 경과된 시간을 초기 경화 시간이라고 한다. 이 시점에서는 석고의 압축강도를 측정할 수 없으며 모형을 인상에서 안전하게 제거할 수 없다. 시간이 경과된 후 무게가 453.6 g이고 직경이 1.06 ㎜인 더 무거운 침(needle)이 표면에 거의 인지할 수 없는 흔적을 남기게 된 시간을 최종 경화 시간이라고 한다.

각 단계의 경과 시간은 재료마다 다양하다. 제조회사는 일반적으로 이 정보를 제품에 제시한다.

3) 경화 시간 조절

석고 제품의 사용법에 따라 각각의 특정 용도에 대한 경화 시간을 조절할 필요가 있다. 이론적으로 그러한 제어를 할 수 있는 여러가지 작용 원리가 있다.

1) 반수석고의 용해도: 반수석고의 용해도가 증가하면 이수석고의 과포화가 더 빨리 이루어져 이수화물 결정 침전 속도가 빨라진다.
2) 결정핵의 수: 핵 형성은 용액에서 Ca와 SO_4가 나노미터 규모의 무리로 조립되기 시작하여 안정화되는 첫 번째 단계이다. 이러한 안정한 무리는 핵을 구성한다. 결정핵의 수가 많을수록 이수석고 결정이 빨리 형성되고 반죽이 더 빨리 경화된다. 이미 존재하는 미세한 이수석고 입자도 핵으로 작용할 것이다.
3) 결정 성장률: 결정 성장률을 높이거나 낮추면 경화 시간이 빨라지거나 지연된다. 예를 들어 불완전한 하소 또는 제조회사의 첨가에 의한 미세한 이수석고(gypsum) 입자 잔여물은 핵의 수를 증가시키기 때문에 경화 시간을 단축시킬 수 있다. 제조 과정에서 반수석고 입자를 잘게 분쇄하면 반수석고의 용해 속도 뿐만 아니라 핵의 수 또한 증가한다. 이러한 핵 밀도(핵의 수)의 증가는 보다 빠른 결정화를 초래한다.
4) 혼수비: 물과 반수석고의 양은 정확하게 무게로 측정해야 한다. 반수석고 분말의 중량으로 나눈 물의 중량(또는 부피)은 W/P로 약칭되는 물/분말 비율(혼수비)로 알려져 있다. 예를 들어 100 g의 치과용 경석고를 28 mL의 물과 혼합하면 W/P 비율은

표 5-1. 석고의 혼수비와 혼합 시간이 경화 시간에 미치는 영향

혼수비(W/P ratio)	혼합 시간(분)	경화 시간(분)
0.45	0.5	5.25
0.45	1.0	3.25
0.60	1.0	7.25
0.60	2.0	4.50
0.80	1.0	10.50
0.80	2.0	7.75
0.80	3.0	5.75

From Gibson CS Johnson RN: Investigation of setting of plaster of Paris. J Soc Chem Ind 51:25-38, 1932.

0.28이다. 이 비율은 최종 석고 제품의 물리적 및 기계적 특성을 결정하는 중요한 요소이다. 더 큰 W/P 비율의 사용은 단위 부피당 핵의 수를 감소시킨다. 따라서 W/P 비율(혼수비)이 증가하면 경화 시간이 길어지며(표 5 1) 석고 제품의 강도 감소 및 경화 팽창을 감소시킨다.

석고가 물과 접촉하면 즉시 석고 결정이 형성된다. 혼합이 시작됨에 따라 이러한 결정의 형성이 증가한다. 동시에 결정은 혼합주걱으로 혼합하는 과정(spatulation process)에 의해 분해되어 더 많은 결정화의 핵을 생성한다. 따라서 실용적인 한계 내에서 석고 제품이 더 빠르고 오랫동안 혼합될수록 경화 시간이 짧아진다.

5) 물의 온도: 일반적으로 수온이 상승하면 화학적 경화 반응이 빨라진다. 이 반응은 석고 제품의 경우 더 복잡하다. 그림 5-6은 반수석고와 이수석고(gypsum) 사이의 용해도 차이가 온도가 증가함에 따라 더 작아지고 이러한 상태는 이수화물을 형성하기 위한 추진력을 낮춘다는 것을 보여준다. 또한 느린 경화 반응을 초래한다.

감소된 추진력은 경화 시간에 대한 온도의 영향을 불규칙하게 하고 재료에 따라 변하게 한다. 0℃에서 50℃ 사이에서는 경화 시간이 거의 변화하지 않는다. 석고(plaster)-물 혼합물의 온도가 50℃(craig 37℃ 제시)를 초과하면 점진적인 지연이 발생한다. 온도가 100℃에 가까워지면 반응이 일어나지 않는다.

4) 경화 시간 조절을 위한 조절제

화학 조절제는 석고 제품의 경화 시간을 늘리거나 줄이기 위해 광범위하게 사용되어왔다. 그들은 각각 지연제(retarder) 및 촉진제(accelerator)라고 부른다. 제조회사는 특정 경화 시간을 갖는 석고 제품을 만들기 위해 두 가지 유형의 화합물을 사용한다.

이런 화학 첨가물은 반수화물의 용해 또는 이수화물의 침전 비율을 증가시켜 경화 반응을 촉진시킨다. 가장 일반적으로 사용되는 촉진제는 황산칼륨(K_2SO_4)이며 이는 2% 이상의 농도에서 특히 효과적이다. 모델 트리머에서 유출되는 슬러리(slurry) 물에는 결정화의 핵으로 작용하며 효과적인 촉진제 역할을 할 수 있는 수많은 이수석고 입자가 함유되어 있다. 이러한 미세한 석고 입자를 분산시키기 위해 슬러리 물을 사용하기 전에 저어주는 것이 중요하다. 혼합 시간이나 속도를 높이면 이수석고 결정이 더 작은 입자로 분쇄되어 더 많은 핵을 생성할 수 있으므로 혼합물의 경화가 촉진된다. 2% 농도에서 염화나트륨은 촉진제이다. 황산나트륨은 약 3.4%의 농도에서 최대 촉진 효과를 나타낸다. 몇몇 무기염은 낮은 농도에서는 촉진제로 높은 농도에서는 지연제로 이수화물의 경화 속도에 이중의 역할을 한다. 예를 들어 석고의 경화지연제로 알려져 있는 붕사는 0.08 g/L 이하의 저농도일 때는 이수화물 결정의 성장을 촉진하는 것으로 나타났다.

반응 시간의 과도한 촉진은 재료가 최상의 성능을 발휘하는데 필요한 특성을 손상시킬 수 있다. 제조회사가

촉진제, 지연제 및 기타 조절제를 추가했으므로 제품에 이미 포함되어 있는 구성 요소의 효과를 방해할 수 있는 다른 성분을 추가하지 않는 것이 좋다. 따라서 사용자가 필요로 하는 특정 경화 시간을 갖는 제품을 제조업체의 카탈로그에서 선택하는 것이 좋다.

5.3. 경화 팽창

동등한 부피의 반수석고와 물을 반응 생성물인 이수석고와 비교하면 생성된 이수석고의 부피는 반수석고와 물의 결합 부피보다 7.11% 작을 것이다(그림 5-8). 그러나 선택된 석고 제품의 유형에 관계없이 반수석고에서 이수석고로 변화하는 동안 물질의 팽창이 일어난다. 석고 제품의 조성에 따라 선팽창(liner expansion)은 0.06~0.5% 정도이다.

1) 경화 팽창의 작용원리

이수석고의 결정화는 결정화 핵으로부터 결정의 외부 성장으로 설명될 수 있다. 핵에서 결정이 성장하면서 인접한 결정과 서로 얽혀 성장을 방해할 수 있다. 수천 개의 결정이 성장하는 동안 이러한 과정이 반복되면서 외부로 밀치는 힘이 발생하여 전체 물질의 팽창을 일으킨다. 따라서 결정 하나의 실제 부피가 계산된 것보다 작을지라도 경화 팽창이 발생할 수 있다. 따라서 경화 직후의 구조는 결정과 혼합에 필요한 과량의 물을 함유하는 미세한 기공들이 서로 맞물려 있는 결정으로 구성된다. 건조 시 과량의 물은 사라지고 다공성 구조가 된다.

그림 5-9는 석고 제품의 경화 중 체적 변화를 보여준다. 혼합물은 초기에는 수축하고 이어서 팽창 및 더 작은 수축을 나타낸다. 혼합물을 유리 표면에 펼쳐 놓은 경우 혼합물의 표면에 있는 두 개의 기준점 사이의 거리는 초기 경화가 시작될 때까지 유도 기간 동안 크게 변화되지 않는다. 예상되는 수축을 방해하는 것은 유리와 혼합물의 접착력이다. 실제로 수축은 유리 위 혼합물 높이의 감소로 나타나게 된다. 결정의 구조가 충분히 굳어질 때(초기 경화 이후) 팽창이 접착력을 극복하여 가시적인 팽창을 일으킨다.

따라서 인상체에서 석고 모형을 획득할 때 초기 경화 이후에 발생하는 경화 팽창만이 관심의 대상이 된다. 유도 기간 동안 발생하는 수축은 주형과 관련된 모형의 수축에 영향을 미치지 않는다. 왜냐하면 이 단계에서 혼합물이 여전히 유동적이며 수축은 주형과 접촉하지 않는 영역인 자유 표면에서 발생하기 때문이다. 충분한 결정들이 형성될 때 충돌에 의해 외부로 밀치는 힘이 발생되어 경화 팽창하게 된다. 초기경화의 시작은 팽창이 시작되는 지점인 곡선의 대략 최소 지점에서 발생한다. 수축이 초기 경화가 일어나기 전 자유표면에서 발생하기 때문에 모형의 최종 체적은 인상체 주형과 비교하여 약 0.12%의 경화 팽창을 포함한다(그림 5-9). 물론 경화 팽창의 양은 석고 제품마다 다르다.

	$CaSO_4 \cdot 1/2H_2O$	+ $3/2H_2O$	$CaSO_4 \cdot 2H_2O$
분자량(g)	145.14	27.03	172.17
밀도	2.75	0.997	2.32
1 mol 부피	52.78	27.10	74.2

$$\frac{74.2-(52.78+27.11)}{(52.78+27.11)} \times 100\% = -7.11\%$$

그림 5-8. 황산칼슘 반수화물이 이수화물로 전환 시 체적 변화

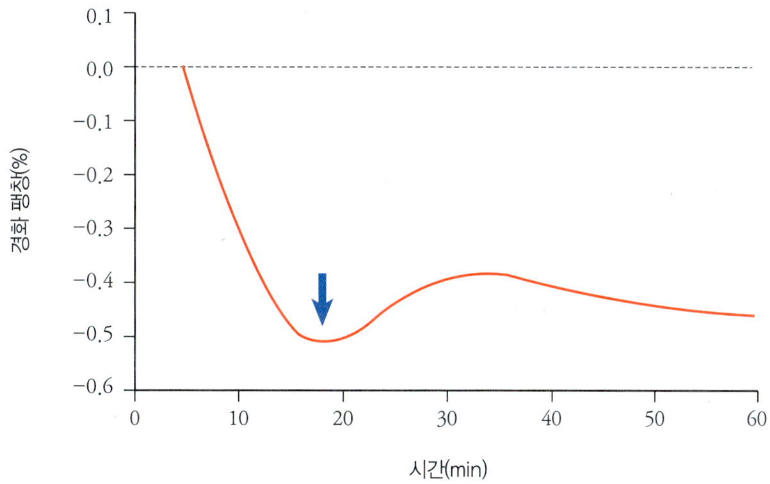

그림 5-9. 석고 제품의 경화과정 중 발생하는 체적 변화
From Kenneth J. Anusavice, Chiayi Shen, H. Ralph Rawls: Phillips' Science of Dental Materials. 2013.

2) 경화 팽창의 조절

표 5-2에 제시된 결과에서 알 수 있듯이 낮은 혼수비(W/P 비율)와 더 긴 혼합 시간은 경화 팽창을 증가시킨다. 또한 이런 요인들은 핵 밀도를 증가시킨다. 경화 팽창에 대한 혼수비의 효과는 이론적 근거에서 예상된다. 혼수비가 높아 묽은 혼합물은 더 진한 혼합물(핵 밀도가 높을 때)과 비교하여 단위 부피당 결정화 핵이 적다. 이 경우 핵 사이의 공간이 더 크다고 가정할 수 있기 때문에 이수화물 결정이 성장할 때 서로 밀치는 작용이 적어 외부로 향하는 힘이 덜 발생한다. 그러나 경화 팽창을 제어하는 가장 효과적인 방법은 제조회사가 화학 물질을 첨가하는 것이다.

3) 흡수성 경화 팽창

초기 혼합물은 그림 5-10의 첫 번째 행(I단계)에서 물로 둘러싸인 반수석고 입자 3개로 표현된다고 상상해보자. 일반적인 경화조건에서 이수석고의 결정이 핵을 형성하기 시작한다. 물이 입자 주변을 둘러쌓아 입자 주변의 물은 수화 작용에 의해 감소되고 이러한 입자들은 서로를 더 가깝게 끌어당긴다. 왜냐하면 물의 표면장력은 물과 표면의 접촉 영역을 최소로 유지하려하기 때문이다(II단계). 이수화물의 결정이 성장하면서 서로 접촉하게 되고 물은 입자들을 둘러싸고 각각의 입자 주위의 물은 다시 감소한다(III단계). 더 많은 이수화물의 성장은 더 많은 물을 소비하며 이전과 같이 결정들은 서로 끌어당긴다. 그러나 결정이 성장하면서 외부로 밀치는 힘은 이

표 5-2. 석고의 혼수비와 혼합 시간이 경화 팽창에 미치는 영향

혼수비(W/P ratio)	혼합 시간(min)	경화 팽창(%)
0.45	0.6	0.41
0.45	1.0	0.51
0.60	1.0	0.29
0.60	2.0	0.41
0.80	1.0	0.24

From Gibson CS, Johnson RN: J Soc Chem Ind 51:251, 1932.

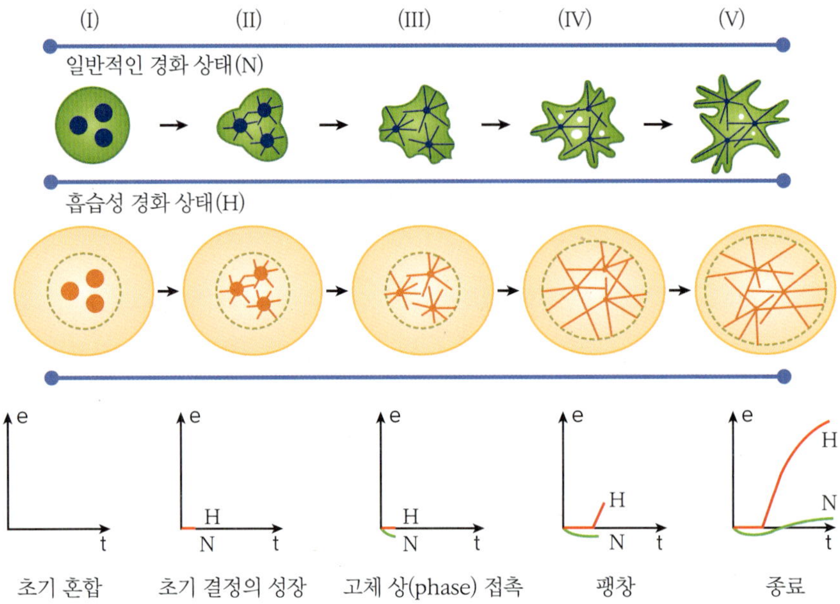

그림 5-10. 치과용 석고의 경화 팽창 진행 과정

러한 수축에 대항한다(IV단계). 결국 결정체는 서로 맞물리어 얽히게 된다(V단계).

그림 5-10의 중간 열의 I단계(흡수성 경화 조건)은 물속(점선 원 외부의 영역)에서의 동일한 반수석고 혼합물(점선 원에 의해 한정된 영역)을 보여준다. 반수석고 입자의 수화는 평소와 같이 진행될 것이다. 그들은 물속에 있기 때문에 수화에 의해 소비된 물은 즉시 침지된 물에 의해 보충되고 입자 사이의 거리는 동일하게 유지된다(II단계). 물은 표면장력으로 인해 여전히 최소의 면적을 취하려 할 것이다. 이 경우에는 침지수의 표면을 제외하면 성장하는 이수석고 사이의 거리에 영향을 미치지 않을 것이다. 이수석고 결정들은 계속 성장하고 서로 접촉하기 때문에 결정들 사이의 거리 감소는 발생하지 않는다(III단계).

이것은 결정이 초기 단계 동안 훨씬 더 자유롭게 성장하는 것을 의미하며(IV단계), 서로 맞물리어 최종적으로 추가 팽창을 방지한다(V단계). 결과적으로 석고 제품이 물속에서 경화할 때의 팽창이 공기 중에서 경화할 때의 팽창보다 크다는 것이 관찰되었다. 침수 없는 경화 팽창은 일반적으로 일반 경화 팽창(그림 5-10의 맨 아래 줄에 있는 N)이라고 하며, 반면에 물속에서 발생하는 팽창은 흡수성 경화 팽창(그림 5-7의 맨 아래 줄에 있는 H)으로 알려져 있다. 흡수성 경화 팽창은 물리적인 현상이며 일반적인 경화 팽창보다 화학적 반응에 의한 것은 아니다. 따라서 일반 경화 팽창에서 증가 또는 감소를 유발할 수 있는 변수는 흡수성 경화 팽창에 동일한 영향을 미친다. 예를 들어 W/P 비율의 감소 및 혼합(spatulation)의 증가는 보다 높은 흡수성 팽창을 초래할 것이다.

치과용 경석고나 보통석고의 경화 중에 얻어지는 흡수성 팽창은 일반적인 경화 팽창의 약 두 배이다. 석고 결합 매몰재의 큰 흡수성 경화 팽창은 주조용 금합금으로 수복물의 제조에 사용된다. 석고를 결합재로 사용하지 않는 다른 매몰재도 물속에 있을 때 비슷한 팽창을 나타낸다. 따뜻한 물(약 38℃)이 흡수성 팽창을 위한 침지수로 종종 사용되기 때문에 흡수성 팽창의 어떤 이론은 이 높은 온도에서 매몰재의 경화 중에 왁스 패턴이 팽창한다는 것을 제시한다. 매몰재의 흡수성 팽창에 대한 더 많은 논의는 매몰재를 다루는 영역에 제시되어 있다.

흡수성이란 흡수(absorption) 또는 흡착(adsorption)

을 통해 주변 환경으로부터 물 분자를 끌어당기는 물질의 능력을 의미한다. 여기에 설명된 흡수성 경화 팽창은 흡수 또는 흡착의 결과가 아니다. 정확하게는 반수 석고의 경화 과정에서 물을 가할 때 나타나는 경화 팽창 현상이다. 따라서 석고 제품의 흡수성 팽창이라는 용어는 기술적으로 부정확하다. 그럼에도 불구하고 이 용어는 석고의 경화 팽창에 대한 설명에서 계속 사용될 것이다.

5.4. 경화된 석고 제품의 강도

경화된 석고 제품의 강도는 일반적으로 압축강도로 표현되지만 전체 강도 특성을 결정하기 위해 인장강도도 고려해야 한다.

1) 물 함량에 의한 영향

경화 이론에서 예상한 대로 일반석고 또는 경석고의 강도는 초기 경화 후 재료가 굳어 감에 따라 급격히 증가한다. 그러나 경화된 제품의 미반응 유리 수분 함량은 확실히 강도에 영향을 미친다. 이러한 이유로 석고의 강도 특성은 습윤 강도 및 건조 강도로 나타낸다. 습윤 강도는 실험 시편에 반수화물이 수화되는데 필요한 양보다 과잉의 물이 남아있을 때 결정되는 강도이다. 이러한 과량의 물이 건조에 의해 제거되었을 때 얻어진 강도는 건조 강도이다. 건조 강도는 습윤 강도의 2배 이상일 수 있다. 결과적으로 이 둘 사이의 구별은 상당히 중요하다.

석고의 건조 시간이 강도에 미치는 효과가 표 5-3에 나와 있다. 16시간 후에 발생하는 비교적 큰 강도의 증가에 주목해야 한다. 8시간에서 24시간의 건조 기간 사이에 여분의 물이 0.6%만 손실되었지만 강도는 거의 두 배가 되었다. 건조 과정 중에 표면 경도에서도 비슷한 변화가 발생한다.

마이크로파(microwave) 조사는 석고 모형의 건조 속도를 높이기 위해 사용되었다. 예를 들어 한 연구에서는 1분 동안 조사하면 24시간 동안 공기 중에서 건조한 후 얻은 강도와 동등한 강도를 나타낼 수 있다는 것을 보여주었다. 일부 연구는 마이크로파 조사로 모형이 건조된 후에 강화 효과가 있는 반면 다른 연구에서는 공기 중에서 건조된 모형과 비교하여 강도가 약간 감소한 것으로 나타났다. 일반적으로 마이크로파 조사는 건조 시간을 절약할 수 있지만 약간의 체적 변화를 유발할 수 있다. 필요한 시간은 전자레인지 설정 및 건조되는 모형의 유형에 따라 다르다.

2) 혼수비의 영향

이전에 언급했듯이 일반석고 또는 경석고는 다공성이며 혼수비가 클수록 다공성은 커진다. 그러한 원리에 따라 예상되는 것같이 혼수비가 클수록 경화된 물질의 건조 강도는 낮다. 표 5-4의 데이터에 나타난 것과 같이 혼수비가 크면 단위 부피당 이수석고 결정이 적기 때문에 강도는 낮아진다.

그림 5-11은 치과에서 사용되는 5가지 다른 유형

표 5-3. 건조 시간에 따른 강도의 변화

건조 시간(h)	압축강도(MPa)	무게 감소(%)
2	9.6	5.1
4	11.7	11.9
8	11.7	17.4
16	13.0	–
24	23.3	18.0
48	23.3	18.0
72	23.3	–

From Bibson CS, Johnson RN:/Soc Chem Ind 24:38, 1932.

표 5-4. 혼수비와 혼합 시간에 따른 강도의 변화

혼수비(W/P Ratio)	혼합 시간(min)	압축강도(MPa)
0.45	0.5	23.4
0.45	1.0	26.2
0.60	1.0	17.9
0.60	2.0	13.8
0.80	1.0	11.0

From Gibson Johnson RN: J Soc Chem Ind 51:25T, 1932.

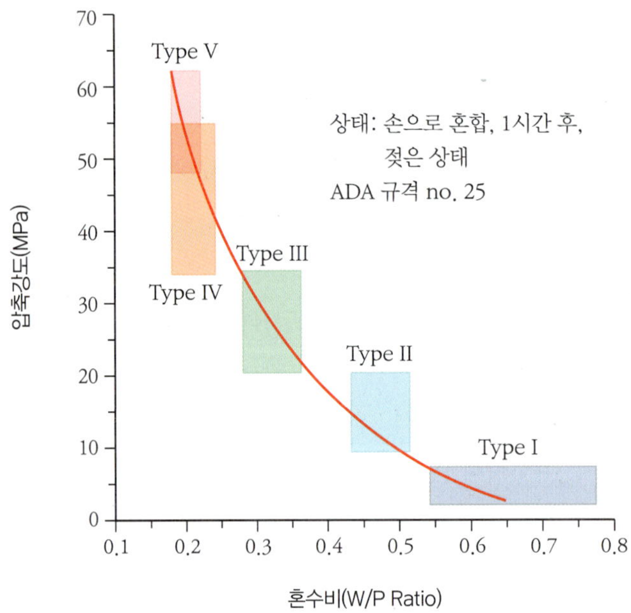

그림 5-11. 5종류의 석고에서 혼수비와 압축강도의 상관관계

표 5-5. 5종류 석고 제품의 특성(ISO 6873)

유형(Type)	혼수비 (W/P Ratio)	경화 시간 (min)	2시간 후 경화 팽창(%) 최소	2시간 후 경화 팽창(%) 최대	1시간 후 압축강도 (MPa)
I. 인상용 석고(plaster, impression)	0.50-0.75	4±1	0.00	0.15	4.0
II. 모형용 석고(plaster, model)	0.45-0.50	12±4	0.00	0.30	9.0
III. 치과용 경석고(dental stone)	0.28-0.30	12±4	0.00	0.20	20.7
IV. 치과용 경석고, 고강도(dental stone, high strength)	0.22-0.24	12±4	0.00	0.10	34.5
V. 치과용 경석고, 고강도, 고팽창(dental stone, high strength, high expansion)	0.18-0.22	12±4	0.10	0.30	48.3

*Properties required of five gypsum products covered by ISO 6873: 2013.

의 석고 제품에 대한 혼수비와 강도의 상관 도표이다. 이 수치에는 치과용 석고 제품에 대한 국제표준화기구(ISO) 6873을 충족하는 여러 제품의 데이터가 포함되어 있다. 강도 범위는 1시간 후의 습윤 강도를 나타낸다. 강도는 시편이 건조되면서 증가하며 일주일 후에 두 배가 될 수 있다. 혼수비는 석고 또는 경석고의 특정 브랜드에 따라 다르지만 5가지 유형의 석고 제품에 대한 혼수비의 권장 범위는 표 5-5에 나와 있다.

3) 조작 및 첨가제의 효과

표 5-4에서 볼 수 있듯이 혼합 시간은 석고의 강도에도 영향을 미친다. 일반적으로 손으로 대략 1분간 혼합하는 정도의 범위 내에서 혼합 시간의 증가는 강도를 증가시킨다. 혼합물이 과도하게 혼합되면 석고 결정체가 분해(파괴)되고 최종 제품은 결정의 맞물림 구조가 더 적을 것이다.

촉진제 또는 지연제의 첨가는 석고 제품의 습윤 강도 및 건조 강도 모두를 저하시킨다. 이러한 강도의 감소는 혼합물로서 첨가된 소금과 결정 사이의 응집력 감소가 부분적인 원인이라고 할 수 있다. 비교적 순수한 반수화물이 최소량의 물과 혼합되면 작업 시간이 짧아지고 경화 팽창이 지나치게 높다. 그러나 방금 언급했듯이 치과용 석고 제품에 함유되어 있는 첨가제는 경화 팽창을 줄이고 작업 시간을 늘리며 빠른 최종 경화를 제공한다. 더 많은 화학 물질을 첨가하면 이러한 특성의 미묘한 균형을 어지럽힐 수 있다. 따라서 경화 시간의 변경이 필요한 경우에는 혼수비(W/P) 또는 혼합 시간을 적당히 변경하여 제어해야 한다.

5.5. 석고 제품의 유형

ISO 6873은 표 5-5에 나와 있는 5가지 유형의 석고 제품을 각 유형별 요구되는 특성으로 분류한다. 일부 석고 재료는 교정용 모형을 붓거나 교합기에 모형을 부착하는 것과 같은 특별한 목적을 위해 제작된다. 특정 석고 제품의 선택 기준은 원하는 용도 및 개개의 용도에 필요한 물리적 특성에 달려있다. 예를 들어 치과용 경석고는 인상재로 사용하기에는 좋지 않다. 치아가 존재한다면 환자에게 상처를 주지 않고 인상체를 제거하기에는 경석고의 강도가 높기 때문에 불가능하다.

1) 인상용 석고

이 인상재는 일반석고(β-hemihydrate, 그림 5-4 a)로 구성되어 있으며 경화 시간을 조절하고 팽창을 조절하기 위해 조절제가 추가된다. 인상용 석고는 치과용 인상을 채득하기 위해 사용되었지만 요즘엔 거의 사용되지 않는다. 하이드로콜로이드, 고무와 같은 딱딱하지 않은 재료로 대체되었기 때문이다.

2) 모형용 석고

모형용 석고나 Type II 석고는 요즘에는 의치 제작과정에서 함(flask)을 채우는데 사용된다. 이때 경화 팽창은 중요하지 않고 강도는 ISO 표준에서 언급된 범위에 따라 적당하기 때문이다. 그것은 일반적으로 자연 흰색 색상으로 판매되며 일반적으로 색깔이 있는 경석고와 대조를 이룬다.

3) 치과용 경석고

하이드로 콜로이드 인상재의 출현과 함께 향상된 경도의 석고(α-hemihydrate, 그림 5-4 b)는 치형을 제작할 수 있고 간접법으로 납형 형성이 가능하다.

Type III 경석고는 1시간 후의 압축강도가 최소 20.7 MPa(3000 psi)이지만 34.5 MPa(5000 psi)를 초과하지 않는다. 연조직에 맞도록 완전 틀니를 제작할 때 모형을 만들기 위한 용도로 사용된다. 연조직을 재현하는 모형에서는 약간의 경화 팽창이 허용될 수 있지만 치아가 포함되는 경우에는 허용되지 않는다. Type III 경석고는 의치 제작을 위한 모형으로 사용하는 것이 좋다. 왜냐하면 경석고는 이러한 목적으로 사용되기에 충분한 강도를 가졌으며 제조 후에 석고 모형을 깨서 의치를 제거하기 쉽기 때문이다.

모형의 제작에는 최소한 두 가지 방법이 있다. 하나의 방법은 인상체의 조직면 위로 약 12 ㎜ 연장되도록 하기 위해 인상체 주위를 평평하고 긴 띠 형태의 부드러운 왁스로 둘러싸서 주형을 만드는 것이다. 이 과정을 박싱(boxing)이라고 하며 이는 모형의 기저부를 형성한다. 그런 다음 경석고와 물의 혼합물을 진동으로 인상체에 부어넣는다. 혼합물은 인상체의 좁은 경로를 따라 앞쪽으로 천천히 흐르게 조절하여 기포 없이 모든 치아 인상을 채운다.

또 다른 방법은 설명한 대로 인상체를 먼저 채우는 것이다. 나머지 경석고와 물의 혼합물은 유리판에 부어진다. 그런 다음 채워진 인상을 경석고 더미 위에 거꾸로 뒤집고 경석고가 경화되기 전에 스파출라로 기저면의 모양을 만든다. 이러한 과정은 인상체가 쉽게 변형될 수 있거나 경석고가 묽어 잘 흐르는 경우에는 바람직하지 않다. 모형이 경화될 때까지 모형과 인상체를 분리해서는 안되며 경화에 허용되는 최소 시간은 석고 또는 경석고의 경화 속도 및 사용된 인상재 유형에 따라 45분에서 60분까지 다양하다.

4) 치과용 경석고, 고강도

치형(die) 재료의 필수 조건은 강도, 경도 및 최소의 경화 팽창이다. 이러한 성질을 얻기 위해 향상된 α-hemihydrate(그림 5-2c)가 사용된다. 입방형 입자와 감소된 표면적은 혼합물을 과도하게 농축하지 않아도 이러한 특성을 만들어낸다. 이 재료는 치형 경석고(die stone)라고도 한다.

지대치 치형은 왁스로 덮여지고 치형의 변연과 같은 높이로 조각되기 때문에 치형 경석고는 단단한 표면이 필요하다. 날카로운 도구가 조각도로 사용되기 때문에 경석고는 마모에 강해야 한다. 표면이 더 빨리 건조되기 때문에 표면 경도가 압축강도보다 빠르게 증가하는 것은 다행이다. 이것은 표면이 마모를 견딜 수 있다는 점에서 실질적인 장점이다. 반면 치형의 내부는 단단하고 뜻밖의 파손이 적다. Type IV 경석고의 평균 건조 표면 경도는 약 92(Rockwell 경도)이고 Type III 경석고의 표면 건조 경도는 82(Rockwell 경도)이다. Type IV 경석고의 표면이 더 단단하더라도 납형을 조각할 때 주의를 기울여야 한다.

5) 치과용 경석고, 고강도, 고팽창

이 석고 제품은 Type IV 치과용 경석고보다 훨씬 높은 압축강도를 나타낸다. 향상된 강도는 Type IV 경석고에 사용된 것보다 혼수비를 더 낮춤으로써 달성되었다. 또한 경화 팽창이 최대 0.10%에서 0.30%로 증가했다(표 5-5). 경화 팽창을 증가시킨 이론적 근거는 기존의 귀금속 합금보다 비 귀금속과 같은 합금의 주조 수축률이 더 크다는 것에 기초하고 있다. 따라서 합금의 응고 수축을 보상하기 위해 경석고 치형에서 보다 높은 팽창이 요구된다. Type V 경석고의 사용은 비귀금속으로 주조 크라운 제작 과정에 사용하는 것이 바람직할 수 있다. 하지만 인레이와 온레이를 위한 치형을 만들기 위해 Type V 경석고를 사용하지 않아야 한다. 그러한 이유는 더 큰 경화 팽창으로 인해 허용할 수 없을 만큼 꽉 조이는 적합을 초래할 수 있기 때문이다.

6) 특수 석고 제품

교정 치과 의사는 연구 모델을 위해 흰색 경석고나 일반석고를 선호하며 표면을 비누로 처리하여 표면의 광택을 증가시킬 수도 있다. 교정용 경석고 제품은 일반적으로 작업 시간이 길어 기포 형성을 줄이고 깎거나 다듬기 용이하다.

교합기를 사용하려면 석고 제품을 사용하여 모형을 부착해야 한다. 이러한 재료를 마운팅(mounting) 석고라고 하며 빠른 경화와 낮은 경화 팽창을 갖고 있다. 마운팅 석고는 쉽게 트리밍(trimming)이 가능하고 교합기의 부착판으로부터 쉽게 분리할 수 있도록 충분히 낮은 강도를 가지고 있다.

일부 제품은 시간을 절약하도록 설계되어 매우 빠르게 경화하며 5분 안에 사용할 준비가 되지만 작업 시간은 거의 없다. 다른 제품은 사용 준비가 완료되었음을 나타내기 위해 색상이 바뀌는 것도 있다. 또한 어떤 특수 제품에는 취성을 줄이고 왁스 패턴을 조각하는 동안 내마모성을 향상시키기 위해 소량의 플라스틱 또는 수지가 함유된 것도 있다.

일반적으로 한 기능이 개선되면 다른 기능이 희생된다. 보다 빠른 경화를 위해서는 작업 시간이 더 짧아지는 것을 인정해야 한다. 조각 시 개선된 마모 저항성을 위해 조작이 더 어려워지고, 미세부위 재현성이 감소되고 또는 과도한 흐름성 때문에 인상체의 박싱(boxing)이 필요할 수도 있다. 재료 및 시험 장비의 개선으로 실리콘과 경석고의 결합체에서 10 ㎛ 정도 혹은 그 이하의 미세한 공간을 재현할 수 있게 되었다. 현재의 규격이나 표준은 50 ㎛의 정확도를 필요로 한다. 현재 많은 석고 제품이 거의 모든 개별 요구 사항이나 전체적인 기준에 적합하다.

5.6. 석고 제품의 조작

지금까지 석고 제품의 결정 형태, 용도 및 경화 과정을 토대로 석고 제품의 유형을 논의했는데 이러한 것들은 경화된 재료의 부피와 강도에 영향을 줄 수 있다. 실제로 임상의와 치과기공사는 석고 재료를 사용하여 모형을 제작해야 할 뿐만 아니라 분말을 적절하게 저장하고 후속 절차를 위해 최상의 상태로 모형을 유지해야 한다.

1) 석고 제품의 취급

반수화물 석고는 공기 중에서 물을 쉽게 흡수한다. 예를 들어 주위의 상대 습도가 70%를 초과하면 경화 반응을 시작하기 위해 공기에서 충분한 수분을 흡수한다. 첫 번째 수화는 대개 노출된 반수화물 결정 중 소수의 표면에서 석고 결정이 생성된다. 물과 혼합될 때 이러한 이수석고 결정은 결정화의 핵으로 작용하여 경화반응을 촉진한다. 수화(hydration)가 계속되면 반수화물 결정이 이수화물 결정으로 완전히 덮이게 된다. 이런 상태에서 물은 이수화물의 막(coating)을 뚫고 침투하기 어렵게 되어 경화 시간이 연장된다.

따라서 모든 석고 제품을 건조한 환경에 보관하는 것이 중요하다. 가장 좋은 저장 방법은 방습 금속 용기에 제품을 밀봉하는 것이다. 석고 제품이 밀폐된 용기에 보관될 때, 경화 시간은 일반적으로 1년에 약 1~2분 정도로 약간 지연된다. 필요한 경우 혼합 시간을 약간 증가하면 이 현상이 상쇄될 수 있다.

2) 혼합 비율

권장 혼수비를 사용해야 하며 물의 체적을 측정하기 위해서는 정확한 눈금이 있는 실린더를 사용하고 분말은 무게를 달아 측정해야 한다. 분말 입자는 일률적인 크기로 포장되지 않으므로 부피로 측정해서는 안 된다. 포장 용기가 흔들릴 때 포장된 입자는 느슨해지고 공기 포착의 결과로 부피가 증가한다. 일정 중량이 정해진 포장이 낭비를 줄이며 정확성을 높이고 시간을 절약하기 때문에 일반적으로 많이 사용된다. 그러나 일정한 중량으로 소량씩 포장된 재료는 모형을 제작하는 비용을 증가시킨다.

3) 혼합 및 주입

혼합을 손으로 수행하는 경우 그릇 모양은 포물선 모양으로 부드럽고 마모에 강해야 한다. 스파출라(spatula)에는 빳빳한 날과 잡기 편하도록 손잡이가 있어야 한다. 측정된 양의 물을 그릇에 넣고 계량된 분말을 물에 흩뿌리자마자 손으로 혼합한다. 그 후 혼합물을 힘차게 휘저으며 스파출라로 주기적인 간격으로 문질러서 혼합한다. 매끄러운 혼합물이 얻어지기까지 보통 1분 동안 혼합을 계속해야 한다. 긴 혼합 시간은 작업 시간을 대폭 줄여 주며 모형을 부을 때 특히 중요하다. 기포는 약한 지점과 부정확한 표면을 만들기 때문에 혼합물에 공기가 포착되는 것을 피해야 한다. 혼합 후 고주파와 저진폭의 진동기를 사용하는 것은 공기 포착을 줄이는 데 도움이 된다.

많이 사용되는 혼합 방법은 진공하에서 기계식 혼합기

를 사용하는 것이다. 먼저 측정된 물을 그릇에 넣고 그에 맞는 무게의 분말을 점진적으로 첨가한다. 분말은 스파츌라로 약 15초 동안 혼합한 후 진공하에 20~30초간 기계적으로 혼합한다. 이러한 진공 혼합으로 얻어지는 강도 및 경도는 일반적으로 1분간의 손 혼합으로 얻은 것보다 크다. 적절한 점도를 얻기 위해서는 물과 분말을 어림짐작으로 반복적으로 첨가하는 것을 피해야 한다. 이렇게 하면 강도가 떨어지고 변형이 발생할 수 있다.

내포된 기포를 없애기 위해 치과용 석고 혼합물이 담긴 그릇을 진동기 위에 올려놓고 한 손으로 인상용 트레이를 잡고 진동기에 갖다 댄다. 인상체의 표면에는 과잉의 물이 없어야 한다. 스파출라로 소량의 치과용 경석고를 인상체의 한쪽 끝 개방부에 첨가한다(전악 인상의 마지막 어금니). 진동기(vibrator)의 속도는 경석고가 인접한 공간으로 천천히 흐르도록 충분히 새게 조절해야 한다. 진동의 속도가 너무 높으면 경석고 혼합물 안에 공기 방울이 생길 수 있다. 경석고가 치아 모양의 움푹 들어간 곳으로 이동하도록 인상체를 기울일 수 있다. 경석고의 흐름을 촉진하고 이전에 채워진 영역의 체적이 많이 줄어들지 않도록 앞으로 이동하는 경석고의 뒤에 부가적인 경석고를 추가한다. 치아모양의 오목한 부위가 완전히 채워지면 인상체의 남은 부분인 은협이행부 또는 인상 트레이 주변을 박싱(boxing)한 테두리 높이까지 채우기 위해 가벼운 진동으로 더 많은 양의 치과용 경석고를 추가한다. 그런 다음 인상체의 한쪽 끝에서 다른 쪽 끝까지 경석고가 골고루 분산되도록 인상체를 몇 초 동안 진동기 위에 올려놓는다.

반대 방법을 사용하는 경우 유리판과 같은 평평한 표면에 혼합물의 나머지 또는 낮은 혼수비를 갖는 새로운 혼합물로 약 20 ㎜ 높이의 경석고 둔덕을 만든다. 인상체를 채우고 초기 경화를 보일 때 경석고의 더미위에 거꾸로 뒤집어 놓고 경석고가 경화되기 전에 스파출라(spatula)을 이용하여 기저면의 모양을 형성한다. 치과용 경석고 모델은 재료가 완전히 경화될 때까지 45~60분 동안 그대로 두어야 한다. 그 후 치과용 경석고 모델을 인상과 분리한다. 지대치가 있을 시 인상체의 남은 부분을 채우기 전에 먼저 적은 양의 경석고을 지대치 부위에 전달하기 위해 더 작은 스파출라나 기구를 사용할 수 있다.

4) 모형의 취급

모형에서 경화 반응이 완료되면 그 체적은 상온과 일반적인 습도 조건에서 비교적 일정하다. 그러나 때로는 다른 과정을 준비하기 위해 석고 모형을 물에 담그는 것이 필요하다. 마른 모형을 황산칼슘으로 포화된 물에 담그면 무시할 수 있는 팽창이 일어난다. 물이 황산칼슘으로 포화되지 않았다면 석고가 용해된다. 예를 들어 경석고 모형을 그릇에 담아 흐르는 물에 놓아두면 20분마다 선형 체적의 약 0.1%가 손실될 것이다. 모형을 수조에 담그는 가장 안전한 방법은 황산칼슘으로 포화용액을 만들기 위해 석고 조각을 수조의 바닥에 남겨 두는 것이다.

보관 온도가 90~110℃로 상승하면 결정의 물이 사라지고 수화물이 반수화물 형태로 되돌아가면서 강도의 손실과 함께 수축이 발생한다. 55℃ 이상 고온의 대기 중에 경석고를 보관하거나 가열하는 것은 안전하지 않다.

5) 감염 관리

B형 간염 바이러스 및 인간의 면역 결핍 바이러스(AIDS)를 비롯한 다양한 미생물에 의해 치과 진료실 근무자의 교차 감염 가능성이 있을 수 있기 때문에 인상재에 대한 분무 및 침지 소독(그림 5-12) 기술의 효과에 대한 연구가 이루어졌다.

이러한 약품이 최종 석고 모형의 표면 품질 및 정확도에 미치는 영향은 중요한 고려 사항이다.

인상체가 소독되지 않았거나 적절한 소독 절차를 따랐다는 보장이 없다면 경석고 모형을 소독할 필요가 있다. 이때 석고 모형의 품질에 악영향을 미치지 않는 소독 용액을 사용해야 한다. 대안으로 소독제는 분말에 섞거나 혼합 수에 용해될 수 있다. 석고 제품에 소독제를 첨가하면 강도, 경화 팽창 및 경화 시간과 같은 제품의 특성

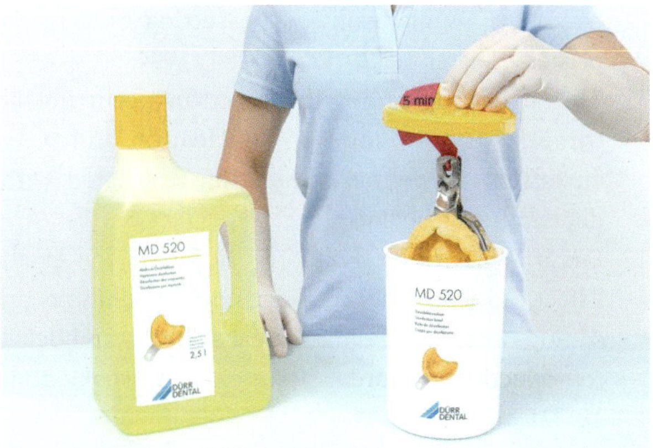

그림 5-12. 인상체의 침지 소독

에 영향을 미칠 수 있다. 정확한 효과는 사용된 석고 및 항균제의 유형에 달려 있다.

석고 모형 건조에 사용된 것과 동일한 마이크로파 조사가 감염 관리에서도 평가되었다. 한 연구에 따르면 900 W에서 5분간 조사하면 평균 로그 값이 6에서 0으로 세균 수(cu/mL)가 감소하는 것으로 나타났다. 그러나 상이한 미생물 종에 대한 마이크로파 조사의 효과에 관한 데이터, 마이크로파 세기의 설정, 조사가 필요한 기간에 기초한 장기간의 마이크로파 조사가 석고 모형의 성질에 미치는 영향에 대한 데이터는 제공되지 않는다.

물리적 특성과 효과가 입증된 소독된 치과용 경석고 모형(Type II~Type V)을 사용한다면 치과기공소의 감염 관리 시스템을 강화시킬 것이다.

알아두기

1. 석고 제품의 용도
2. 석고 원석과 석고 제품의 차이
3. 치과용 석고와 경석고의 제조 방법
4. 치과용 석고와 경석고의 차이
5. 치과용 석고의 경화 반응
6. 석고 제품을 취급할 때 혼수비를 정확히 맞추어야 하는 이유
7. 경화 시간의 정의와 측정 방법
8. 경화 시간에 영향을 미치는 요인
9. 실제적인 부피 수축이 표면상으로는 경화 팽창으로 나타나는 이유
10. 치과 기공실에서 석고 제품의 경화 팽창 량을 조절할 수 있는 방법
11. 경화 팽창에 영향을 미치는 요인
12. 흡수성 경화 팽창과 정상적 경화 팽창의 차이
13. 석고 제품의 강도에 영향을 미치는 요인
14. 건성 강도와 습성 강도의 차이
15. 무치악 인상재로 쓰여지는 석고 제품
16. Type III, Type IV, Type V stone의 차이점
17. 모형 제작재료와 치형 제작재료의 차이점
18. 치과용 경석고의 표면 경도가 높아야 하는 이유
19. 치과용 경석고의 표면 경도를 높여 주는 방법
20. 석고 제품 혼합 시 주의할 점
21. 석고 제품 혼합 시 분말을 추가하거나 물을 추가하였을 경우 나타나는 결과
22. 경석고 모형을 취급할 때 주의할 점
23. 특수 석고 제품(Mounting plaster와 White stone)의 특성
24. 석고 제품 분말의 적절한 보관 방법
25. 감염방지 대책

참고문헌

1. Bailey JH, Donovan TE, Preston JD: The dimensional accuracy of improved dental stone, silver-plated, and epoxy resin die materials. J Prosthet Dent 59:307-310, 1988.
2. Silver-plated and epoxy resin die systems were found to be acceptable alternatives to the improved dental stones.
3. Berg E, Nielsen O, Skaug N: High-level microwave disinfection of dental gypsum casts. Int J Prosthodont 18(6):520-525, 2005
capable of eliminating microorgan-Microwave treatment was isms on gypsum casts, whereas casts poured from disinfected alginate impressions were not free of microorganisms.
4. Brukl CE, McConnell RM, Norling BK, et al: Influence of gauging water composition on dental stone expansion and setting time. J Prosthet Dent 51:218-223, 1984.
This study investigated the influence of water purity on the setting of dental stones. It confirmed that a slurry of fine gypsum particles was the most effective accelerator but showed that solutions of supernatant had no significant influence on the setting of dental stones.
5. Chan TKC, Darvell BW: Effect of storage conditions on calcium sulphate hemihydrate-containing

products. Dent Mater 17:134–141, 2001.
This article shows that at a relative humidity less than 70%, it would take in excess of 1000 h of exposure before reaction within the gypsum products began. There is no evidence to suggest that there is a safe humidity level for exposure.

6. Dilts WE, Duncanson MG, Jr, Collard EW: Comparative stability of cast mounting materials. J Okla Dent Assoc 68:11–13, 1978.
Certain properties of mounting gypsum products are cited, particularly their low-setting expansion.
7. Ivanovski S, Savage NW, Brockhurst PJ, et al: Disinfection of dental stone casts: antimicrobial effects and physical property alterations. Dent Mater 11:19–23, 1995.
8. Jorgensen KD: Studies on the setting of plaster of Paris. Odontol Tidskr 61:304–346, 1953.
The porosity of set gypsum was calculated as a function of W/P ratio. The higher the ratio, the greater the porosity
9. Kuntze RA: The Chemistry and Technology of Gypsum, Philadelphia, 1984, American Society for Testing and Materials, STP 861
This is an excellent reference on the basic chemistry and technological aspects of gypsum.
10. Lautenschlager EP, Harcourt JK, Ploszaj LC: Setting reactions of gypsum materials investigated by x-ray diffraction. J Dent Res 48:43–48, 1969.
This article demonstrates the conversion of the hemihydrate to the dihydrate of calcium sulfate.
11. Lewry AJ, Williamson J. The setting of gypsum plaster. J Mater Sci 29:5279–5284, 1994.
The article describes the reaction occurring in three steps: dis-solution, nucleation and precipitation, as well as completion associated with depletion of reactants.
12. Lucas MG, Arioli- Filho JN, Nogueira SS, et al: Effect of incorporation of disinfectant solutions on setting time, linear dimensional stability, and detail reproduction in dental stone casts. J Prosthodont 18:521–526, 2009.
This article shows that addition of sodium hypochlorite significantly altered, adversely, all of the evaluated properties. However, the addition of glutaraldehyde and chlorhexidine did not any significant changes in the evaluated properties.
13. Mahler DB, Ady AB: Explanation for the hygroscopic setting expansion of dental gypsum products. J Dent Res 39:578–589, 1960.
This is a classic study that best defines the mechanics of hygroscopic expansion.
14. Yap AU, Yap SH, Teo JC, et al: Microwave drying of high strength dental stone: effects on dimensional accuracy. Oper Dent 28:193–199, 2003.

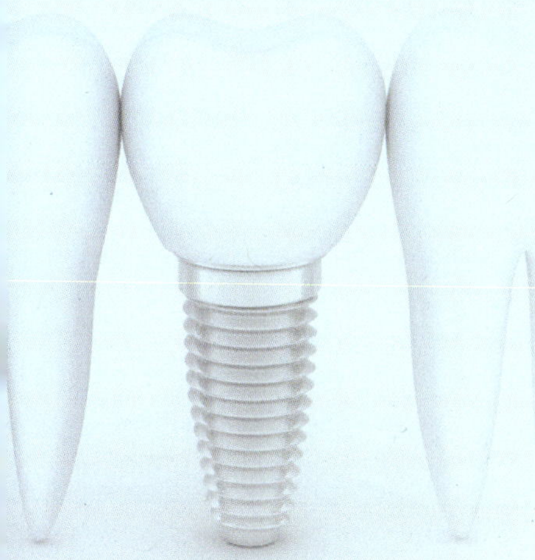

Chapter 06

인상재
(Impression materials)

정희선(제주관광대학교)

핵심 용어

- **인상재(Impression material)** 치아나 주위 조직의 형태 및 관계를 정확하게 인기하여 음형을 얻는데 사용하는 재료
- **가역성(Reversible)** 역반응이 가능한 성질로 물리적 반응이며, 액상에서 고상 또는 고상에서 액상으로 변화가 가능
- **비가역성(Irreversible)** 역반응이 불가능한 성질로 화학적 반응이며, 액상에서 고상 또는 고상에서 액상으로 변화가 불가능
- **경화 반응** 온도 변화나 화학반응에 의해 액상이 고상으로 변하는 현상
- **고무 인상재(Rubber impression material)** 합성 고분자 재료이며 점성이 있는 물질이 화학반응에 의해 고상으로 경화되는 인상재
- **하이드로콜로이드 인상재(Hydrocolloid impression material)** 고체 입자의 분산질이 액체의 분산매에 분산되어 있는 교질 상태의 인상재 중에 분산매가 물인 인상재
- **체적 안정성(Dimensional stability)** 물리적, 화학적 요인에 의해 발생할 수 있는 재료의 체적 변화에 대한 저항성
- **부가중합(Addition polymerization)** 이중결합 또는 삼중결합을 가지는 단량체가 같은 종류의 단량체와 결합을 반복하는 고분자화 반응
- **축합중합(Condensation polymerization)** 이종 단량체 간의 반응에서 작은 분자가 빠지면서 보다 큰 분자로 되는 고분자화 반응으로 반응 부산물을 생성

핵심 내용

치과수복물 제작은 인상재의 취급부터 시작된다. 따라서 인상재는 치과기공사가 가장 먼저 알아야 할 기본 재료 중의 하나이다. 이를 위하여 제6장에서 학습하여야 할 주요 내용은 인상재의 정의, 요구 조건 및 분류, 그리고 인상재의 용도, 조성, 열에 따른 성질, 체적 안정성 및 사용 방법 등이다.

6.1. 인상재의 개념

치과용 인상재는 구강 조직의 공간적인 관계를 복제(replica)할 때 사용하는 재료이다. 구강 조직의 복제 시 인상재를 혼합하여 트레이(tray)에 넣고 구강 조직과 접촉시켜 경화시킨 후 제거하면 구강 조직이 복제되는데 이것을 인상체라고 한다. 이 인상체는 구강 조직의 음형(negative form)이 되며, 여기에 치과용 경석고와 같은 모형재를 부어서 경화시키면 양형(positive form)이 얻어진다. 이 양형이 구강 안의 넓은 부위를 포함할 경우 모형이라 하며, 하나 또는 여러 개의 지대치(abutment)일 경우 치형(die)이라 한다.

인상은 하나의 치아, 여러 개의 치아, 구강의 1/4, 치아가 있는 치궁(dentulous arch) 및 치아가 없는 치궁(edentulous arch) 등 부위에 따라 다양한 채득을 한다. 그림 6-1은 몇 가지 종류의 인상체와 모형의 예이다.

인상재는 여러 가지가 있으며 재료마다 사용 방법이 다르므로 각각의 상황에 맞는 재료를 선택해야 한다.

이상적인 인상재에 요구되는 사항은 다음과 같다.

1) 조작이 용이하고 가격이 적당할 것.
2) 맛과 향이 환자에게 거부감을 주지 않을 것.
3) 적합한 경화 시간을 가질 것.
4) 독성 및 자극성이 없고 생물학적 위해가 없을 것.
5) 체적의 정확성과 안정성이 있을 것.
6) 모형재와 화학적 반응이 발생하지 않을 것.
7) 구강 내에서 인상체가 제거되는 동안 찢어지거나 영구 변형되지 않을 것.
8) 유효 저장 기간이 충분할 것.
9) 적당한 유동성과 젖음성(wetting)이 있어 미세한 부위까지 정밀하게 재현될 것.
10) 크기 및 물리적 성질 변화 없이 소독이 가능할 것.

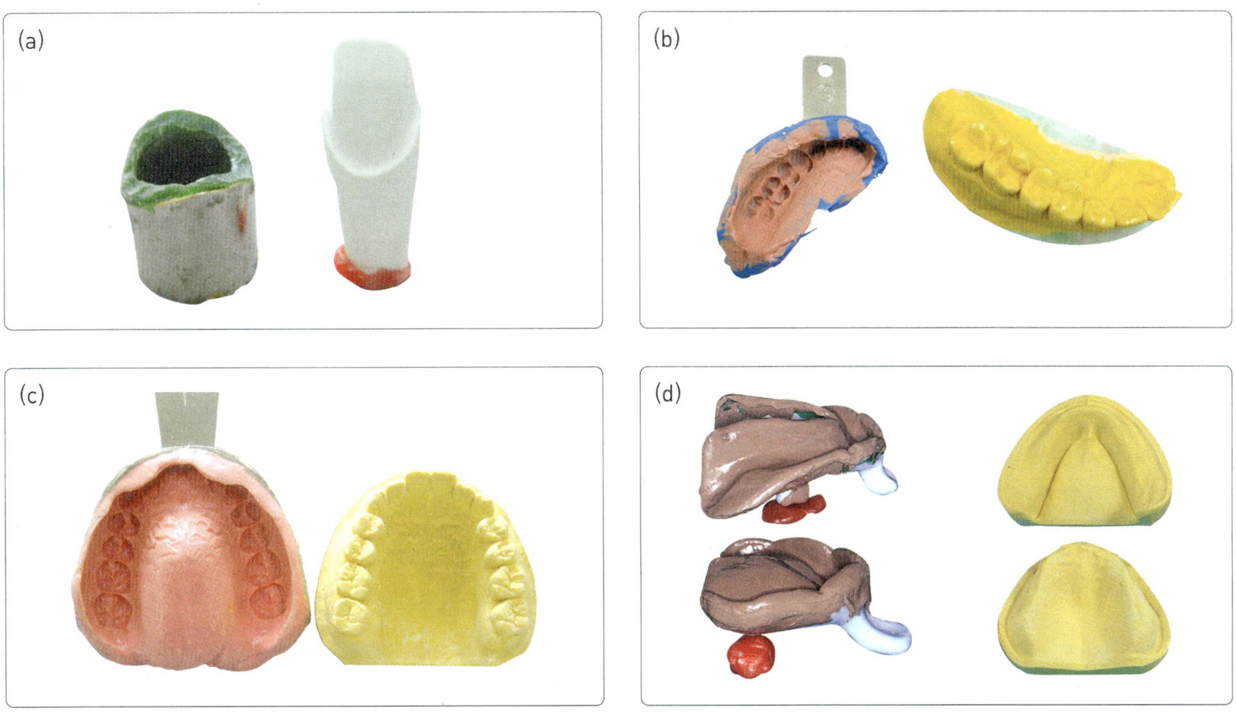

그림 6-1. 인상체와 이로부터 제작한 모형
(a) 구리 밴드(copper band)를 이용한 인상체와 치형
(b) 고무 인상재로 채득한 상악 좌측 인상체와 모형
(c) 알지네이트(alginate) 인상재로 채득한 상악 인상체와 모형
(d) 고무 인상재로 채득한 상 · 하악 무치악 인상체와 모형

11) 사용 장비가 간단할 것.

6.2. 인상재의 분류

치과용 인상재는 경화 기전(mechanism)에 따라 화학반응에 의해 경화하는 인상재와 온도 변화에 의해 경화하는 인상재로 분류할 수 있다. 화학 반응에 의한 경화는 비가역성이며, 한번 경화가 일어나면 원래 상태로 되돌아 갈 수 없다. 반면에 온도 변화에 의한 경화는 가역성이며, 열을 가하면 유동성있는 상태로 연화되고 냉각하면 딱딱해지는 반응이므로 온도 변화에 의해 원래 상태로 되돌아 갈 수 있다.

화학반응에 의해 경화하는 인상재는 알지네이트(alginate), 고무 인상재(rubber impression material), 인상용 석고(impression plaster), 산화아연-유지놀페이스트(zinc oxide-eugenol paste, ZOEP) 등이 있다. 온도 변화에 의해 경화하는 인상재는 아가(agar), 인상용 컴파운드(impression compound), 인상용 왁스(impression wax) 등이 있다.

또한, 치과용 인상재는 용도에 따라 탄력성 재료와 비탄력성 재료로 분류할 수도 있다. 탄력성 인상재는 아가, 알지네이트, 고무 인상재 등이며, 비탄력성 인상재는 인상용 석고, 인상용 컴파운드, 산화아연-유지놀페이스트, 인상용 왁스 등이다.

인상을 채득하고자 하는 대상에 언더컷(undercut)이 있는 경우, 비탄력성 인상재를 사용하면 인상체를 파절시키거나 연화시켜야 그 대상으로부터 인상체를 얻을 수 있다. 따라서 비탄력성 인상재는 치아가 없는 연조직 부위의 인상을 채득하고자 할 때 사용할 수 있으므로 총의치(complete denture) 제작을 위한 인상재로 사용되어 왔으나 최근에는 고무 인상재로 대체되고 있다.

탄력성 인상재는 인상을 채득하고자 하는 대상에 언더컷이나 치간 공극(interproximal space)이 있더라도 탄력성이 있기 때문에 변형이나 파절없이 인상체를 얻을 수 있다. 따라서 관교의치(crown and bridge), 국소의치(removable partial denture), 충전물(inlay) 등을 제작하기 위한 인상재로 사용되고 있으며, 무치악 인상(edentulous impression)까지 사용 영역을 확대하고 있다. 표 6-1은 치과용 인상재를 가역성과 비가역성, 탄력성과 비탄력성에 따라 분류한 것이다.

6.3. 고무 인상재

고무 인상재에서 경화(setting)는 유동성 있는 액상 혼합물 상태의 인상재가 화학반응에 의해 탄력성 있는 고체로 변하는 과정이다. 이는 단량체 간의 결합으로 고분자가 되는 과정이므로 경화를 중합(polymerization)이라 할 수도 있다.

표 6-1. 치과용 인상재의 분류

경화반응	탄력성 유 · 무(용도)	
	탄력성(유 · 무치악 인상)	비탄력성(무치악 인상)
화학반응으로 경화 (비가역성)	• Alginate • Rubber impression material – Polysulfide – Polyether – Condensation polymerization type silicone – Addition polymerization type silicone	• Plaster • Zinc oxide-eugenol(ZOE)
온도변화로 경화 (가역성)	• Agar	• Impression Compound • Impression Wax

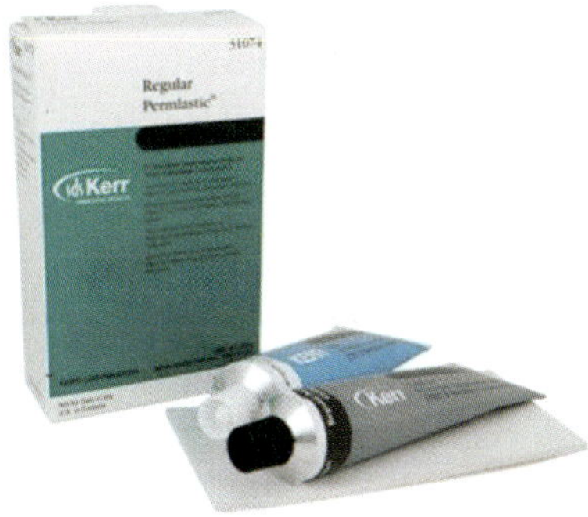

(a) 폴리설파이드

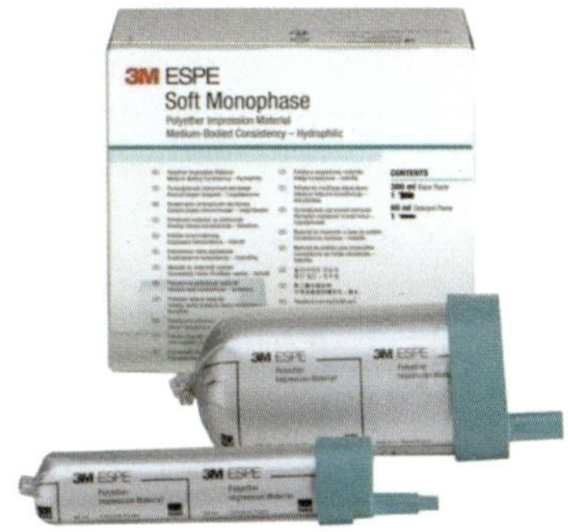

(b) 폴리에테르(중간 점조도)

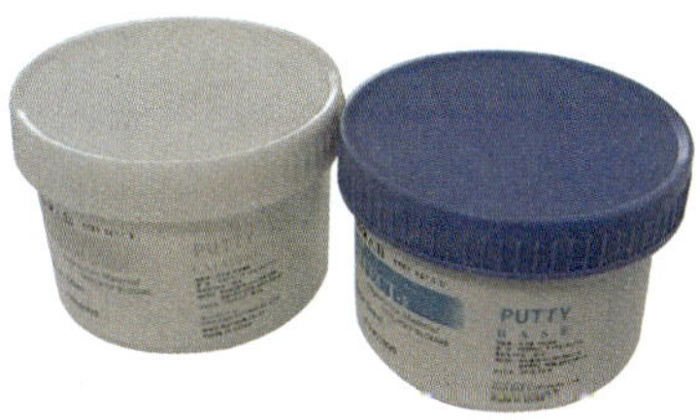

(c) 반죽형

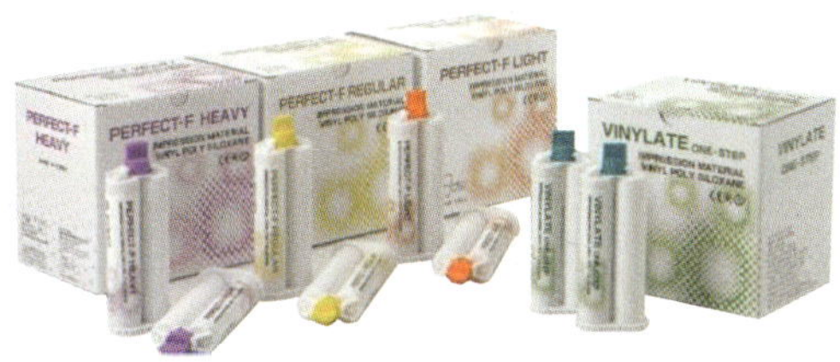

(d) 부가 중합형(낮은 점조도, 높은 점조도)

그림 6-2. 종류별 고무 인상재

치과용 고무 인상재는 화학 성분에 따라 폴리설파이드(polysulfide) 고무 인상재, 실리콘(silicone) 고무 인상재, 폴리에테르(polyether) 고무 인상재가 있으며, 최근에는 가시광선 중합형으로 혼합 과정이 필요 없는 폴리이써 우레탄 디메타크릴레이트(polyether urethane dimethacrylate)라는 인상재가 개발되어 있다.

고무 인상재는 점조도(consistency)에 따라 낮은 점조도(light body), 중간 점조도(regular body), 높은 점조도(heavy body) 그리고 공작용 찰흙과 같은 반죽형(putty type) 등으로 분류한다(그림 6–2).

또한, 고무 인상재는 두 가지 페이스트(two paste), 페이스트–액상(paste–liquid), 두 가지 액상(two liquid), 액상–반죽(liquid–putty), 두 가지 반죽(two putty) 등의 형태로 공급되고 있다.

1) 폴리설파이드 고무 인상재의 조성 및 화학

폴리설파이드(polysulfide) 고무 인상재는 가장 오래된 고무 인상재로서 두 개의 튜브 형태로 공급되는데, 하나는 기저재(base paste)이고 다른 하나는 촉진제(catalyst paste 또는 accelerator)이다. 냄새가 좋지 않고 옷이나 기구에 묻으면 제거하기 어려우며 경화 시간이 길다. 조성은 제품마다 다르나 대체로 표 6–2와 같다.

기저재와 촉진제를 섞으면 고무와 같이 탄력성 있는 물질로 변하는데 이러한 과정을 경화 또는 중합이라 한다.

폴리설파이드 고무 인상재의 중합 과정은 다음과 같다.

mercaptan + lead dioxide → polysulfide rubber + water
(기저재) (촉진제) (인상체) (물)

기저재는 주성분이 폴리설파이드 고분자로서 기본 단량체(monomer)는 탄소원자 말단에 황화수소기(–SH, mercaptan)가 붙어있다. 여기에 분말 상태의 충전재(filler)인 이산화 티타늄(titanium dioxide), 가소제인 디부틸프탈레이트(dibutyl phthalate)를 추가함으로써 백색의 반죽 상태가 된다.

머캅탄(mercaptan)은 촉진제인 이산화납(lead di–

표 6-2. 폴리설파이드 고무 인상재의 조성 및 성분별 역할

종류	성분	함유량(무게%)	역할
기저재(base paste)	mercaptan 또는 polysulfide polymer titanium dioxide, zinc sulfate, silica	80~85 16~18	기저재 충전재(강화재)
촉진제(accelerator 또는 catalyst paste)	lead dioxide dibutyl phthalate sulfur oleic acid 또는 stearic acid	60~68 30~35 3 2	촉진제 가소제(paste형성) 조촉매 지연제

oxide, PbO_2)과 반응하면 중합 과정을 거쳐 언더컷(undercut) 부위에서도 쉽게 제거되는 탄력성 있는 고체로 변한다. 황(sulfur)은 반응을 용이하게 하고 물리적 성질을 증진시킨다.

촉진제의 주요성분은 이산화납과 황(S)이지만, 이들 두 성분이 분말이므로 액체 가소제인 디부틸 프탈레이트(dibutyl phthalate)를 추가하여 반죽 상태로 만들어 준다. 촉진제는 일반적으로 이산화납의 성분때문에 진한 갈색을 나타낸다.

폴리설파이드 고무 인상재의 중합 반응은 발열 반응이고, 주위 온도와 습도는 중합 반응에 중요한 영향을 준다. 혼합부터 경화까지는 8~14분 정도가 소요되며, 반응의 부산물로 물을 방출하고, 경화 수축을 야기하며, 구강에서 인상체를 제거한 후에도 수축이 진행된다. 제품은 두 개의 튜브(tube)로 시판되고 있으며 혼합판(mixing pad)에 동일한 길이로 짜서 균일한 색이 될 때까지 혼합하여 인상을 채득한다.

2) 실리콘 고무 인상재의 조성 및 화학

실리콘 고무 인상재가 최초로 소개되었을 때는 저장 수명과 경화 시간이 짧고, 경화 후 크기 변화가 크며, 경화 후 가스(gas)가 유리되어 석고 모형의 표면이 거칠어지는 등의 단점이 있었으나 최근에는 이러한 문제가 거의 해결되었다. 실리콘 고무 인상재는 중합 반응에 따라 축합 중합형(condensation polymerization type)과 부가 중합형(addition polymerization type)이 있다. 축합중합은 이종 단량체(monomer) 간의 반응에서 작은 분자가 빠지면서 보다 큰 분자로 되는 고분자화 반응으로 반응 부산물이 생성되며, 부가 중합은 이중결합 또는 삼중결합을 가지는 단량체가 같은 종류의 단량체와 결합을 반복하는 고분자화 반응을 말한다.

(1) 축합 중합형 실리콘 고무 인상재

축합 중합형 실리콘 고무 인상재는 점조도에 따라 light, regular, heavy 및 putty로 구분되며, 기저재와 촉진제가 있다.

기저재의 주성분은 폴리디메틸 실록산(polydimethyl siloxane)이라는 액체상태의 중합체(polymer)이다. 여기에 충전재인 분말 형태의 이산화규소(silica, SiO_2)나 탄산동(copper carbonate)을 넣어 반죽 상태로 만들어 주는데, 이때 충전재의 양에 따라 점조도가 결정된다. 즉 기저재는 충전재의 양이 30~40% 정도면 낮은 점조도가 되고, 75% 정도면 반죽 형태(putty type)가 된다.

촉진제는 액체나 페이스트(paste) 상태로 시판되며 조성은 주석 옥토에이트(tin octoate) 현탁액과 알킬실리케이트(alkyl silicate)로 구성된다.

중합은 축합 반응으로 기저재의 폴리디메틸 실록산과 촉진제의 오쏘에틸실리케이트(ortho-ethyl silicate) 및 주석 옥토에이트 사이에서 일어나며, 이때 반응의 부산물인 에틸알코올(ethyl alcohol)과 약간의 발열(1℃ 정도 상승)을 일으킨다. 한편 에틸알코올은 즉시 증발되어 수축을 야기하므로 축합 중합형 실리콘 고무인상체는 폴리설파이드 고무인상체보다 24시간 내의 체적 안정성이 더 낮다.

축합 중합형 실리콘 고무 인상재

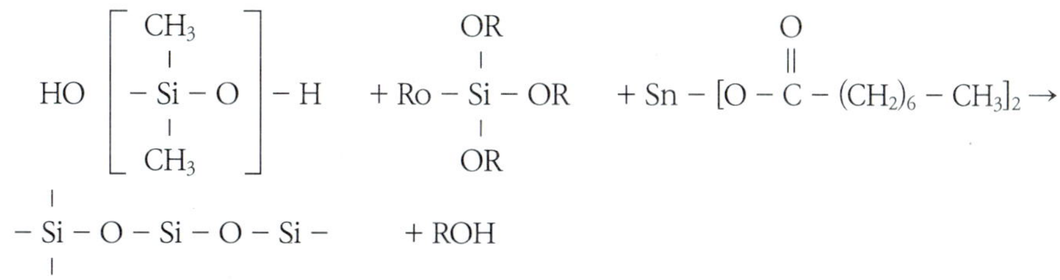

polydimethylsiloxane + Ortho–ethylsilicate + Tin Octoate → Silicone rubber + ethyl alcohol ↑
(기저재) (촉진제) (인상체) (에틸 알코올)

축합 중합형 실리콘 고무 인상재는 중합이 끝나면 비교적 큰 중합 수축이 일어나 크기의 안정도가 낮아지므로, 인상채득 후 가능한 빨리 모형을 제작해야 한다.

기저재가 반죽 형태인 경우에는 경화 후 탄성이 있긴 하지만 상당히 뻣뻣하므로 일차 인상재나 트레이(tray) 재료로 사용된다. 트레이로 사용될 경우 일차 인상채득 후 경화된 인상체의 내부에 점조도가 낮은 재료를 사용하여 보다 정밀한 이차 인상을 채득하는데 이러한 방법을 워시 테크닉(wash technique)이라고 한다.

(2) 부가 중합형 실리콘 고무 인상재

부가 중합형 실리콘 고무 인상재는 나쁜 냄새와 맛이 없고, 취급이 쉬우며, 체적 안정성이 가장 높아 널리 쓰이는 인상재이다. 축합 중합형 실리콘 고무 인상재와 마찬가지로 점조도에 따라 light, regular, heavy 및 putty로 구분되며, 기저재와 촉진제가 있다.

기저재의 성분은 실란(silane)기를 갖는 비교적 저분자량의 중합체와 충전재이고, 촉진제의 성분은 종단에 비닐(vinyl)기를 갖는 비교적 저분자량의 중합체와 충전재 그리고 촉매 역할을 하는 염화백금산(chloroplatinic acid)으로 이루어진다.

중합은 백금염(platinum salt) 촉매제에 의해 부가 반응으로 경화되며 반응 부산물은 없다. 따라서 부가 중합형 실리콘 고무 인상재는 중합이 끝나면 중합 수축이 적고 크기의 안정도가 가장 우수하다.

3) 폴리에테르 고무 인상재의 조성 및 화학

주로 중간 점조도의 형태로 공급되며 다른 고무 인상재에 비해 뻣뻣한 경향이 있어 심한 언더컷이 있는 경우 사용에 어려움이 있다. 기저재의 성분은 폴리에테르 고분자, 충전재인 콜로이드 실리카(colloidal silica) 및 가소제인 글리콜에테르(glycolether)나 프탈레이트(phthalate)로 구성되고 촉진제의 성분은 설폰화에스테르(sulfonated ester)이다. 중합 반응은 폴리에테르(polyether)와 설폰화에스테르 사이에서 일어난다.

Polyether + Sulfonated ester → Cross–linked rubber
(기저재) (촉진제) (인상체)

부가 중합형 실리콘 고무 인상재

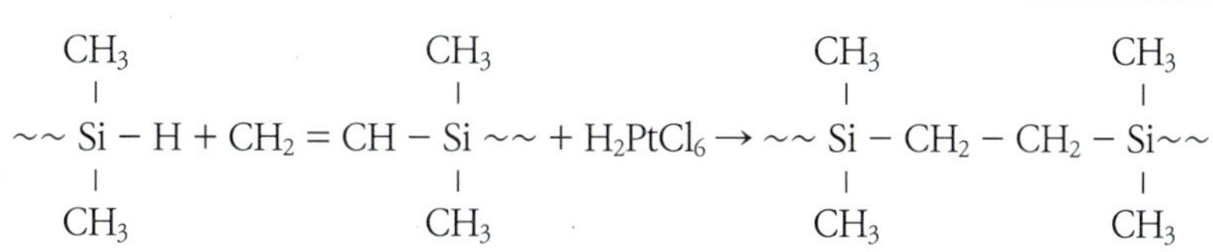

Silane–terminal siloxane + Vinyl–terminal siloxane + Chloroplatinic acid → Silicone rubber
(기저재) (촉진제) (인상체)

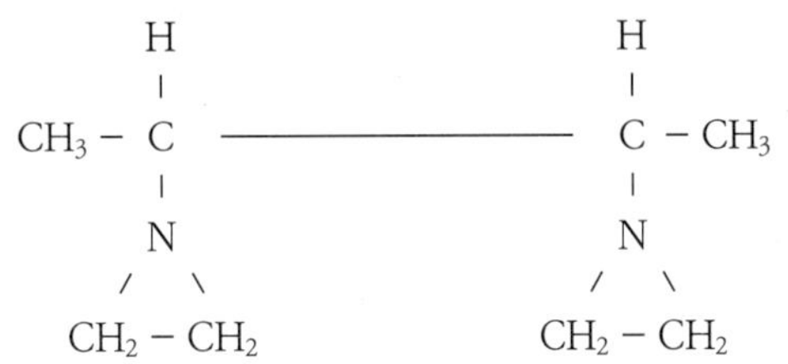

polyether

폴리에테르 고무 인상재는 중합 후 부산물이 없고 중합 수축량이 적어 크기의 안정성이 상당히 우수하지만, 물을 흡수하여 팽창하는 성질이 있으므로 모형재를 부을 때까지 건조한 상태에서 보관해야 한다. 경화된 폴리이써 고무 인상재는 상당히 뻣뻣하여 임상에서 사용할 때 어려움이 있다. 또한 깨끗하고 냄새가 없으며 혼합이 쉬운 반면 알레르기 반응을 초래하여 접촉성 피부염을 야기할 수 있으므로 사용 시 주의해야 한다.

4) 고무 인상재의 기술적 고찰과 조작

고무 인상재 사용 시 점조도에 따라 용도에 맞는 재료를 선택해야 한다. 예를 들어 점조도가 낮은 인상재는 와동의 미세한 부위를 재현하고자 할 때 주사기를 이용하여 와동에 직접 주입해서 정밀도를 높일 수 있다. 그리고 개인 트레이(individual tray)가 없다면 기성 트레이(ready-made tray)를 이용하여 점조도가 높은 인상재로 일차 인상을 채득하고 다시 이 일차 인상체 안에 점조도가 낮은 인상재를 얹어 최종 인상을 채득할 수 있다.

(1) 저장 수명

일정한 저장 조건에서 재료의 성능을 충족하는 기간을 저장 수명이라 하는데, 어떤 재료는 저장 중에 성분이 파괴되거나, 온도 변화로 반응성에 영향을 받아 사용 시 조작이 어려워지고 물리적인 성질 변화가 나타나게 된다. 오래 저장하면 질이 나빠질 가능성이 있는 재료의 경우에는 구입일과 유통기한 등을 표기해 두고 기한내에 사용하는 것이 바람직하다.

세 가지 고무 인상재 가운데 특히 실리콘 고무 인상재는 저장 수명이 단지 몇 달에 불과하다. 그러므로 이러한 재료는 소량씩 구입하여 빨리 사용하고, 대부분의 치과재료는 보관 시 온도가 상승하면 악화가 촉진되므로 서늘한 곳에 보관해야 한다.

(2) 고무 인상재용 트레이

인상채득 시 인상재를 유지시키는데 사용되는 트레이(tray) 또는 밴드(band)가 휘거나 변형되면 인상채득 후 인상체 역시 변형되므로, 트레이나 밴드는 견고해야 한다. 그리고 트레이 또는 밴드와 인상채득 부위와의 사이에 위치할 인상재의 두께가 너무 두껍거나 얇으면 인상체가 변형될 수 있으므로 인상재는 적당한 두께를 갖도록 해야 한다. 일반적으로 고무 인상재로 인상을 채득할 때 인상재의 적당한 두께는 2~4 ㎜ 정도가 좋다.

인상채득 시 기성트레이를 사용할 수 있지만, 보다 정밀한 인상채득을 위해서는 개인 트레이를 사용하는 것이 좋다. 개인 트레이의 제작 방법은 재료에 따라 여러 가지가 있지만 가장 안정성이 있고 제작하기 쉬운 방법은 즉시 중합 수지(self curing resin)를 이용한 것으로, 즉시 중합 수지를 이용한 개인 트레이 제작 방법에 대해 살펴보겠다.

치과 의사는 일차 인상을 채득하고 그 인상체로부터 치과용 석고나 경석고를 이용하여 연구모형을 제작한다. 치과 기공사는 연구모형에 최종 인상채득 시 포함되어야 할 부위를 1~2겹의 베이스플레이트 왁스(base-plate wax)로 덮는다(그림 6-3a). 즉시 중합 수지로 트레이를 형성하고(그림 6-3b) 수지가 경화되면 트레이를 모형에서 제거한 후(그림 6-3c, d) 트레이 내면에 있는 왁스를 제거한다.

이렇게 제작된 개인 트레이를 사용하여 환자 구강을 인상채득 할 경우 트레이 안의 인상재는 일률적인 두께를 유지할 수 있게 된다. 한편 폴리에테르(polyether)나 부가 중합형 실리콘 고무 인상재는 중합 수축량이 적으므로 기성트레이를 사용할 수 있고, 퍼티워시 테크닉

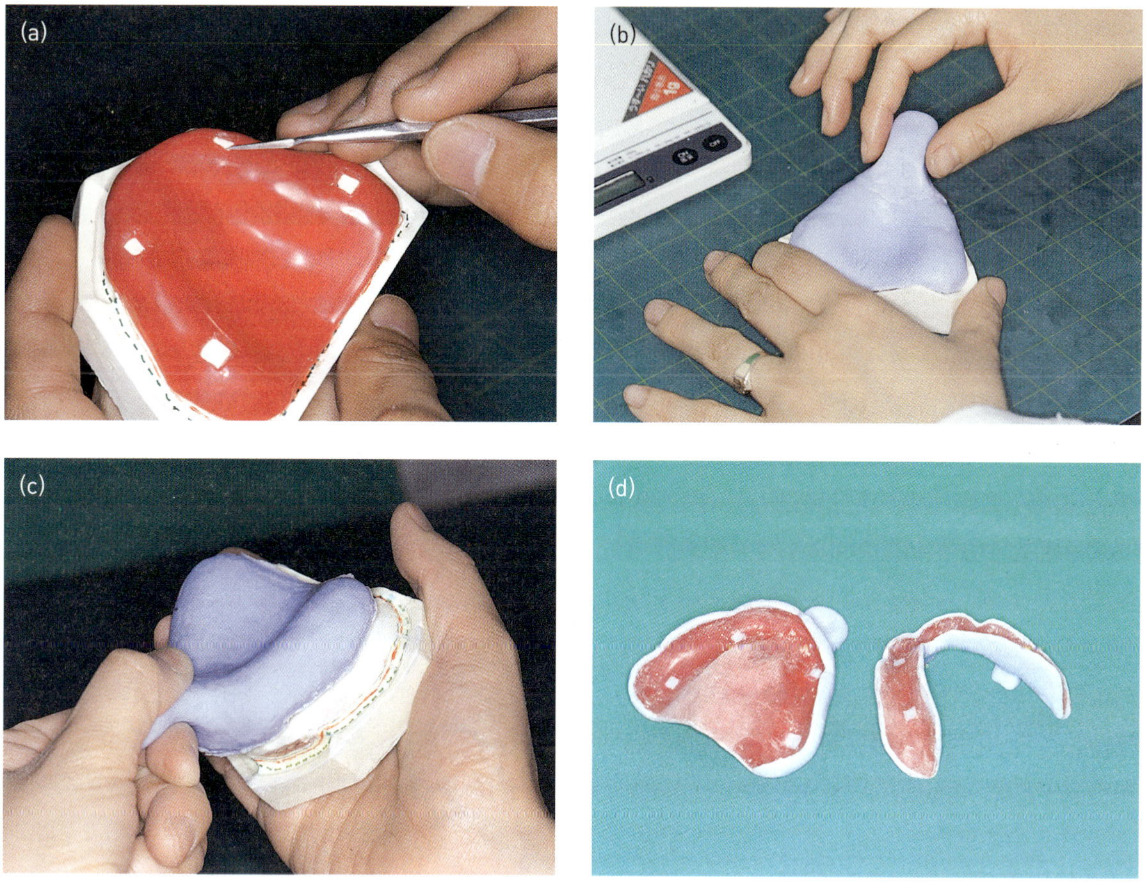

그림 6-3. 고무 인상재로 인상을 채득하기 위한 개인 트레이 제작 과정
(a) 인상재의 일률적인 두께를 위해 왁스로 연구모형을 덮어준다.
(b) 즉시 중합 수지로 연구모형에 트레이를 형성한다.
(c) 수지로 된 트레이를 연구모형으로부터 제거한다.
(d) 완성된 즉시 중합 수지의 개인 트레이

(putty wash technique)에 있어서도 퍼티 재료가 개인 트레이 역할을 하므로 기성트레이를 사용할 수 있다.

(3) 트레이와 고무 인상재의 접착

구강에서 인상체를 제거할 때 트레이로부터 인상재가 분리되면 변형이 일어나므로 인상재와 트레이의 접착은 중요하다. 고무 인상재를 트레이 안에 넣기 전에 고무 인상재용 접착제(adhesive)를 트레이 내면에 도포해야 한다. 그러나 예를 들어 폴리설파이드 고무 인상재용 접착제를 실리콘 고무 인상재에 사용하면 서로 화학적 조성이 달라 결합이 일어나지 않는다. 접착제는 통상적으로 트레이 내면에 인상재를 채우기 7~8분 전에 도포하는데 트레이와 인상재의 결합력을 증진시키기 위해서 개인 트레이의 내면을 연마기구 등으로 거칠게 형성하여 기계적 유지부를 만들어 주는 경우도 있다.

반죽형의 고무 인상재는 접착제에 잘 달라붙지 않으므로 구멍이 뚫려있는 유공 트레이나 그물(mesh) 구조의 트레이를 사용하여 인상재와 트레이 사이에 기계적 유지를 얻을 수 있도록 해야 한다.

(4) 고무 인상재의 연화

고무 인상재를 섞을 때에는 기저재와 촉진제의 물리화학적 성질을 고려하여 제조한 하나의 세트(set)로 된 제품을 사용해야 한다. 만일 서로 다른 제품을 혼용하여 사용하면 혼합물의 점조도나 경화 시간의 변화가 예상되므로, 서로 다른 제품을 섞거나 혼용하여 사용하지 않아야 한다.

폴리설파이드 고무 인상재의 혼합 시 기저재와 촉진제를 동일한 길이로 혼합판(mixing pad) 위에 짜낸 후(그림 6-4), 혼합물에 줄무늬가 생기지 않고 일률적인 색이 얻어질 때까지 연화(mix)하여 그림 6-5에서와 같이 완벽하게 섞인 혼합물이 1분 이내에 얻어져야 한다.

폴리에테르 고무 인상재나 부가형 실리콘 고무 인상재의 혼합 방법도 폴리설파이드 고무 인상재의 혼합 방법과 동일하다. 그러나 이들 재료는 혼합 후 3분 이내에 뻣뻣하게 변하므로 혼합 시간을 45초 이내로 단축시켜야 한다.

축합 중합형 실리콘 고무 인상재에 있어서 기저재나 촉진제가 페이스트(paste) 형태라면 폴리설파이드 고무 인상재와 동일한 방법으로 혼합한다. 그러나 촉진제가 액체 형태라면, 혼합판 위에 짜 놓은 기저재 위나 옆에 규정량의 촉진제 방울을 떨어뜨린다(그림 6-6). 어떤 경우라도 혼합이 불량하면 중합이 불균일하게 되므로, 혼합물 전체에 걸쳐 일률적인 색이 나타나도록 완벽한 혼합을 한다. 자동혼합기(automixing system)는 혼합의 번거로움을 보완한 시스템이다. 두 칸에 기저재와 촉진재가 나뉘어 들어있는 카트리지(cartridge)를 믹싱 건(mixing gun)에 장착하고 믹싱 팁(mixing tip)을 끼운 후 인상을 채득하고자 하는 부위에 주입하면 인상재는 나선형의 관을 통해 자동 혼합되면서 믹싱 팁 부위로 배출되므로 편리하게 기포 없는 인상체를 얻을 수 있다(그림 6-7, 6-8).

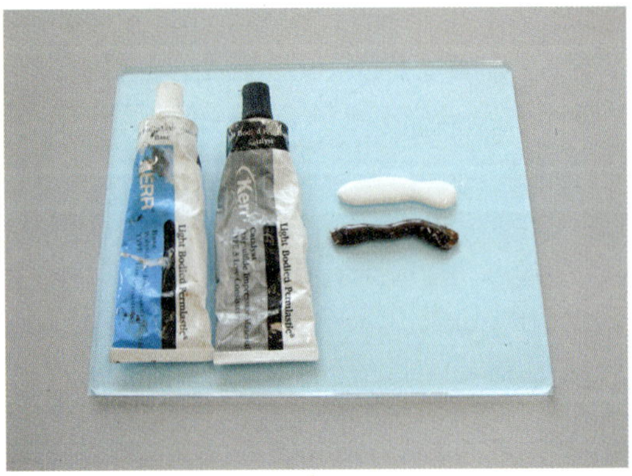

그림 6-4. 폴리설파이드 고무 인상재의 혼합을 위한 기구와 재료. 갈색은 촉진제이고 흰색은 기저재이다.

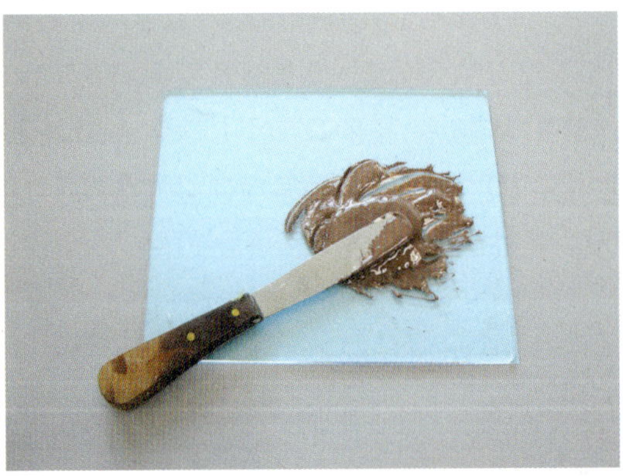

그림 6-5. 폴리설파이드 고무 인상재가 적절히 혼합되어 줄무늬가 없다.

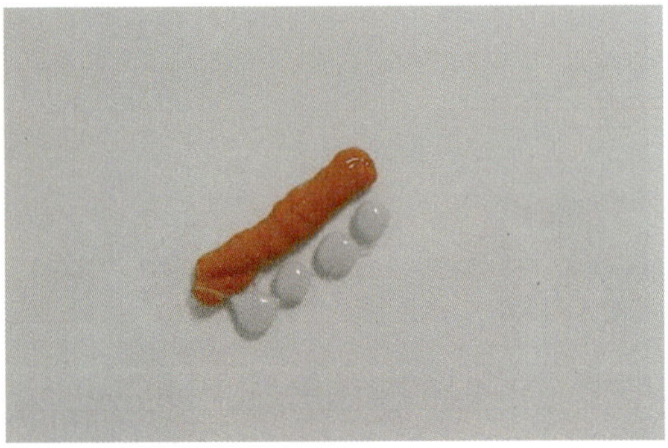

그림 6-6. 적당한 혼합 비율에 맞추어 짜낸 기저재 페이스트와 촉진제 액체

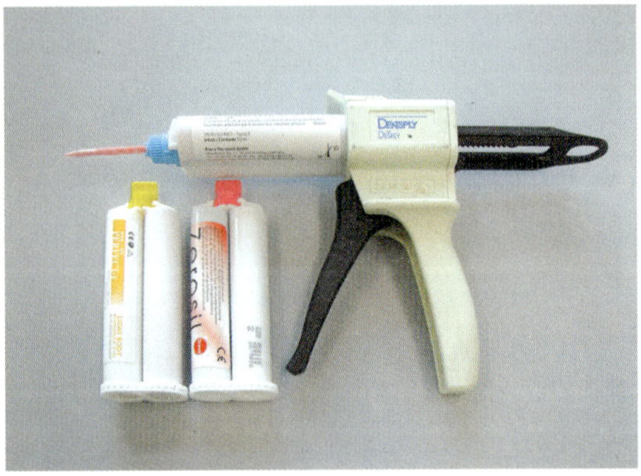

그림 6-7. 고무 인상재의 혼합을 위한 자동 혼합 시스템의 세트

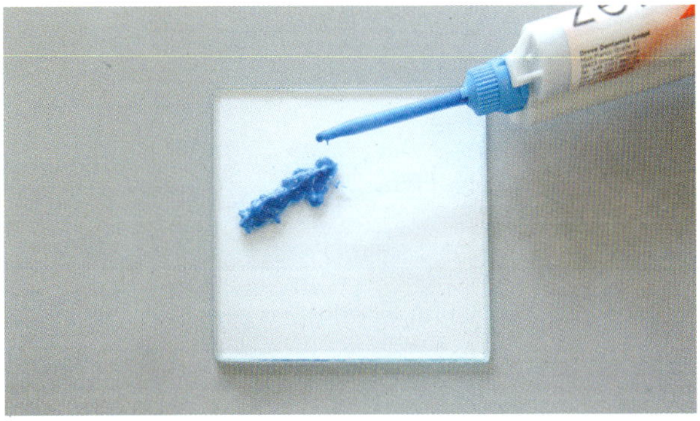

그림 6-8. 균일하게 혼합된 인상재가 나선형의 관을 통해 배출된다.

(5) 작업 시간과 경화 시간

고무 인상재의 전형적인 작업 시간과 경화 시간은 표 6-3과 같다.

작업 시간(working time)이란 혼합의 시작부터 인상재를 트레이에 담아 구강 안에 넣기 전까지의 조작을 위한 최대한의 시간이다. 만일 이 시간이 지난 후 인상재를 구강 안에 넣으면 재료에 탄력성이 생겨서 인상체가 변형된다.

경화 시간(setting time)이란 혼합의 시작부터 인상체가 구강 안에서 제거될 때까지의 최소한의 시간으로, 인상체를 제거할 때는 변형되지 않을 정도의 충분한 탄력성을 가져야 한다. 만일 경화 시간 이전에 인상체를 제거하면 변형이 일어난다.

고무 인상재의 작업 시간이나 경화 시간을 조절하는 방법에는 여러 가지가 있는데, 그 가운데 하나는 기저재와 촉진제의 혼합 비율을 변화시키는 것이다. 예를 들어 폴리설파이드 고무 인상재에 제한된 범위 안에서 촉진제를 조금 더 첨가하면 작업 시간이나 경화 시간은 단축된다. 그러나 지나치게 혼합 비율을 변화시키면 경화된 인상체의 물리적인 성질이 악화되므로 촉진제만으로 작업 시간이나 경화 시간을 조절하는 방법은 바람직하지 않다.

작업 시간 및 경화 시간을 조절하기 위한 효과적인 방법 가운데 하나는 혼합 시 온도를 조절하는 것이다. 온도가 낮으면 경화 시간이 길어지므로, 실내 온도가 높을 때 작업 시간 및 경화 시간을 연장시키기 위해 혼합판이나 스파출라(spatula)를 냉장고에 넣었다가 사용하는 방법도 있다. 그러나 이때 혼합 기구를 너무 냉각시키면 기구 표면에 이슬이 맺히므로 인상재에 물이 혼합되지 않도록 주의를 기울여야 한다. 물은 비록 적은 양이라도 경화를 촉진시킨다.

즉, 온도와 습도가 증가하면 작업 시간과 경화 시간은 단축되므로 사용 시 주의를 기울여야 한다.

표 6-3에서 볼 수 있듯이 고무 인상재의 경화 시간은 인상재의 종류와 제품에 따라 다르므로 취급 시 사용설명서의 지시를 잘 지켜야 한다.

고무 인상재의 실제적인 경화 시간을 술자가 판단할 수 있는 간단한 방법은 인상체의 표면을 끝이 무딘 기구로 눌러 보는 것이다. 즉 인상채득 부위와 관련이 없는 부위를 끝이 무딘 기구로 눌렀다 뗐을 때 자국이 생기지 않으면 인상체가 경화되었다고 판단된다.

(6) 체적 안정성

고무 인상체를 공기 중에 방치했을 때 하이드로콜로이드 인상체보다는 안정성이 있지만, 시간의 경과에 따라 체적의 변화가 생긴다. 고무 인상재의 중합 후에 일어나는 수축 양은 그림 6-9와 같이 중합 완료 24시간 후에 축합 중합형 실리콘 고무 인상재나 폴리설파이드 고무 인상재가 폴리에테르 고무 인상재나 부가 중합형 실리콘

표 6-3. 고무 인상재의 작업 시간과 경화 시간

종류	혼합 시간(분)	작업 시간(23~37℃)	경화 시간(구강 안)(분)
polysulfide	1	4.3~6.0	12.5~16.0
condensation polymerization type silicone	0.5~1	2.5~3.3	8.9~11.0
addition polymerization type silicone	0.5~0.75	2.3~3.3	8.3~9.0
polyether	0.5~0.75	1.8~3.1	5.9~8.9

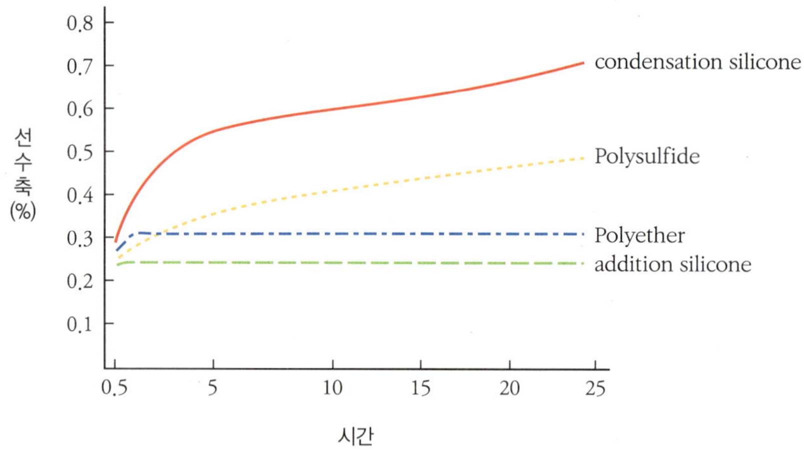

그림 6-9. 네 가지 고무 인상재의 중합 후 일어나는 수축량

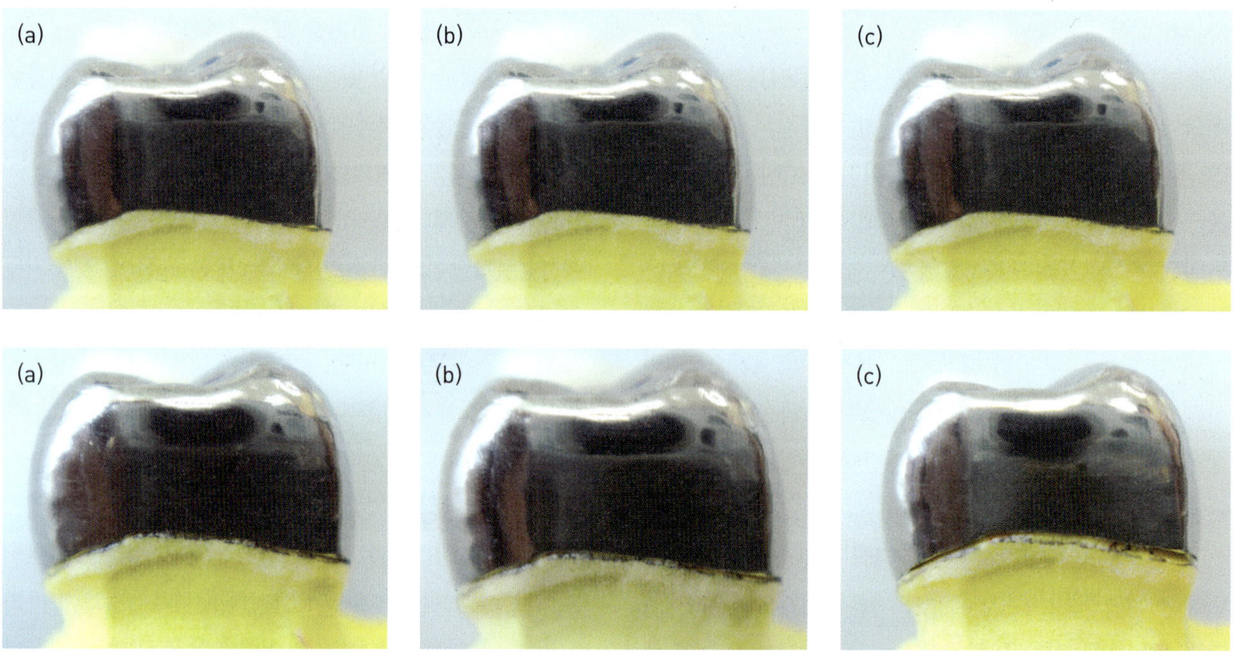

그림 6-10. 부가 중합형 실리콘 고무 인상체와 축합 중합형 실리콘 고무 인상체로부터 제작된 경석고 치형의 적합도
위: 부가 중합형 고무 인상체 사용, 아래: 축합 중합형 고무 인상체 사용
(a) 인상채득 후 30분만에 경석고 치형 제작
(b) 인상채득 후 6시간 만에 경석고 치형 제작
(c) 인상채득 후 24시간 만에 경석고 치형 제작

고무 인상재보다 크다.

일반적으로 고무 인상체는 보관 시 하이드로콜로이드 인상체와는 달리 실온의 정상적 상태에서 보관하는 것이 좋다. 예를 들어 폴리에테르 고무 인상체는 실온의 정상적 상태에서는 체적 안정성이 우수하지만 습기가 높은 상태에서 흡수 팽윤 현상에 의해 체적이 커진다.

그리고 폴리설파이드 고무 인상체나 축합 중합형 실리콘 고무 인상체는 구강 안에서 제거된 후에도 계속 중합이 일어나 체적의 변화가 나타나며, 특히 축합 중합형 실리콘 고무 인상체는 중합 중 알코올 성분이 기화되어

날아가므로 수축량이 고무 인상재 가운데 가장 크다(그림 6-9).

만일 폴리설파이드 고무 인상재나 축합 중합형 실리콘 고무 인상재를 사용할 경우에 최상의 결과를 얻고 싶다면 구강 안에서 인상체를 제거한 후 즉시, 또는 늦어도 30분 이내에 경석고 모형을 제작하여야 한다.

인상체의 보관에 따른 효과는 그림 6-10과 같이 나타나는데, 특히 축합 중합형 실리콘 고무 인상체의 경우에 있어서 인상채득 후 보관 시간이 길어질수록 주조체의 적합도는 나빠진다.

(7) 탄성

고무 인상재의 탄성은 중합 시간의 경과에 따라 좋아지므로, 일반적으로 인상채득 시 인상체를 구강 안에 오래 둘수록 정확성이 높아진다.

고무 인상체에 압축력이 가해졌을 때 나타나는 영구 변형(탄성과 관계있음)의 양은 폴리설파이드 고무 인상재가 가장 크고, 폴리에테르 고무 인상재, 축합 중합형 실리콘 고무 인상재, 부가 중합형 실리콘 고무 인상재의 순서로 되어 있다.

폴리설파이드 고무 인상재는 이와 같은 탄성 변형에 따른 회복의 속도가 다른 세 가지 고무 인상재에 비해 느리지만, 인상체를 구강에서 제거하는 동안에 탄성 변형에 대한 회복이 가능하다. 그러므로 폴리설파이드 고무 인상체에 모형재를 부을 때는 탄성 회복에 따른 시간을 고려하지 않아도 된다. 즉, 구강 안에서 인상체를 제거한 즉시 모형재를 부어야 한다.

(8) 치형

인상체를 구강으로부터 제거한 후에는 즉시 경석고 치형을 제작해야 한다. 치과용 경석고를 혼합하여 진동을 주면서 인상체 안에 주입하는데, 치과용 경석고 혼합 시 가능하면 진공 혼합기(vacuum mixer)를 이용하는 것이 좋다.

고무 인상재는 미세한 부위를 재현할 수 있는 능력이 우수하고 경석고 치형의 표면경도를 최대로 높여 줄 수 있지만, 인상체의 표면에 경석고 혼합물이 쉽게 습윤(wetting) 되지 않는다. 그러므로 습윤제(wetting agent)나 계면활성제(surfactant)를 사용하여 경석고 혼합물의 표면장력을 감소시켜 인상체 표면에 쉽게 습윤(wetting) 될 수 있도록 함으로써 기포가 없는 모형을 제작할 수 있다. 근래에는 친수성이 있는 부가 중합형 고무 인상재도 개발되어 있다. 인상체에 모형재를 부을 때 미세한 부위부터 조금씩 흘려 넣는 것도 기포를 방지하는 하나의 방법이다.

고무 인상재를 이용하여 치형을 제작할 때 일반적으로 치과용 경석고를 사용한다. 그리고 전기도금(electroplating) 치형을 형성하기 위해서는 폴리설파이드나 폴리이써 고무 인상재는 피해야 한다. 폴리설파이드 고무 인상재는 전해질(electrolyte)에서 전자 반응하고, 폴

표 6-4. 고무 인상재의 특성 비교

특성	Polysulfide	Silicone condensation type	Silicone addition type	Polyether
유동성(%)*	0.5~2.0	0.05~0.1	0.01~0.03	0.03
Shore 경도*	20	15~30	35~55	35~40
찢김 강도(g/㎝)*	2,500~7,000	2,300~2,600	1,500~3,000	1,800
작업 시간(분)	4~7	2.5~4	2~4	3
구강 내 경화 시간	7~10	6~8	4~6.5	6
수축률(24시간, %)	0.40~0.45	0.38~0.60	0.14~0.17	0.19~0.24
물의 접촉각(도)	82	98	53~98	49
초경석고 주입효율(%)	44	30	30~72	70
복수모형 제작능력	불량	불량	양호	양호

* 점조도가 낮은 것(low)

리이써 고무 인상재는 물속에 오래 담그면 물을 흡수하여 팽윤현상이 일어나기 때문이다. 만일 치형 재료로 플라스틱(plastic)이나 수지(resin)와 같은 재료를 사용 할 경우에는 인상재와의 사이에 화학 반응이 일어날 가능성이 있으므로 재료의 선택에 주의를 기울여야 한다.

치형이나 모형의 제작과 관련하여 네 가지 고무 인상재의 특성을 비교하면 표 6-4와 같다.

(9) 일반적으로 겪는 어려움의 원인

고무 인상재의 사용 시 겪는 어려움과 원인은 다음과 같이 요약된다.

인상체의 표면이 거칠거나 울퉁불퉁함.
- 인상체의 조기 제거, 기저재와 촉진제의 부적당한 혼합비, 구강내의 오일(oil)이나 유기 물질로 인한 오염 등으로 불완전한 중합.
- 온도나 습도가 높아 생기는 급격히 빠른 중합.

인상체의 기포
- 인상재의 유동을 저해할 정도로 급격히 빠른 중합.
- 혼합 중의 공기 혼입.
- 구강 내에 인상재를 넣을 때 공기 혼입.

인상체에 불규칙한 형태의 공극(voids)
- 구강 내에 과잉의 물기나 음식물 찌꺼기.

경석고 모형 표면의 거칠음
- 인상체의 부적당한 세척.
- 인상체 표면에 남아 있는 과잉의 물기.
- 인상체 표면에 남아 있는 과잉의 습윤제(wetting agents).
- 인상체에서 모형의 조기 제거.
- 경석고의 부적당한 조작.
- 인상재의 두께가 얇아 트레이 내부에 바른 고무 인상재용 접착제가 경석고와 접촉.

변형
- 트레이 재료인 수지(resin)가 충분히 중합되지 않아 생기는 트레이의 중합 수축.
- 고무 인상재용 접착제를 도포한 후 인상재를 너무 빨리 채워 생기는 인상재와 트레이의 접착 불량 또는 용도에 맞지 않는 접착제의 사용으로 인한 트레이와 인상재의 분리.
- 접착제를 사용하지 않고 기계적 유지를 주었는데 유지력이 약해서 분리된 경우.
- 인상재를 구강안에 넣기 전에 탄력성이 생긴 경우.
- 인상체의 부피가 너무 큰 경우.
- 트레이 내면에 인상재를 채울 공간이 부족한 경우.
- 인상재 중합 중 트레이를 움직인 경우.
- 구강에서 인상체의 조기 제거.
- 구강에서 인상체의 부적절한 제거.
- 인상체를 장시간 방치 후 모형 제작.

6.4. 하이드로콜로이드 인상재

3장에서 설명한 바와 같이 콜로이드의 종류 중에서 분산매가 물인 경우를 하이드로콜로이드(hydrocolloid)라 하고 치과용 인상재 중 아가와 알지네이트가 대표적이다.

가역성 하이드로콜로이드는 온도변화에 따라 액상의 졸(sol)과 반고체 상태인 겔(gel)로 변하는데 졸이 겔로 변하는 온도를 겔화 온도(gelation temperature)라 한다. 그러나 이 겔을 가열하면 액화되어 다시 졸이 되는데 겔이 졸로 변하는 온도를 액화 온도(liquefaction temperature)라 한다. 졸이 겔로 되거나 겔이 졸로 되는 성질을 가역성(reversible in characteristics)이라 하며, 이것은 온도 변화에 의해 생겨나는 물리적 현상이다.

$$\text{졸(sol)} \underset{60\sim70℃\text{(액화온도)}}{\overset{37℃\text{(겔화온도)}}{\rightleftarrows}} \text{겔(gel)}$$

하이드로콜로이드 겔에 존재하는 물의 양은 인상체의 체적 안정성에 중요한 영향을 미친다. 겔 속에 있는 물이 손실되면 겔은 수축을 일으킬 것이고, 반대로 겔이 물을 흡수하면 팽창을 일으킬 것이다. 겔 속에 있는 물이 손실되는 것을 이액(syneresis) 현상이라 하고 반대로 물을 흡수하는 것을 팽윤(imbibition) 현상이라 하는데 이러한 변화는 치과용 인상체의 체적 안정성에 중요한 영향을 미친다.

하이드로콜로이드 인상체를 여러 조건에서 보관했을 때 시간의 경과에 따라 그림 6-11에서와 같은 수분량의 변화가 나타난다. 상대 습도 100%의 저장 조건에서 인상체의 수분이 잘 보존되고 있으나, 시간이 경과하면서 인상체 내부응력의 이완으로 저장 중 약간의 크기 변화가 생긴다. 하이드로콜로이드 인상체를 크기 변화 없이 만족스럽게 저장할 수 있는 방법은 아직 없으므로 인상채득 후에는 가능한 빨리 모형재를 붓는 것이 좋다.

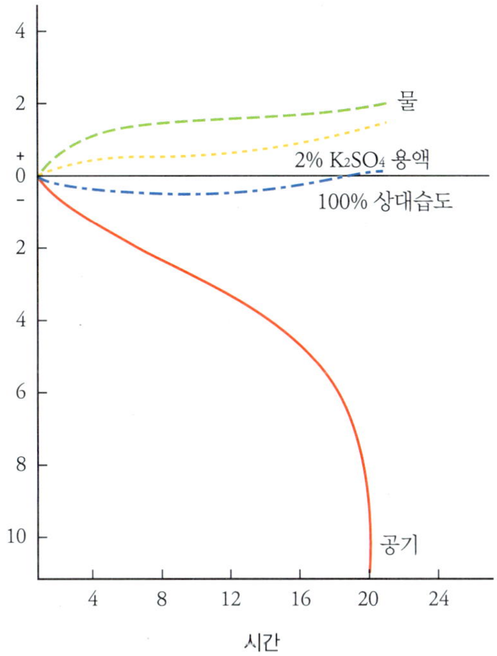

그림 6-11. 가역성 하이드로콜로이드 인상체를 여러 가지 저장 조건에서 보관했을 때 나타나는 수분량의 변화

1) 가역성 하이드로콜로이드

해초로부터 뽑아내는 아가(agar–agar, 일명 우뭇가사리)는 치과용 인상재의 기저재로 적당한데, 뜨거운 물에 분산시키면 구강 안에서 안전하게 사용할 수 있는 졸 용액이 되고, 구강 온도보다 약간 높은 온도에서 겔로 변한다. 가역성 하이드로콜로이드 인상재인 아가 인상재(agar hydrocolloid impression material)를 졸 상태로 수냉식 인상트레이(water cooled impression tray)에 넣어 구강 안의 인상채득 부위에 접합 후 냉각시키면 겔로 변하여 단단하면서도 탄력성있는 인상체가 얻어진다. 겔은 섬유질 구조로 졸과 화학적으로 다르지 않다. 아가 인상재를 사용하기 위해서는 세심한 주의와 전용 장비가 필요하며, 친수성이 있고 정밀도와 탄성이 우수하여 알지네이트(alginate)와 연합 인상에 사용되기도 한다.

가역성 하이드로콜로이드 인상재는 여러 번 사용할 수 있어 경제적이고 또 붓는 온도(54~66℃ 정도)에서 저장 중 가끔 저어 주기만 해도 1~2주 동안 액상 상태가 유지된다. 복제 재료(duplicating materials)로서의 가역성 하이드로콜로이드의 조성은 인상용 가역성 하이드로콜로이드와 비슷하지만 물의 함유량이 조금 많다.

최근에는 복제 재료로 고무 인상재가 널리 쓰이며, 고무 인상재는 아가 인상재에 비해 탄력성과 강도가 높고 화학적 안정성이 우수하며 여러 개의 복제 모형을 제작할 수 있는 장점이 있다.

(1) 가역성 하이드로콜로이드 인상재의 조성

가역성 하이드로콜로이드 인상재의 기본 성분은 아가로서 약 8~15%를 차지하지만, 주성분은 물이 80~85% 정도로 가장 많은 양을 차지하고 있다.

그 밖의 성분으로는 붕사(borax), 황산염(sulfate), 왁스(wax), 요변성 재료(thixotropic materials) 및 색제(figment) 등이 있다. 소량의 붕사(borax)는 겔의 강도를 증가시키지만, 모형재인 석고 제품의 경화 시간을 지연시키거나 모형의 표면을 거칠게 하므로, 석고 제품의 경화촉진제나 경화제(hardener) 역할을 하는 소량의 황산칼륨(potassium sulfate)을 첨가한다. 또, 이러한 붕사에 의해 생기는 문제를 해결하기 위한 방법으로 인상

표 6-5. 가역성 하이드로콜로이드 인상재의 조성

성분	양(%)	주역할
Agar	13~17	기본 성분
Borate	0.2~0.5	강도증진
Potassium Sulfates	1.0~2.0	석고 모형의 표면활택
Wax, hard	0.5~1.0	충전제
thixotropic material	0.3~0.5	유동성 조절
Alkyl benzoate	0.1	곰팡이 방지
Water	Balance	주성분, 반응매개체
Pigment, flavor	극소량	

체에 모형재를 채우기 전에 경화촉진제 용액에 담그는 방법도 있다. 표 6-5는 가역성 하이드로콜로이드 인상재의 조성을 나타낸 것이다.

(2) 아가 인상재를 이용한 인상채득 및 보관

가역성 하이드로콜로이드 인상재로 인상을 채득하기 위해서는, 그림 6-12에서와 같은 인상재의 액화 · 보관 용기와 그림 6-13에서와 같은 주사기(syringe) 및 수냉식 트레이가 필요하다. 가역성 하이드로콜로이드 인상재의 액화 · 보관 용기에서는 인상재를 완전한 졸(sol)상태로 액화시킬 수 있고, 액화된 졸을 65℃ 정도로 보관 저장할 수 있다. 그림 6-13에서와 같은 주사기는 졸을 와동과 같은 미세 부위에 주입하는 데 사용된다. 수냉식 트레이의 튜브(tube)는 인상채득 시 냉각수의 순환로로써 인상재의 경화를 촉진하고 구강에서 트레이를 제거할

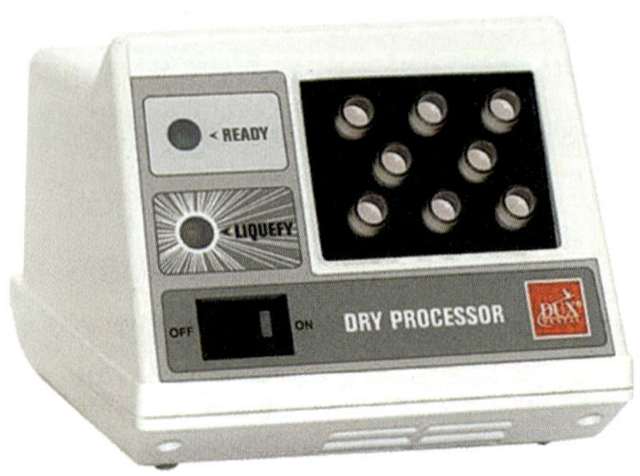

그림 6-12. 아가 인상재를 사용하기 위한 용기. 아가 인상재의 액화, 저장, 그리고 적당한 상태로의 냉각을 위해 이용된다.

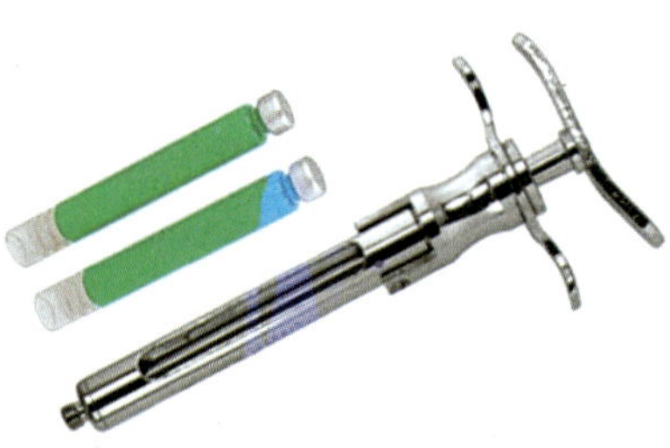

그림 6-13. 아가 인상재로 인상채득을 위해 사용되는 기구
아래: 졸을 와동 등의 미세 부위에 주입하기 위한 주사기

때 인상재와 트레이와의 기계적 결합을 도모한다.

가역성 하이드로콜로이드 인상재는 단독으로 사용하기에는 견고성이 낮아 아가-알지네이트(agar-alginate) 연합인상 채득에 많이 사용한다. 이때 알지네이트(alginate)는 반죽형(putty)이나 중간 정도의 유동성을 가진 고무 인상재의 역할을 하며, 흐름성이 좋은 아가 인상재는 낮은 점조도의 인상재 역할을 함으로써 주사기를 이용하여 비교적 정교한 인상체를 얻을 수 있다. 이를 라미네이트 테크닉(laminate technique)이라고도 하며 점조도가 높은 알지네이트를 사용할 때 아가와 알지네이트가 분리되지 않도록 주의해야 한다.

인상이 미세한 부위까지 얻어질 수 있도록 하기 위해서는 그림 6-13에서와 같은 주사기를 이용한다. 즉, 이 주사기에 졸을 채워 미세 부위에 주사한 후 알지네이트가 담겨진 트레이를 주사한 졸 위에 올바른 위치로 밀어 넣고 약간의 압박을 가한다. 트레이의 졸을 겔화시키는 시간은 대략 5분 정도가 필요하다. 가역성 하이드로콜로이드의 겔이 갖는 특징 중 하나는 서서히 부과되는 힘보다 순간적으로 부과되는 힘에 변형 또는 찢김 저항성이 높으므로 겔화된 인상체를 제거할 때에는 서서히 제거하는 것보다 신속히 제거하는 것이 좋다.

인상채득 후 모형재를 붓는 시기와 관련된 정확성의 변화는 그림 6-14와 같다. 즉 하나의 치형으로부터 금합금의 인레이(inlay) 주조물을 만들고, 이 치형을 가역성 수교질 인상재로 인상을 채득하여 즉시 치형을 제작한 경우에는 주조체가 치형에 잘 맞았으나 인상체를 공기 중에 한 시간 정도 방치한 후 치형을 제작하였을 때에는 그림 6-14의 b와 같은 큰 부정확이 나타난다. 또 인상체를 물 속에 보관한다 할지라도 변형이 나타난다. 일반적으로 가역성 하이드로콜로이드 인상체에 있어서 인상채득 후 10~15분 이내에 모형재를 부으면 부정확이 방지된다고 한다.

(3) 기계적 성질

아가 인상재의 기계적 성질은 표 6-6에서와 같이 탄력성이 높고 나긋나긋하므로 언더컷이 있는 치아의 정확한

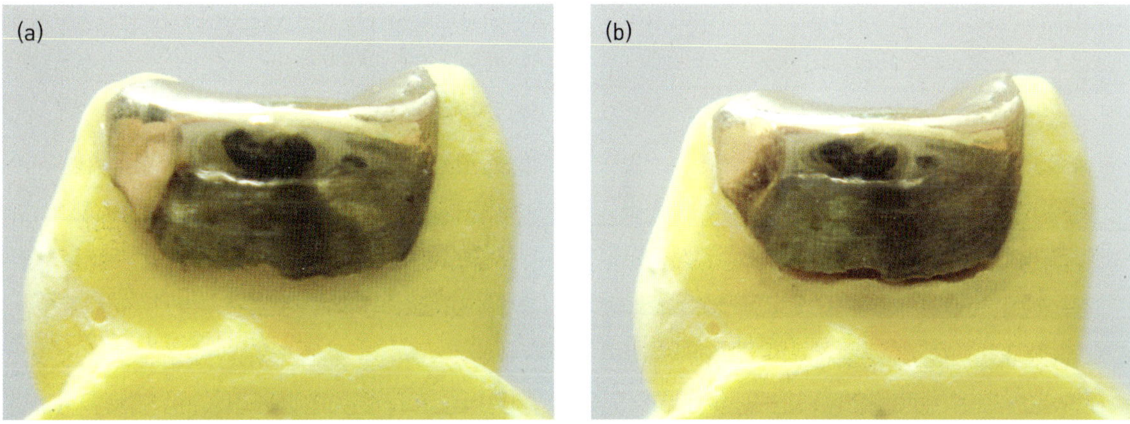

그림 6-14. 가역성 하이드로콜로이드 인상체의 시간 경과가 적합도에 미치는 영향

(a) 인상체를 원래의 치형으로부터 분리한 후, 즉시 치과용 경석고로 치형을 제작하고 주조체를 적합시킴. 주조체의 적합도는 원래 치형에서의 적합도와 비슷함.
(b) 인상체를 한 시간 동안 공기 중에 방치 후 치과용 경석고로 치형을 제작하고 주조체를 적합시킴. 상당히 큰 부정확이 나타남.

표 6-6. 탄력성 인상재의 성질

	Agar	Alginate	Polysulfide	Silicone	Polyether
Elastic recovery(%)	98.8	97.3	97.9	99.5 (99.7)**	98.9
Flexibility(%)	11	12	7	5 (2.6)**	2
Flow(%)	–	–	0.5	0.09 (0.03)**	0.03
Reproduction limit(㎛)	25	75	25	25	25
Shrinkage, 24hours(%)	–	–	0.25	0.6 (0.05)**	0.30

** Addition polymerized system

인상채득이 가능하다. 또 이것은 앞에서 살펴보았듯이 응력이 순간적으로 작용될 때 파절에 대한 저항성이 강하므로 인상체를 신속하게 제거하는 것이 바람직하다.

(4) 치형의 표면 경도

아가 인상체로부터 모형이나 치형을 제작할 때에는 일반적으로 치과용 경석고를 사용하는데, 모형이나 치형의 표면 경도가 최대한으로 높아지도록 해야 한다. 현재 주로 사용되는 가역성 하이드로콜로이드 인상재는 모형용 석고(model plaster)나 치과용 경석고(dental stone) 모형의 표면 경도에는 별 영향을 주지 않으나, 고강도 저팽창 치과용 경석고(high strength low expansion dental stone) 모형의 표면 경도를 떨어뜨리므로(표 6-7) 특히 주의해야 한다. 만일 경석고 혼합물을 주입할 때 인상체 안에 과잉의 물이 남아 있으면 경석고 모형의 표면이 거칠어지므로 제거해야 한다. 인상체의 표면은 습윤상태여야 하지만 과잉의 물방울이 있어서는 안된다.

석고 분말과 물을 혼합할 때는 사용설명서의 지시에 따라야 한다. 가능한 진공 상태에서 기계적인 혼합을 하고, 혼합물을 인상체에 주입할 때는 진동 상태에서 소량씩 미세 부위까지 잘 흘러 들어갈 수 있도록 한다. 석고

표 6-7. 가역성 하이드로콜로이드 인상재가 석고의 표면 경도에 미치는 영향

석고 제품	대조군* (KHN)	가역성 하이드로콜로이드 인상체와 접촉한 경우(KHN)
Type II 석고	7.0	8.1
Type III 석고	24.0	23.9
Type IV 석고	51.8	32.4

* 석고 제품이 유리 표면에서 경화된 경우

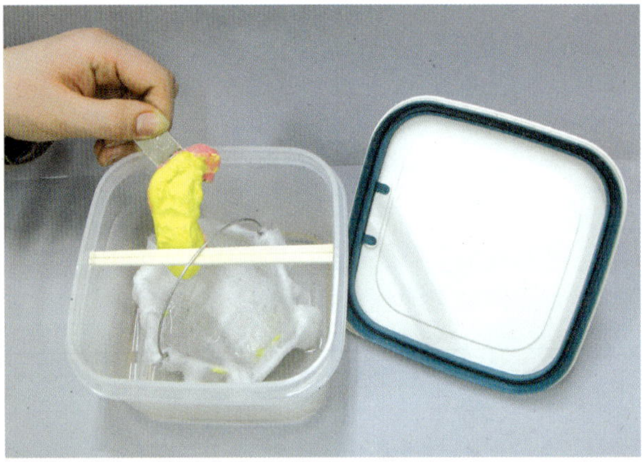

그림 6-15. 하이드로콜로이드 인상체는 치과용 경석고가 굳을 때까지 휴미도에 보관한다.

모형을 경화시킬 때는 습도가 100%인 용기(humidor, 그림 6-15)에 30~60분간 유지해야 표면 경도와 체적 안정성이 높은 석고모형이 얻어진다. 그러나 만일 적당한 저장용기가 없을 경우에는 인상체를 젖은 천으로 덮어 주어도 된다. 그러나 이때 젖은 천이 인상체에 닿지 않도록 주의해야 한다.

(5) 일반적으로 겪는 어려움의 원인과 대책

가역성 하이드로콜로이드 인상재를 사용할 때 겪는 어려움의 원인과 대책은 다음과 같다.

부정확

- 인상체를 너무 찬물에 식힌 경우로, 트레이를 순환하는 물의 온도는 약 21℃ 정도여야 한다.
- 구강에서 인상체를 너무 빨리 제거한 경우로, 겔화시간은 최소한 5분 정도여야 한다.
- 구강에서 인상체를 부적당하게 제거한 경우로, 인상체를 신속하게 제거해야 한다.
- 겔화하는 동안 트레이가 움직인 경우로, 구강에서 트레이의 움직임이 없어야 한다.
- 인상체를 장시간 방치한 경우로, 모형과 치형은 인상체가 얻어진 즉시 제작되어야 한다.
- 인상체 안의 물기 제거 시 강한 압력 및 과잉의 공기를 분사한 경우로, 인상체가 심하게 탈수되지 않도록 해야한다.

인상체가 뻣뻣하거나 도톨도톨함

- 인상재를 충분히 용융시키지 못한 경우로, 인상재는 뭉침이 없이 완전한 졸 상태를 이루어야 한다. 100℃에서 10분 정도 끓이고 재사용할 때는 그 시간을 연장한다.
- 졸 화한 인상재를 너무 낮은 온도에 보관한 경우로, 최소 66℃ 정도로 보관한다.

주사기로 짜낸 인상재와 트레이에 담은 인상재의 분리로 인한 변형

- 트레이에 담긴 인상재 표면을 거칠게 형성하지 않은 경우로, 트레이 안의 인상재 표면에 기계적인 유지를 주어 주사기로 짜낸 재료와의 결합력을 증진시켜 분리를 방지한다
- 주사기로 짜낸 인상재나 트레이에 담긴 인상재가 심하게 겔화한 경우로, 두 재료가 겔화하기 전에 인상채득을 시행한다.

치과용 경석고 모형이나 치형의 표면이 거칠거나 푸석함

- 인상체와 치과용 경석고 사이의 적응성 불량의 경우로, 모형재를 주입하기 전에 인상체를 2%의 황산칼륨(K_2SO_4) 용액으로 처리한다.
- 모형이나 치형 재료의 혼수비가 부적당한 경우로, 정확한 혼수비를 맞춘다.
- 인상체 안에 과잉의 물기가 있는 경우로, 과잉의 물기는 제거한다.
- 인상체에 모형재를 주입할 때 진동이 과한 경우로, 필요 이상의 진동은 피한다.
- 인상체에서 모형을 너무 빨리 분리한 경우로, 모형은 30~60분 사이에 분리한다.

2) 비가역성 하이드로콜로이드

19세기 말엽 스코틀랜드 출신의 화학자가 갈색의 해초(algae)에서 독특한 점액성 물질을 낸다는 사실을 알아냈다. 그는 이것을 알긴(algin)이라 이름 지었으며, 여러 가지 용도로 사용되었다. 알긴이 치과 분야에 사용된 것은 그로부터 40년 뒤로 영국의 S. William Wilding이라는 화학자가 알긴을 치과용 인상재로 사용할 수 있는 전매특허를 얻었다. 그러나 이때까지는 치과용 인상재로 아가가 널리 사용되었고, 주생산국은 일본이었다. 널리 사용되던 아가 인상재가 세계 제2차 대전으로 인해 공급이 부족하게 되자, 대용물을 찾기 위한 연구가 촉진되었고 그 결과 현재 사용되는 비가역성 하이드로콜로이드(irreversible hydrocolloid) 또는 알긴산염 인상재(alginate impression materials)가 개발되었다.

가역성 하이드로콜로이드의 겔화는 온도로 인해 발생하는 물리적 현상이고 비가역성 하이드로콜로이드의 겔화는 화학 반응에 의한 것이다. 화학반응에 의해 형성된 겔은 물리적인 방법으로 졸 상태로 환원시킬 수 없어 비가역성 하이드로콜로이드라고 한다. 알긴산염 분말을 물과 섞어 졸로 만든 후 인상용 트레이에 담아 인상을 채득

하는데 알긴산염의 졸은 화학 반응으로 탄력성 있는 겔이 되므로 수냉식 트레이가 필요 없다.

(1) 알지네이트의 특성과 용도

알지네이트(alginate) 인상재는 대부분의 보철물 제작을 위한 일차 인상재로 사용되나, 때로는 이차 인상재로도 사용된다. 알지네이트 인상재는 아가 인상재보다 미세부위 재현의 정확도가 낮고, 다공성이 높고, 석고와 친화성이 낮아 석고 모형의 질을 떨어뜨리는 단점이 있으나, 가격이 저렴하고, 조작이 용이하고, 최소한의 기구가 소요되며, 치과적으로 허용 가능한 정확성 및 환자에게 편안감을 주는 등의 장점이 있다.

(2) 조성과 화학 반응

알지네이트 인상재의 조성은 제품마다 다르나 대표적으로 표 6-8과 같다.

알지네이트 인상재의 주요성분은 용해성의 알긴산 칼륨(potassium alginate)으로서 다시마에서 얻으며 물에 쉽게 용해되어 점성의 졸이 된다. 그러나 치과용 인상재로서 중요한 성질은 경화되어 탄력성있는 겔이 되어야 하므로, 용액성의 알긴산 칼륨을 황산칼슘 이수화물(calcium sulfate dihydrate)과 반응시켜 녹지 않는 불용성의 알긴산 칼슘(calcium alginate)의 겔을 형성한다. 화학 반응은 구강 안에서 일어나야 하므로, 반응을 지연시키고 적당한 작업 시간을 제공하기 위해 제3 인산나트륨((tri)sodium phosphate), 알긴산 나트륨(sodium alginate)과 같은 지연제가 사용된다.

$$\text{potassium alginate} + \text{calcium sulfate dihydrate} \rightarrow \text{calcium alginate gel} + \text{potassium sulfate}$$

알긴산염 인상체 겔의 최종 구조는 아가 겔과 마찬가지로 솔 더미(brush heap)와 같은 네트워크(network) 구조로 여기에 물과 충전재 입자들이 함유되어 있다. 충전재로 주로 사용되는 것은 규조토(diatomaceous earth)인데, 규조토가 첨가되면 알긴산염 인상체 겔의 뻣뻣함(stiffness)이 증가하며 구강 조직에 달라붙지 않는 견고한 면이 얻어진다. 충전재로는 규조토 이외에도 산화아연(zinc oxide)도 있다.

석고 모형의 표면은 알길산염 인상체에 의해 다소 연화될 수 있는데, 이러한 석고 모형 표면의 악화 현상은 아가 인상체보다 심하게 나타난다. 그러므로 석고 모형 표면을 단단하고 치밀하게 하기 위해 황산칼륨(potassium sulfate), 불화 칼륨(potassium zinc fluoride) 등이 첨가되는데, 이들 성분은 석고 제품의 경화를 촉진시키기도 한다.

표 6-8. 알지네이트 인상재의 조성 및 역할

성분	함유량(무게%)	역할
Potassium alginate	18	물에 용해되고 칼슘 이온과 반응
Calcium sulfate dihydrate	14	반응체(반응체로 녹지않는 불용성의 알긴산 칼슘의 겔을 형성)
Potassium sulfate, potassium zinc fluoride, silicate, borate	10	석고 모형의 질 개선
Diatomaceous earth	56	충전재로 알지네이트의 점조도와 신축성 조절
Sodium phosphate	2	지연제로 칼슘이온과 반응하여 겔화시간 연장
Coloring and flavoring agents	미량	색과 향기 부여
Organic glycol	소량	분말이 날리지 않게 함
Disinfectants	1~2	소독 및 살균제

(3) 조작

① 겔화 시간

인상채득 시 물과 분말을 혼합하고, 이것을 트레이에 채워 구강 안에 넣을 때까지는 충분한 시간이 필요하므로 겔화 시간은 중요하다. 겔화 시간은 작업 및 경화 시간과 관련이 있다. 겔화 시간이 너무 길면 술자와 환자 모두에게 지루함을 주고, 너무 짧으면 혼합물이 구강 안에 옮기기 전에 겔화되므로 인상체득을 할 수 없게 된다. 일단 겔화가 시작되면 겔화의 진행이 방해되지 않도록 해야 하는데, 그 이유는 겔화의 진행이 방해되었을 경우 겔의 솔 더미 같은 네트워크 구조의 파괴가 영구적으로 일어나기 때문이다. 실온 상태에서 이상적인 겔화 시간은 2~7분 정도이다.

미국치과의사협회 표준 제128호에서는 비가역성 수교질 인상재를 경화 속도에 따라 두 가지 유형(type)으로 분류하는데, Type I은 빠른경화(fast setting) 형으로 경화 시간이 1.25~2분 사이이고 Type II는 정상경화(normal setting) 형으로는 3~4.5분 사이이다. 그리고 빠른 경화형은 혼합 시간이 45초이고 정상 경화형은 30~75초로서 이 혼합 시간은 작업 시간에 포함된다.

겔화 시간을 조절하는 방법에는 몇 가지가 있는데, 그 가운데 하나는 인상재 분말에 지연제를 첨가하는 방법이고, 그 밖에도 분말과 물의 혼합 비율이나 혼합 시간을 변화시키는 방법이 있으나 이러한 방법 모두는 겔의 성질을 악화시킬 수 있으므로 좋지 않다. 겔화 시간을 조절하는 가장 좋은 방법은 혼합에 사용하는 물의 온도를 변화시키는 방법이다. 표 6-9는 알긴산염 인상재의 경화 시간에 대한 수온의 효과를 보여준다. 이 표에서 나타나듯이 물의 온도가 높을수록 겔화 시간은 단축된다. 대부분의 사용설명서에 제시하고 있는 이상적인 겔화 시간은 실온에 가까운 21℃에서 약 2~4분이므로 좋은 결과를 얻기 위해서는 혼합 시 물의 온도는 중요하다. 덥고 습기가 있는 날에는 인상재의 혼합 용기(rubber bowl)와 스파출라(spatula)가 너무 따뜻하여 물의 온도가 적당하다 할지라도 혼합물의 온도는 상승할 수 있으므로 약간 차가운 물을 사용해야 한다. 예를 들어, 인상재 혼합 시 실내 온도가 30℃ 정도로 높다면 20℃ 정도의 물을 사용하고, 반면에 실내 온도가 20℃ 정도로 낮다면 25℃ 정도의 물을 사용하여 적절한 겔화 시간을 유지해야 한다. 겔화 시간을 조절하기 위해 인상재 분말, 혼합용기 및 스파출라(spatula)를 냉장고에 보관하기도 하는데, 이때는 특히 습기에 대한 접촉에 주의해야 한다.

표 6-9. 알지네이트 인상재의 겔화 시간에 대한 수온의 효과

물의 온도(℃)	겔화 시간(분)
6	7.8
10	6.2
15	5.5
20	4.5
25	4.0
30	3.5
35	2.8
40	2.2
45	2.0
50	1.8

② 혼합

인상체를 구강 안에서 제거할 때 파절 방지와 탄력성 확보를 위해서는 겔의 강도가 높아야 하는데, 겔의 강도는 조작 방법과 밀접한 관련이 있다. 혼합 시 물의 양이 너무 많으면 겔이 약해지므로 사용설명서에서 지시하는 인상재의 혼수비를 잘 지켜야 한다. 혼수비 이외에도 혼합 시간이 특히 중요하다. 혼합 시간이 너무 짧으면 각 성분들이 골고루 용해되지 않아 화학 반응이 혼합물 전체에 걸쳐 골고루 일어나지 않으므로 겔의 강도가 감소된다. 반면에 혼합 시간이 너무 길면 겔의 구조가 파괴되므로 역시 겔의 강도가 감소된다.

알지네이트 인상재 분말과 물을 혼합할 때에는 석고를 혼합할 때와 마찬가지로 혼합물에 공기가 혼입되지 않도록 주의를 기울여야 한다. 그러므로 혼합 용기(rubber bowl)에 물을 붓고 인상재 분말을 서서히 물속에 떨어

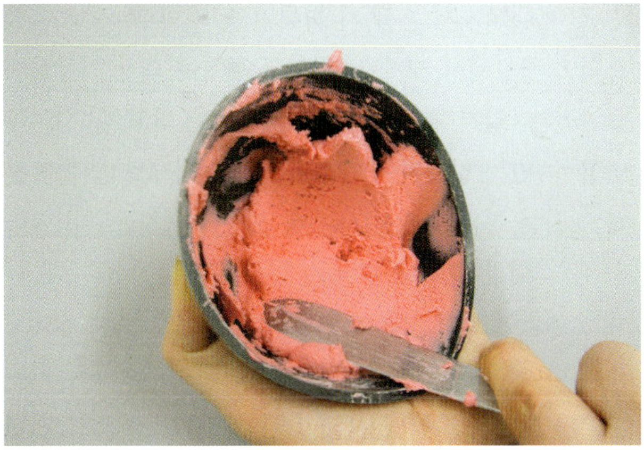

그림 6-16. 알지네이트 인상재를 혼합할 때는 혼합 용기 안에서 인상재를 혼합용기와 마찰되도록 혼합해 준다.

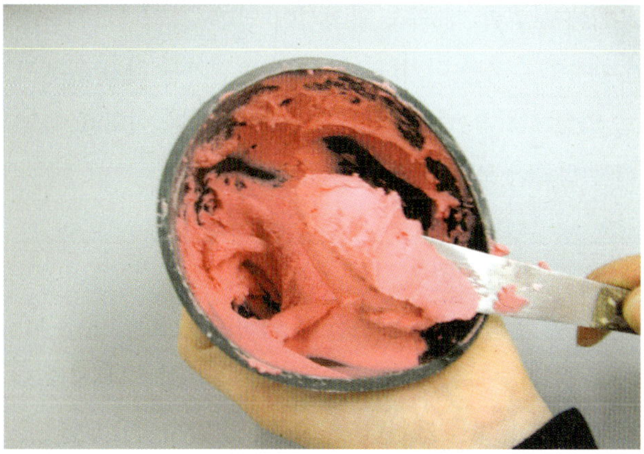

그림 6-17. 혼합이 끝난 알지네이트 인상재의 적당한 점조도

뜨린다. 그 후 인상재 분말이 물에 충분히 용해될 수 있도록 '8'자 모양의 동작(fight-eight motion)으로 스파출라를 혼합용기의 벽면에 밀착시켜서 혼합한다(그림 6-16). 혼합 시간은 일반적으로 30~75초이고 혼합물의 최종 상태는 혼합용기로부터 들어 올렸을 때 스파출라에서 떨어지지 않는 크림 같아야 한다(그림 6-17).

알지네이트 인상재를 구강 안으로 옮길 때 사용되는 트레이는 인상재와의 유지력 향상을 위해 유공 트레이를 사용한다(그림 6-18). 인상채득 시 인상재의 두께는 3 ㎜(1/8inch) 정도 유지되어야 한다.

알긴산염 겔의 강도는 초기 겔화 후 몇 분에 걸쳐 계속 증가하므로, 술자는 겔화 후에도 2~3분 동안은 인상체를 구강 안에서 제거하지 말아야 한다.

(4) 체적 안정성

알지네이트 인상재는 아가 인상재와 마찬가지로 이액(syneresis)과 팽윤(imbibition) 현상이 일어난다. 이액 및 팽윤 현상에 의한 체적의 변화는 하이드로콜로이드 인상체의 보관 방법에 달려 있다. 알지네이트 인상재는 아가 인상재와 같이 100%의 상대 습도를 유지하는 밀폐

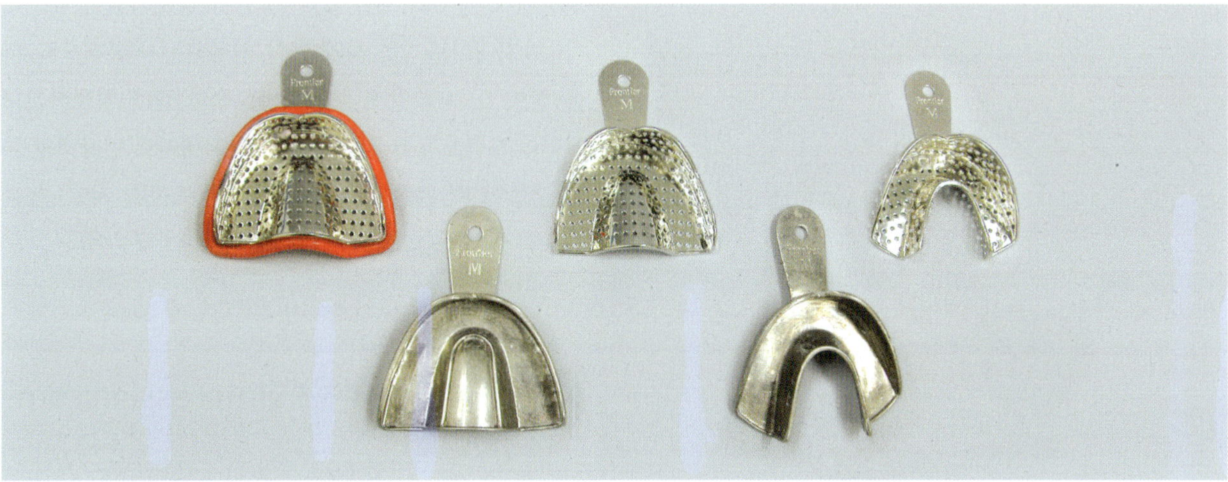

그림 6-18. 알지네이트 인상재용 트레이
상 · 하악 유공 및 무공 트레이, 림 락 트레이(rim lock tray)

용기에 보관할 때 가장 안정성이 있다. 그러나 1시간에 0.44%의 수축을 야기하므로 최상의 결과를 얻기 위해서는 인상채득 후 즉시, 늦어도 10분 이내에 석고를 주입해야 정확한 모형을 얻을 수 있다.

(5) 모형 및 치형 제작

구강에서 인상체를 제거한 후 약하게 흐르는 미지근한 물에 타액이나 혈액을 씻어내고 약한 바람이나 흡습지로 과잉의 물기를 제거한다. 모형재를 혼수비에 맞게 혼합하여 인상체의 미세 부위까지 잘 흘러 들어갈 수 있도록 주입한다. 진동 상태에서 모형재를 주입하되 과도한 진동은 더 많은 기포를 발생시킬 수 있다. 진공 혼합기를 사용하면 보다 정밀한 모형을 얻을 수 있다. 석고가 주입된 인상체는 경화되는 동안 100% 상대 습도 상에서 보관하면 정확한 모형을 얻을 수 있다. 알지네이트 인상체의 경우, 표면이 매끈한 경석고 모형을 얻기 위해서는 모형재 주입 후 모형을 인상체로부터 1시간 정도 후에 제거하는 것이 바람직하다. 그러나 너무 오래 방치하면 석고모형 표면에 악영향을 준다.

(6) 유효 저장 기간

알지네이트 인상재는 온도가 높거나 습기와 접촉되면 질이 나빠져서 혼합 시 묽어지고, 경화 후 강도가 감소되어 구강에서 제거될 때 영구 변형에 대한 가능성이 높아진다. 알지네이트 인상재는 온도가 낮고 습기를 차단할 수 있는 밀폐된 용기에 보관해야 하므로 습기가 통하지 않는 봉투나 깡통(can)에 포장되어 공급된다(그림 6-19). 인상재 사용 후에는 인상재 분말이 습기에 의해 오염되어 경화 시간이 변할 수 있으므로 즉시 밀폐시켜야 한다. 또한 장기간 사용으로 인해 습기에 노출되는 횟수가 많아지면 악영향을 미칠 수 있으므로 소량씩 구입해서 사용하는 것이 유리하다. 밀봉된 제품이라도 알지네이트 인상재는 10~27℃에서 보관해야 하며 1년 이상 된 제품은 사용하지 않는 것이 좋다. 또한 알지네이트를 과도하게 냉각시키면 덩어리 형태의 불용성 겔이 형성되어 사용할 수 없다.

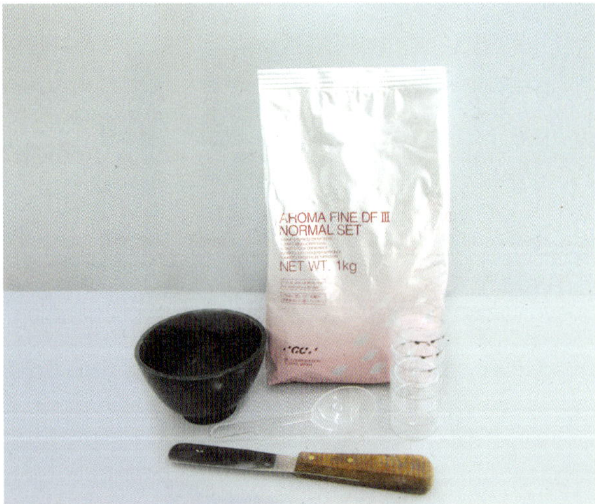

그림 6-19. 습기가 통하지 않는 봉투에 포장된 알지네이트 인상재

(7) 일반적으로 겪는 어려움의 원인과 대책

알지네이트 인상재 사용 시 겪는 어려움의 원인과 대책은 아가 인상재와 비슷하다. 알지네이트의 인상채득에서 부정확성은 구강에서 인상체를 제거한 후 즉시 모형을 제작하지 않은 경우, 구강에서 인상체를 너무 일찍 제거했거나 부적당하게 제거한 경우, 그리고 겔화 중 트레이를 움직인 경우에 나타난다. 또한 석고 모형의 표면이 거친 것은 석고 제품을 적절하게 조작하지 못했거나, 인상체 안에 모형재를 붓는 방법이 잘못되었기 때문이다. 알지네이트 인상재와 아가 인상재는 근본적으로 다른 점이 있는데 알지네이트 인상체의 질이 뻣뻣하거나 표면이 도톨도톨한 것의 원인은 알지네이트 인상재와 물을 혼합할 때 혼합 시간의 과도한 단축이나 지연, 높은 온도의 물 사용, 그리고 부적당한 혼수비 때문이다.

6.5. 인상용 컴파운드(Impression compound)

인상용 컴파운드는 가장 오래된 인상재 가운데 하나

로 열에 의해 연화 또는 경화되는 열가소성 성질을 갖는 가역성 재료로 탄력성은 없다. 인상용 컴파운드의 종류로는 주로 무치악 인상체득에 사용되는 인상용 컴파운드(type I compound, impression compound)와 개인 트레이(individual tray) 제작에 사용되는 트레이 컴파운드(type II compound, tray compound)가 있다. 인상용 컴파운드는 트레이의 변연부 봉쇄(boder molding)나 구리 밴드(copper band, matrix band라고도 함)에 원추형의 인상용 컴파운드를 연화시켜 채워서 한 개의 지대치 인상을 채득할 때 사용할 수 있으며 이러한 인상은 튜브 인상(tube impression)이라고도 한다. 튜브를 이용한 인상은 언더컷이 있는 치아의 전체 외형을 재현하기는 힘들지만 단순 와동의 형태는 정확히 재현할 수 있다. 또한 인레이 와동 형성 후 와동 내부 언더컷 부위의 정확성 여부를 확인하기 위해서 사용되기도 한다. 즉, 인상용 컴파운드를 치아의 와동에 압접 한 후 잘 빠지지 않거나 파절 또는 변형되어 빠진다면 와동이 잘못 형성된 것으로 판단할 수 있다.

인상채득은 트레이 컴파운드 만으로도 가능하며 이런 인상을 일차 인상(primary impression)이라 한다. 이

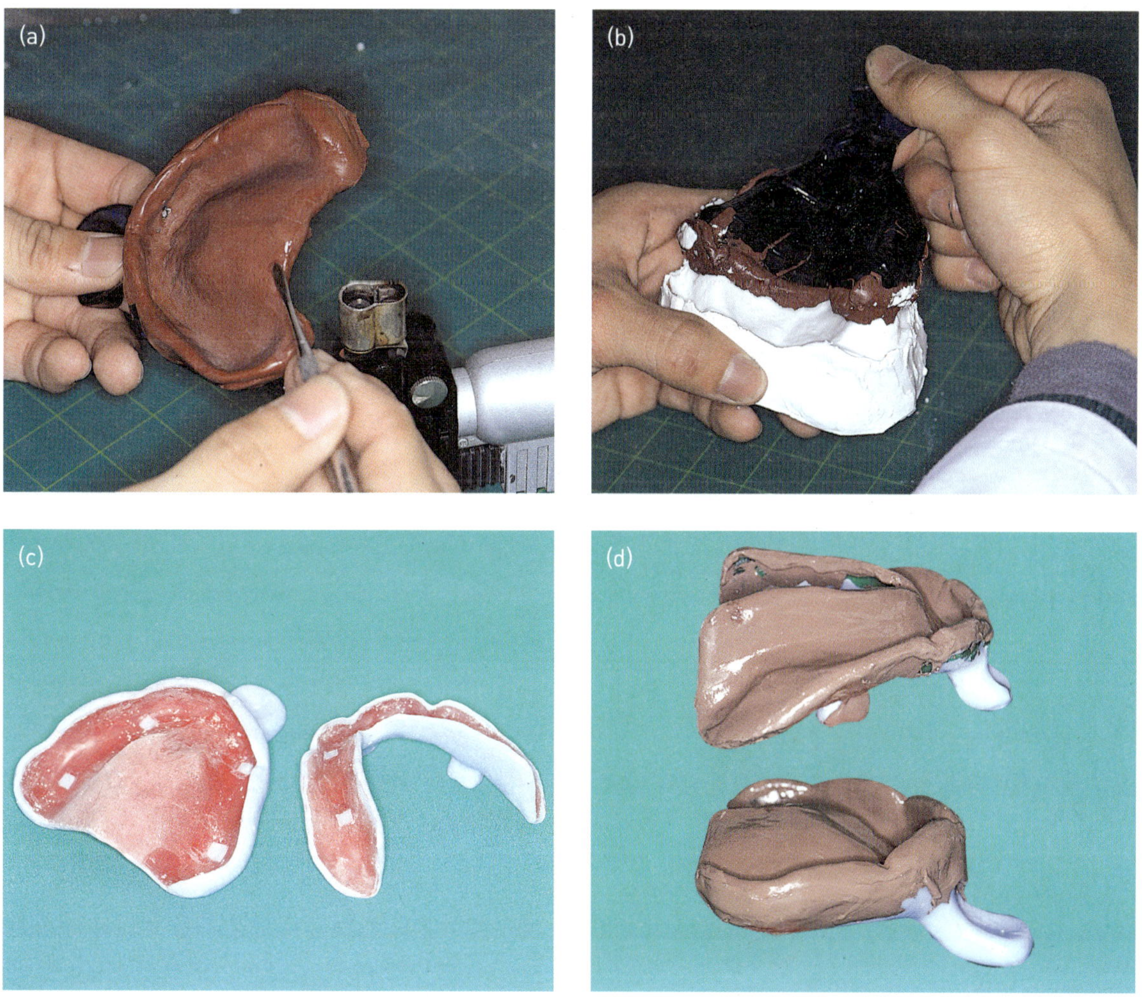

그림 6-20. 의치 제작을 위한 이차 인상 채득 과정
(a) 일차 인상
(b) 일차 인상으로부터 얻어진 연구모형
(c) 일차 모형인 연구모형에서 제작된 합성수지 트레이
(d) 합성수지로 만든 개인 트레이에 고무 인상재를 이용한 이차 인상체

렇게 얻은 인상체는 트레이로도 사용된다. 일차 인상으로 얻은 트레이에 Z.O.E.P.를 깔고 인상채득을 하면 최종 인상(final impression)이 얻어지는데, 미세 부위가 정밀하게 재현된다. 때에 따라서는 최종 인상재를 수정 인상재(corrective impression material), 최종 인상을 이차 인상(secondary impression)이라고도 한다.

수정 인상을 채득하는 방법은 여러 가지가 있지만 일반적으로 다음과 같은 방법이 많이 쓰인다. 인상용 컴파운드로 일차 인상을 채득하고(그림 6-20a), 치과용 석고나 경석고로 연구 모형(study cast)을 만든 후(그림 6-20b), 이 모형을 이용하여 치과용 합성수지로 트레이를 만들어(그림 6-20c), 최종적으로 이렇게 만들어진 개인 트레이에 산화아연-유지놀(zinc oxide-eugenol) 인상재나 고무 인상재 같은 정밀 인상재를 채워 이차 인상을 채득한다(그림 6-20d).

트레이 컴파운드는 인상용 컴파운드에 비해 연화 온도가 높고 구강내 흐름성이 적으며, 경화되었을 때 보다 단단한(rigidity) 성질을 나타낸다. 또한 인상용 컴파운드보다는 미세 부위의 재현성이 조금 낮아도 되므로 인상용 컴파운드보다 뻣뻣(stiff)하고, 점성이 크다.

요즘은 실제로 인상용 컴파운드를 사용하여 무치악 인상을 채득하는 경우는 없으며, 주로 총의치의 기능인상을 채득하기 위해 개인트레이를 사용하여 변연부 형성(border molding)을 할 때 스틱형 컴파운드를 사용한다.

(1) 인상용 컴파운드의 조성

인상용 컴파운드의 조성은 제조 회사마다 조금씩 다르긴 하지만 일반적으로 표 6-10과 같다.

표 6-10. 인상용 컴파운드의 조성

성분	중량(%)
Thermoplastic resin	40.0
Hard wax	6.6~7.0
Stearic acid	3.0~3.3
Filler	50
Pigments	As required

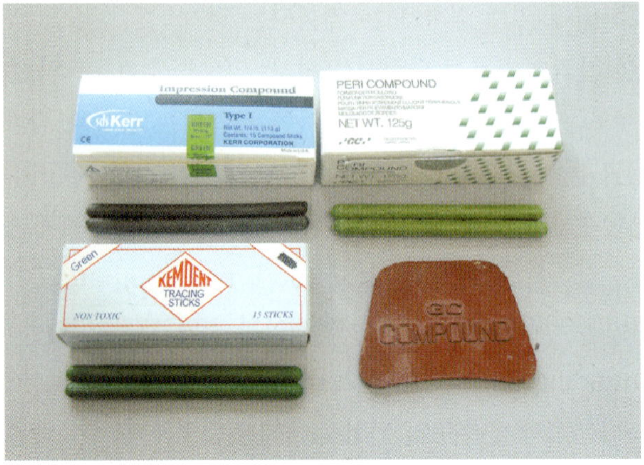

그림 6-21. 여러 가지 모양과 형태의 인상용 컴파운드

표 6-11. 인상용 컴파운드와 트레이 컴파운드의 유동성

유형	유동성	
	37℃	45℃
인상용 컴파운드(제1형)	6% 이하	85% 이상
트레이 컴파운드(제2형)	2% 이하	70~85%

열가소성 수지는 천연수지와 섞어 많은 양이 쓰이며 제품의 안정성과 가소성을 높여준다. 단단한 왁스(hard wax)로는 주로 밀랍(beeswax)이 사용되지만, 이 왁스는 부서지기 쉬운 성질이 있어 shelac, steric acid, gutta-percha 같은 화합물을 혼합시켜 가소성(plasticity)과 작업성을 증진 시킨다. 충전재(filler)는 주 물질과는 화학적으로 다른 불활성의 소립자(small particle)로서, 강도를 높이고 유동성과 구강 조직에 대한 접착성을 낮추는데, French chalk, talc 및 iron oxide가 있다.

착색제의 색상은 통상적으로 갈색, 회색, 녹색이 주로 쓰이지만, 검은색과 흰색도 쓰인다. 인상용 컴파운드는 여러 가지 모양과 크기로 공급되는데(그림 6-21), 트레이 컴파운드는 트레이 모양 때문에 넓고 두꺼운 판으로, 인상용 컴파운드는 작은 크기의 스틱(stick)이나 콘(cone)의 형태로 공급된다. 인상용 컴파운드는 저용점(low fusing)과 고용점(high fusing)으로도 분류되는데, 저용점(low fusing)용은 구강 온도나 그 이상의 온도에서 높은 유동성을 나타낸다.

(2) 인상용 컴파운드의 열에 따른 성질

인상용 컴파운드의 용융 온도는 일정하지 않지만 일반적으로 43.5℃ 정도로 구강안의 온도(37℃)보다는 높다. 인상용 컴파운드로 인상을 채득 할 때는 인상재를 용융 온도보다 높은 45℃ 정도까지 가열하여 구강 안에 넣은 다음 구강안의 온도까지 냉각시킨 후 제거한다. 이와 같이 인상용 컴파운드는 구강 온도에서 제거되므로 이 온도에서는 변형이 방지될 수 있도록 최소한의 유동성이어야 하고, 45℃에서는 미세 부위가 재현될 수 있도록 충분한 유동성을 나타내야 한다. 즉, 구강 온도에서는 딱딱하지만 45℃에서는 가소성(plasticity)이 있다. 가소성에 영향을 주는 유동성은 컴파운드의 용도에 따라 서로 다르다. 트레이 컴파운드는 인상용 컴파운드에 비해 미세 재현성이 낮아도 되므로 유동성 역시 어느 온도에서도 낮다.

인상용 컴파운드의 선적 열팽창 계수는 다른 재료에 비해 상당히 큰 편으로, 예를 들어 구강 안의 온도(37℃)에서 실온(25℃)까지 냉각되면 평균 0.3~0.4%의 선수축이 있고, 이 온도 이상에서의 체적 팽창은 1.38~2.29%나 된다. 인상용 컴파운드에서 이런 결함은 불가피하게 나타나므로 인상채득 시 온도 변화를 최소화하고 인상체의 내부 응력 이완으로 인한 변형을 최소화하기 위해 인상채득 후 즉시 모형을 제작하는 것이 좋다.

(3) 인상체의 변형

컴파운드는 비결정 구조(noncrystalline structure)로 결정 구조에 비해 변형이 쉽게 일어난다. 따라서 인상채득 시 가해지는 압력에 의해 응력(stress)이 생기고, 인상체 제거 후에는 응력의 해방으로 인한 변형이 일어나므로 응력을 최소화해야 한다. 인상체를 구강에서 제거하기 전에 16~18℃의 물을 사용하여 충분히 냉각시켜 제거한 후에는 응력의 해방이 일어나기 전에 모형을 제작해야 한다. 견고한 형태의 트레이를 사용하는 것도 변형을 예방할 수 있는 방법이다.

(4) 인상용 컴파운드의 연화

컴파운드는 열전도성이 낮으므로 많은 양을 균일하게 연화시키키 위해서는 주의를 기울여야 한다. 특히 불꽃을 이용할 때 과열에 의해 컴파운드가 끓거나 불이 붙으면 주요 성분이 기화되어 경화 후 잘 깨지게 된다.

구강 전체의 인상을 채득하기 위해서 많은 양의 컴파운드를 연화시킬 경우에는 불꽃으로 균일한 연화가 어려우므로 뜨거운 물을 이용하기도 한다. 하지만 이 경우 컴파운드를 뜨거운 물에 너무 오래 담가 두거나 과열시키면 분자량이 낮은 성분들이 용해되어, 경화 후 인상체가 깨지기 쉽고 표면이 거칠어질 수 있다. 또한 재료 내부에 물이 혼입되면 변형이나 강도 감소가 나타나므로 컴파운드 연화 시 과열이나 물이 혼입되지 않도록 주의해야 한다.

(5) 모형의 제작

모형재를 혼합하여 인상체 안에 붓고 경화시킨 다음, 인상체를 따뜻한 물에 넣어 컴파운드가 연화되면 모형을 제거한다. 이때 컴파운드가 과열되면 모형에 달라붙어 제거하기가 어려워지고 모형 표면이 변색 되거나 거칠어지므로 주의해야 한다.

6.6. 산화아연-유지놀(Zinc oxide-eugenol) 인상재

산화아연(zinc oxide, ZnO) 분말을 유지놀(eugenol, $C_{10}H_{12}O_2$)과 혼합시키면 치과 분야에서 유용하게 쓰이는 많은 재료가 합성된다. 산화아연-유지놀은 ZOE로 줄여 쓰기도 하며 접착제(cementing media), 임시충전제(temporary filling materials), 치근관 충전재, 외상 보호제(surgical dressings), 교합 인기용 페이스트 및 무치악 구강(edentulous mouth)의 이차 인상재

등으로 쓰인다.

기본 성분은 산화아연과 유지놀을 주성분으로 하고 여기에 가소제(plasticizers), 충전재(fillers), 그리고 기타 부가재(additives)등이 추가된다.

(1) 산화아연-유지놀 인상재의 조성 및 화학

산화아연-유지놀의 조성은 표 6-12와 같고, 반응식은 그림 6-22와 같다.

기저재와 촉진제로 이루어진 산화아연-유지놀 인상재에는 활석(talc)이나 도토(kaolin) 같은 충전재 등이 함유되어 있다. 기저재와 촉진제의 색은 명백히 대조를 이루어 균일한 혼합 여부를 확인하는데 도움을 준다.

산화아연(Zinc-Oxide)은 완전 탈수되었을 경우 유지놀(engenol)과 반응하지 않으므로 산화아연 분말에 극히 소량의 물이 첨가되는데 물은 상품의 저장 수명을 단

표 6-12. 산화아연-유지놀 인상재의 조성

성분	함유량(%)
base paste(기저재)	
Zinc oxide	87
Vegetable 또는 mineral oil	13
catalyst paste(촉진제)	
Oil of cloves or eugenol	12
Gum or rosin	50
Filler	20
Lanolin	3
Balsam	10
plasticizer and color	5

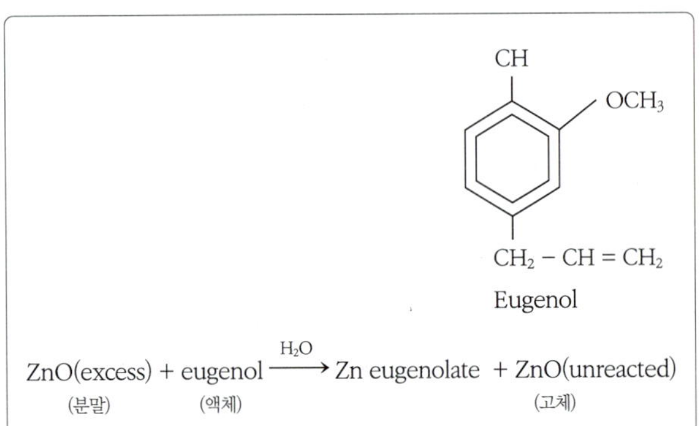

그림 6-22. 산화아연-유지놀 인상재의 경화 반응

축시킨다.

식물성 기름이나 광물성 기름은 가소제로서 작용하여 혼합물을 잘 흐를 수 있게 하며, 올리브 오일 역시 가소제로 작용할 뿐만 아니라 유지놀의 자극을 줄이는데 도움을 준다.

로진(Rosin)(C_{44}–$C_{44}H_{62}O_4$; 테레빈유를 증류한 후의 찌꺼기)은 혼합물을 부드럽게 하고 반응 속도에 영향을 준다. 기타 용해성 화학 물질인 염화칼슘(calcium chloride, $CaCl_2$; 보통은 소독제), 초산 아연(zinc acetate)[$Zn(C_2H_3O_2)_2 \cdot 3H_2O$], 또는 빙초산(glacial acetic acid)도 첨가되어 촉진제 역할을 하는데, 이러한 화학 성분 이외에도 혼합 시 소량의 물을 첨가하면 반응이 촉진되기도 하지만 너무 많은 물은 반응이 지연되므로 주의를 기울여야 한다. 정향나무 기름(Clove oil)은 70~75%의 유지놀을 함유하며 인상채득 시 연조직의 뜨거운 감각(burning sensation)을 줄여 주므로 유지놀 대신 사용되기도 한다. 기타 활석(talc)이나 도토(kaolin)는 충전재로 작용한다.

(2) 경화 시간의 조절

산화아연-유지놀 인상재는 단단한 제1형(type I, hard paste)과 부드러운 제2형(type II, soft paste)으로 분류된다. 제1형은 최종 경화 시간이 10분 이내이며, 제2형보다 경화 전에는 유동성이 높지만, 경화 후에는 단단하고 잘 깨지는 성질이 있다. 제2형은 최종 경화 시간이 15분 정도이고 혼합하면 버터와 같은 점조도를 갖는다. 제1형과 2형 모두 초기 경화 시간은 3~6분이다.

산화아연-유지놀 인상재의 경화 시간을 단축시키기 위해서 제조업자는 입자의 크기를 작게 하거나 경화촉진제를 첨가할 수 있다. 작업자는 촉진제인 초산아연(zinc acetate), 염화칼슘($CaCl_2$), 물(water) 등을 소량 첨가하거나 촉진제가 함유되어있는 페이스트를 더 많이 사용하는 방법이 있다. 경화 시간은 혼합 시간에도 영향을 받는데, 혼합 시간이 길수록 경화 시간은 단축된다.

경화 시간을 지연시키기 위해서는 경화 지연제인 광물

성 기름(mineral oil), 바셀린(vaselin), 글리세린(glycerin), 올리브 오일(olive oil)과 같은 불활성유 및 왁스를 첨가한다. 그러나 이러한 첨가제는 혼합물의 균질성을 떨어뜨리고 경화 후 견고성 역시 감소시킬 수 있으므로 주의가 필요하다. 또한 스파출라와 혼합 판(mixing slab)을 냉각시켜 온도를 낮춤으로써 경화 시간을 지연시킬 수 있는데 이때 기구 표면에 생길 수 있는 습기에 주의를 기울여야한다.

(3) 체적 안정성

산화아연-유지놀 인상재는 경화 시 발생되는 수축량이 0.1% 이하이므로 비교적 우수한 인상재이다. 트레이의 재료가 안정성이 있다면 인상채득 후 즉시 모형재를 주입하지 않더라도 인상체의 심각한 변형은 일어나지 않는다. 그러나 트레이가 인상용 컴파운드와 같이 시간의 경과에 따라 체적 변화가 심한 재료일 경우 트레이의 변형으로 인해 인상체 전체에도 영향을 주게 된다. 인상체의 변형은 그것을 떠받치고 있는 트레이의 변화와 직접적인 관련이 있으므로 트레이 재료는 체적 안정성이 좋은 것을 선택하는 것이 바람직하다.

(4) 혼합 방법

산화아연-유지놀 인상재의 혼합 시 유리로 된 혼합판(mixing slab)이나 기름이 통하지 않는 종이(oil impervious paper)와 유연성 있는 스테인리스강 스파출라(stainless steel spatula)를 사용한다(그림 6-23).

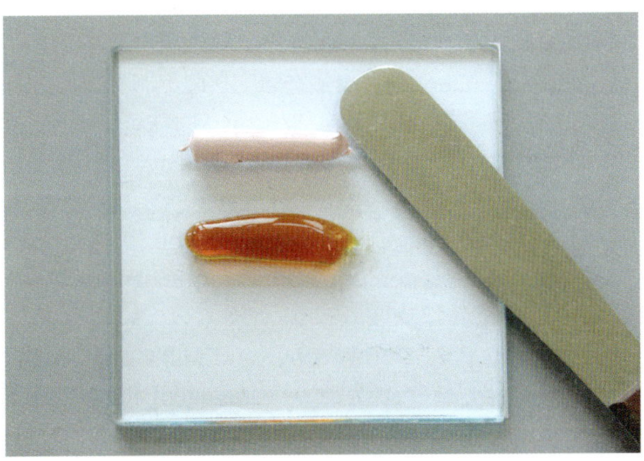

그림 6-23. ZOE의 혼합 준비가 끝난 상태

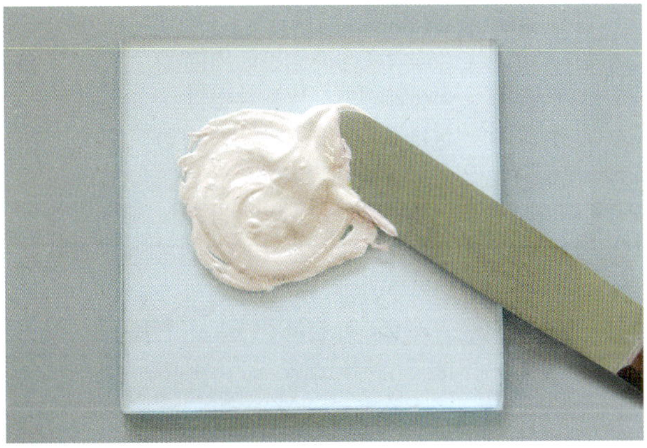

그림 6-24. 줄무늬가 없이 일률적인 색이 나타날 때까지 혼합한다.

두 개의 페이스트(paste)를 혼합할 경우에는 기저재와 촉진제를 혼합판 위에 동일한 길이로 짜내고, 약 1분에 걸쳐 일률적인 색이 되도록 혼합한다(그림 6-24).

알아두기

1. 인상재의 분류
2. 인상재의 요구 사항
3. 열가소성의 정의와 치과 영역에서 사용되는 물질 가운데 열가소성이 있는 물질
4. 고무 인상재의 종류
5. 고무 인상재별 성분 및 경화 반응
6. 고무 인상재별 특성 및 장 · 단점
7. 고무 인상재의 경화 시간을 조절하는 방법
8. 고무 인상재 사용 시 문제점과 대책
9. 고무 인상재의 작업 시간과 경화 시간
10. 고무 인상재별 체적 안정성 비교 및 체적 안정성을 높이는 방법
11. 고무 인상재 사용 시 일반적으로 겪는 어려움의 원인과 대책
12. 가역성과 비가역성의 차이
13. 아가 인상재의 성분과 겔의 구조
14. 아가 인상재의 졸화 및 겔화
15. 아가 인상재의 조작과 인상채득 방법
16. 이액과 팽윤의 차이 및 중요성
17. 아가 인상체의 보관 방법
18. 아가 인상재의 장 · 단점
19. 아가 인상재의 조성 및 특성
20. 알지네이트 인상재의 장 · 단점

21. 알지네이트 인상재의 특징
22. 알지네이트 인상재의 조성과 성분별 역할
23. 알지네이트 인상재의 겔화시간 조절 방법
24. 알지네이트 인상체 겔의 강도를 높이는 방법
25. 알지네이트 인상체의 체적 안정성
26. 알지네이트 인상체로부터 모형 및 치형 제작 시 주의점
27. 알지네이트 인상재 사용 시 겪는 어려움의 원인과 대책
28. 치과용 컴파운드의 취급법
29. 인상용 컴파운드와 트레이 컴파운드의 차이점
30. 산화아연-유지놀 인상재의 용도
31. 산화아연-유지놀 인상재의 조성 및 경화반응
32. 산화아연-유지놀 인상재의 경화 시간 조절 방법
33. 산화아연-유지놀 인상재의 취급법

참고문헌

1. Baum, L., Phillips, R. W., and Lund, M. R.: Textbook of Operative Dentistry. Philadelphia, W. B. Saunders Co., 1981, Chapter 16.
2. Eames, W. B., Rogers, L. B., Wallace, S. W., and Suway, N. B.: Compatibility of gypsum products with hydrocolloid impression materials. Oper. Dent. 3:108, 1978.
3. Stauffer, j. P., Meyer, J. M., and Nally, J. N.: Accuracy of six elastic impression materials used for complete arch fixed partial dentures. J. Prosthet, Dent. 35:407, 1976.
4. Appleby, D. C., Cohen, S. R., Racowsky, L. P., and Mingledorff, E. B.: The combined reversible hydrocolloid/irreversible hydrocolloid impression system: Clinical application. J. Prosthet. Dent. 46:48, 1981.
5. Baum, L., and Sponzo, M. T.: Alginate impression and study models. J. Conn. State Dent. Assoc. 53:35, 1979.
6. Carlyle L. W., III: Compatibility of irreversible hydrocolloid impression materials with dental stones. J. Prosthet. Dent. 49:434, 1983.
7. Eames, W. B., Rogers, L. B., Wallace, S. W., and Suway, R. B.: Compatibility of gypsum products with hydrocolloid impression materials. Oper. Dent. 3:108, 1978.
8. Setcos, J. C., Vrijhoef, M. M. A., Blumershine, R.,and Phillips, R. W.: Airborne particles from alginate powders. J. Am Dent. Assoc. 106:355, 1983.
9. Binon, P.: Restorative Impression Technics. In Clark, J. W.(Ed.): Clinical Dentistry. Vol.4. Hagerstown, Md., Harper&Row, 1976.
10. Barden, M.: Impression materials. In von Fraunhofer, J.(Ed.): Scientific Aspects of Dental Materials. London, Butterworth, 1975.
11. Council on Dental Materials, Instruments and Equipment : Dentists 'Desk Reference. 1st ed. Chicago, American Dental Association, 1981.
12. Craig, R. G.: A review of properties of rubber impression materials. J. Mich. Dent. Assoc. 59:254, 1977.
13. Henry, P. J., and Harnist, D. J. R.: Dimensional accuracy of rubber impression materials. Aust. Dent. J. 19:162, 1974.
14. Lorren, R. A., Salter, D. J., and Fairhurst, C.W.: The contact angles of die stone on impression materials. J. Prosthet. Dent. 36:176, 1976.
15. Mansfield, M. A., and Wilson, H. J.: Elastomeric impression materials. Br. Dent. J. 139: 267, 1975.
16. Nally, F. F., and Storrs, J.: Hypersensititvity to a dental impression material. Br. Dent. J. 134:244, 1973.
17. Reisbick, M. H.: The accuracy of highly filled elastomeric impression materials. J. Prosthet. Dent. 33:67, 1975.
18. Sawyer, H. F., Birtles, J. T., Neiman, R., and Podshodley, A.: Accuracy of casts produced from seven rubber impression materials. J. Am. Dent. Assoc. 87:126, 1973.
19. Stackhouse, J. A.: A comparison of elastic impression materials. J. Prosthet. Dent. 34:305, 1975.
20. Farah J.W, Powers J.M, editors.: Impression materials for fixed prosthodontics, Dent. Advis. 14:4, 1997.
21. Farah J.W, Powers J.M, editors.: Bite registration materials, Dent. Advis., 15:4, 1998.
22. Ghani, F., Hobirk J.A, Wilson M.: Evaluation of a new antiseptic-containing alginate impression material, Br Dent. J. 169:83, 1990.
23. Chai J., and Pang I-C.: A study of the "thixotropic" property of elastomeric impression materials. Int. J. Prosthodont. 7:155, 1994.
24. Robinson P.B, Dunne S.M., and Millar B.J.: An in vitro study of a surface wetting agent for addition reaction silicone impressions. J. Prosthet. Dent. 71:390, 1994.

25. Salem N.S, Combe EC., and Watts D.C.: Mechanical properties of elastomeric impression materials. J. Oral. Rehab. 15:125, 1988.
26. Sydiskis PK., and Gerhardt D.E.: Cytotoxicity of impression materials. J. Prosthet. Dent. 69:431, 1993.
27. Takahashi H., and Finger WJ: Effects of the setting stage on the accuracy of double-mix impressions made with addition-curing silicone. J. Prosthet. Dent. 72:78, 1994.
28. Wassell R.W., and Ibbetson RJ.: The accuracy of polyvinylsiloxane impressions made with standard and reinforced stock trays. J. Prosthet. Dent. 645:74.8, 1992.
29. Divis B.A., and Powers J.M.: Effect of immersion disinfection on properties of impression materials. J. Prosthodont. 3:31, 1994.
30. de Camargo L.M, Chee W.W.L., and Donovan. T.E.: Inhibition of polymerization of polyvinyl siloxanes by medicaments used on gingival retraction cords. J. Prosthet. Dent. 70:114, 1993.

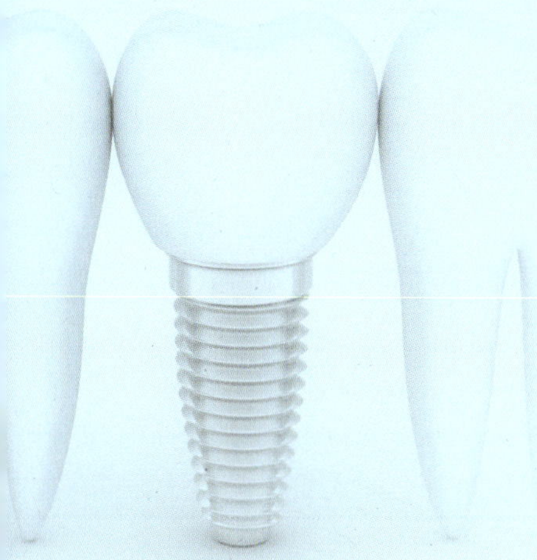

Chapter 07

왁스 (Dental waxes)

정희선(제주관광대학교)

핵심 용어

- **인레이 왁스(Inlay wax)** 금속보철물을 "lost wax pattern technique"으로 제작하기 위하여 납형 제작에 사용하는 왁스
- **캐스팅 왁스(Casting wax)** 국소의치의 금속구조물이나 이와 유사한 금속구조물을 만들기 위하여 사용하는 왁스로 실온에서 가소성이 있다.
- **베이스플레이트 왁스(Baseplate wax)** 주로 수지상 총의치를 위한 임시 기초상이나 교합제의 제작에 사용하는 얇은 판(sheet) 형태의 왁스
- **박싱 왁스(Boxing wax)** 작업모형 제작 과정에서 인상체에 석고를 주입하기 전 인상체 주위를 둘러싸는데 사용하는 길고 얇은 띠 형태의 왁스
- **유틸리티 왁스(Utility wax)** 실온에서 성형성이 있어 가열 없이 사용할 수 있는 가는 줄 형태의 왁스
- **스티키 왁스(Sticky wax)** 실온에서 단단하고 외력에 부서지는 특징이 있으며, 용융 시 접착성이 있어 파절된 금속이나 수지, 석고모형 등의 임시 부착용 왁스
- **교합 인기용 왁스(Bite registration wax)** 주로 상 · 하악의 교합관계를 기록하는데 사용하는 왁스

핵심 내용

제7장에서 학습하여야 할 중요한 내용은 왁스의 분류와 인레이 왁스(inlay wax)의 조성, 바람직한 성질, 유동성, 열팽창 및 변형과 대책, 그리고 기타 왁스의 조성과 특징 등이다.

7.1. 왁스의 분류

왁스(wax)는 치과 분야에서 최초로 밀랍(beeswax)이 인상 채득에 사용된 이래, 약 200년 이상에 걸쳐 사용되어 오고 있으며, 현재에는 용도에 따라 다양한 종류의 왁스가 사용되고 있다(그림 7-1).

왁스는 알칸(alkane, C_nH_{2n+2})과 지방(fatty)을 포함하는 유기 화합물이며, 탄화수소의 종류와 작용기에 따라 그 종류와 성질은 매우 다양하다. 왁스는 기본적으로 소성(plasticity)이 높고, 모든 치과재료 중에서 열팽창계수가 가장 큰 재료이다. 따라서 치과용 왁스는 한 가지 성분으로 사용되는 경우는 드물고, 적절한 성질을 얻기 위해 여러 가지 성분들을 조합하여 사용한다.

치과용 왁스의 성분은 광물, 식물, 동물, 곤충 등에서 얻어지는 천연왁스, 인공적으로 합성한 합성왁스, 그리고 고무, 검(gum), 지방산, 오일, 수지 등의 첨가제로 이루어진다(표 7-1).

치과용 왁스의 종류는 용도에 따라 크게 패턴 왁스(pattern wax), 프로세싱 왁스(processing wax) 및 인상용 왁스(impression wax)로 분류한다(표 7-2).

패턴 왁스는 수복물이나 장치물의 원형(pattern)을 만드는데 사용되는 왁스이며, 인레이 왁스(inlay wax), 캐스팅 왁스(casting wax), 베이스플레이트 왁스(base-plate wax) 등이 있다. 프로세싱 왁스는 치과보철물 제작 과정에서 보조적인 재료로 사용되며, 박싱 왁스(boxing wax), 스티키 왁스(sticky wax), 카딩 왁스(carding wax), 블록아웃 왁스(blockout wax), 화이트 왁스(white wax), 유틸리티 왁스(utility wax) 등이 있다. 인상용 왁스는 인상이나 교합채득 시 사용하며, 수정 인상용 왁스(Corrective Impression wax), 흑연 왁스(graphite wax), 교합인기 왁스(Bite registration wax) 등이 있다.

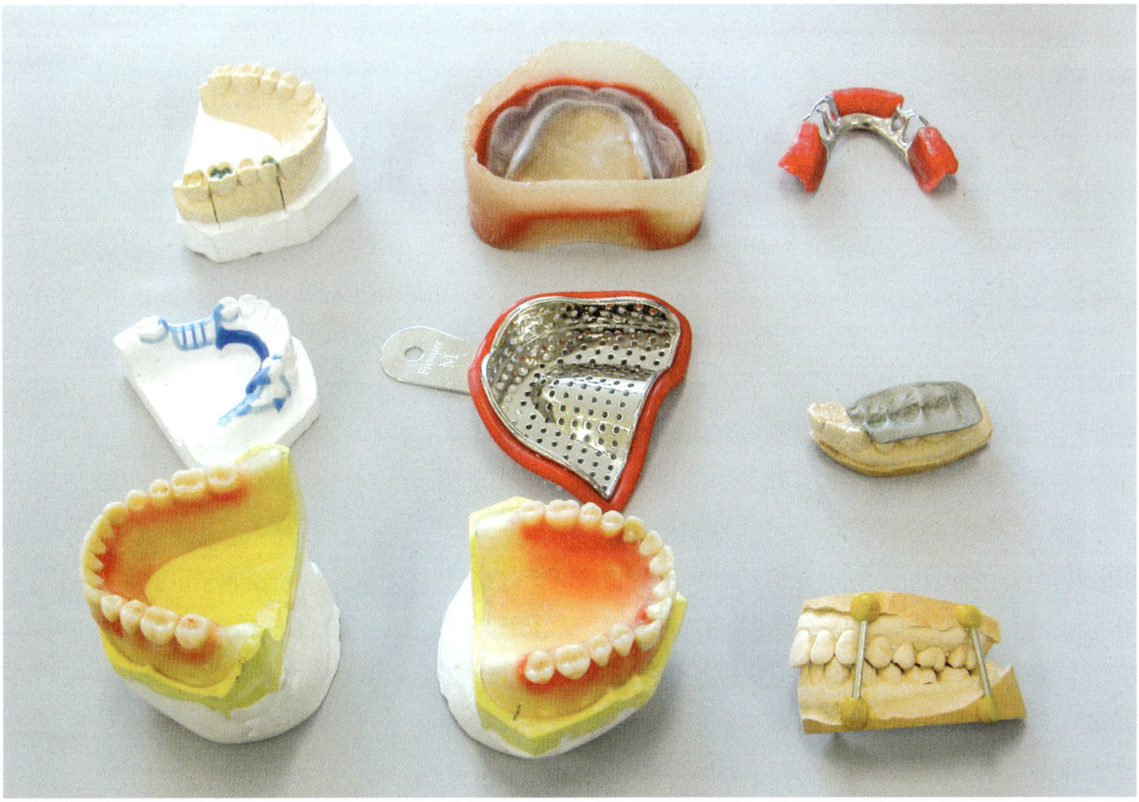

그림 7-1. 다양한 치과용 왁스의 적용 예(inlay wax, boxing wax, paraffin wax, casting wax, utility wax, bite wax, sticky wax 등)

표 7-1. 치과용 왁스의 성분에 따른 종류

천연왁스	합성왁스	첨가제
광물성	Acrawax	Stearic acid
Paraffin	Aerosol OT	Glyceryl tristearate
Microcrystalline	Castorwax	Oils
Barnsdahl	Flexowax C	Turpentine
Ozokerite	Epolene N-10	Colorants
Ceresin	Albacer	Natural resins
Montan	Aldo 33	Rosin
식물성	Durawax 1032	Copal
Carnauba		Dammar
Ouricury		Sandarac
Candelilla		Mastic
Japan wax		Shellac
Cocoa butter		Kauri
곤충		Synthetic resins
Beeswax		Elvax
동물성		Polyethylene
Spermaceti		Polystyrene

표 7-2. 치과용 왁스의 용도에 따른 종류

Pattern Wax	Processing Wax	Impression Wax
Inlay wax	Boxing wax	Corrective Impression wax
Casting wax(Sheet,	Sticky wax	Graphite wax
Ready made shapes)	Carding wax	Bite registration wax
Baseplate wax	Block-out wax	
	White wax	
	Utility wax	

7.2. 왁스의 성분

1) 천연 왁스

천연왁스는 광물성 왁스, 식물성 왁스, 곤충 왁스, 동물성 왁스 등으로 분류된다(표 7-1).

(1) 파라핀 왁스(Paraffin wax)

파라핀 왁스는 석유에서 얻는 백색의 반투명한 광물성 왁스로 n=26~30의 알칸계 탄화수소(C_nH_{2n+2}) 화합물이며, 치과용 인레이 왁스의 주성분으로 사용된다.

비결정 재료이므로 용융 온도는 온도범위로 주어지는데 40~71℃ 정도이며 분자량이 클수록 증가한다. 또한 연한(soft) 특성이 있어 그 자체로는 조각성이 부족하므로 치과용으로 이용하기 위해서는 다른 성분을 첨가할 필요가 있다. 용융 후 냉각될 때 11~15%의 부피수축이 일어나며 융점에서 실온까지 균일한 수축률을 나타내지 않는다.

(2) 미세결정 왁스(Microcrystalline wax)

석유에서 얻는 왁스로 n=41~50의 분자량이 높은 탄화수소 화합물이다. 용융 온도 범위가 60~91℃로 파라핀 왁스보다 높다. 결정이 미세하고 작은 판 상으로 결정화되며 파라핀 왁스보다 강하고 유연한 성질을 가진다. 또한 오일(oil)과 친화력이 좋고, 오일을 첨가하면 경도와 부착성이 변한다. 용융후 냉각될 때 수축률은 파라핀 왁스보다 적다.

① 반달 왁스(Barnsdahl wax)

미세결정 왁스의 일종으로 70~74℃의 융점을 갖는다. 파라핀 왁스에 첨가하면, 왁스의 융점과 경도를 증가시키고 유동성을 감소시킨다.

② 오조케라이트 왁스(Ozokerite wax)

바늘이나 짧은 판 형태의 미세결정을 가지며, 용점은 65℃ 정도이다. 파라핀 왁스에 5~15% 첨가하면 융점과 물리적 성질을 개선시킬 수 있다.

③ 세레신 왁스(Ceresin wax)

세레신은 오조케라이트 왁스를 정제하여 얻는다. 파라핀을 대신하여 사용할 수 있으며, 파라핀 왁스에 첨가하면 왁스의 융점이 증가한다.

(3) 몬탄 왁스(Montan wax)

갈탄에서 얻어지는 왁스로 광물성이지만 조성과 특성은 식물성과 유사하며 72~92℃의 융점을 갖는다. 파라핀 왁스의 경도와 융점을 개선하기 위해 사용할 수 있다.

(4) 카나우바 왁스(Carnauba wax), 오우리쿠리 왁스(Ouricury wax)

카나우바 왁스는 열대 야자수에서 얻어지며 84~91℃의 높은 융점을 갖는다. 황색을 띠며 경도가 높고 부서지기 쉬운 성질이 있다, 오우리쿠리 왁스는 79~84℃의 융점을 갖는다. 두 왁스 모두 파라핀 왁스의 용융 온도와 경도를 증가시킨다.

(5) 칸데릴라 왁스(Candelilla wax)

n=29~33의 탄화수소(C_nH_{2n+2})가 40~60%로 구성되어 있으며, 68~75℃의 융점을 갖는다. 카나우바와 오우리쿠리 왁스처럼 파라핀 왁스의 경도를 높이지만 용융 온도를 증가시키는 효과는 없다.

(6) 일본왁스(Japan wax), 코코아 버터(Cocoa butter)

일본 왁스는 검양옻나무 과피에서 얻는 지방으로 강하고 점성이 있으며, 51℃의 융점을 갖는다. 파라핀 왁스의 접착성과 용해성을 개선한다.

코코아 버터는 실온에서 취성이 있으며 연조직 또는 치과용 시멘트의 탈수 방지제로 사용된다.

(7) 밀랍(Beeswax)

벌집에서 얻는 황갈색의 왁스로 63~70℃의 융점을 갖는다. 파라핀 왁스에 첨가하면 성질을 조절할 수 있다. 실온에서 부서지기 쉽지만 가열하면 가소성(plasticity)과 접착성이 있어 스티키 왁스(sticky wax)의 주성분으로 사용된다.

(8) 스퍼마세티 왁스(Spermaceti wax)

향유고래에서 얻어지는 동물성 왁스로 치실(dental floss)의 표면 코팅(coating)에 사용한다.

2) 합성 왁스(Synthetic waxes)

합성 왁스는 종종 작용기 그룹이 없는 긴 사슬의 탄화수소(알칸 또는 파라핀)를 의미한다.

합성 왁스는 여러 가지 화학적 조성을 갖는 유기화합물(표 7-1)로 화학적으로 천연왁스와 다르지만 융점과 경도 등의 성질은 유사하다. 또한 천연왁스에 비해 순도가 높아 성질과 상태의 변동이 적다는 것이 특징이다.

3) 수지(Resin)

천연 수지는 모양과 특성이 왁스와 비슷하다. 식물성 수지는 대머(dammar), 송진(rosin), 산다락(sandarac) 등이 있으며, 곤충에서 얻는 수지는 셀락(shellac)이 있다. 합성 수지는 폴리에틸렌(polyethylene), 폴리스틸렌(polystyrene), 비닐 수지(vinyl resin) 등이 있다. 이들 수지는 물에 녹지 않으나 유기용매에 잘 녹는다. 또한 왁스에 첨가하면 왁스의 융점과 경도를 증가시키며 피막형성제로 사용되기도 한다.

7.3. 치과용 왁스

1) 인레이 왁스

인레이(inlay)와 관교의치(crown & bridge) 등의 금속 보철물은 "lost wax pattern technique"을 이용한 주조 과정으로 제작한다. 먼저 주조체와 똑같은 납형(wax pattern, 그림 7–3a)을 만든다. 그 납형에 주입선(sprue)을 형성하고 포머(former)에 부착(그림 7–3b)시킨 다음, 매몰재를 사용하여 납형을 매몰한다. 매몰재가 굳고 나면, 이를 가열하여 내부의 왁스를 제거하고 주형(mold)을 얻는다. 이어서 용융 금속을 주형에 주입하고, 금속 응고 후에 매몰재를 제거하여 주조체(그림 7–3c)를 얻는다. 이 과정에서 납형을 제작하는데 사용되는 왁스를 인레이 왁스 또는 인레이 주조용 왁스(그림 7–2)라 한다.

(1) 인레이 왁스의 조성

인레이 왁스는 파라핀 왁스, 카나우바 왁스, 미세결정 왁스, 세레신 왁스, 칸데릴라 왁스, 수지, 밀랍, 검 대머, 합성 왁스, 색제 등이 조합된 것이다.

인레이 왁스의 조성은 종류나 제품별로 약간씩 다르지만, 파라핀 왁스가 주성분이며 대략 40~60% 함유된다. 상용되고 있는 제품의 대표적인 조성은 파라핀 왁스 60%, 카나우바 왁스 25%, 세레신 왁스 10%, 밀랍 5%, 소량의 검대머 이다. 구성 성분중 파라핀 왁스는 융점 저하 및 연성 증가, 카나우바 왁스는 융점 증가 및 유동성 감소, 세레신 왁스는 파라핀의 대용 및 융점 증가, 밀랍은 가소성과 점착성 조절, 검대머는 파절저항성 향상 및 표면 활택 등의 역할을 한다.

(2) 인레이 왁스의 바람직한 성질

인레이 왁스의 바람직한 성질은 다음과 같다.

① 연화되었을 때 균질성을 유지할 것.

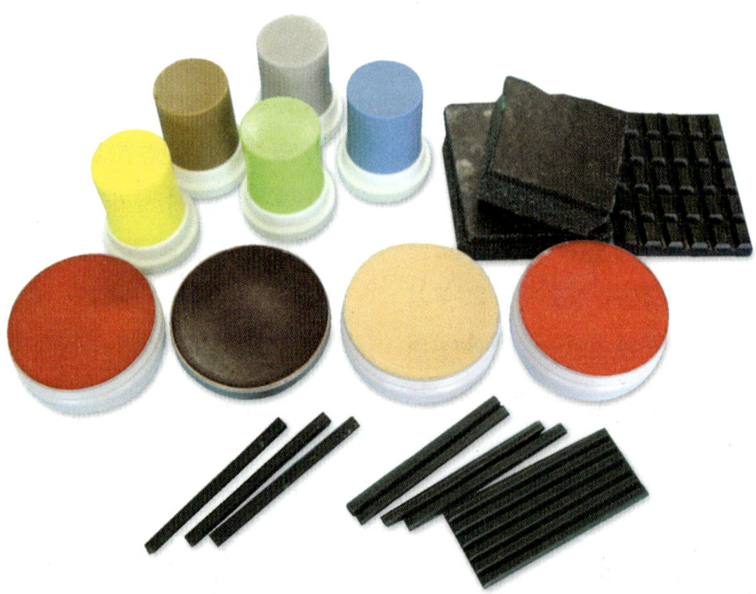

그림 7-2. 다양한 형태의 인레이 왁스

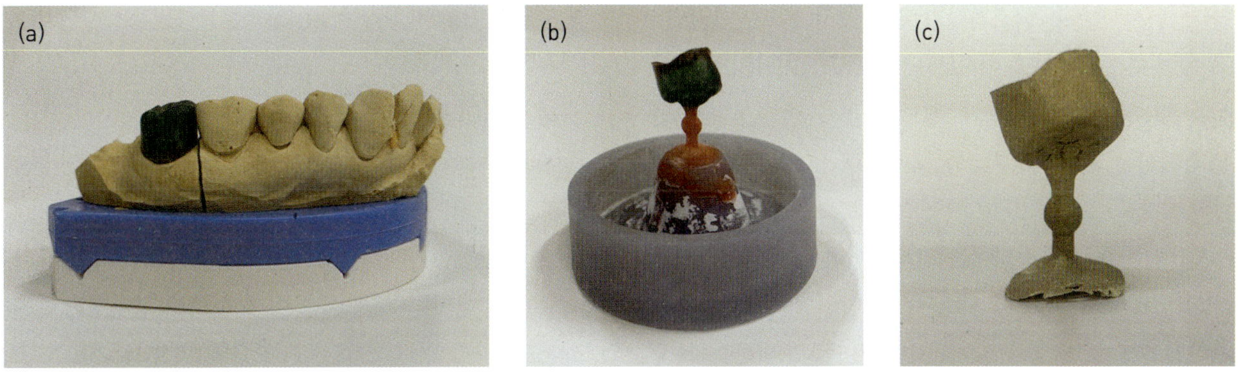

그림 7-3. lost wax technique을 이용한 주조과정
(a) 치형에 제작된 납형
(b) 매몰 전 납형에 주입선을 부착하여 포머에 설치함.
(c) 주조 후 매몰재를 제거하고 주조체를 얻음.

② 색이 치형과 대조를 이룰 것. 색이 치형과 대조를 이루면 변연(margin) 부위의 명확한 경계를 찾을 수 있다.

③ 왁스를 연화시켜 구부리거나 성형할 때 주름이 지거나 표면이 거칠어지지 않을 것.

④ 변연과 같이 얇은 부위를 조각할 때 조각된 왁스가 떨어지거나 손상되지 않을 것.

⑤ 매몰된 왁스를 500℃까지 가열했을 때 고체 잔유물(또는 탄소 잔유물)이 0.1%를 넘지 않을 것.

⑥ 조각이 끝난 납형은 어느 정도 단단하면서 크기 안정성이 있을 것.

(3) 인레이 왁스의 유동성

인레이 왁스의 유동성은 온도, 조성, 외력의 세기 및 외력이 부과되는 시간에 따라 다르며, 일반적으로 왁스의 융점 근처나 외력이 증가할 때 유동성도 증가한다.

인레이 주조용 왁스(한국산업표준 KS P 5302)는 경도에 의한 유동성에 따라 제1형과 제2형으로 분류한다(표 7-3). 제1형(Type I)은 연질(soft) 왁스로 모형에서 납형을 제작하는 간접법에 사용하며 30℃에서 최대 유동성이 1% 이다. 제2형(Type II)은 경질(hard) 왁스로 구강내에서 직접 납형을 채득하는 직접법에 사용하며 납

표 7-3. 인레이 왁스의 유동성(KS P 5302 : 2017)

온도(℃)	제1형(Type I, 연질)		제2형(Type II, 경질)	
	최소[%]	최대[%]	최소[%]	최대[%]
30	–	1	–	
37	–	–	–	1
40	50			20
45	70	90	70	90
용도	간접법		직접법	

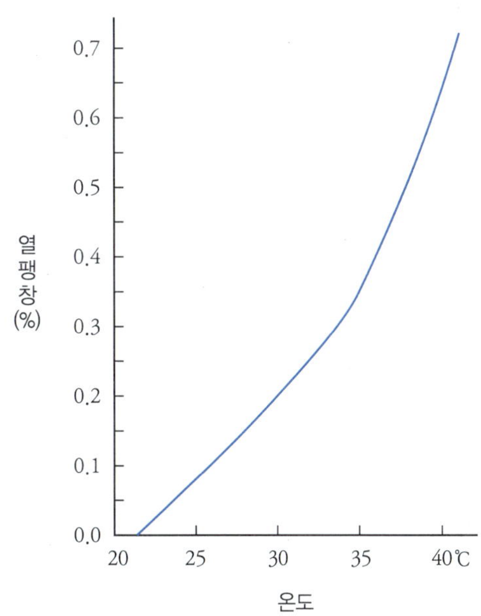

그림 7-4. 인레이 왁스의 열팽창

형 제거 시 변형을 최소화하기 위해 구강 온도인 37℃에서 최대 유동성은 1% 이하로 낮다. 45℃ 미만의 온도에서는 제1형의 유동성이 제2형보다 높지만, 성형 온도인 45℃에서는 제1형과 제2형 모두 70~90%의 유동성을 가져야 한다.

제1형 왁스는 간접법에는 만족스럽게 사용될 수 있으나, 직접법에서 사용할 때는 구강 안의 온도에서 너무 연하게 되므로 납형을 제거할 때 변형을 초래하는 문제점이 있다.

(4) 인레이 왁스의 열팽창

치과용 왁스는 치과보철물 제작재료 가운데 열팽창 계수가 가장 크기 때문에 가열과 냉각에 따라 큰 팽창과 수축이 발생한다. 일반적으로 광물성 왁스는 식물성 왁스에 비해 분자간 이차 결합이 약하므로 열팽창량이 더 크다(표 7-4).

표 7-4. 종류별 왁스의 열팽창 계수

Wax	온도 범위 (℃)	열팽창 계수(×10⁻⁶/℃)
광물성		
Paraffin	20.0-27.8	307
	27.8-34.0	1631
Litene	22.0-47.5	205
	47.5-52.0	590
Barnsdahl	22.0-40.4	185
	40.4-52.0	243
Ceresin	22.0-27.4	307
	27.4-34.7	849
	34.7-42.2	471
	42.2-50.0	1434
Montan	22.0-41.5	188
	41.5-52.0	294
식물성		
Carnauba	22.0-52.0	156
Candelilla	22.0-40.2	182
	40.2-52.0	365
Ouricury	22.0-43.0	186
	43.0-52.0	307
Japan wax	22.0-38.6	304
	38.6-45.0	755
곤충		
Beeswax(yellow)	22.0-41.2	344
	41.2-50.0	1048
Beeswax(bleached)	22.0-38.6	271
	38.6-50.0	606
인레이		
Kerr blue inlay wax(hard)	22.0-37.5	323
	37.5-45.0	629
Kerr blue inlay wax(regular)	45.0-50.0	328
	22.0-32.7	263
	32.7-40.9	662
	40.9-46.9	458
	46.9-50.0	1084

그림 7-4에서와 같이 인레이 왁스는 40℃에서 0.7% 정도 선팽창이 일어나며 37℃에서 25℃로 냉각될 때 0.35% 정도 수축이 일어난다. 이 온도 구간에서 인레이 왁스의 평균 선형열팽창 계수는 300×10^{-6}/℃(또는 0.03%/℃) 정도이다. 따라서 인레이 왁스의 온도 변화(가열과 냉각)는 납형의 형태와 크기에 큰 영향을 미치며, 결과적으로 주조체의 정밀도에도 결정적인 영향을 미친다.

(5) 인레이 왁스의 변형과 대책

그림 7-5a와 같이 막대형의 인레이 왁스를 연화 온도 이상으로 가열시켜 구부려서 양 끝을 거의 접촉시킨 다음 실온의 물 위에 띄운 상태로 24시간 방치 후 살펴보면, 그림 7-5b와 같이 양끝이 벌어져 있음을 볼 수 있다. 즉, 인레이 왁스로 납형을 제작한 후 장시간 보관하면 납형은 원래의 형태를 되찾으려는 변형을 일으킨다. 납형을 제작할 때 왁스는 가열과 냉각(온도 변화)이 반복되며, 이에 따라 납형 내부에 에너지(internal energy)의 불균일이 발생하며, 팽창하는 정도와 수축하는 정도의 차이에 기인하여 잔류응력(residual stress)이 발생한다. 이 에너지 불균일이나 잔류응력이 시간이나 온도에 따라 해소되기 때문에 변형이 일어나는 것이다. 이러한 현상은 주조체의 정밀도를 떨어뜨리는 심각한 요인이 된다.

일반적으로 왁스에 변형이 발생하는 이유는 다음과 같다. 첫째 왁스의 내부 에너지가 불균일하기 때문에 발생하는데, 시간이 흐르거나 온도가 증가하면 왁스 내부의 에너지가 균일하게 되려는 경향이 있으므로 형태 변화가 일어난다. 둘째 가열 방법 때문에 발생하는데, 건열로 왁스를 연화할 때 균일한 가열을 하지 않으면 왁스 전체가 균일한 온도와 성형성을 가질 수 없다. 또한 반복 첨가법에 의해 납형을 제작할 때 부분적인 에너지 불균일로 인하여 형태 변화가 일어난다. 셋째 왁스의 유동성 때문에 발생하는데, 납형을 치형에서 제거할 때 또는 제거한 후 변형이 일어날 수 있다.

납형의 변형을 방지할 수 있는 대책은 첫째 규격이나 용도에 맞는 왁스를 선택할 것, 둘째 왁스를 가열할 때 가급적 균일한 가열로 왁스의 균질성을 확보할 것, 셋째 왁스를 반복적으로 첨가할 때 첨가 횟수를 줄여서 국소적인 에너지의 변화를 최소화 할 것, 넷째 인레이 왁스의 적절한 성형 온도를 준수할 것, 다섯째 납형을 완성하면 즉시 매몰하여 시간의 경과에 따른 변형을 방지해야 한다.

2) 캐스팅 왁스

국소 의치나 그 밖의 유사한 장치물의 금속구조물(그

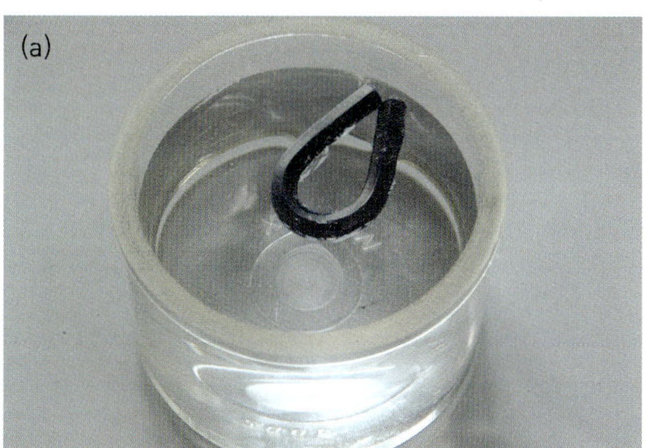

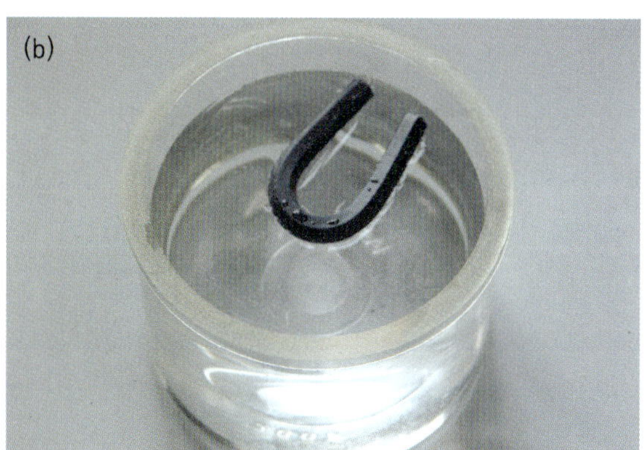

그림 7-5. 시간의 경과에 따른 인레이 왁스의 변형
(a) 막대 형태의 인레이 왁스를 가열하여 구부려서 실온의 물 위에 띄웠다.
(b) a의 상태에서 24시간 방치된 인레이 왁스는 끝이 상당히 벌어졌다.

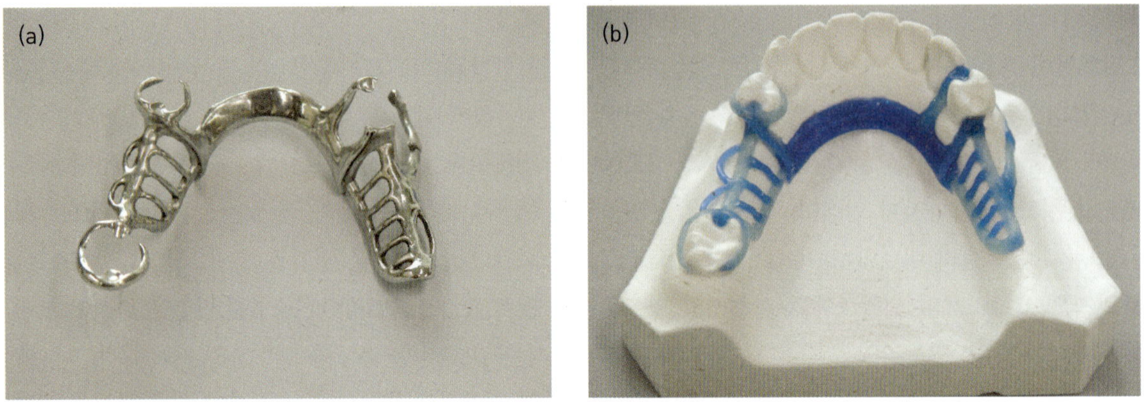

그림 7-6. 캐스팅 왁스를 이용한 가철성 국소의치 제작
(a) 국소의치 금속구조물 (b) 국소의치 금속구조물 제작을 위한 납형

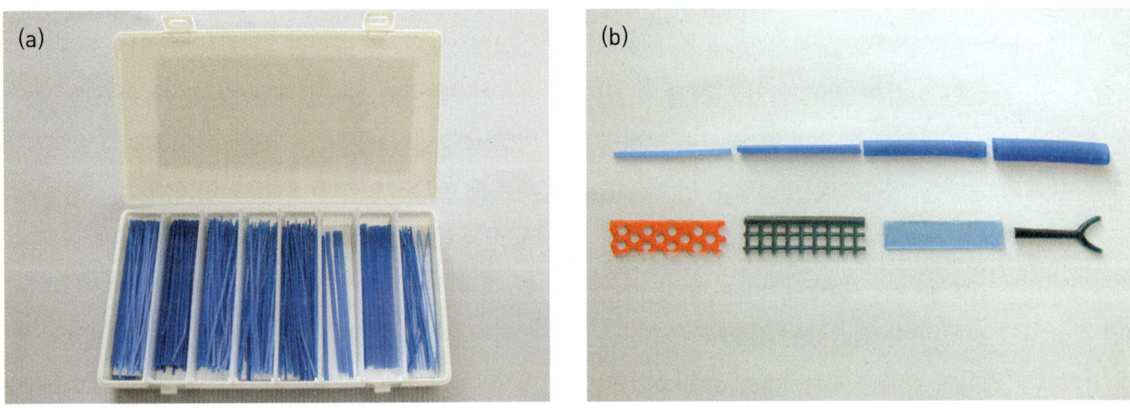

그림 7-7. 캐스팅 왁스의 다양한 기성품
(a) 가철성 국소의치 금속구조물 등의 제작에 사용되는 다양한 굵기의 캐스팅 왁스
(b) 가철성 국소의치 금속구조물의 제작에 사용되는 다양한 형태의 캐스팅 왁스(bar, mesh, clasp, retention form 등)

림 7–6a)을 만들기 위한 납형(그림 7–6b)은 일반적으로 캐스팅 왁스(casting wax)로 제작한다. 캐스팅 왁스는 판(sheet) 모양이나 기타 다양한 모양의 기성품(ready made shape)으로 되어 있다. 그림 7–7에서와 같이 기성품의 형태는 단면이 원형(round form), 반원형(half round form), 반배형(half pear form)이 있으며, 선(wire), 막대(bar), 그물(mesh), 클래스프(clasp) 등도 있다.

캐스팅 왁스의 조성은 인레이 왁스와 비슷하며, 파라핀, 세레신, 밀랍, 수지, 기타 왁스 등이 다양하게 섞여

표 7–5. 캐스팅 왁스의 요구 사항(Federal specification No.U-W-140, 1948)

종류	유동성	파절점	작업 특성
A형: 28gauge, pink B형: 30gauge, green C형: ready made	35℃–최대 10% 38℃–최소 60%	23℃±1℃에서 부러지지 않을 것	• 40~45℃에서 구부림과 모형에 부착이 가능할 것 • 압접 시 정확하게 표면이 재현될 것 • 냉각 시 부러지지 않을 것 • 500℃에서 기화하여 잔류물이 없을 것

있다. 주요 특징은 실온에서 가소성이 높아 성형하기 쉽다는 점이다.

캐스팅 왁스에 요구되는 특성은 35℃에서 최대 10%, 38℃에서 최소 60%의 유동성을 가져야 하며, 23℃에서 파절 없이 굽힐 수 있어야 하고, 40~45℃에서 휘어져 모형에 부착시킬 수 있어야 한다. 그리고 500℃의 소환에서 잔류물이 없이 기화되어야 한다(표 7-5).

3) 베이스플레이트 왁스

베이스플레이트 왁스(baseplate wax)는 주로 수지상 총의치를 제작할 때 임시 기초상이나 교합제의 제작에 주로 사용하며, 대부분 빨간색이나 분홍색이고 두께 1~2 ㎜의 판(sheet) 형태로 시판된다(그림 7-8). 베이스플레이트 왁스의 성분은 70~80%의 파라핀이나 세레신과 소량의 밀랍, 기타의 수지나 왁스로 이루어진다. 일반적인 조성은 세레신 80%, 밀랍 12%, 카나우바 2.5%, 천연 또는 합성수지 3%, 그리고 미세 결정 또는 합성 왁스 2.5%로 이루어져 있다. 한국산업표준 KS P ISO 15854에 따르면 베이스플레이트 왁스는 제1형(Type I), 제2형(Type II) 및 제3형(Type III)으로 분류한다(표 7-6). 즉, 제1형은 연질 왁스(soft wax)로 얇은 외형을 부여하는데 사용되고, 제2형은 경질 왁스(hard wax)로 온화한 기후(temperature weather)에서 구강내 적용하는 납형에 사용되며, 제3형은 초경질 왁스(extra hard wax)로 열대 기후(hot weather)에서 구강내 적용하는 납형에 사용된다.

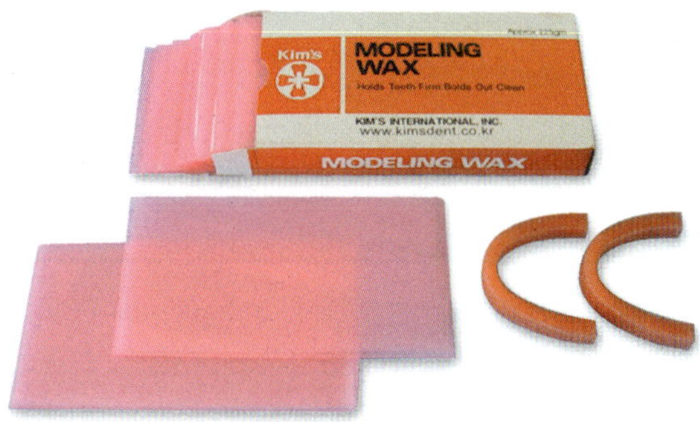

그림 7-8. 베이스플레이트 왁스와 교합제

베이스플레이트 왁스는 인레이 왁스만큼의 정밀도를 요구하지는 않더라도 정확한 치아배열과 교합관계를 위해서 납의치(wax denture) 제작 후 즉시 매몰(flask-ing)하는 것이 바람직하다.

4) 박싱 왁스

박싱 왁스(boxing wax)는 길고 얇은 띠 형태로 되어 있으며, 작업모형의 제작과정에서 인상체에 석고를 주입하기 전에 그림 7-9와 같이 인상체 주위를 둘러싸는 데 이용된다.

표 7-6. 베이스플레이트 왁스의 요구사항(KS P ISO 15854:2013)

종류	온도 (℃)	유동성[%]		작업특성
		최소	최대	
제1형-연질(Type1-Soft) 외형과 전장 부여	23 37 45	- 5.0 -	1.0 90.0 -	• 연화된 왁스는 서로 잘 붙고, 벗겨지거나 손에 붙지 않아야 한다 • 25~40℃에서 선형 열팽창량이 0.8% 이하
제2형-경질(Type2-Hard) 구강내, 온대기후용	23 37 45	- - 50.0	0.6 10.0 90.0	• 구강조직에 자극이 없어야 한다 • 23℃에서 예리한 조각도로 쉽게 깎여야 한다.
제3형-초경질(Type3-extra hard) 구강내, 열대기후용	23 37 45	- - 5.0	0.2 1.2 50.0	• 불꽃을 대면 매끄럽고 광택이 나야 한다. • 도재치아나 수지치아에 잔유물이 붙지 않아야 한다. • 석고와 접촉 시 착색되지 않아야 한다. • 보관 중 다른 왁스나 종이에 붙지 않아야 한다.

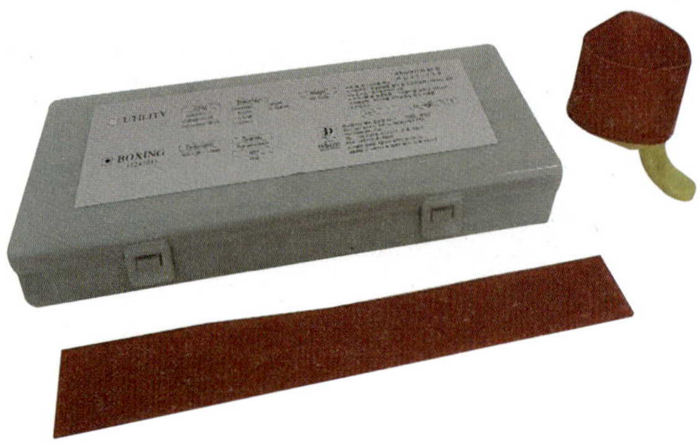

그림 7-9. 박싱 왁스와 박싱한 인상체

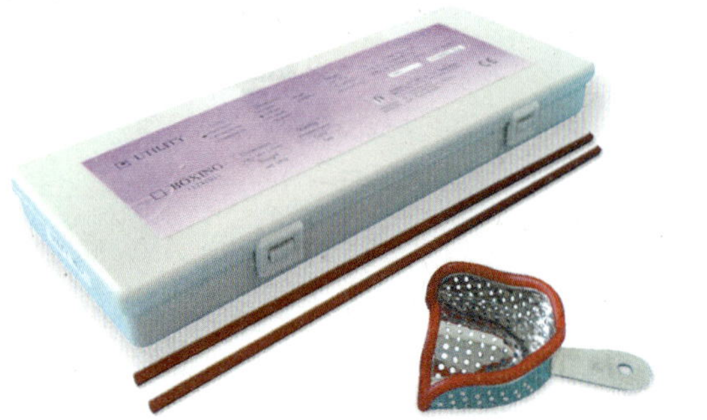

그림 7-10. 유틸리티 왁스와 이를 이용한 기성 트레이 변연의 조정

박싱 왁스에 요구되는 사항은 표 7-7과 같다. 특히 21℃에서 구부릴 수 있고 35℃에서 형태를 유지할 수 있는 작업 특성이 요구된다. 따라서 실온에서도 쉽게 휘어지므로 가열 없이 원하는 형태를 부여할 수 있다

5) 유틸리티 왁스

유틸리티 왁스(utility wax)는 직경이 작은 막대(rod) 또는 줄(wire)의 형태로 시판되고 있다. 치과용 왁스 중 연성과 유동성이 가장 높은 왁스이며, 실온에서 성형성과 접착성이 있으므로 가열 없이 사용할 수 있다. 용도는 인상체득 전 트레이의 변연부위를 재형성(그림 7-10) 하거나, 모형재를 붓기 전 인상체 가장자리를 형성하는데 사용된다. 또한 보철물을 임시로 고정하는 등 작업의 편의성을 위해서 사용된다.

유틸리티 왁스에 요구되는 사항은 표 7-7과 같다. 특히 유동성은 37.5℃에서 65~80%이고, 21~24℃에서 잘 휘어지며 접착성이 있어야 한다. 조성은 밀랍, 와세린 및 기타의 연질 왁스로 구성되며, 색은 짙은 빨간색과 오렌지색, 분홍색, 흰색 등이 있다.

6) 스티키 왁스

스티키 왁스(sticky wax)의 조성은 밀랍, 파라핀 및 천연수지인데, 천연수지의 함량이 많으므로 용융되었을 때 접착성이 높다. 그러나 실온으로 냉각되면 경도가 높아져 외력이 가해졌을 때 구부러지거나 변형되지 않고 깨지는 특성이 있다. 이러한 특성을 이용하여 의치를 수리하는 과정 중에 파절된 부분을 임시로 접착시키거나 관교의치(crown & bridge) 등의 납착을 위해 각 구조물을 임시 고정할 때 사용된다.

스티키 왁스(그림 7-11)에 요구되는 사항은 표 7-7

표 7-7. 박싱 왁스, 유틸리티 왁스, 스티키 왁스의 요구 사항

종류	유동성[%]	색	작업 특성
박싱 왁스		녹색, 흑색	불꽃을 대면 매끄럽고 광택이 날 것 21℃에서 구부릴 수 있고, 35℃에서 형태를 유지할 것 가열된 스파츌라를 이용 시 석고에 쉽게 붙을 것
유틸리티 왁스	37.5℃-최소 65 최대 80	오렌지, 짙은 빨간색	21~24℃에서 잘 구부러질 것 21~24℃에서 끈적이고, 뭉칠 수 있을 것
스티키 왁스	30℃-최대 5 43℃-최소 90	어두운 색 선명한 색	녹았을 때 접착성이 있을 것 부착시키고자 하는 면에 치밀하게 붙을 것 소환 시 잔류물이 0.2% 이하일 것 43℃에서 28℃로 냉각시 수축이 0.5% 이하일 것

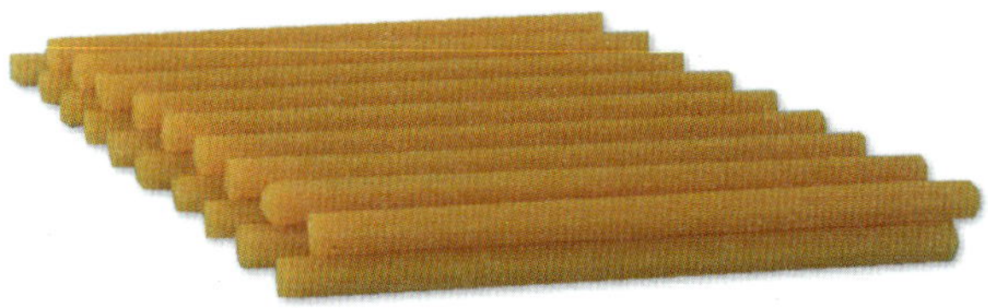

그림 7-11. 스티키 왁스

과 같다. 밝은 색의 석고 재료와 쉽게 구분될 수 있도록 어둡고 선명한 색을 띠어야 하고, 43℃에서 28℃로 냉각시 수축량이 0.5% 이하여야 한다.

7) 수정 인상용 왁스

수정 인상용 왁스(corrective impression wax)는 주로 무치악 인상체나 총의치 연조직의 결합을 수정하기 위해 1차 인상체에 왁스를 추가로 올린 다음 수정할 부위를 재 인상하여 정밀한 기록을 얻는데 사용한다. 조성은 파라핀, 세레신, 밀랍으로 구성되며, 경우에 따라 금속성 분말이 함유될 수 있다. 유동성은 37℃에서 100%이므로 구강 안에서 제거할 때 변형이 일어나기 쉽다.

8) 교합 인기용 왁스

교합 인기용 왁스(bite registration wax)는 주로 상·하악의 교합 관계를 정확히 기록하는데 사용한다(그림 7-12). 조성은 밀랍, 파라핀, 세레신으로 구성되며, 알루미늄(Al)이나 동(Cu) 분말이 함유되기도 한다. 교합 인기용 왁스의 유동성은 37℃에서 2.5~22% 정도이다.

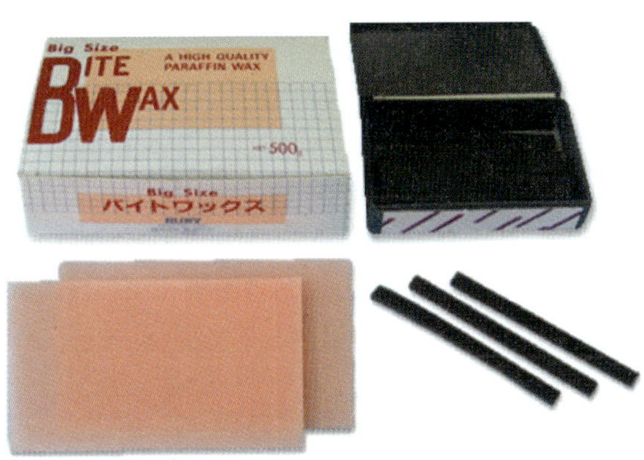

그림 7-12. 교합 인기용 왁스

알아두기

1. 왁스의 분류
2. 왁스의 성분
3. 치과용 왁스의 종류와 용도
4. 인레이 왁스에 요구되는 사항과 특성
5. 인레이 왁스의 변형과 대책
6. 캐스팅 왁스에 요구되는 사항과 특성
7. 베이스플레이트 왁스에 요구되는 사항과 특성
8. 박싱 왁스에 요구되는 사항과 특성
9. 유틸리티 왁스에 요구되는 사항과 특성
10. 스티키 왁스에 요구되는 사항과 특성
11. 수정 인상용 왁스의 특성
12. 교합 인기용 왁스의 특성

참고문헌

1. Craig R.G., Powers J.M., and Peyton F.A.: Thermo-gravimetric analysis of waxes, J. Dent. Res., 50:450, 1971.
2. Craig R.G., Eick J.D., and Peyton F.A.: Strength properties of waxes at various temperatures and their practical application, J. Dent. Res. 46:300, 1967.
3. Ito M., Kuroiwa A., Nagasawa S., Yoshida T., Yaga-saki H., and Oshida Y.: Effect of wax melting range and investment liquid concentration on the accuracy of a three-quarter crown casting. J. Prosthet. Dent. 87:57-56, 2002.
4. Ito M., Yamagishi T., Oshida Y., and Munoz C.A.: Effect of selected physical properties of waxes on investments and casting shrinkage. J. Prosthet. Dent. 75(2):211-216, 1996.
5. McMillan L.,C., and Darvell B.W.: Rheology of dental waxes. Dent Mater. 16(5):337-350, 2000.
6. Kotsiomiti E., and McCabe J.F.: Stability of dental waxes following repeated heatings. J. Oral. Rehabil. 22(2):135-143, 1995.

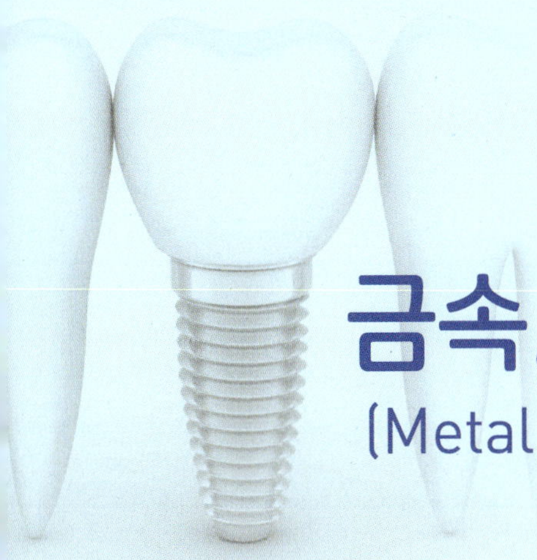

Chapter 08

금속, 합금, 가공 금속 및 납착

(Metal, alloys, wrought metal and soldering)

이완선(부천대학교)

핵심 용어

- **용융 온도(melting point)** 금속이 고체에서 액체로 변할 때의 온도
- **응고 잠열(latent heat)** 액상의 금속이 고상으로 변화할 때 각 원자가 갖는 운동에너지가 열에너지로 방출되는 현상
- **수지상(dendrite)** 액체의 금속이 냉각되면서 형성되는 나뭇가지 모양의 결정
- **합금(alloy)** 두 가지 이상의 순금속을 합하여 각각의 융점보다 높은 온도로 가열하여 얻어진 금속상의 고체 화합물
- **고용체(solid solution)** 융합된 고체 상태의 합금에서 첨가되는 용질 금속의 원자가 모금속인 용매금속의 결정 격자 속에 들어간 상태
- **공정 합금(eutectic alloy)** 합금에 있어서 용융상태에서는 녹아있지만 응고되면 각 성분이 분리되는 특징이 있는 합금
- **열처리(heat treatment)** 합금을 적절한 가열 온도, 유지시간 및 냉각 조건으로 합금의 기계적, 물리적 성질을 변화시키는 처리
- **가공 경화(strain hardening)** 가공 시 에너지의 일부가 변형 에너지의 형태로 축적되어 강도와 경도 등의 기계적 성질이 증가하는 현상
- **가공 금속(wrought metal)** 주조 후에 외력을 가해 변형시킨 금속
- **풀림(어닐링, annealing)** 소둔, 냉간 가공된 금속을 가열하여 원래의 성질로 되돌려 주는 열처리 과정
- **납착(연납착, soldering)** 두 개체의 금속 구조물을 비교적 융점이 낮은 합금을 사용하여 접합하는 공정
- **자가 납착(용접, 접합, welding)** 서로 분리된 금속재료를 납착용 합금 없이 열, 압력 또는 열과 압력을 동시에 가하여 접합하는 기술의 총칭
- **융제(flux)** 모금속 표면의 불순물을 분해시키고 청소하며, 가열된 금속의 표면을 산화막으로 보호하여 산화를 방지하기 위해 사용하는 재료
- **항융제(anti-flux)** 납착을 하는 과정 중 원하지 않은 부위에 납착용 금속이 흐르는 것을 방지하기 위해서 사용되는 재료

핵심 내용

제8장에서 학습하여야 할 중요한 내용은 첫째, 금속과 관련한 금속의 특성, 합금, 금속 결합, 금속의 물리적 · 화학적 성질, 금속의 응고, 결정 구조, 둘째, 합금과 관련된 합금의 특성, 종류, 고용체, 전율 고용 합금, 공정 합금, 포정 합금, 금속간 화합물 등 합금의 물리적 성질, 열처리, 합금의 평형 상태도, 기계적 성질 조절, 셋째, 가공 금속과 관련된 가공 금속의 특성, 금속의 변형, 가공 경화, 풀림(소둔, 어닐링) 처리, 주조 금속과 가공 금속, 파절, 넷째, 경납착과 연납착의 개요, 금합금의 납착, 금속 도재 보철물의 납착, 가공 금속의 납착 시 주의 사항, 가공 금합금 선재를 주조체에 묻는 방법, 스테인리스 강 선재의 납착, 납착을 위한 기술적 고려 사항, 레이저를 이용한 자가 납착, 교정용 밴드나 브라켓용 스테인리스 강의 자가 납착 등이 있다.

8.1. 금속

1) 금속의 특성

현재까지 알려져 있는 100여 종의 원소 중 약 3/4이 금속 원소이다. 금속 핸드북(metal handbook, 1992)에서는 금속을 '열과 전기의 양호한 도체이고 연마했을 때 빛을 잘 반사시키는 불투명한 광택이 있는 화학 물질'로 정의한다.

그림 8-1에서 볼 수 있는 것과 같이, 금속은 융점에 따라 고융점과 저융점의 금속으로, 비중에 따라 경금속과 중금속으로, 대기 중에서 산화가 일어나는 정도에 따라 귀금속과 비귀금속으로 분류한다. 일반적으로 금속은 다음과 같은 특성을 갖고 있다.

첫째, 고체 상태에서 결정구조를 갖는다.
둘째, 전기의 전도체이다.
셋째, 열의 양도체이다.
넷째, 전성 및 연성이 좋다.
다섯째, 금속 특유의 광택을 갖는다.

금속과 비금속을 명확히 구별하기는 어렵지만, 위의 성질을 구비한 것을 금속, 전혀 구비하지 않은 것을 비금속이라 하며, 불완전하게 구비한 것을 준금속이라 한다. 금속은 꽤 단단하긴 하지만 실온에서 수은(Hg)과 갈륨(Ga)은 액체이다. 또한 금속은 용액에서 '+'로 이온화하는 경향이 있다. 나아가 은(Ag), 니켈(Ni), 주석(Sn), 알루미늄(Al) 및 아연(Zn) 등과 같은 대부분의 금속은 흰색을 나타낸다. 하지만 치과 분야에서 중요하게 여겨지는 금(Au), 동(Cu) 등과 같이 흰색이 아닌 경우도 있다.

금속과 비금속의 경계에 있는 몇몇 원소들은 금속과 비금속의 특징을 함께 나타내며. 탄소(C), 붕소(B) 및 규소(Si) 등은 금속과 합금화되어 우수한 특성을 나타내므로 반금속(metalloid)이라고 한다. 규소(Si)와 게르마늄(Ge)은 전기 전도성이 금속과 비금속의 중간 정도이므로 반도체(semiconductor)라 하며, 이 원소들은 현재 전자 산업에 많이 이용되고 있다.

거의 대부분의 금속은 고유의 결정구조(crystal structure)로 이루어져 있으며 치과 분야에서 이용되는 대부분의 금속은 면심 입방 구조(FCC, Face Centered Cubic lattice)이다. 순금속이 갖는 특징 가운데 하나는 응고 온도(freezing temperature) 및 용융 온도(melting

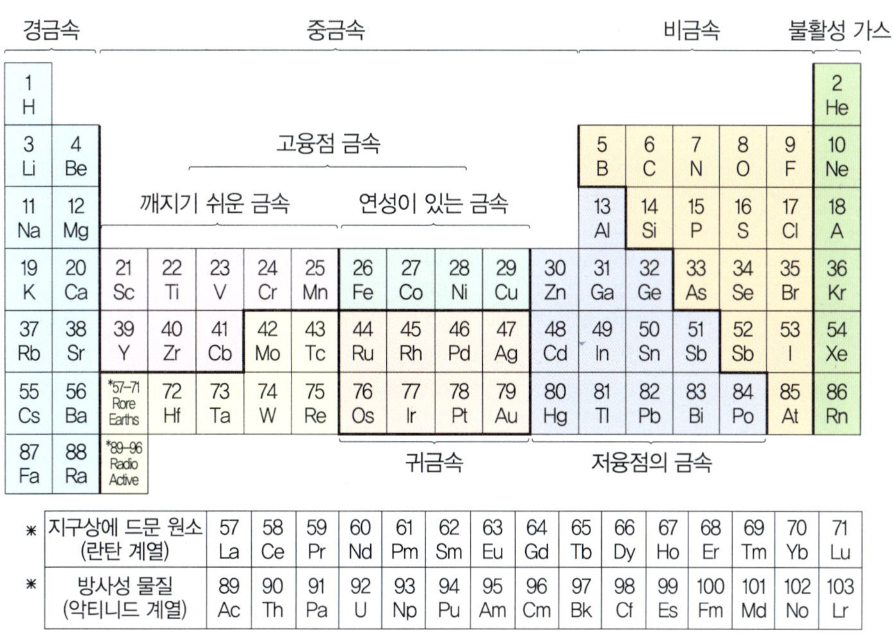

그림 8-1. 원소 주기율표

temperature)가 같지만, 합금은 다르다. 따라서 순금속과 합금의 성질은 융점(melting point)에 의해서 설명되기도 한다.

2) 금속 결합

금속 결합에 대한 자세한 내용은 제3장 물리 · 화학적 성질에서 금속 결합을 참고한다.

금속 결합이란 금속 원소의 원자가 집합하여 금속 결정을 만들 경우의 화학 결합이다. 금속의 주요한 특성 가운데 하나는 열과 전기를 전도할 수 있는 것이며, 이러한 에너지(energy) 전도는 금속 안에 존재하는 자유전자(free electrons) 때문이다.

3) 금속의 물리적 성질

금속의 물리적인 성질로 중요한 것은 밀도, 용융 온도(융점), 열팽창 계수, 비열 등이 있다(표 8-1).

(1) 밀도

밀도(density)는 단위격자당의 무게이므로 밀도가 높은 것은 무겁고 낮은 것은 가볍다. 금속은 밀도에 따라 5.0 이하의 것을 경금속(light metal)이라 하고, 이보다 무거운 것을 중금속(heavy metal)이라 한다. 금속 중에서 밀도가 가장 작은 것은 물보다 가벼운 리튬(Li, 0.53)이고 가장 큰 것은 이리듐(Ir, 22.5)이다.

동일한 금속도 순도, 온도 및 가공 조건에 따라서 밀

표 8-1. 금속의 물리적 성질

원소	원소기호	원자량	융점(℃)	비등점(℃)	밀도(g/㎤)	열팽창 계수 (/℃×10-4)
Aluminum	Al	26.98	660.2	2450	2.70	0.236
Antimony	Sb	121.75	630.5	1380	6.62	0.108
Bismuth	Bi	208.98	271.3	1560	9.80	0.133
Cadmium	Cd	112.40	320.9	765	8.37	0.298
Carbon	C	12.01	3700.0	4830	2.22	0.06
Chromium	Cr	52.00	1875.0	2665	7.19	0.062
Cobalt	Co	58.93	1495.0	2900	8.85	0.138
Copper	Cu	63.54	1083.0	2595	8.96	0.165
Gold	Au	196.97	1063.0	2970	19.32	0.142
Indium	In	114.82	156.2	2000	7.31	0.33
Iridium	Ir	192.2	2454.0	5300	22.5	0.068
Iron	Fe	55.85	1527.0	3000	7.87	0.123
Lead	Pb	207.19	327.4	1725	11.34	0.293
Magnesium	Mg	24.31	650.0	1107	1.74	0.252
Mercury	Hg	200.59	−38.87	357	13.55	0.40
Molybdenum	Mo	95.94	2610.0	5560	1.22	0.049
Nickel	Ni	58.71	1453.0	2730	8.90	0.133
Palladium	Pd	106.4	1552.0	3980	12.02	0.118
Platinum	Pt	159.09	1769.0	4530	21.45	0.089
Rhodium	Rh	102.91	1966.0	4500	12.44	0.083
Silicon	Si	28.09	1410.0	2480	2.33	0.073
Silver	Ag	107.87	960.8	2216	10.49	0.197
Tantalum	Ta	180.95	2996.0	5425	16.6	0.065
Tin	Sn	118.69	231.9	2270	7.298	0.23
Titanium	Ti	47.90	1668.0	3260	4.51	0.085
Tungsten	W	183.85	3410.0	5930	19.3	0.046
Zinc	Zn	65.37	420.0	906	7.133	0.397

Lyman T(ed) : Metals Handbook, 8th ed., Cleveland, American Society for Metals, 1964, Vol.1

도가 변하며, 일반적으로 단조(forging)나 압연(rolling) 등으로 가공한 금속은 주조금속보다 밀도가 높다.

(2) 용융 온도(용융점, 융점)

금속을 가열하여 액상(liquid)이 되는 온도를 용융 온도(melting temperature), 용융점(융점 melting point)라 한다. 반대로 용융된 액상의 금속을 냉각하면 응고되어 고상으로 되는 온도를 응고온도(solidifying temperature, freezing temperature), 응고점(solidifying point)이라 한다. 순금속(pure metal)의 경우, 용융과 응고가 일정한 온도에서 일어나지만 합금(alloy)의 경우, 용융과 응고가 특정한 범위에 걸쳐서 일어난다. 융점이 가장 높은 금속은 텅스텐(W, 3,410℃)이며, 가장 낮은 금속은 수은(Hg, −38℃)이다.

(3) 열팽창 계수

열팽창 계수(coefficient of thermal expansion, α)는 온도 상승에 따라 나타나는 재료의 길이 변화의 정도를 표시하며, 그 단위는 온도가 1℃ 상승할 때의 재료의 팽창량으로 표시한다. 금속의 열팽창 계수는 모든 온도 범위에서 항상 균일한 값을 갖는 것은 아니며, 고체 상태보다 액체 상태에서 더 큰 열팽창 계수를 갖는다.

4) 금속의 화학적 성질

금속의 화학적인 성질로 중요한 것은 부식, 고온 산화 등이 있다.

(1) 부식

부식(corrosion)이란 금속이 물 또는 대기와 같은 주위 환경 중에서 화학 또는 전기화학적인 반응을 일으켜 열화(deterioration)가 일어나 파괴되는 현상을 말한다.

부식성 환경에서 전위의 차이를 보이는 두 금속이 서로 접하고 있을 때 전기화학적인 부식은 기전력 서열(electromotive force series)에 따라 이온화 경향이 큰 금속 측에서 일어난다. 수용액 중에서 수소보다 이온화 경향이 크고 대기 중에서 쉽게 산화가 일어나는 반응성이 높은 금속을 비귀금속(base metal)이라 하고, 반응성이 낮은 안정한 금속을 귀금속(noble metal)이라 한다.

표 8-2는 25℃에서의 금속의 표준전극전위와 3% NaCl 용액에서의 부식전위를 나타낸 것이다. 일반적으로 비귀금속은 귀금속에 비해 기전력 서열이 낮으므로 대기 중에서 빠르게 산화가 일어난다. 그러나 크롬(Cr)이나 티타늄(Ti)은 표면에 매우 치밀하고 안정한 산화피막이 형성되므로 한 번 산화가 일어난 후에는 표면에 생성된 산화피막이 외부와의 접촉을 차단하므로 더 이상의 부식반응이 일어나지 않게 되어 내식성을 갖게 되는데, 이러한 현상을 부동태화(passivation)라고 한다.

(2) 고온 산화

금속을 가열하면 대기 중의 산소와 반응하여 그 표면에

표 8-2. 금속의 표준전극전위와 3% NaCl 용액에서의 부식전위

부식반응(M/M⁺)		표준전극전위 서열(pH 7)		Galvanic 서열(3% NaCl 용액 중)	
Pt/Pt^{2+}	+1.20V	Pt/PtO	+0.57V	Pt	+0.47V
Ag/Ag^{+}	+0.80	Ag/AgCl	+0.22	Ti	+0.37
Cu/Cu^{2+}	+0.34	Cu/CuO	+0.05	Ag	+0.30
H/H^{+}	0			Fe	−0.40
Ni/Ni^{2+}	−0.25	Ni/NiO	−0.30	Al	−0.53
Fe/Fe^{2+}	−0.44	Fe/FeO	−0.46		
Zn/Zn^{2+}	−0.76	Zn/ZnO	−0.83		
Ti/Ti^{2+}	−1.63	Ti_2O_3/TiO_2	−0.50		
Al/Al^{3+}	−1.67	Al/Al_2O_3	−0.90		

산화물이 생성된다. 고온 산화는 이온화 경향이 크고, 온도가 높고, 산소가 금속 내부로 확산되는 속도가 클수록 빨리 진행되며, 합금 성분에 따라서도 영향을 받는다. 일반적으로 철(Fe)은 고온에서 쉽게 산화가 일어 나지만, 철(Fe)을 주성분으로 니켈(Ni), 크롬(Cr), 몰리브덴(Mo), 텅스텐(W) 등을 함유하는 스테인리스 강은 이들의 산화물이 일종의 보호막을 만들어서 산화의 진행을 억제한다.

5) 금속의 응고

순금속을 용융 상태로부터 냉각하면 그림 8-2에서 와 같은 시간 · 온도에 따른 냉각 곡선이 얻어진다. 냉각 초기의 A-B 구간에서는 시간이 경과에 따라 온도가 낮아지는 변화를 보이지만, 이 시기를 지나 응고가 일어나는 B-C 구간에 도달하면 금속이 계속해서 열을 잃고 있음에도 불구하고 용융조직인 액상이 없어질 때까지 일정한 온도 T_f를 유지한다. 이 온도를 응고 온도(freezing temperature)라 한다. 그러나 이 온도를 가열 중에 측정했을 때는 금속이 고체에서 액체로 변할 때의 온도이므로 용융 온도(melting point)라 한다. 순금속에서 응고 온도와 용융 온도는 동일하다. B-C 구간에서 열을 잃고 있음에도 불구하고 온도가 낮아지지 않고 일정한 것은 액상이 고상으로 변화하면서 각 원자가 갖는 운동에너지가 열에너지의 형태로 방출되기 때문이다. 이때 방출되는 열을 응고 잠열(latent heat)이라 한다.

또한 응고의 초기에는 과냉각(super cooling, under cooling) 되어 융점 T_f 보다 낮은 온도(B′)에서 응고가 시작되는데, 이것은 결정의 핵이 융점보다 낮은 온도에서 생성되기 때문이다.

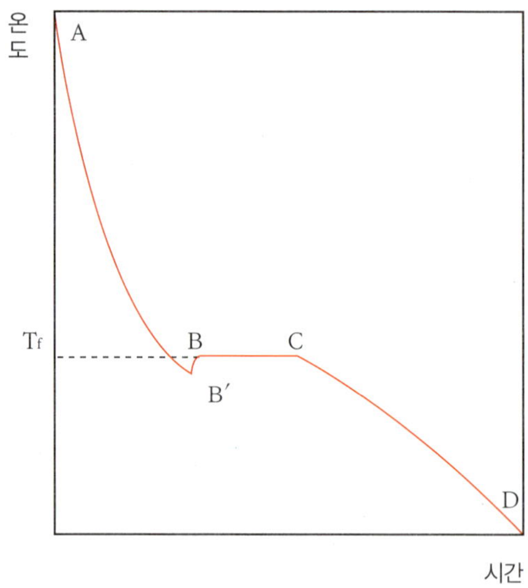

그림 8-2. 순금속의 냉각 곡선
(A-B 구간: 액상, B-C 구간: 액상+고상, C-D 구간: 고상
T_f: 응고 또는 용융 온도, B′: 과냉 상태)

그렇지만 결정핵의 성장에 따라 열에너지를 방출하게 되므로 온도는 다시 T_f로 상승되고, 응고가 끝날 때까지, 즉 액상이 소멸될 때까지 온도 증가와 감소 과정을 반복하므로 시간이 경과해도 일정한 온도를 유지하게 된다.

금속의 응고가 진행되는 과정은 고체화된 금속의 물리적 성질과 기계적 성질을 예측하는데 도움을 줄 것이므로 중요하다. 액체 상태의 금속을 냉각시키면 초기에 융점 이하의 온도에서 여러 개의 결정의 핵이 생성되고, 이것이 주위의 원자를 끌어당겨 결합이 되면서 결정의 성장이 일어난다. 이때 결정의 성장은 마치 나무 가지처럼 성장하므로 수지상(dendrite)결정이라 부른다.

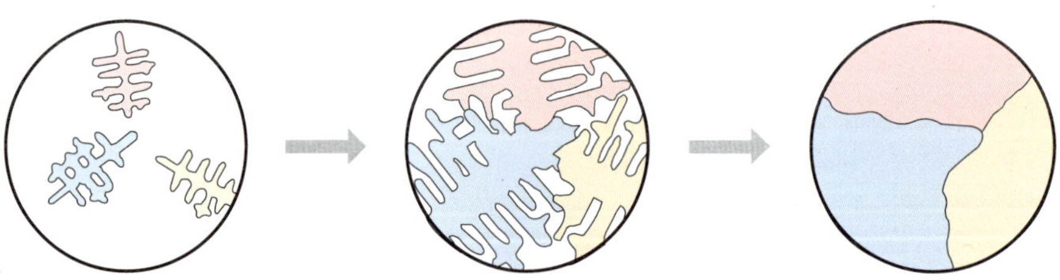

그림 8-3. 수지상(결)정의 성장 과정 모식도

성장 중인 결정들은 주위에서 동시에 성장하는 결정들과 만나서 다결정(polycrystal)을 이루며, 이때 각각의 결정을 결정립(grain), 결정간의 경계를 결정립계(grain boundary)라 한다(그림 8-3).

결정립의 크기는 금속의 기계적 성질과 밀접한 연관이 있으며, 일반적으로 결정립의 크기가 작을수록 기계적 성질은 좋아진다. 금속이 응고되는 과정 중 온도 차이에 의해 결정립이 조대화되거나 미세화된다. 핵 생성 시 온도차가 작으면 핵 생성 속도보다 핵 성장 속도가 크므로 결정립이 조대화되지만, 온도차가 크면 핵 성장 속도보다 핵 생성 속도가 크므로 결정립이 미세화된다. 따라서 일반적으로 용융 금속의 냉각속도가 빠르면 결정핵의 수가 많아지므로 결정립의 크기는 미세화된다.

또한 핵 생성제 이리듐(Ir), 루테늄(Ru) 또는 로듐(Rh) 등을 소량 첨가함으로써 결정립의 크기를 미세화할 수 있다. 금속이 강하고 단단하면 연성이 부족한 것이 일반적이지만, 핵생성제를 첨가하여 결정립을 미세화하는 경우 연성이 크게 손상되지 않으면서도 높은 강도를 발휘하게 된다. 이러한 이유는 합금의 항복강도는 결정립 크기의 제곱근에 반비례로 변화한다는 Hall-Petch 방정식에 근거를 둔다.

결정립계는 금속 중에 고용되지 못한 이종의 원자나 용융 과정에서 형성된 산화물 등의 불순물이 모여서 최후에 응고가 일어나는 영역으로 그 폭은 원자 직경의 2~5배에 달한다. 결정립계에서는 서로 다른 방향에서 성장해 온 결정들이 부딪쳐서 밀게 되므로 결정립 내부보다 에너지가 높고 원자의 배열은 심하게 흐트러져 있게 된다. 따라서 금속의 부식은 결정립의 내부보다 결정립계 영역에서 우선적으로 일어나게 되며, 전위(dislocation)의 이동 또한 방해를 받게 된다.

용융 금속이 응고되는 과정에서 결정립의 형태는 주형의 형상에 따라서도 영향을 받는다. 주형 벽 쪽에서부터 Chill 층(chill crystal), 주상정(columnar crystal), 입상정(granular crystal), 또는 등축정(equiaxed crystal) 조직들이 생긴다. 예를 들면, 금속이 사각형의 주형에서 응고될 경우 용융 금속과 주형의 온도차에 의하여 주형의 벽면에 접하는 부분은 급랭(quenching)되므로 미세한 결정립이 생성되어 냉각이 진행됨에 따라 열이 내부로 부터 주형벽면을 통해서 일정한 방향으로 흐르게 되므로 주형 벽과 접하는 합금의 외면은 결정 핵이 제일 먼저 생성이 된 수지상정이 치밀하게 배열된 칠(chill)층이 생성이 되고, 응고가 진행되면서 가늘고 긴 주상정(columnar crystal)이 생성되며, 또한 주조조건에 따라서는 입상정(granular crystal)이 생성되기도 한다(그림 8-4).

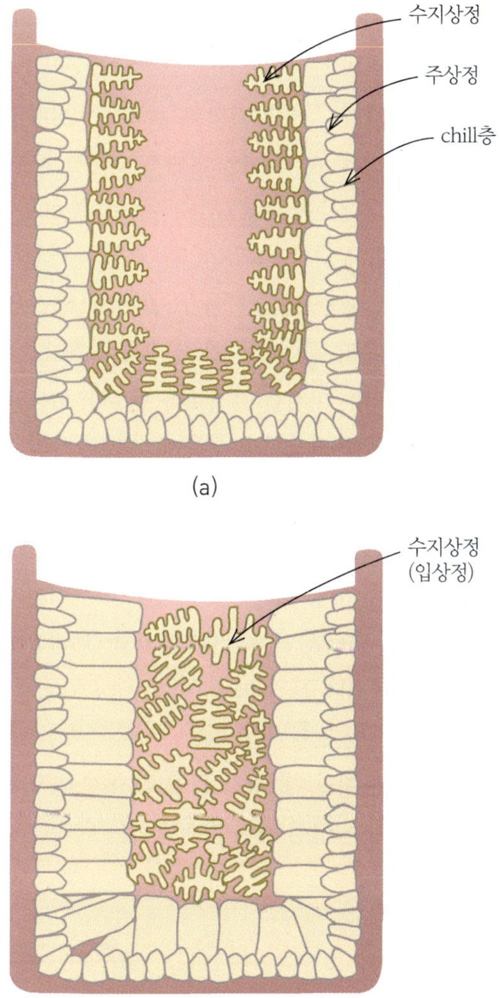

그림 8-4. 주조조건에 따라 응고되는 결정립 형상
(a) 주상정 성장과정 (b) 입상정 성장과정

6) 금속의 결정 구조

금속은 응고가 일어나면서 원자들이 3차원적 주기성을 갖고 규칙적으로 배열하여 공간격자(space lattice)를 이루며, 이들의 구조는, 그림 8-5에서 볼 수 있는 것과 같이 가장 기본이 되는 단위격자(unit cell)의 주기적인 중첩으로 간주할 수 있다. 각 축상의 단위 길이를 a, b, c라 하고, 축 사이의 각을 α, β, γ라 하면, 이들의 단위 길이와 축각 사이에는 표 8-3과 같은 7종류의 조합이 만들어지며, 이것을 결정계라 부른다. 1848년 Bravis는 공간격자를 결정계에 대응시켜 14가지의 격자 형태로 분류하였다(그림 8-6).

금속 및 합금의 결정 구조는 Bravais 14 격자 중에서 체심입방격자(BCC, Body Centered Cubic lattice), 면심입방격자(FCC, Face Centered Cubic lattice) 및 조밀육방격자(HCP, Hexagonal Closed Packed lattice)에 속하는 것이 가장 많다.

표 8-4는 이들 세 가지 결정 격자의 원자 충진율 및 실온에서 이들 결정 격자형에 속하는 금속을 나열한 것이다. 치과에서 각광을 받고 있는 티타늄(Ti)은 882℃ 이하에서는 α-Ti(hcp), 그 이상의 온도에서는 β-Ti(bcc)로 존재하며, 지르코늄(Zr)의 경우에도 852℃ 이하에서는 α-Zr(hcp), 그 이상의 온도에서는 β-Zr(bcc)의 결정이 변한다. 또한 철(Fe)은 상온에서 α-Fe(bcc), 910℃에서 1,400℃까지는 γ-Fe(fcc), 그 이상의 온도에서는 δ-Fe(bcc)로 결정구조가 변한다. Ti, Zr 및 Fe는 온도에 따라 결정구조가 변화는 상변태(phase transformation)하는 대표적인 금속이다.

8.2. 합금

1) 합금의 특성

치과 분야에서 순금속만을 사용하는 경우는 드물다. 순금속은 너무 연하며 또한 철 같은 금속은 부식되기 쉽다. 그러나 다행히도 두 가지 이상의 순금속을 합하였을 때 이런 단점이 개선될 수 있다. 두 가지 이상의 금속을

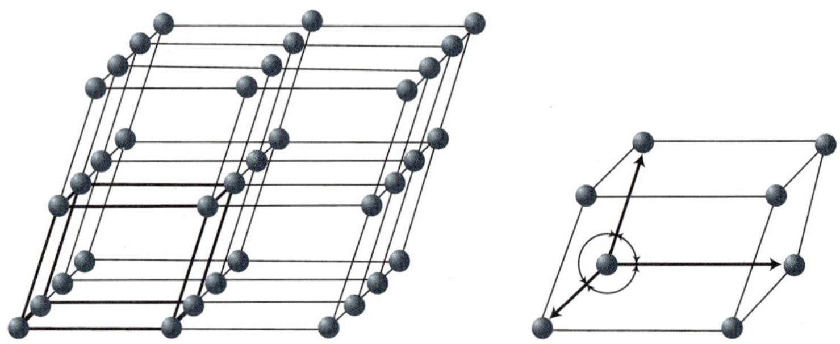

그림 8-5. 공간격자(A)와 단위격자(B)의 격자 상수

표 8-3. 공간격자의 결정계에 따른 분류

결정계	축길이와 축간각	공간격자
입방정계(cubic system)	a=b=c, $\alpha=\beta=\gamma=90°$	단순, 체심, 면심
정방정계(tetragonal system)	a=b≠c, $\alpha=\beta=\gamma=90°$	단순, 체심
사방정계(orthorhombic system)	a≠b≠c, $\alpha=\beta=\gamma=90°$	단순, 체심, 면심, 저심
삼방정계(trigonal system)	a=b=c, $\alpha=\beta=\gamma\neq90°$	단순
육방정계(hexagonal system)	a=b≠c, $\alpha=\beta=90°$, $\gamma=120°$	조밀
단사정계(monoclinic system)	a≠b≠c, $\alpha=\beta=90°$, $\beta\neq90°$	저심, 단순
삼사정계(triclinic system)	a≠b≠c, $\alpha\neq\beta\neq\gamma\neq90°$	

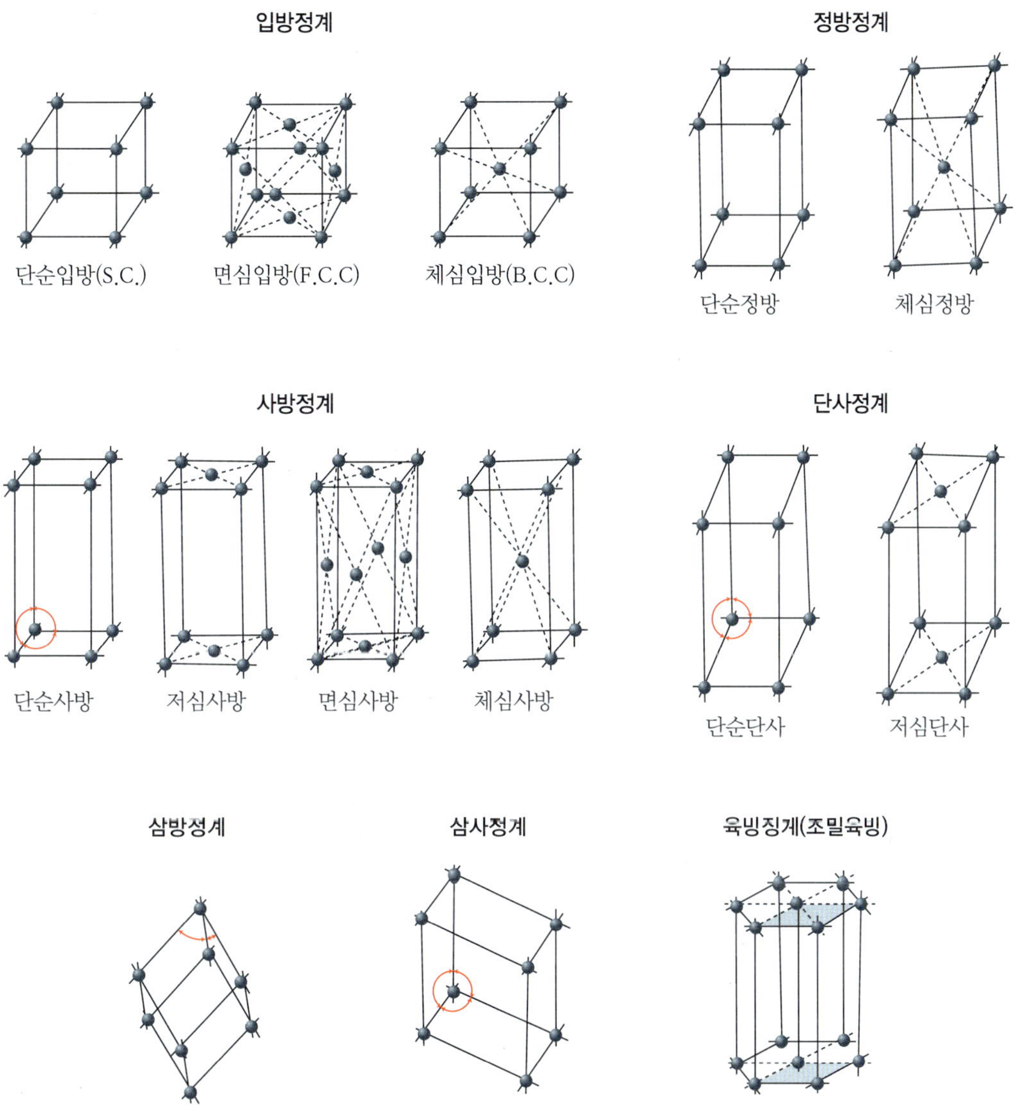

그림 8-6. Bravis 분류에 의한 14종류의 표준 단위격자

표 8-4. 금속의 결정구조

격자형	원자 충진율	금속원소
면심입방격자	74%	Au, Ag, Cu, Pt, Pd, Ni, Ir, Al, Pb
체심입방격자	68%	Cr, Mo, W, Fe
조밀육방격자	74%	Mg, Zn, Ti, Cd, Co, Be

합하는 방법은 여러 가지가 있지만, 일반적으로 각각의 금속을 그들의 융점보다 높은 온도로 가열하는 방법을 이용한다. 그러므로 이렇게 만들어진 금속상의 고체 화합물을 합금(alloy)이라 한다.

산업용으로 사용하고 있는 탄소강(carbon steel)은 철(Fe)에 소량의 탄소(C)가 첨가되었고, 스테인리스 강(stainless steel)은 이러한 탄소강에 크롬(Cr), 니켈(Ni) 및 몰리브덴(Mo) 등이 첨가된 합금이다. 따라서 치과 주조용 귀금속 및 비귀금속 합금은 여러 가지 성질을 개선하기 위해 필요에 따라 여러 가지 금속이 첨가된 합금이다.

이와 같이 합금(alloy)이란 두 종류 이상의 금속 원소

상호 간의 결합 또는 금속과 준금속(metalloid)을 결합시킨 것으로, 그 중 하나 이상의 원소는 반드시 금속이어야 하고 금속의 특성을 유지하여야 한다. 합금은 금속들이 용융 상태에서 서로 가용성(solubility)을 갖고 결합되는 것이다. 어떤 금속들을 함께 섞어 녹였을 때 가용성을 갖지 않고 각 금속의 비중에 따라 층으로 분류되면, 이러한 금속들의 혼합물은 합금이라 할 수 없다. 여러 종류의 금속들을 합금하면 순수 단일 금속에 비해 다음과 같은 성질이 개선된다.

첫째, 강도, 경도, 전기 저항이 증가한다.
둘째, 응고 형태가 변화하므로 주조성이 개선된다.
셋째, 고온 강도와 가공성이 개선된다.

2) 합금의 종류

앞에서 살펴보았듯이 치과 분야에서 순금(pure gold)을 그대로 사용하는 경우는 드물고 대개 박(foil)의 형태로만 사용한다. 순금은 너무 연하므로 주조관(casting crown)으로 사용되었을 경우 저작압에 의해 약간의 가공 경화가 일어나긴 하지만 곧 변형되어 아무 쓸모가 없게 될 것이다. 그러나 만일 이러한 순금에 5% 정도의 동을 첨가하여 합금으로 만들면, 비교적 단단하고 강한 물질이 되므로 저작압이 크게 미치지 않는 부위에 사용될 수 있다. 통상적으로 순금에 보다 많은 동을 첨가하면 경도나 강도가 충분히 높아지므로 어떤 장치물을 만든다 할지라도 적절한 기계적인 기능을 발휘하게 될 것이다. 이런 점에 대해서는 앞으로 치과용 귀금속 합금의 부분에서 상세히 기술할 것이다.

만일 합금의 성분 가운데 수은(Hg)이 함유되어 있다면 아말감(amalgam)이라 한다. 치과용 아말감은 가장 많이 사용되는 치과용 합금 가운데 하나이긴 하지만 치과기공용으로는 많이 사용되지 않으므로 이 책에서는 다루지 않을 것이다.

합금과 순금속을 분간하기 어려울 때가 가끔 있다. 예를 들면 그림 8-7은 90%Au-10%Cu 합금의 미세구조인데, 실제로 현미경으로 보았을 때 순금(pure Au)의 미세구조와 별 차이가 없다.

합금과 순금속의 차이 가운데 하나는 일반적으로 합금의 시간·온도 냉각 곡선이 다른 것인데, 순금속은 그림 8-2와 같이 용융 온도에서 수평 선 또는 평평한 선으로 나타나지만, 합금은 그림 8-8과 같이 경사진 곡선을 이루므로 용융 온도에서 범위를 가지고 응고된다. 즉, 순금속은 용융점(melting point)을 갖지만 대부분의 합금은 용융범위(melting range)를 갖는다.

그림 8-8에서 합금은 온도 B에서 응고하기 시작하여 온도 C에서 완전히 응고된다. 그러므로 B 이상의 온도에서는 합금이 액상이고, C 이하의 온도에서는 고상이 될 것이다. B와 C 사이의 온도에서 합금은 액상과 고상이 공존하게 될 것이다. 이 단계는 마치 겨울에 소금기 있는 얼음물에 눈이 내려 진창이 된 것과 같은 상태로 비유될 수 있다. 온도 B는 용융 범위의 상한점이고, 온도 C는 하한점이다.

실제로 주조용 치과 합금의 종류는 대개 5가지 정도의 기준에 의해 분류된다.

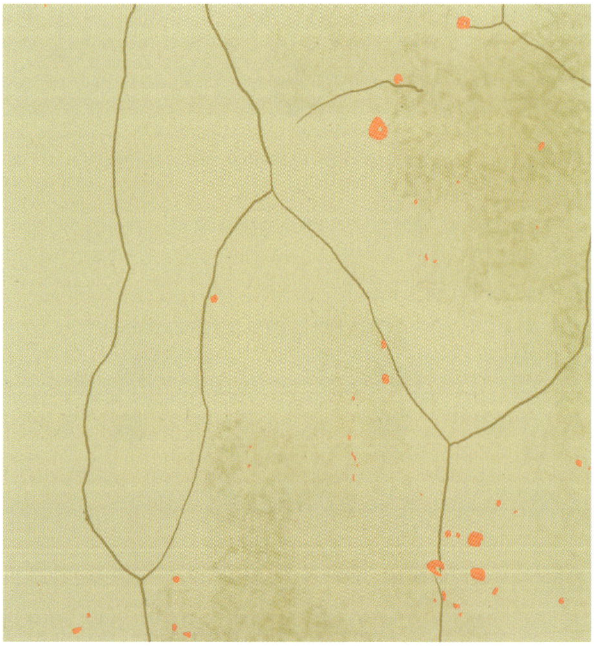

그림 8-7. 90%Au-10%Cu 합금의 미세구조

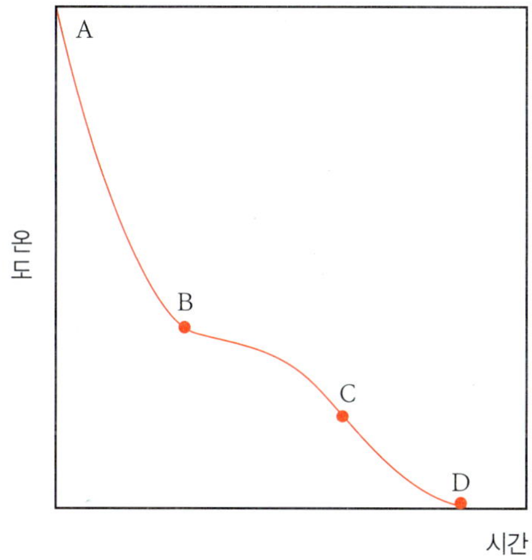

그림 8-8. 합금의 냉각곡선
(A-B 구간: 액상, B-C 구간: 액상+고상, C-D 구간: 고상, B: 액상선 C: 고상선)

첫째, 용도-전부 금속 인레이, 관 및 교의치, 금속 도재 수복물, 포스트와 코어, 가철성 국소의치, 임플란트

둘째, 주성분-Au계 합금, Pd계 합금, Ag계 합금, Co계 합금, Ti계 합금

셋째, 귀금속 함유 정도-고귀금속(high noble metal), 귀금속(noble metal), 비귀금속(base metal)

넷째, 주요 3성분-Au-Pd-Ag계, Pd-Ag-Sn계, Ni-Cr계, Co-Cr-Mo계, Ti-Ta-Hf계, Fe-Ni-Cr계 합금

다섯째, 상의 구조-단일상(이질동상, isomorphous), 공정(eutectic), 포정(peritectic), 금속간 화합물(intermetallic)

합금에 있어서 두 가지 종류의 금속이 함유된 것을 이원 합금(binary alloy)이라 한다. 세 가지 종류의 금속이 함유되어 있으면 삼원 합금(ternary alloy)이라 하며 그 이상은 역시 이런 원칙을 적용하여 명명한다. 그러나 치과용 합금의 대부분은 여섯 가지 또는 그 이상의 성분을 함유하고 있으므로, 합금의 구조가 더욱 복잡해진다.

먼저 모금속(용매 금속)에 첨가되는 금속(용질 금속)이 어느 조성에서도 전체 고용하는 전율고용체 합금이다. 예를 들어 금(Au)과 동(Cu)의 합금에서 동의 원자는 그림 8-7에서와 같이 합금 안에서 금의 공간격자 전체에 걸쳐 골고루 분산되어 있어, 마치 단일 금속의 결정과 유사하다. 따라서 이 합금 안에 동이 존재하는지를 현미경 사진만으로는 결정하기 어렵다. 이러한 종류의 합금을 고용체 합금(solid solution alloy)이라 하며, 면심입방, 체심 입방, 조밀 육방과 같이 두 금속 원자가 동일 결정 구조에 위치한다.

그러나 두 가지 금속이 서로 녹아 섞이지 않으면 복잡한 합금계가 된다. 즉, 합금이 액상에서 고상화될 때 합금의 성분 금속들이 서로 분리되어 각각의 결정립들이 마치 하나의 순수 금속 성분 같이 나타나면, 공정 합금(eutectic alloy)이라 한다.

또는 합금이 응고될 때 원자가 서로 일정한 비율로 배열되어 화학식을 갖는다. 예를 들어 치과용 아말감(amalgam)을 구성하는 가장 중요한 합금 가운데 하나는 Ag_3Sn의 화학식을 갖는다. 이런 합금은 일반적으로 복잡한 공간격자를 가지며 상당히 딱딱하지만 잘 깨지는 성질이 있다. 이런 합금을 금속간 화합물(intermetallic compounds)이라 한다.

두 금속의 용융 상태에서 균일한 액상이지만 응고되면서 고상에서 부분적으로 용해하고 액상과 고상의 계면에서 반응이 일어나 고용체 주위를 다른 고용체가 둘러싸는 포정 반응(peritectic reaction)을 하는 포정 합금 등이 있다.

따라서 합금(alloy)은 용융상태에서 응고되는 과정 중에 다양한 반응을 하여 합금화되기 때문에 합금 설계 시 첨가되는 금속의 성질을 충분히 파악해야 된다.

3) 합금의 평형 상태도

(1) 상율(phase rule)

상(phase)이란 조성 및 구조가 주변 영역과는 명확히 달라서 구별되는 영역을 말한다. 합금의 상태는 계(system)를 구성하는 조건들, 즉 압력, 온도, 계를 구성하는 물질의 종류와 그의 양적 비율(중량비, 용적비 또는 몰분율) 등에 따라 변화한다. 평형 상태에서 존재할 수 있는 상(phase)의 수를 J.W. Gibbs는 열역학적으로 유도하였으며, 이 식을 Gibbs 상율(Gibbs phase rule)이라 한다.

평형 상태에서 계의 상태를 변화시키지 않고 독립적으로 변화시킬 수 있는 변수(예를 들면, 압력, 온도, 조성)를 그 계의 자유도라 한다. 계의 자유도를 F, 성분의 수를 C, 상의 수를 P라 하면, 대기 중에서 응고가 일어나는 합금의 자유도는 F=C−P+1로 표시된다.

예를 들면, 순금속의 응고 시는 성분의 수 C=1, 상의 수 P=2이면 자유도 F=1−2+1=0이 되어 응고가 끝날 때까지 온도가 변화하지 않는다. 2 성분계 합금의 응고 시는 성분의 수 C=2, 상의 수 P=2이면 자유도 F=2−2+1=1이 되어 응고가 온도의 변화에 진행된다.

(2) 평형 상태도

합금의 응고는 대기 중에서 이루어지므로 평형 상태에 있는 합금은 그 온도를 아무리 오래 유지하여도 더 이상 상의 변화를 나타내지 않는다. 평형 상태도란 합금의 조성이 변화함에 따라 상변태가 일어나는 온도를 나타낸 도표로서, 이원 합금계에서는 두 금속이 고용체를 생성하는 비율에 따라 전율 고용체형 상태도와 부분 고용체형 상태도로 분류한다.

① 2성분계 전율 고용체

액상에서도 고상에서도 두 성분 금속이 모든 비율로 고용체를 만드는 경우로서, Au−Ag계, Au−Cu계, Au−Pd계, Au−Pt계 등의 합금이 여기에 속한다.

그림 8−9는 일련의 냉각 곡선으로부터 어떻게 상태도가 작성되는지를 보여주고 있다. 먼저 모든 조성에 걸쳐서 냉각 곡선을 구하고, 가로 축에 조성, 세로 축에 온도를 취해서 각 조성에서 상변태가 일어나는 온도를 연결하면 상태도가 완성된다. 응고가 시작되는 온도를 연결한 선을 액상선(liquidus), 응고가 완료되는 온도를 연결한 선을 고상선(solidus)이라 한다.

그림 8−10은 금−은(Au−Ag) 합금의 전율 고용체형 상태도이다. 은 융점 960.8℃, 금 융점 1,063℃로서 금과 은은 액상은 물론 고상에서도 잘 혼합된 고용체를 만든다. 금을 중량 백분율로 x wt.%를 함유하는 합금의 응고 조직을 살펴보면, 충분히 가열하여 완전히 용융된 합금을 서서히 냉각하여 온도가 액상선과의 교점 T_1에 도달하면 S_1의 조성의 고용체가 석출되고, 온도가 액상선과 고상선 중간의 T_2에 도달하면 S_2 조성의 고용체가

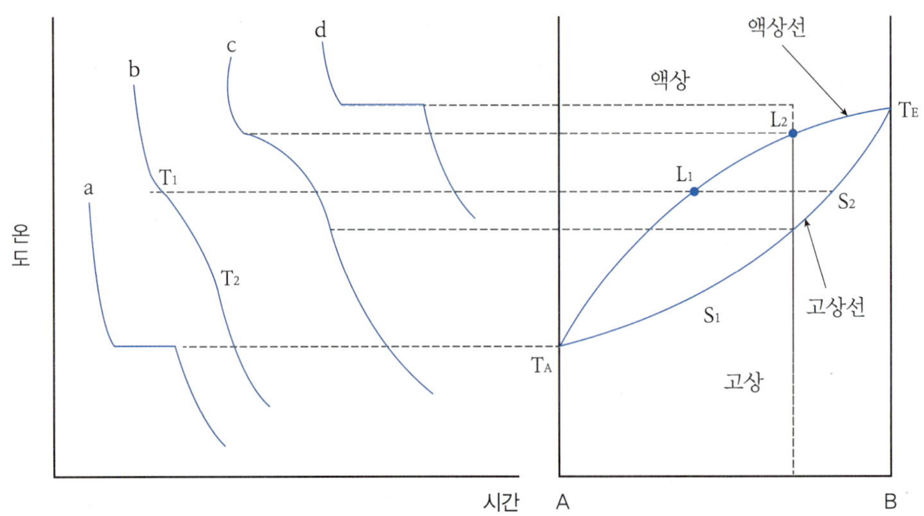

(a) 열분석 곡선　　(b) 평형 상태도

그림 8-9. 전율 고용체 합금의 열분석 곡선과 평형 상태도

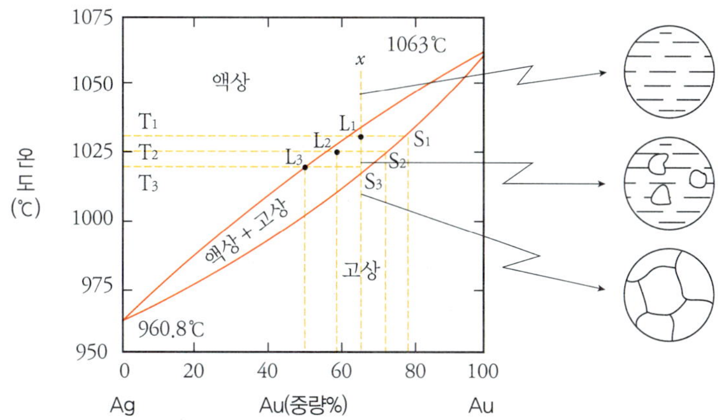

그림 8-10. 전율 고용을 하는 금–은(Au-Ag) 합금의 평형 상태도

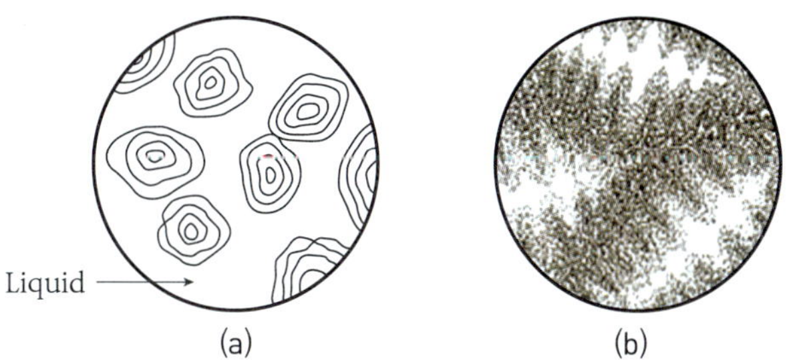

그림 8-11. 유핵 조직에 대한 모식도(a) 및 Ni-Cu 합금의 유핵 조직(b)

석출되며, 온도가 고상선과의 교점 T_3에 도달하면 액상은 전부 없어지고 S_3 조성의 고용체가 석출된다.

합금의 응고가 매우 천천히 진행되어 평형 상태에서 응고가 일어날 경우 응고 조직은 균일한 조성을 나타내지만 빠르게 냉각하여 비평형 상태에서 응고가 진행될 경우 합금 조직은 그림 8-11에서 볼 수 있는 것과 같은 유핵 조직이 생성되며, 이것을 입내 편석(segregation)이라 한다. 이렇게 만들어진 합금을 원자의 고체 확산이 일어날 수 있는 정도의 온도에서 충분히 가열할 경우 균일한 조성의 조직이 얻어지며, 이것을 균질화(homogenization) 처리라 한다.

② 2성분계 부분 고용체

용융 온도 이상인 액체 상태에서는 두 성분이 완전히 용융되어 있지만 고체 상태에서는 부분적으로 용융되는 고용체를 만드는 경우로서, 부분 고용체형 상태도에는 공정형, 포정형, 편정형 등이 있다. 이러한 반응을 하는 합금을 공정 합금, 포정 합금, 편정 합금이라 부른다.

그림 8-12는 은–동(Ag–Cu) 합금의 부분 고용체형 상태도로서, 은을 x_1%와 x_2% 함유하는 조성의 응고 조직을 살펴보자. 은을 x_1% 함유하는 조성에서는 액상선과 만나는 T_1 온도에서 초정 α 고용체가 정출되고, 고상선과 만나는 T_2 온도에서 모든 액상이 α 고용체가 된다. T_3 보다 높은 온도에서는 α 고용체를 유지하지만 T_3 보다 낮은 온도에서 α 고용체 중에 β 고용체가 석출된 조직이 얻어진다.

은을 x_2% 함유하는 조성은 액상선과 만나는 온도에서 초정 α 고용체가 정출되고, 공정 온도에서는 두 성분 금속이 동시에 정출($L \rightarrow \alpha + \beta$)되어 층상 구조가 얻어지며, 자유도가 0이므로 액상이 없어져서 응고가 끝날 때까지 온도가 변화하지 않는다.

공정 조직은 취성이 있고, 강도와 경도가 성분 금속보다 높으며, 변색과 부식에 대한 저항성이 낮다. 은을 x_3% 함유하는 조성은 액상이 공정선과 만나므로 액상으로부터 α 고용체와 β 고용체가 동시에 정출되어 층상 구조의 공정 조직이 얻어진다.

4) 고용체

치과수복물에 유용하게 사용되는 대부분의 합금은 고용체 합금이므로, 이런 종류의 합금에 대해 많이 아는

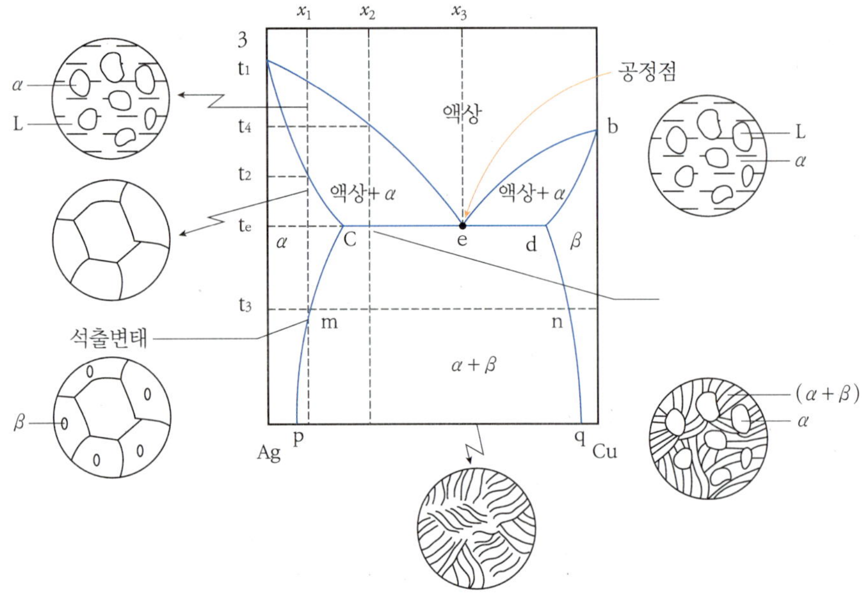

그림 8-12. 공정 반응을 하는 은—동(Ag-Cu) 공정 합금의 평형 상태도

것이 바람직하다. 우리가 액체를 생각할 때 용액이 무엇인지를 안다. 예를 들어 설탕을 물에 녹이면 설탕물의 용액이 얻어진다. 이때 물은 용매이고 설탕은 용질이다. 치과 분야에서 유용하게 사용되는 합금에 있어 용융된 합금이 균질의 액체라면, 합금의 성분들은 서로 녹는다 할 수 있다. 예를 들면 그림 8-7에서 본 합금에 있어서 이것이 액체 상태가 된다면, 용해된 설탕 분자가 물 분자와 섞이는 것처럼 동의 원자는 금의 원자와 좀 난잡하게 섞인다. 그러나 물과 설탕이 결빙될 때에는 설탕 분자는 즉시 물 또는 얼음 분자와 분리되어 용액 상태를 이루지 못하지만, 합금은 설탕물과는 좀 다르게 응고된다. 즉 일정한 비율로 섞인 동과 금의 두 금속이 응고할 때에는 용액 구조가 그대로 지속된다. 앞에서 살펴보았듯이 동 원자는 금 원자의 공간격자 전체에 걸쳐 골고루 분포한다. 이때 각각의 금속은 용매나 용질과 비슷하다 할 수 있는데 금은 용매, 동은 용질이라 한다. 간단히 말하여 고용체의 공간격자에 있어서 통상적으로 가장 수가 많은 원자는 용매이고 가장 적은 원자는 용질이라 할 수 있다.

이와 같이 융합된 고체 상태의 합금에서 용질 금속의 원자 하나하나가 용매 금속의 결정 격자 속에 들어간 상태를 고용체라고도 한다. 통상적으로 고용체 합금은 순수 금속보다 강하고 구강 안에서 부식과 변색에 대한 저항성이 적당하므로 치과용으로 매우 중요한 합금이 된다.

고용체가 될 때 용질 원자가 들어가는 방식에 따라 치환형과 침입형의 두 가지가 있다.

치환형 고용체(substitutional solid solution)는 그림 8-13(a)와 같이 용매 원자의 결정 격자 점에 있는 원자가 용질 원자에 의하여 치환되는 것이다. 치환형 고용체가 형성되기 위해서는 용매 원자와 용질 원자의 크기의 차이가 15% 이하 이여야 하고, 동일한 결정 구조를 가져야 하며, 원자가가 동일하고 화학적 친화성이 있어야 한다. 즉 원자 크기(atomic size), 원자가(valance), 화학적 친화성(chemical affinity) 및 결정 구조(crystal structue) 네 가지 인자들이 고용도를 결정한다.

침입형 고용체(interstitial solid solution)는 그림 8-13(b)와 같이 용질 원자가 용매 원자의 결정 격자점 사이의 공간으로 침입하여 들어간 것으로 원자 반경이 작은 H, B, C, N, O 등의 원자에 한정된다. 이러한 원자들은 어느 것이나 그 반지름이 1 Å 이하이다.

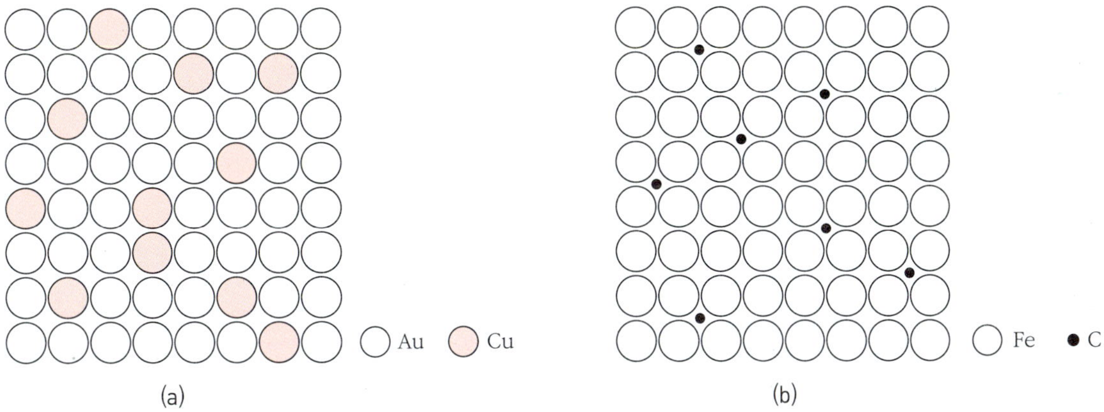

그림 8-13. (a) 치환형 고용체, (b) 침입형 고용체

(1 Å = 1.0 × 10^{-10} m = 0.1 nm = 100 pm)

고용체 합금은 용매인 모금속이 용질인 첨가 금속을 고용하는데 온도와 조성에 따라 고용하는 조건이 달라진다. 대표적인 치과용 합금 중 주조용 귀금속 합금인 Au-Ag-Cu(금-은-동)계 합금에 첨가 원소로 백금(Pt), 팔라듐(Pd) 등이 첨가되어 있다. 이 합금에서 금-동(Au-Cu)은 전율 고용, 은-동(Ag-Cu)은 공정 반응, 은-백금(Ag-Pt)은 포정 반응에 의해 고용하는 특징을 가지고 있다.

(1) 고용체 합금의 물리적 성질

금속은 일반적으로 사용 시에 가장 좋은 기능을 발휘할 수 있도록 합금화한다. 치과 분야에서 사용되는 합금에 있어서 가장 중요하게 고려되는 성질 가운데 하나는 구강 안이 부식이 유발되기 쉬운 곳이므로 변색과 부식에 대한 저항성이 높아야 한다는 것이다. 그러므로 구강 안에서 합금의 변색이나 부식을 방지하기 위해서는 귀금속 합금(금, 백금 및 팔라듐이 주성분)을 사용하거나, 스텐인리스 강(stainless steel, Fe-Cr-Ni) 같이 불침투성의 산화막을 형성해서 자신을 보호하는 합금을 사용해야 한다.

일단 부식에 대한 저항성이라는 일차 목표가 실현되면, 그 다음으로는 응력을 받아도 영구 변형되지 않고 견디어 낼 수 있는 물리적인 성질이 고려되어야 한다. 앞에서 살펴보았듯이 금에 비교적 적은 양의 동이 첨가되어도 금합금의 경도, 강도 및 비례 한도는 크게 증가한다.

고용체인 금-동(Au-Cu)계 합금에 있어서는 용질 원자인 동(Cu)가 용매인 금(Au) 원자 대신 금의 공간격자를 차지하는데, 이것은 마치 설탕 분자가 물 분자 대신 액체 용액을 차지하는 것과 같다. 즉 물 분자는 설탕 분자를 보다 세게 끌어당기므로 설탕 분자는 물속에 녹아 용액이 된다. 물과 설탕 분자 사이에는 점착력이 강하므로 분리되지 않고 혼합되는 것은 당연하다 하겠다. 고용체 합금의 경우에 있어서도 동일한 원칙이 적용되어, 용매 금속과 용질 금속 사이에 점착력이 크면 서로 결합될 것이다.

일반적으로 동 원자가 금의 공간격자 안에 존재할 때 동의 인력은 금보다 크다. 그러므로 동 원자는 주위의 금 원자를 끌어당길 것이고, 이렇게 되면 각각의 격자는 약간 이동할 것이다. 이런 효과는 그림 8-14와 같이 용매 금속이 단순입방격자일 때 나타날 수 있다. 이 그림에서 가운데 있는 검은 점은 용질 원자인 동인데, 용매 원자인 금은 용질 원자인 동의 인력 때문에 원래의 정상적인 위치로부터 다소 벗어나게 된다.

이같이 부분적인 공간격자의 불규칙성이 동 원자에 의해 일어나므로 이 상태에서 슬립(slip, 원자들의 미끄러짐)이 일어나지 않는다. 용매 격자인 금 안에 이런 부분이 많으면 많을수록 슬립에 대한 방해는 커진다. 즉 용

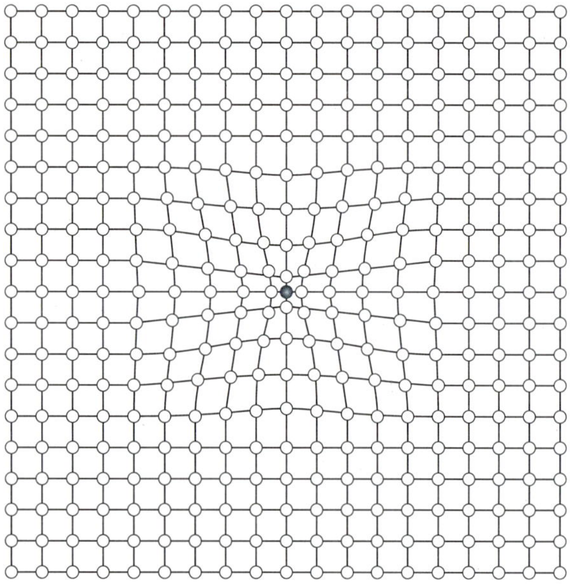

그림 8-14. 용매 원자가 용질 원자에 끌려서 공간격자의 국소적인 변형이 야기되었다. 가운데 검은 점은 용질 원자인 동(Cu)이고, 용매 원자인 금(Au)은 동을 둘러싸고 있다.

질인 동이 용매인 금에 많이 첨가될수록 합금의 강도, 경도 및 비례 한도는 커지고 연성, 전성은 낮아질 것이다. 이러한 결과는 가공 경화의 효과와 유사하다고 할 수 있다.

때에 따라서 고용체의 용질 원자가 모여 구상 또는 판상의 집합체를 형성하여 강도가 크게 증가할 수도 있다. 이것은 낮은 온도에서 합금을 시효(aging)시켜도 이루어진다. 이렇게 금속이 강해지는 현상을 시효 경화(age hardening)라 한다. 치과용 금합금에 있어서 이 같은 효과를 이용하여 경화 현상을 가져올 수 있도록 첨가하는 동 이외의 합금 원소로는 백금, 팔라듐 및 은 같은 것들이 있다.

만일 합금 안에 불순물이 들어간다면 응고 또는 기타 처리 시에 결정립 경계를 따라 불순물 막이 형성되므로 깨어지기 쉬운 합금이 된다. 또한 합금을 녹일 때 산화가 일어나면, 이 산화물이 결정립 경계에서 응고되어 결정립 경계 피막을 형성하므로 합금의 강도나 경도 등이 크게 변하지 않을지 모르지만 연성이 크게 감소될 수 있다. 그러므로 치과기공사는 주조 시 합금을 녹일 때 산화나 불순물의 혼입이 초래되지 않도록 특별히 주의를 기울여야 한다.

(2) 전율 고용 합금(complete solid solution alloy)

전율 고용이란 용매인 모금속과 용질인 첨가금속의 결합력이 강하여 용매인 모금속과 용질인 첨가 금속이 액상(liquid state)과 고상(solid state)에서 용질 금속의 첨가량에 상관없이 어느 조성에서도 서로 녹고 응고되는 것을 말한다. 전율 고용 반응을 하는 합금을 전율 고용 합금이라 하며 치과용 합금으로는 금–동(Au–Cu), 은–팔라듐(Ag–Pd) 합금이 대표적이다. 금–동(Au–Cu) 합금의 평형 상태도에 대한 내용은 열처리에서 부분에서 자세히 설명한다.

그림 8–15의 은–팔라듐(Ag–Pd) 합금의 평형 상태도를 보면 융점이 960℃인 은(Ag)에 융점이 1,555℃로 높은 팔라듐(Pd) 첨가량이 증가함에 따라 은–팔라듐(Ag–Pd) 합금의 융점은 증가하지만, 팔라듐은 은의 황화 현상을 방지하는 역할을 한다.

(3) 공정 합금(eutectic alloy)

치과 주조용 귀금속 합금인 금합금의 주성분은 금–은–동(Au–Ag–Cu)에 백금(Pt), 팔라듐(Pd), 아연(Zn), 이리듐(Ir) 등이 첨가된 합금이다. 이 합금계에서 은–동(Ag–Cu)은 용융 상태에서는 균질한 액상이지만 응고되면서 고상에서는 완전히 합금화하지 않는 한율 고용으로 부분 고용체를 이루는 공정 반응을 한다. 그림 8–12에서 은 71.9 wt.%와 동 28.1 wt.%로 합금화하면 779.4℃에서 공정 반응을 한다.

$$\text{액상} \rightarrow \alpha\ \text{고용체} + \beta\ \text{고용체}$$

공정 반응이 일어나는 온도는 두 금속의 융점보다 낮고, 액상에서 두 금속의 어떤 조성보다 낮은 온도를 나타내며, 응고 구간없이 액상에서 두 개의 고상으로 바로 분리되면서 응고한다.

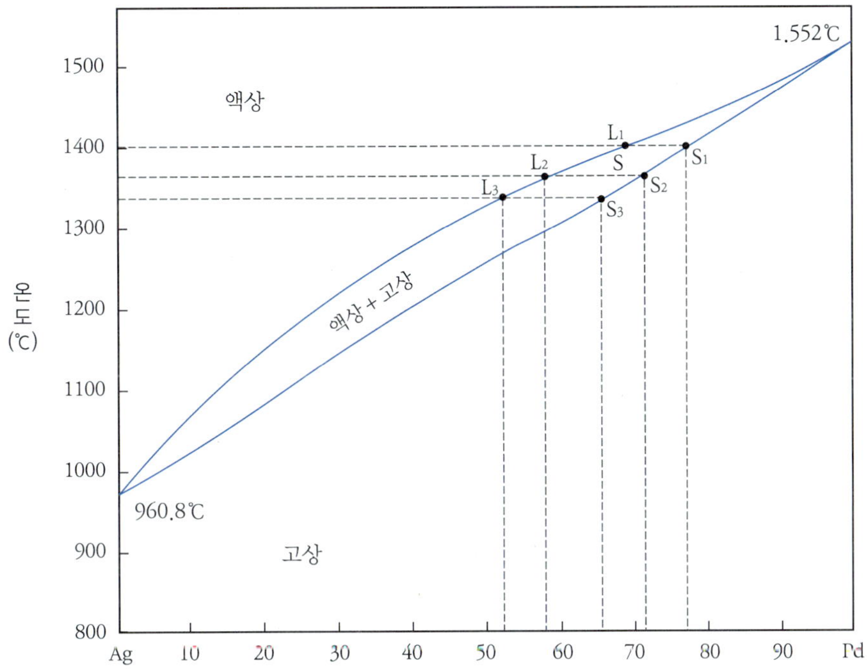

그림 8-15. 전율 고용 반응을 하는 은-팔라듐(Ag-Pd) 전율 고용 합금의 평형 상태도

따라서 공정 반응을 하는 공정 합금인 납착용 금합금(soldering gold alloy)은 모금속보다 100℃ 정도로 융점이 낮아야 하기 때문에 은-동(Ag-Cu)을 공정 반응을 하는 조성으로 하여 제작하여 공급하고 있다. 또한 공정 합금은 성분 금속보다 경도가 매우 높아서 취약하며, 변색과 부식에 대한 저항성이 낮은 단점을 가지고 있다.

(4) 포정 합금(peritectic alloy)

두 금속이 용융 상태에서는 균일한 액상이지만 응고되면서 고상에서 부분적으로 용해하고 액상과 고상 β의 계면에서 반응이 일어나 β 고용체 주위를 α 고용체가 둘러싸는 반응을 포정 반응(peritectic reaction)이라 하며 이러한 반응을 하는 합금을 포정 합금이라 한다.

액상 + β 고용체 → α 고용체

치과 주조용 귀금속 합금인 금합금 성분 중 은-백금(Ag-Pt)은 백금 55 wt.%와 은 45 wt.%의 조성에서 1,200℃에서 포정 반응을 한다. 그림 8-16의 Ag-Pt 상태도에서 α상은 Ag이 풍부한 상(Ag rich)이고, β상은 Pt가 풍부한 상(Pt rich)이며 $\alpha+\beta$상은 Ag와 Pt의 제한된 고용 때문에 2상 영역이다. 이러한 포정 반응을 하는 포정 합금은 부식 저항성이 낮으며 균일한 고용체보다 더 취성이 높다.

(5) 금속간 화합물(intermetallic compound)

금속과 금속 사이의 화학적 친화력이 클 때 두 종류 이상의 금속 원자가 간단한 정수비로 결합되어 성분 금속과는 다른 성질을 갖는 독립된 화합물을 형성하면, 이 화합물을 금속간 화합물(intermetallic compound)이라 한다. 금속간 화합물은 본래의 모금속과는 전혀 성질이 다른 별개의 화합물이 되므로, 일반적인 고용체와는 다음과 같은 차이가 있다.

치과용 아말감 합금은 Ag_3Sn이라는 금속간 화합물을 형성하여 재질의 강화에 기여한다.

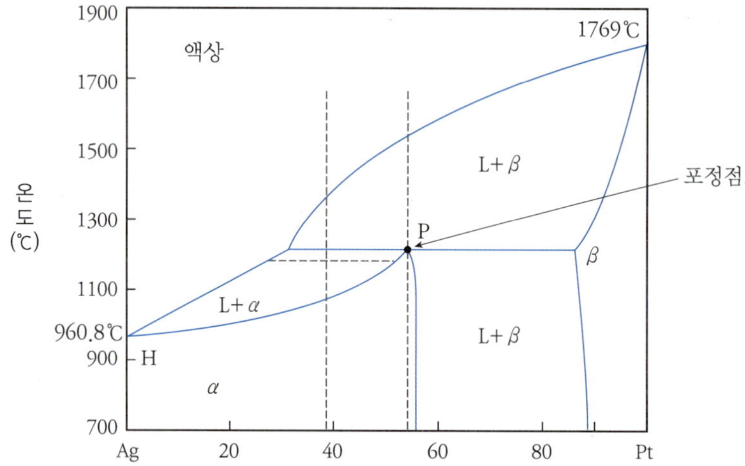

그림 8-16. 포정 반응을 하는 은-백금(Ag-Pt) 포정 합금의 평형 상태도

첫째, 성분 금속의 원자가 결정의 단위격자에서 일정한 위치를 차지한다.

둘째, 일반적으로 복잡한 결정 구조를 가지며, 경도가 매우 높고 취성이 있다.

셋째, 금속으로 구성되어 있으나, 일반적으로 전기 저항이 크다.

넷째, 규칙-불규칙 변태를 나타내지 않는다.

다섯째, 주기율표 중의 동족 원소와는 거의 화합물을 만들지 않는다.

여섯째, 일반적으로 각각의 성분 금속보다 융점이 높다.

일곱째, 성분 금속의 특성을 잃어버린다.

여덟째, 고온에서는 불안정하여 자기의 융점을 갖지 못하고 분해되기 쉽다.

5) 합금의 기계적 성질 조절

합금의 물리적, 기계적 성질을 조절하기 위해 합금화(alloying), 가공 경화(strain hardening) 및 열처리(heat treatment)와 같은 방법이 이용되고 있다. 이들 방법 중 특히 가공 경화와 열처리는 치과기공사가 쉽게 시행할 수 있는 방법이라 할 수 있다.

(1) 합금화

금속 재료의 변형은 원자 층간의 미끄러짐(슬립, slip)에 의해 일어나므로 원자의 크기가 차이를 보이는 금속의 합금(그림 8-17)에 의해 결정 격자의 변형을 유도하면 원자층간의 슬립(slip)이 방해를 받아서 기계적 성질이 개선된다. 일반적으로 합금화를 하면 강도, 경도 및

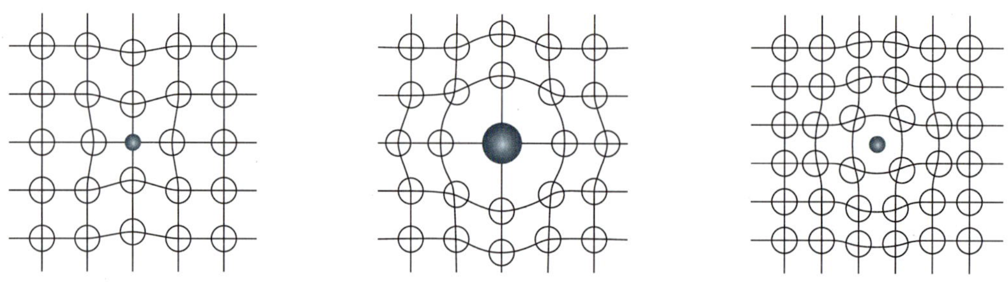

그림 8-17. 치환형 고용체에서 용질원자가 작은 경우(a)와 큰 경우(b) 및 침입형 고용체(c)에서 볼 수 있는 결정 격자의 변형(뒤틀림)

비례 한도는 증가하지만 연성은 감소한다.

치과용 금합금의 기본 성분은 Au–Ag–Cu이다. 금에 은을 첨가하더라도 원자의 크기가 차이를 보이지 않으므로 격자의 뒤틀림이 일어나지 않지만, 동 원자는 금 원자보다 작으므로 금에 동을 첨가하면 격자의 뒤틀림이 일어나 강도와 경도 등의 기계적 성질이 증가한다. 한편, 합금화의 효과는 영구적이어서 원래 상태로 되돌리기가 어렵다.

(2) 가공 경화(strain hardening)

금속을 가공하면 조직 내부에서 결함과 전위 밀도가 증가하고 결정립의 변형이 일어나면서 가공에 이용된 에너지의 일부가 변형 에너지의 형태로 축적되므로 강도와 경도 등의 기계적 성질이 증가한다.

교정선, 클래스프 등을 구부려서 가공하면 소성 변형이 일어나면서 경화가 진행되므로 점점 더 큰 힘을 가하지 않으면 그 후의 변형이 일어나기 어렵게 되어 간다. 그림 8–18에서 볼 수 있는 것과 같이, 금속을 냉간 가공을 하면 가공 정도에 따라 인장강도와 경도는 증가하고 연성과 내식성은 감소한다. 가공 경화의 효과를 제거하려면 합금을 재결정 온도까지 가열하여 원자를 확산시킨다.

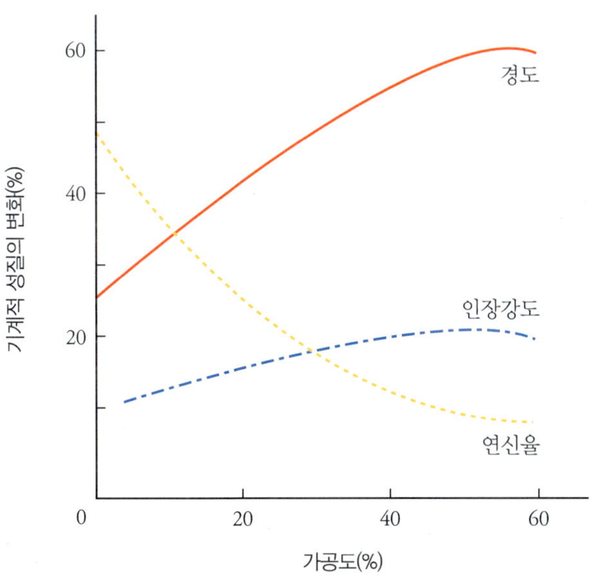

그림 8-18. 냉간가공에 따른 기계적 성질의 변화

(3) 열처리(heat treatment)

① 산업분야의 열처리 용어와 개념

일반적으로 산업용에서 사용하고 있는 합금은 사용되는 용도에 따라 적절한 기계적 성질을 구비하기 위해 가열 온도, 유지 시간, 냉각 조건에 따라 풀림(어닐링, 소둔, annealing), 불림(노말라이징, 소준, normalizing), 담금질(급랭, 퀜칭, 소입, quenching) 및 뜨임(템퍼링, 소려, tempering) 등의 열처리를 한다. 표 8–5에 산업용에서 사용하고 있는 열처리 용어를 정리하였으며 현재 일어 표현은 거의 사용하지 않으며 영문 표현을 대부분 사용한다.

- 풀림(어닐링, annealing)
  합금의 주조 시 편석이나 가공경화 후 잔류응력을 제거하여 균질화시키거나 연성을 향상시킬 목적으로 적당한 온도까지 가열한 후 그 온도에서 서냉하는 방법으로 열처리한다.
- 불림(노말라이징, normalizing)
  풀림(어닐링, annealing)하고 열처리 방법은 비슷하다. 주조나 가공 경화 후 편석이나 잔류응력을 제거하여 합금의 결정립을 미세화하여 기계적 성질이나 가공성 향상시킬 목적으로 열처리한다.
- 급랭(담금질, 퀜칭, quenching)
  열처리 종류 중 급랭(퀜칭, 담금질, quenching)은 강(steel)의 연한 성질을 경도가 높은 성질로 부여하기 위해 적정한 온도에서 가열하고 유지한 후 실온(약 18~24℃)의 찬물에 급랭시키는 방법으로 열처리한다.

표 8–5. 열처리 용어 표현

한글	영문	일본식 표기
풀림	어닐링(annealing)	소둔
불림	노말라이징(nomallizing)	소준
담금질, 급랭, 급냉	퀜칭(quenching)	소입
뜨임	템퍼링(tempering)	소려

하지만 치과용 금합금의 경우 약 700℃에서 유지한 후 급랭을 하면 금합금의 특성상 경화가 되지 않고 연화되는 열처리가 되므로 연성을 향상시키는 열처리 조건에 속하므로 연화 열처리가 된다.

- 뜨임(템퍼링, tempering)

 급랭(quenching)으로 인해 경도가 향상된 합금은 조직이 불안정하고 열응력을 많이 함유하고 있어 합금의 강하고 질긴 성질(강인성)을 향상시킬 목적으로 적정한 온도에서 유지한 후 서냉하는 열처리이다.

실제로 치과 주조용 귀금속 합금인 금합금은 주조 후 700℃에서 서냉하거나 급랭하는 경화 및 연화 열처리를 하여 연마(polishing)하고 있으며, 치과 주조용 비귀금속 합금인 코발트-크롬(Co-Cr)계, 니켈-크롬(Ni-Cr)계 합금은 가철성 국소의치 금속구조물 제작 후 변형을 최소화하기 위해 소환로에서 풀림(어닐링, annealing)하여 연마(polishing)하고 있다. 또한 가공 금속(wrought metal)은 압연이나 단조 인발 등의 가공 시 발생하는 잔류응력을 제거하여 재결정립화하는 풀림 등의 열처리를 사용하고 있다.

일반적으로 금속이나 합금의 열처리는 가열온도, 유지시간, 냉각조건 등의 조절을 통하여 금속의 미세조직 변화와 상변태(phase transformation)를 유도함으로써, 물리적, 기계적, 화학적 성질의 변화와 같은 재료의 특성을 개량하는 조작을 의미한다. 이러한 열처리를 통하여 물성이 변화된 결과는 X-선 회절분석, 미세조직 관찰, 성분 분석 등으로 확인할 수 있다. 예를 들어 강(steel)이나 철(iron)의 경우 900℃ 이상으로 가열한 후 상온의 물속에 급랭(quenching)하면 경화된다. 이러한 물성 변화를 우리들은 쇠가 단단해진다고 표현한다.

치과보철물 제작과정에 합금을 열처리하는 목적은 합금의 구성성분과 구조물의 변화 없이 합금의 성질(강도, 경도, 비례 한도, 연성, 전성)을 변화시키기 위함이며, 국소의치 금속구조물에서의 열처리는 연마를 쉽게 하기 위해 연화 열처리하고, 기계적 성질과 물리적 성질을 개선하기 위해 경화 열처리를 한다.

② 치과 주조용 귀금속 금합금의 열처리

어떤 조성의 합금을 상변태가 일어날 수 있는 온도에서 장시간 유지하거나 서서히 냉각 시키는 방식의 시효(aging) 처리를 하여, 그림 8-12의 은-동(Ag-Cu) 합금의 평형 상태도에서 볼 수 있는 것과 같이 α 고용체의 결정립 내에 β 고용체의 제 2상을 석출시키거나, 규칙-불규칙 상변태를 유도하여 규칙 격자(order lattice, super lattice)를 생성하면 원자층간의 미끄러짐(슬립, slip)이 일어나기 어려워져서 강도와 경도 등의 기계적 성질이 증가하고 연성은 감소한다. 규칙 격자에서는 성분 금속이 간단한 정수비를 나타내고, 전기 저항의 감소, 경도와 강도의 상승 등의 변화가 일어난다.

몇몇 치과용 금합금의 경우에 있어서, 합금을 가열하거나 또는 냉각시킴으로써 합금의 물리적 성질을 변화시킬 수 있다. 예를 들면 만일 15~20%의 동을 함유하고 있는 금합금을 용융 온도보다 약간 낮은 온도에서 물속에 떨어뜨려 급히 냉각시키면[이 과정을 통상적으로 담금질(quenching)이라 한다] 공기 중에서 서서히 냉각시킨 것보다 강도, 경도 및 비례 한도가 감소된다.

반면에 이 금합금을 공기 중에서 서서히 냉각시킨 경우에 있어서는 강도, 경도 및 비례 한도는 증가되고 연성은 감소된다. 즉 동이 15~20% 함유된 금합금을 급히

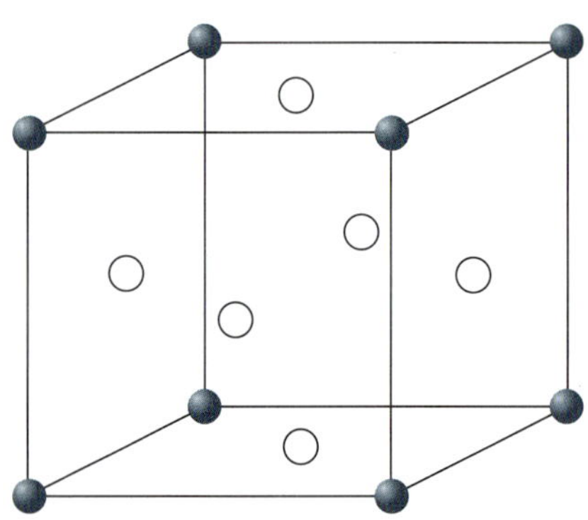

그림 8-19. 금 · 동의 초격자($AuCu_3$)

냉각시키면 금과 동의 원자가 고체 금속 안에 골고루 분포되어 전형적인 고용체를 형성한다. 그러나 만일 이 합금을 서서히 냉각시키면 금과 동의 원자가 고체 금속 안에서 이동하여 금 원자가 동 원자를 둘러쌓아 초격자 구조(super lattice)를 형성한다(그림 8-19).

이 반응은 가역성이어서 만일 이 합금을 700℃까지 가열하여 10분 동안 유지하면, 초격자 구조가 사라지고 원자는 원래의 고용체 상태로 되돌아가는데, 이때의 온도는 그 합금 용융 범위의 하한점보다 낮아야 한다. 이렇게 15~20%의 동이 함유된 금합금을 700℃까지 가열하여 10분 동안 유지한 후 급랭하면 원자 확산이 일어날 만한 충분한 시간이 없으므로 강도가 감소된다. 그러므로 이러한 열처리를 연화 열처리(softening heat treatment)라 한다.

그러나 이 합금을 700℃에서 서서히 냉각시키면 초격자 구조가 다시 형성되어 강도가 증가하는데 이러한 처리를 경화 열처리(hardening heat treatment)라 한다. 동과 반응하여 초격자 구조를 형성할 수 있는 금속은 금 이외에 백금, 팔라듐이 있다. 그리고 은(Ag) 역시 동과 반응하여 경화 효과를 나타낼 수 있다. 합금의 제조업자는 고용체 반응이 일어날 수 있는 합금을 제조하기 위해 금합금의 조성을 조절하기도 한다.

열처리의 실제적인 중요성은 앞으로 금합금의 분야에서 상세히 살펴보겠다. 어떤 경우에 있어서 주조물을 가열 후 실온까지 서서히 식힐 것인지 또는 물에 담금질하여 신속히 식힐 것인지 하는 것은 기공 임상적으로 상당히 중요하다.

그림 8-20은 금-동(Au-Cu) 합금의 상태도인데, 용융 상태로부터 응고된 직후의 고온 조직은 원자가 불규칙 배열을 이루므로 경도가 낮지만, 410~385℃에서 장시간 유지하거나 서냉할 경우 규칙 격자가 생성되므로 경도가 높다. 따라서 치과용 Au-Ag-Cu 합금에서는 연화처리를 위해 700℃ 부근의 온도에서 10분간 유지한 후 실온의 수중에서 급랭하는 방식으로 열처리가 이루어지고, 경화 처리를 위해 450℃에서 2분간 유지한 다음 250℃까지 서냉하는 방식으로 열처리가 이루어진다.

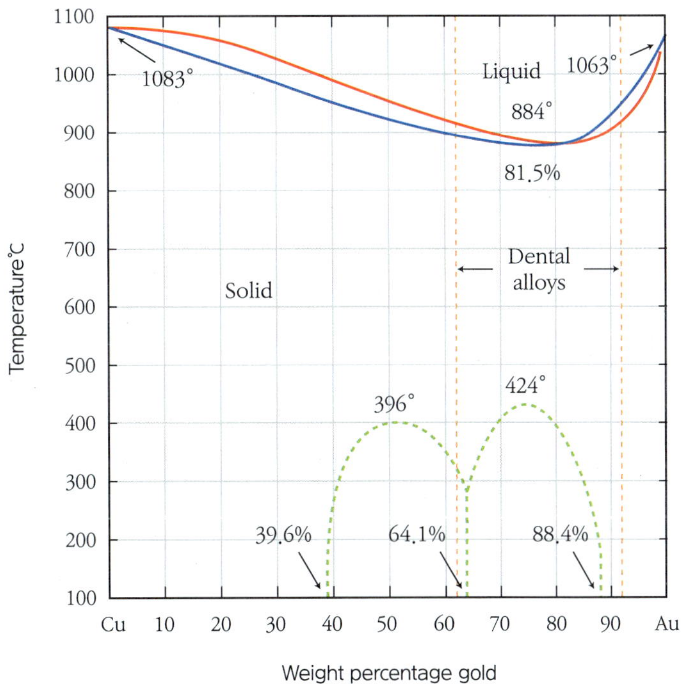

그림 8-20. 전율 고용을 하는 금-동(Au-Cu) 합금의 평형 상태도(치과용 합금 조성 구간에서 424℃에서 규칙격자가 나타남)

8.3. 가공 금속

1) 가공 금속의 특성

지금까지는 금속을 융점 이상으로 가열하여 응고시키는 주조 상태에 대해서만 살펴보았다. 그러나 많은 금속 구조물은 주조 후 형태를 변화시켜 만든다. 예를 들면 pipe, wire, rod 및 주방용 그릇 등의 물품은 주조 후 변형시키거나 가공시킨 금속으로 제작되는데, 이때 변형시키거나 가공시키는 방법은 주조 금속을 원통형의 roll 사이에 끼워 압연(rolling)시키거나, 구멍을 통하여 잡아 늘이거나, 또는 밀어내는 방법이 있다. 금속은 sheet 형태로 밀어낸 다음 구부리고 압력을 가해서 새로운 형태로 만들 수 있는데, 주조체를 가공시키거나 변형시킨 것을 가공 금속이라 한다. 가공 금속은 결정립 구조가 주조체와는 다르며 성질 역시 다르다. 가공 금속을 위한 근본적인 요구 사항은 탄성 한계를 넘는 응력을 받아 형태 변화가 일어나야 한다는 것이다.

치과 분야에서 사용되는 대부분의 금속은 주조체이긴 하지만, 치과 의사나 기공사는 이 주조체의 표면이나 형태를 수정하는 경우가 있다. 나아가 환자가 저작을 하면 금속 구조물에 변화가 생겨난다.

귀금속 가공 합금으로는 근관 포스트(post)를 위한 유지핀, 가철성 국소의치 클래스프 및 교정장치의 제작에 가끔 사용된다. Pt-Au-Pd(백금-금-팔라듐)계와 Pd-Ag-Cu(팔라듐-은-동)계 합금이 대표적이다.

비귀금속 가공합금(wrought base metal alloys)은 교정용 탄선과 스프링(spring), 국소의치용 클래스프(clasp)나 주 연결자, 치근관 확대용 파일과 리머, 외관용 기구, 그리고 금속판으로 된 소아 치과용 무봉관(seamless crown) 등은 가공 금속을 이용하여 제작하므로, 이런 장치물의 제작 시에는 가공 금속의 성질과 관련되는 몇 가지 원칙을 염두에 두어야 한다. 그리고 실제로 교정용 탄선과 spring, 파일과 리머, 소아 치과용 무봉관, 그리고 구강외과용 절삭기구 등은 주로 스테인리스강(stainless steel)을 사용한다. 그리고 교정, 국소의치, 그리고 근관치료용 기구들은 주로 코발트-크롬(Co-Cr)계 합금, 니켈-티타늄(Ni-Ti)계 합금, 베타 티타늄(β Ti) 합금 등으로 이루어져 있다. 나아가 귀금속 가공 합금은 드물게 사용되며, 가공된 상업용 티타늄(CP Ti)이 치과 임플란트용으로 사용되기도 한다. 대표적인 비귀금속 가공 합금의 종류와 이용되고 있는 분야를 간략히 아래에 소개하고자 한다.

(1) 스텐인리스 강(stainless steel)

탄소강(carbon steel)에 12~30% 크롬(Cr)과 0~8% 니켈(Ni)이 첨가된 철 합금강을 부식과 변색에 강하다고 하여 스테인리스 강(stainless steel)이라 부른다. 이 합금의 변색과 부식에 대한 저항성은 Cr_2O_3 층인 크롬(Cr) 부동태 피막이 형성되기 때문이다.

크롬, 니켈 및 탄소의 첨가량에 따라 체심입방격자(BCC) 결정 구조를 갖는 페라이트계(ferrite), 체심정방격자(BCT) 결정 구조를 갖는 마르텐사이트(martensite)계 및 면심입방격자(FCC) 결정 구조를 갖는 오스테나이트(austensite)계 스테인리스 강으로 분류된다.

이 세 가지 유형중 가장 부식 저항성이 좋은 합금인 오스테나이트계 스테인리스 강은 교정용 선재(wire), 근관용 기구, 소아치과 크라운용으로 사용되고 있다. 특히 18-8 스테인리스 강(Cr 18%, Ni 8% 첨가된)은 치과 교정용 선재와 밴드용 합금으로 사용되고 있으며, 또한 오스테나이트계 스테인리스 강 중 316L 형(극저탄소)은 철(Fe)에 12~18% 크롬(Cr), 10~14% 니켈(Ni), 2~3% 몰리브덴(Mo), 0.03% 이하 탄소(C)를 함유하여 임플란트 합금으로 많이 사용되고 있는 금속이다.

(2) 티타늄계 가공 합금

Ti(티타늄) 가공 합금 중 Ni-Ti(니켈-티타늄)계 합금은 합금 이름으로 'Nitinol'이라고 부른다. 탄성력이 기존의 오스테나이트계 스테인리스 강(316L)과 Co-Cr-Ni(코발트-크롬-니켈)계 가공 합금과는 다른 초탄성(superelasticity) 성질을 지니고 있어 교정 효과에 큰 역할을 하는 것으로 평가되고 있다. 또한 이러한 초탄성 성질을 이용하여 근관치료 기구로도 개발되어 적용하고 있다.

(3) 코발트-크롬-니켈(Co-Cr-Ni)계 가공 합금

1950년대에 처음으로 코발트-크롬-니켈(Co-Cr-Ni)계 가공 합금은 인발(drawing)하여 선재(wire)로 교정 장치 제작에 사용하기 시작했다. 오스테나이트계 스테인리스 강(316L) 보다 물성이 우수하다는 평가를 받고 있다.

2) 금속의 변형

앞에서 설명한 응력 · 변형률 곡선(stress strain curve)을 보면 금속의 변형을 이해할 수 있다. 공간격자 안에 있는 원자는 응력을 받으면 변형되고, 응력이 제거되면 원래의 형태로 되돌아온다. 그러나 만일 응력이 비례 한도를 넘게 되면 영구 변형이 일어나고 심한 경우에는 파절이 야기된다.

이러한 변형은 공간격자 안에서 일어나는 변화로 설명되는데, 그림 8-21은 단순 입방격자를 이차원으로 나타낸 것이다. 그림 8-21(a)는 원래의 원자 위치를 격자점(lattice point)으로 표시하였다. 이런 상태에서 탄성 한도를 넘는 응력을 받으면 그림 8-21(b)와 같이 위 쪽의 4개 층 원자들이 아래 쪽 4개 층 원자 위로 미끄러지는 슬립(slip)이 일어난다. 이 경우 원자 이탈이 심하면 미끄러진 원자들이 원래의 위치로 되돌아올 수 없게 되어 영구 변형이 나타난다. 결국 위 네 줄의 원자들은 3개의 원자 간격만큼 미끄러졌다. 그러나 이 간격은 가해지는 응력의 크기에 따라 다양하게 달라질 수 있다. 어떻든 금속에서 미끄러짐 현상이 나타나면 주조 금속이 아니라 가공 금속이 된다.

그러나 만일 금속 결정에 있어서 미끄러지는 평면(slip plane)이 없는 경우에는 slip이 일어나기 어렵다. 하지만 이런 금속의 결정은 드물고, 실제 모든 금속은 상당히 작은 응력만 받아도 결정면 간의 미끄러짐이 발생하는 경향이 있다. 그러므로 금속의 미끄러짐 현상(slip-page)을 막아 주려면 여러 가지 경화 방법을 이용하여야 한다. 이런 방법들은 앞으로 상세히 살펴보겠다.

3) 가공 경화

금속에 있어서 하나의 결정립이 원자열(rows of at-oms)의 방향이 다른 딴 결정립을 방해하지 않고 어떻게 슬립(slip)이 일어나는가 의문스럽다. 그러나 사실상 slip은 일어나며, 하나의 결정립에서 슬립이 일어나 인

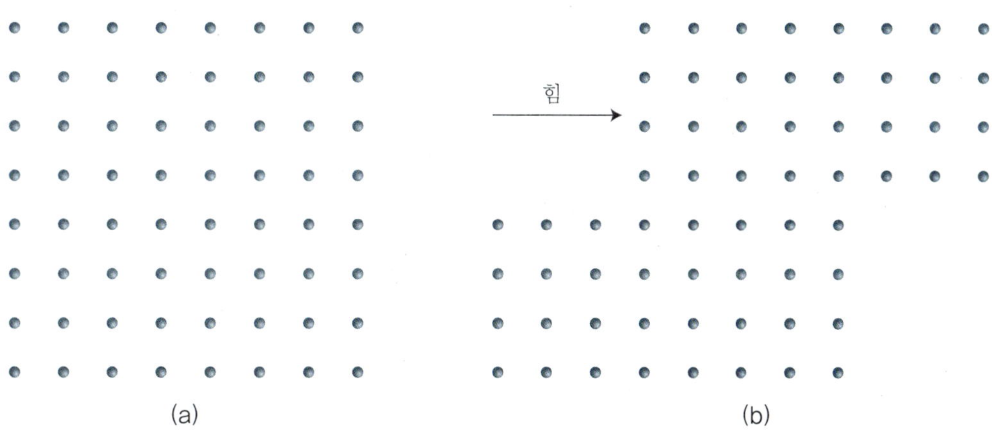

그림 8-21. 공간격자에서 일어나는 슬립(slip)현상의 모식도

(a)의 점들은 원자의 원래 위치이며 외부에서 작용하는 응력이 비례 한도보다 크면, (b)와 같이 한 층의 원자들이 다른 층의 원자들 위로 미끄러지는 슬립현상이 나타난다. 이 원자들이 위치를 너무 많이 이탈하여 원래의 위치로 되돌아오지 못하면 영구 변형이 발생한다.
(외부의 응력→원자들의 슬립→영구변형)

접의 결정립을 밀어 누른다. 만일 응력이 크다면 원자열의 방향이 다르다 할지라도 슬립은 연쇄적으로 일어난다. 최종적으로는 결정립이 완전히 혼합되어 더 이상의 슬립이 일어나지 않게 되지만, 이러한 한도를 지나 무리하게 응력을 주었을 경우에는 원자들이 완전히 분리되므로 구조물의 파절이 야기된다.

슬립을 증가시키려면 응력 역시 증가시켜야 하는데, 응력이 증가되면 원자의 위치 이동이 더욱 어려워지므로 금속은 더욱 단단해지고 강해진다. 이렇게 실온의 상태에서 응력을 가해 슬립으로 금속의 성질을 변화시키는 방법을 일그러짐 경화 또는 가공 경화(strain hardening, work hardening)라 한다. 통상 가공 경화는 실온에서 실행하므로 냉간 가공(cold work)이라고도 한다.

금속을 가공 경화시키면 표면 경도, 강도 및 비례 한도는 증가되지만 연성과 부식에 대한 저항성은 감소되고 탄성계수는 크게 변하지 않는다. 예를 들어 paper clip을 앞뒤로 몇 번 구부렸다 폈다 하면 최종적으로는 부러진다. 그러나 최종적으로 부러지기 전까지는 점점 더 구부리기 어려워진다. 또 치과 분야에서 가공 경화를 이용하는 실제적인 예로는 금박(gold foil)으로 inlay를 제작할 경우인데, 이 방법에 있어서 술자는 연성이 높은 금박을 실온 상태에서 와동에 다져 넣음으로써 최종적인 inlay 보철물의 적당한 강도와 경도를 얻는다.

일반적으로 금속을 실온에서 가공하면 금속의 결정립은 가공 방향으로 변형되는 경향이 있다. 예를 들면 금속을 roller 사이에 끼워 납작하게 눌렀을 때 나타나는 결정립 형태의 변화는 그림 8-22의 맨 윗줄과 같이 나타난다. 즉, 금속의 두께를 얇게 할수록 결정립의 slip plane이 일렬로 늘어나므로, 눌려진 sheet에 있어서 강도는 가로쪽(늘어난 방향)보다는 세로쪽이 통상적으로 크다.

4) 어닐링(annealing, 풀림, 소둔)처리

금속의 냉간 가공으로 발생한 강도, 경도 및 비례 한도의 증가와 연성의 감소 그리고 결정립 형태의 변화와 같은 현상들은 단순히 적정 온도까지의 가열에 의해 원래의 상태로 되돌아가게 된다. 이렇게 냉간 가공된 금속을 가열하여 원래의 상태로 되돌려 주는 과정을 열처리 용어로 어닐링(풀림, annealing)이라 하며, 냉간 가공이 심하게 된 금속일수록 풀림은 쉽게 일어난다.

어닐링(풀림) 처리 시 일반적으로 회복(recovery), 재결정(recrystallization) 및 결정립 성장(grain growth)의 3단계로 진행된다. 각 단계별 인장강도와 연성에 대한 변화는 그림 8-23, 8-24와 같다. 또 풀림에 따른 미세 구조의 변화는 그림 8-22와 같다. 풀림은 상대적인 과정으로 금속의 융점이 높으면 높을수록 풀림에 필요한 온도는 높다. 통상적으로 풀림에 필요한 온도는 대략 그 금속의 용융 온도의 약 1/2 정도이다.

(1) 회복(recovery)

회복은 냉간 가공에 의해 생겼던 성질들이 막 사라지기 시작하는 단계라 할 수 있다. 그림 8-23을 보면, 이 기간 중에 인장강도는 약간 감소되고 연성은 별 변화가 없다. 그리고 냉간 가공된 금속 안에는 많은 응력이 존재하므로 외력을 가하면 변형될 위험성이 높지만, 회복기에서는 외력에 의한 변형의 위험이 사라진다. 만일 냉간 가공에 의한 변형이 적었을 경우에는 가열하여 풀림 처리하는 경우 완전한 회복이 가능하다. 예를 들면 wrought wire를 구부려서 제작하는 교정 장치물에 있어서 실온에서 외력을 가하여 구부렸던 wire 등은 제 위치에 고정시키기 전에 풀림 처리하여 응력을 제거하는 것이 좋을 때가 있다. 이렇게 되면 장치물은 형태가 안정되고 구강 안에 끼웠을 때 힘이 정확히 작용될 수 있다.

(2) 재결정(recrystallization)

심하게 냉간 가공된 금속을 풀림 처리할 때, 회복기 후에는 재결정이 일어나는데, 이 현상은 금속을 재결정 온도까지 가열하였을 때 이루어진다. 재결정 온도에서는 원자가 이동하거나 또는 확산하여 결정립의 구조가 작고도 일률적으로 변하므로 가공 경화에 의해 생겼던 응력

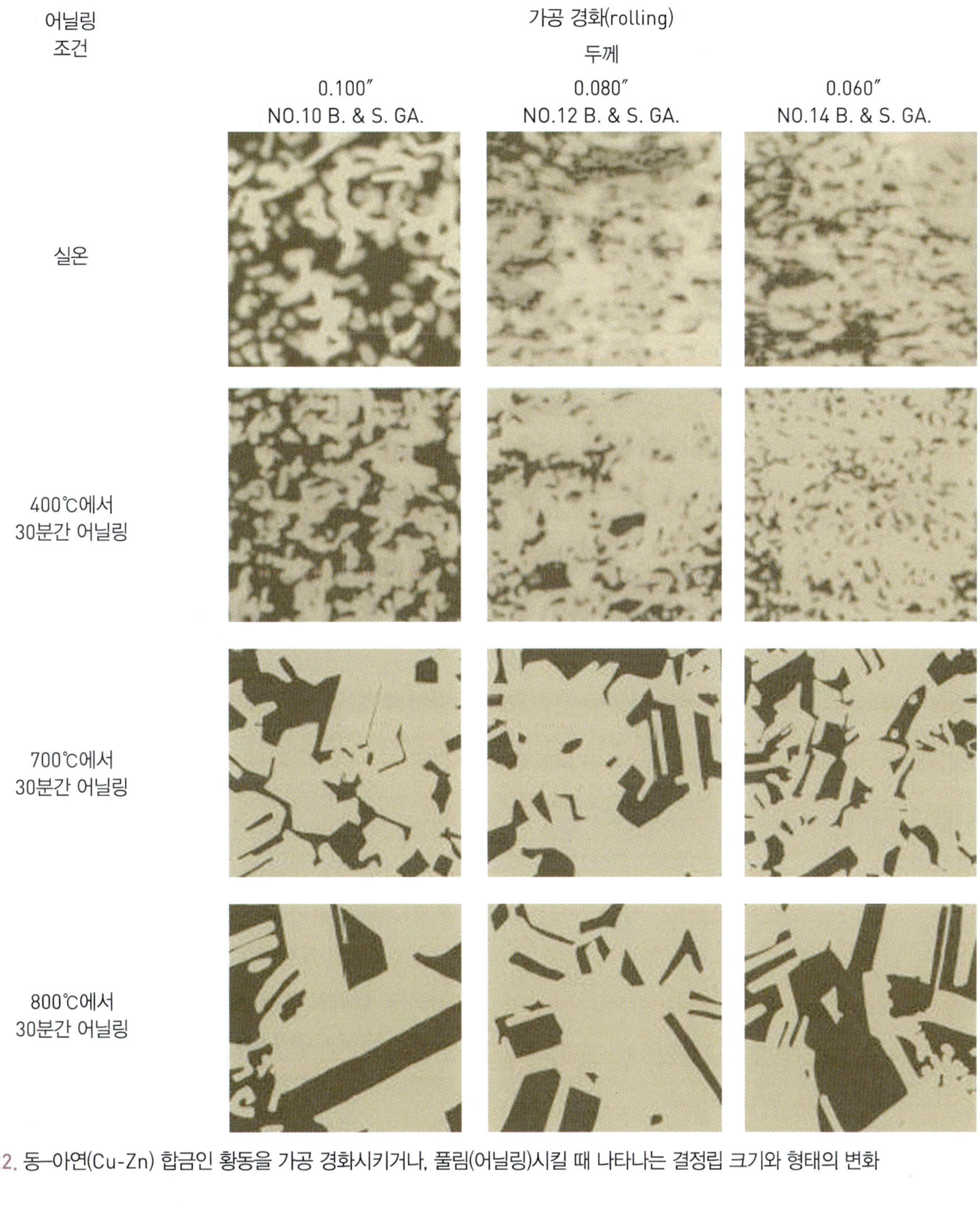

그림 8-22. 동–아연(Cu-Zn) 합금인 황동을 가공 경화시키거나, 풀림(어닐링)시킬 때 나타나는 결정립 크기와 형태의 변화

과 변형이 사라지면서 결정이 재배열하는데 이것을 재결정이라 한다(그림 8–22). 이와 같이 새로운 재결정립은 가장 심하게 냉간 가공된 부위인 결정립 경계나 격자가 심하게 구부러져 변형된 부위에서 나타난다. 결정화가 끝나면 금속은 원래의 연성 상태를 되찾게 된다.

(3) 결정립 성장(grain growth)

금속을 너무 높은 온도에서 또는 낮은 온도라 할지라도 너무 오랜 시간 가열하면, 재결정에 의해 형성되었던 미세한 결정립들은 서로 결합하여 크기가 증가하고 형태가 불규칙하게 변하는데, 이런 현상을 결정립 성장이라 한다. 결정립의 성장 현상은 주로 가공 금속에서 일어나

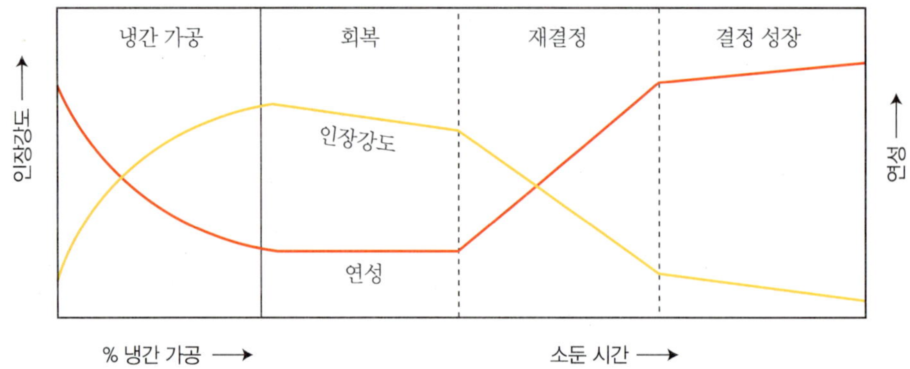

그림 8-23. 냉간 가공한 금속의 어닐링(풀림) 시간에 따른 인장강도와 연성의 변화
(Richman MH: Introduction to the Science of metals, Waltham, Mass, Blaisdell Pub. Co., 1967)

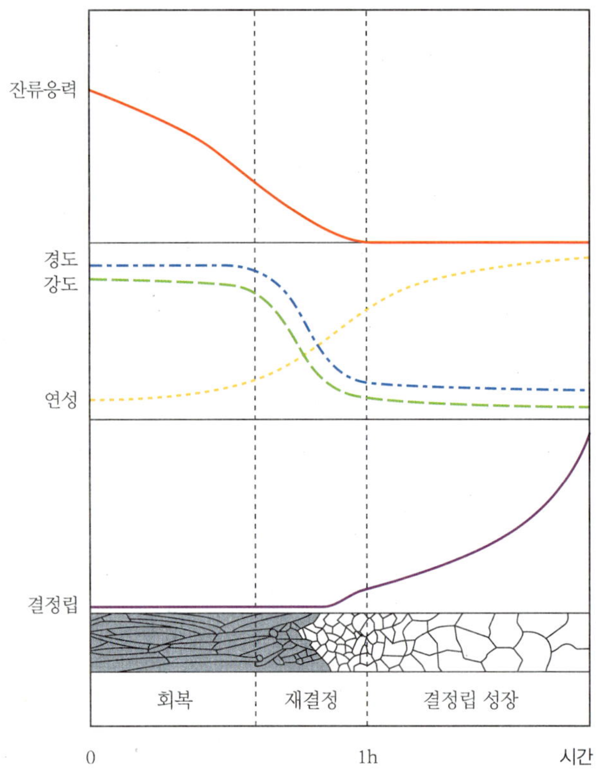

그림 8-24. 냉간 가공한 금속의 풀림(어닐링) 처리에 의한 변화

는데, 만일 주조체에서 큰 결정립이 생겨났다면 이런 현상은 소환 온도와 주조 온도가 너무 과도했기 때문일 것이다. 결정립이 성장하게 되면 연성은 증가할지 모르지만 강도, 경도 및 비례 한도는 상당히 감소하게 되며(그림 8-23), 아주 심한 경우에는 금속 구조물 전체가 한 개의 결정립으로 되어 전단 파절을 일으킬 수 있다(그림 8-25).

5) 주조 금속과 가공 금속

일반적으로 모든 금속과 합금은 주조체로부터 시작되며, 합금의 조성은 주조 과정에서 변할 수 있다. 주조체가 만들어지면 열을 가해 두드리고 뽑아내고 밀어내는 등의 작업을 통하여 필요한 구조물을 얻는데, 이러한 금속을 주조 금속에 비유하여 가공 금속이라 한다.

금속의 물리적인 성질에 영향을 미치는 결정립의 크기는 주조 금속이건 가공 금속이건 중요하다. 그러나 주조 금속에 있어서 결정립의 크기는 통상적으로 응고에 의해 결정된다. 주조 금속은 실온에서 거의 평형 상태를 유지하고 있으므로, 열처리에 의해 결정립의 크기를 변화시킨다는 것은 실제적으로 효과적이 아니다.

대부분의 치과보철물은 주조물이므로 주조체의 결정립 크기에 영향을 미치는 요인들을 살펴본다는 것은 매우 중요하다 하겠다. 그러나 만일 주조물의 외형을 조절하기 위해 주조한 클래스프(clasp)를 구부린다거나, 또는 주조용 금합금으로 된 인레이(inlay)의 변연부(margin)를 문질러 눌러서 맞춘다든가 하면, 부분적으로 냉간 가공이 되어 가공 금속으로 변한다. 교정용 band나

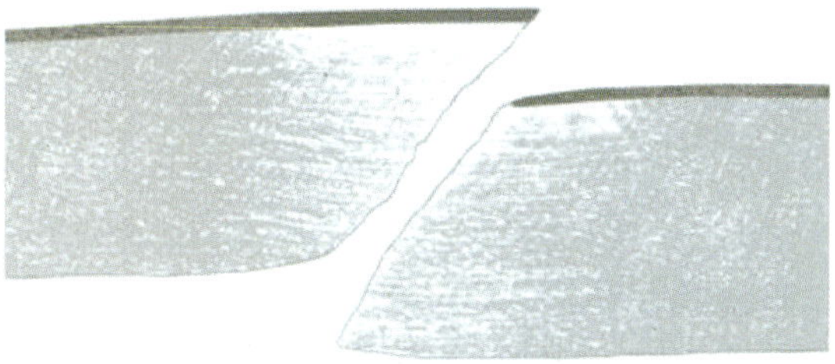

그림 8-25. 단면 전체가 하나의 커다란 결정립으로 되어 있는 cast rod에 있어서 전단 파절이 일어난 상태의 단면 그림
결정립이 크게 성장하여 연성은 높지만, 높은 응력이 집중되므로 파절이 일어난다.

wire와 같은 가공 금속이 사용되는 치과 장치물에 있어서, 금속 구조물의 강도는 가공 금속에 의해 좌우되는데 이때 가공 금속 안에 있는 응력을 제거하기 위해 금속 구조물을 새결정 단계까지 과도하게 어닐링시키면 금속의 질이 악화된다. 또 스텐인리스 강(stainless steel)과 같은 합금을 너무 높은 온도까지 장시간에 걸쳐 가열하면 금속의 부식 저항도가 현저히 감소될 수 있다. 금속을 납착할 때에도 고온을 이용하므로 이런 사항들을 고려하여야 한다. 그리고 치과기공사는 기타 금속 구조물에 열을 가하는 기공 작업에서도 기공물이 결정립의 성장이나 금속학적 변화에 의해 손상 받을 가능성이 있다는 것을 항상 염두에 두어야 한다.

6) 파절

금속을 심하게 냉간 가공시키면 파절을 일으키게 되는데, 파절에 소요되는 응력은 이론적인 기대값보다 훨씬 작다. 이같이 금속의 파절 응력에 있어서 이론값과 실제값이 차이가 나는 이유는 일반적으로 응력 집중을 일으키는 결함(detect)이 금속 안에 존재하기 때문이다.

즉 이런 상태에서 응력이 가해지면 결함에서 균열이 발생하여 진전된다. 금속에 결함이 생기는 이유는 응고 결함이나 결정구조의 변화 때문에 일어난다.

8.4. 납착 및 자가 납착

1) 경납착과 연납착의 개요

경우에 따라서 어떤 치과보철물이나 장치물에 있어서 여러 부분을 함께 연결하여야 할 때가 있다. 예를 들어 교의치에 있어서는 관(crown)과 가공 치아(pontic)로 구성된 교의치(bridge)를, 그리고 교정 장치물에 있어서는 밴드와 주연결자 등을 경납착(brazing)이라는 과정을 통해 연결시켜 줄 수 있다. 그리고 가철성 국소의치의 금속 구조물의 수리, 주조 결함 부위의 수리, 부족한 접촉점(부위)의 첨가, 휘거나 늘어져 변형된 금속 구조물을 원래 위치로 되돌리기 위한 수리 등의 경우에도 경납착을 이용할 수 있다.

납착이란 연결시켜야 할 부분 구조물(또는 모금속)을 융점이 낮은 다른 합금으로 용융시켜 결합시키는 것이다. 엄밀히 말하면 soldering과 brazing은 차이가 있다. 일반적으로 soldering은 450℃ 이하에서 이루어지며, brazing은 450℃ 이상에서 이루어지는 조작을 말한다.

치과 분야에서 납착은 450℃ 이상에서 이루어지므로 경납착(brazing)이라 부르는 것이 보다 정확하다. 그러나 현재 치과 분야에서는 통상적으로 경납착(brazing)보다는 연납착(soldering)이란 용어가 주로 사용되고 있다. 따라서 본 교재에서는 치과용 합금의 납착은 soldering으로 표현한다.

납착 과정에서 납착용 합금이 응고되면, 부분 구조물들은 납착용 합금에 의해 연결된다. 모금속과 납착용 합금의 결합은 주로 금속 결합(primary metallic bonding)으로, 납착 과정에서는 용융된 납착용 합금이 모세관 현상에 의해 모금속 사이로 흘러 들어가게 된다. 그러나 이때 납착용 합금은 모금속을 확산 또는 용융시켜서는 안되며 다만, 일차 금속 결합을 위하여 침윤(wetting)을 일으켜야 한다. 이어서 납착할 때 일어나는 현상은 대개 다음과 같이 요약되는데, 먼저 융제(flux)를 모금속의 연결 부위에 바르고 열을 가하면 용융되어 모금속 표면의 변색된 막을 벗겨낼 수 있게 된다. 이어서 납착용 합금을 납착 부위에 놓고 계속 열을 가하면 납착용 합금이 용융된 융제를 밀어 내면서 모금속을 침윤하여 접촉 영역이 형성되므로 연결 부위를 통하여 모금속과의 사이에서 결합이 이루어진다.

2) 금합금의 납착

(1) 융제(flux)

융제(flux)란 라틴어로 흐른다는 뜻이다. 납착 과정에서 융제는 모금속 표면의 불순물을 분해시키고, 청소하며 가열 중 금속의 표면을 산화로부터 보호하고, 산화막을 녹이기 위해 사용된다. 따라서 납착 과정에서 금속 표면의 변색된 막은 융제의 어떤 성분과 결합하여 융제에 녹는 제3의 화합물을 형성하거나, 변색이 없는 합금으로 환원되어 버린다.

융제 종류는 여러 가지가 있지만, 효과적인 금합금용의 융제는 대체로 다음과 같은 조성을 이룬다.

Borax glass	55%
Boric acid	35%
Boric anhydride	
Silica	10%

이런 성분들은 함께 녹이나 미세 분말로 곱게 갈아서 쓸 수 있으므로, 융제는 분말 또는 페이스트(paste) 상태로 공급된다.

때에 따라서 납착을 할 때 용융된 납착용 금속의 흐름을 제한시키기 위해 납착용 융제를 도포하기 전에 금속 구조물에 항융제(antiflux)를 사용하기도 한다. 만일 납착 온도가 너무 높지 않을 경우에는 연필(lead pencil)을 모금속 표면에 발라 사용할 수 있는데, 납착 시 모금속 부위에 발라 준 연필의 탄소 성분이 산화되지 않을 정도로 가열되면, 납착용 합금은 항융제가 발라진 표면을 흐를 수 없다. 항융제로는 흑연 이외에도 알코올에 iron rouge나 정제 탄산칼슘(prepared chalk)을 녹인 현탁액 또는 chloroform에 혼합한 rouge를 사용할 수도 있다.

(2) 납착용 금합금(soldering gold alloy)의 요구 조건

치과용 경납착용 금합금은 금속학적으로 경납(brazing)으로 분류되며 배관용이나 함석 세공용 연납(soldering)과 대조를 이룬다. 경납은 일반적으로 융점, 변색 저항성 및 강도가 높다. 경도가 높은 치과 납착용 금합금의 요구 조건은 다음과 같다.

첫째, 구강 안의 액체에 변색이나 부식 저항성이 높을 것. 이런 점에서는 납착용 금합금은 순도(fineness)가 높은 것이 좋지만, 순도가 지나치게 높으면 기계적 성질이 저하되므로 납착용 금합금의 순도(fineness)는 650~680 정도가 적당하다.

둘째, 납착용 금합금의 융점은 모금속의 융점보다 적어도 100℃ 정도 낮아야, 납착 시 모금속이 용융에 의해 손상되지 않는다.

셋째, 납착용 합금은 용융될 경우 잘 흘러야 한다. 납착용 합금이 잘 흐르면 깨끗한 모금속의 표면에 쉽게 퍼져 납착 부위의 작은 틈을 쉽게 침투하여 들어간다. 납의 유동성과 물리적 점착이 상당히 중요한데, 점착이 일어나지 않으면 납착이 이루어지지 않는다.

넷째, 납착 후에는 피트(작은 구멍, pit)를 형성하지 않아야 한다. 피트는 납착 과정에서 가장 흔히 나타나는 결함 가운데 하나인데, 이러한 결함은 부적절한 조작 방법으로 인해 생길 수도 있지만, 통상적으로 납착용 합금의 조성 성분 중 비귀금속의 함유량이 많을 경우 자주 나타난다. 납의 성분 중 비귀금속이 많으면 과열되었을 때 비귀금속 성분이 증발하면서 피트를 형성한다.

다섯째, 납착용 금합금의 강도는 적어도 모금속 만큼 높아야 한다. 납착용 금합금의 경도와 강도는 순금의 함량이 높을수록 낮아지므로, 금속 보철물에 상당히 큰 응력이 작용될 경우에는 순도(fineness)가 650 이상인 납을 사용해서는 안 된다.

여섯째, 납착용 금합금의 색은 모금속의 색과 일치해야 한다. 그러나 납착 방법이 적당하다면 납과 모금속의 색조 차이가 있어도 연마 후에는 드러나 보이지 않게 된다.

(3) 조성

납착용 금합금(soldering gold alloy)의 조성은 주조용 금합금과 거의 비슷하며, 주성분은 금(Au), 은(Ag), 동(Cu)이고 그 외의 성분으로, 융점을 낮추기 위해 아연(Zn)과 주석(Sn)을 첨가한다. 표 8-6은 통상적으로 많이 쓰이고 있는 납착용 금합금의 조성을 나타낸 것이다.

귀금속 도재관이나 교의치의 납착용 금합금은 80% 정도의 금(Au)과 백금(Pt) 계열 금속, 그리고 조절제로서 은(Ag)과 철(Fe), 주석(Sn) 및 인듐(In)으로 이루어진다. 그리고 이 귀금속 도재 보철물 납착용 금합금은 통상적으로 도재를 소성하기 전에 사용되므로, 융점이 1,090℃ 이상으로 높다.

납착용 금합금은 통상적으로 karat로 표시되지만, 이것이 순금의 함유량을 뜻하는 것이 아니라는 사실을 명심해야 한다. 예를 들어 제조업자가 18 karat라고 표시한 납착용 금합금은 순금의 함유량이 18/24이라는 뜻이 아니라, 모금속이 18 karat인 금합금에 사용되는 합금이라는 뜻이다.

(4) 매몰재를 이용한 납착

매몰재를 이용한 납착법은 통상적으로 금속의 교의치 등을 정확히 연결시키고자 할 때 가장 많이 쓰인다.

이 방법을 간단히 살펴보면 대략 다음과 같다. 먼저 각 부분들을 정확히 조립하고 스티키 왁스(sticky wax)나 정밀성이 높은 즉시 중합 수지 등으로 단단히 고정시킨 후 조립된 구조물을 조심스럽게 들어올린다.

이제 이 조립물을 납착용 매몰재에 조심스럽게 매몰하여 연결 부분만 노출시킨다. 납착할 각 부분들을 매몰재에 고정시키는 방법으로는 이러한 방법 이외에도 석고를 이용한 인기(plaster or stone index)를 이용하는 방법도 있다. 매몰재가 경화되면 열을 이용하여 스티키 왁스(sticky wax)나 즉시 중합 수지를 제거하고, 계속 서서히 가열하여 납착 온도에서 납착을 완료한다.

납착 시 특히 중요한 것은 납착 부위의 간격을 잘 지키는 것이다. 일반적으로 납착 간격이 너무 좁으면 납착 강도가 낮아지고 변형이 커지며, 납착 간격이 너무 넓으면 납착 강도가 감소되지 않지만 변형이 커진다. 따라서 변형과 납착 강도의 저하를 방지하기 위해 납착 간격은 적이도 0.13 ㎜(0.005 inch)가 적당하다는 보고가 있다.

납착용 매몰재의 종류 역시 납착에 중요한 영향을 끼치는데, 일반적으로 금합금 주조체를 납착할 때에는 석영이 포함된 매몰재가 열팽창량이 적고 내열성이 우수하여 납착 중 파절 저항성이 높으므로 크리스토발석 매몰재보다 좋다.

납착 강도에 가장 큰 영향을 끼치는 요인 가운데 하나는 납착 부위의 기포 형성 유무이다. 납착 부위 불결, 부적절한 융제(flux)의 사용, 부적당한 납착 간격, 그리고 flame의 부적절한 조절 등은 납착 부위에 기포를 유발시키는 요인들이다. 또 이러한 요인 이외에도 비귀금속 합금 성분이 기화, 융제가 모금속과 함께 녹아 납의 흐름을 방해하는 현상, 그리고 가열 전에 납을 납착 부위 안에 삽입하는 행위 등이 있다.

표 8-6. 납착용 금합금의 조성

납의 종류	금(%)	은(%)	동(%)	아연(%)	주석(%)
A	65.4	15.4	12.4	3.9	3.1
B	66.1	12.4	16.4	3.4	2.0
C	65.0	16.3	13.1	3.9	1.7
D	72.9	12.1	10.0	3.0	2.0
E	80.9	8.1	6.8	2.1	2.0

* Coleman R.L., National Bureau of Standards Research Paper No. 32

납착용 금합금과 모금속 사이에 성분상의 균질성이 결핍되면 두 개의 전극이 생기므로 변색과 부식이 조장된다. 납착 부위를 고도로 연마하면 변색과 부식에 대한 저항성이 높아진다. 납착을 할 때 납착 과정이 불완전할수록, 그리고 납착 부위가 많을수록 변형은 더욱 증대된다.

3) 금속 도재 보철물의 납착

경우에 따라서는 금속 도재 보철물의 각 부분은 도재의 소성 전이나 후의 납착에 의해 연결시킬 수 있다. 그러므로 납착법에도 소성 전과 후에 따라 전납착(preceramic soldering, presoldering)과 후납착(postceramic soldering, postsoldering)으로 구분된다.

전납착 과정에 있어서는 고융점의 금합금이나 팔라듐-은(Pd-Ag)계 합금의 'unit'들을 인산염 결합 매몰재로 매몰한 후, 모금속의 융점보다 28~56℃ 정도 낮은 고융점 납착용 합금으로 납착한다.

후납착에 있어서는 인산염 결합 매몰재나 석고 결합 매몰재를 사용할 수 있는데, 특히 인산염 결합 매몰재는 도재를 오염시키기 쉬우므로 사용 시 주의를 기울여야 한다. 어느 경우든 납착을 할 때 특히 주의할 점은 매몰재나 융제를 도재와 접촉시켜서는 안 된다는 것이다. 납착용 합금은 모금 속에 따라 선택하는 것이 좋은데 순금의 함유량이 많은 yellow gold alloy는 납착 시 금의 순도가 615~650 fineness를 갖는 납착용 금합금을 사용하는 것이 바람직하다.

금속 도재 보철물을 납착할 때에는 열원으로 gas-air torch나 전기로(electric furnace)를 이용할 수 있으며, 특히 진공 상태에서 소성된 금속 도재 보철물을 납착할 때에는 진공의 전기로를 이용하는 것이 좋다. 때에 따라서 금속 도재 보철물의 하부 구조물이 비귀금속 합금일 경우에 있어서, 'long span bridge'는 두세 개씩 갈라서 후납착을 하는 것이 좋다.

4) 가공 금속의 납착

교정 장치물의 선재(wire)나 클래스프(clasp) 등의 납착법에 대한 기본 원리는 매몰재를 이용한 납착법과 거의 비슷하지만, 가공 금속의 구조가 복잡하여 가열 중 wire의 재결정이나 결정립성장에 의해 납착 부위가 약해질 위험이 있으므로 주의를 기울여야 한다.

만일 납착 시 과열되면 가공 금속과 납착용 합금이 용융될 뿐만 아니라, 가공 금속 내부에 재결정이 일어나므로 물리적 성질이 떨어지게 된다. 또 너무 장시간 가열하면 wire가 녹아서 단면적이 감소되므로 역시 납착 부위의 기계적 성질이 저하된다.

가공 금속의 납착 후에는 그 구조물을 급랭하여, 납착용 합금의 연성을 증가시켜 줌으로써 납착 부위 쪽에 유연성을 부여하고 파절에 대한 저항성을 높여준다.

5) 가공 금합금 선재를 주조체에 묻는 방법

국소의치 금속 주조물의 제작에 있어서 가공 금합금 선재(wrought gold alloy wire)를 금속 주조물에 납착하지 않고 직접 묻히게 할 수 있다.

금합금의 주조체에 묻을 수 있는 가공 금합금 선재는 융점이 1,480℃ 이상인 백금-금-팔라듐(Pt-Au-Pd)계 합금을 사용한다. 이 합금은 융점이 높으므로 소환과 주조 시에 결정이 성장하여 조대화되거나 파절되는 가능성이 낮다.

또 경우에 따라서는 금합금의 주조체에 비귀금속 합금을 묻을 수도 있는데, 이때에는 용융 온도가 1,300℃ 이하인 Type II 금합금을 사용할 수 있다.

6) 스테인리스 강 선재의 납착

스테인리스 강(stainless steel) 선재(wire)를 납착 시에는 탄화물의 침적과 wire가 연화되는 현상을 방지하기 위해 wire를 너무 높은 온도로 가열해서는 안 된다. 따라서 stainless steel wire의 납착에 사용하는 납착용 합금은 융점이 너무 높은 통상적인 납착용 금합금(soldering gold alloy)보다는 융점이 낮은 10 karat 정도의 납착용 금합금이나 납착용 은합금(soldering silver alloy)를 사용하는 것이 좋다.

납착용 은합금(soldering silver alloy)의 주성분은 은(Ag), 동(Cu) 및 아연(Zn)이고, 그 밖에도 융점을 낮추고 납착력을 향상시키기 위해 주석(Sn), 인듐(In), 카드뮴(Cd) 등의 금속이 첨가되어 있다. 이 합금은 부식 저항성이 금합금보다 낮긴 하지만, 교정 장치물이 영구적으로 사용되는 것이 아니므로 큰 문제를 야기하지는 않는다. 납착용 은합금은 스테인리스 강 wire나 은합금 뿐만 아니라 Co-Cr계, Ni-Cr계 합금의 납착에 사용되며, 납착 시 유동성은 높지만 납착 후 기계적 성질은 금합금보다 못하다. 통상적으로 교정용에 사용하는 납착용 은합금의 융해 범위는 620~665℃ 정도로 좁으므로 사용 시 세심한 주의를 기울여야 한다.

스테인리스 강(stainless steel) 선재나 Co-Cr계 합금 등의 기타 비귀금속 합금을 납착하는데 사용하는 융제의 조성은 금합금용 융제와 거의 비슷하며, 단지 크롬에 의한 부동의 막을 녹여 주기 위해 불화칼륨(KF, potassium fluoride)을 첨가하는 것만 다르다.

비귀금속 합금의 납착을 위한 융제 가운데 하나의 조성은 다음과 같다.

Potassium fluoride(KF)	50~60%
Boric acid(H_3BO_4)	35%
Borax glass	6~8%
Potassium or sodium carbonate	8~10%

스테인리스 강 선재를 납착시킬 때 열원으로 이용되는 것은 gas-air blowpipe나 전기적인 것이 있지만 통상적으로 gas-air blowpipe가 많이 이용된다.

Gas-air flame을 이용할 때 불꽃이 가늘수록 연결부위 주변의 금속에 손상을 작게 주므로 'needle-like' flame을 이용하는 것이 좋다. 그리고 납착 시에 불꽃의 색이 암적색보다 밝아서는 안되며, 납착 부위는 불꽃의 환원층과 접촉시켜야 한다. 납착을 하기 전에 가능하다면 각각의 납착 대상 부분을 자가 납착으로 우선 가착을 시키는 것이 좋다. 다음으로 납착 부위를 가열하기 전 융제를 골고루 도포하고 두꺼운 부분부터 열을 가한다. 융제가 녹으면 즉시 납착용 합금을 올려놓고 지속적으로 열을 가해, 합금이 납착 부위에 충분히 흐를 수 있게 한다. 합금이 충분히 흐르면 즉시 불꽃을 납착부위로부터 제거하고, 물에 급랭시켜, 합금의 연성을 증가시켜줌으로써 납착 부위 쪽에 유연성(굴곡성)을 부여하고 파절에 대한 저항성을 높여준다. 이와 같은 납착 과정은 모금속의 악화를 줄일 수 있도록 가능한 한 짧은 시간 안에 끝내는 것이 바람직하다.

7) 납착을 위한 기술적 고려사항

성공적인 납착을 위해서는 납착에 대한 지식, 기술, 그리고 경험이 중요하다. 그러나 납착은 치과기공사라 할지라도 자주하는 작업이 아니므로 누구나 많은 부담이 따른다. 특히 티타늄(Ti), 니켈(Ni), 코발트(Co)가 주성분인 치과용 비귀금속 합금을 납착할 때에는 표면 산화막을 제거하기가 어려우므로 많은 문제에 직면할 수 있다.

치과용 납착용 합금은 strip, road, wire, cube 등의 형태로 공급되는데 납의 선택 여부는 작업현장의 상황이나 작업자의 취향 등에 따라 다르다. 그러나 무엇보다도 모금속에 적합한 융융 온도를 갖는 납착용 합금을 선택하는 것이 중요하다.

납착 부위는 산화 등에 따른 오염이 이루어지지 않도록 주의한다. 불꽃은 환원대를 사용하고 융제는 과량 사용하지 않는다. 납착용 매몰재 및 납착 부위에 대한 가열은 충분하게 한다. 불충분하게 가열하면 납이 잘 흐르지 않는다. 그러나 납이 흐르면 가능한 신속히 불꽃을 제거함으로써 과열을 피해야 한다. 과열이 되면 납의 성분 가운데 융점이 낮은 성분이 산화 또는 기화하므로 pit 등의 기포가 생길 수 있다. pit 등의 기포가 생기면 납착 강도가 저하됨은 물론 부식이나 변색이 초래될 수 있다.

또 과열이 된 납착 부위의 미세 구조를 현미경으로 관찰하면 납착용 합금과 주조체 모금속이 서로 과도하게 융해 · 확산되어 결정 구조가 나쁘고 성질이 다른 합금이 생성될 수 있다. 이렇게 되면 납착된 금속 구조물은 변형이 야기되거나 강도, 경도 등의 기계적 성질의 저하가 나타난다.

8) 레이저를 이용한 자가 납착(용착)

자가 납착(welding)이란 제 3의 납착용 합금(soldering alloy)의 사용없이 납착하고자 하는 금속들을 직접 용융시켜 납착시키는 방법으로, 만일 밀접한 두 금속의 표면에 불순물 등의 막이 없고 거칠지 않다면, 제 3의 납착용 합금이 없이도 납착 대상 금속 상호간 자가 납착이 가능하다.

자가 납착(welding)의 방법으로는 스팟 용접(점용접, spot welding), 프래저 용접(압력 용접, pressure welding) 및 레이저 용접(laser welding)이 있지만, 금합금 주조체의 자가 납착에 주로 사용되는 레이저 방식에 대하여 살펴보겠다. 금속 주조물의 각 부분을 연결할 때 변형을 줄이기 위한 방법으로 레이저를 이용한 자가 납착법(laser welding method)이 개발되었다.

레이저를 이용하는 자가 납착법의 장점은 납착물의 적합성이 우수하고, 모형이나 인접 수지 및 도재의 손상 없이도 납착이 주모형에서 직접 이루어진다는 점, 그리고 작업 시간이 신속하다는 점이다. Laser welding에 의해 납착된 금합금 주조물의 납착 부위의 인장강도는 통상적인 방법에 의해 납착된 것과 거의 비슷하지만, 납착 부위의 중심에 미세한 잔금(microcrack)이 나타나는 단점도 있다. 따라서 레이저로 납착시킨 납착 부위의 물리적인 성질에 대해 보다 많은 연구와 새로운 장비의 개발이 필요하다.

9) 교정용 밴드나 브라켓용 스테인리스 강의 자가 납착

스테인리스 강(stainless steel)으로 만들어진 교정용 밴드(band)나 브라켓(bracket)과 같이 판판한 구조물은 통상적으로 자가 납착(welding), 즉 용접 또는 용착으로 결합시킨다.

전기 점 용접기(electric spot welding machine, 그림 8-26)를 사용하면 국소적(spot)으로 큰 전류를 발생시킬 수 있으므로, 겹쳐진 얇은 금속의 국소 부위를 녹일 수 있다. 즉 큰 전류가 흐를 때 금속재료가 저항하면 국소적으로 큰 열이 발생되어 납착(soldering)을 사용하지 않아도 겹쳐진 두 금속이 점상으로 녹아 결합된다.

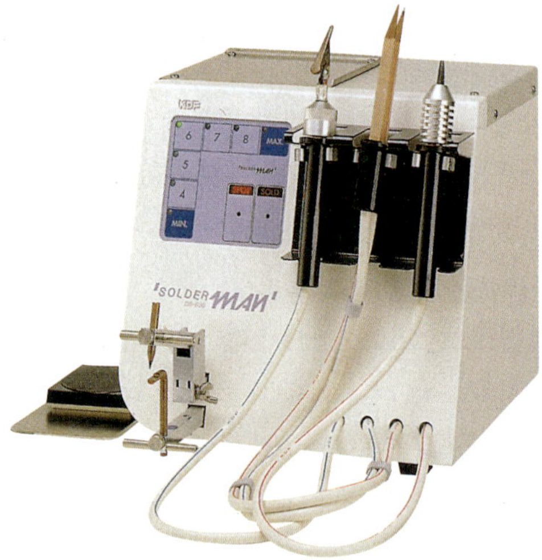

그림 8-26. 전기 점 용접기

따라서 이러한 경우는 금속의 용융이 납착 부위에만 국한되므로, 납착 부위 둘레의 결정립 구조는 열에 의한 영향(용접 열영향부; HAZ, Heat Affected Zone)을 거의 받지 않게 된다. 자가 납착된 부위의 납착 강도는 가공 구조의 재결정의 증가로 낮아진다. 따라서 이러한 구조물의 납착 강도를 높이려면, 자가 납착 부위의 면적을 증가시켜 주는 것이 바람직하다.

알아두기

1. 금속의 특성
2. 원소 주기율표의 이해
3. 금속의 냉각 곡선의 이해
4. 부식, 고온 산화의 이해
5. 금속 응고의 진행 과정
6. 금속의 결정 구조
7. 결정립의 크기와 기계적 성질의 관계
8. 주형의 형상이 결정립 형상에 미치는 영향
9. 합금이 이루어질 수 있는 조건
10. 순금속과 합금의 성질 차이
11. 순금속과 합금의 응고 형태의 차이점
12. 고용체의 특징 및 종류
13. 금속간 화합물의 특성

14. 공정 합금의 특징 및 실제 사용의 예
15. Au-Cu 합금에서 동의 역할
16. 시효 경화 처리한 합금의 성질
17. 합금의 평형 상태도의 이해
18. 합금의 기계적 성질을 조절하기 위한 방법
19. 치과용 금합금의 연화 열처리와 경화 열처리
20. 가공 경화의 효과 및 제거 방법
21. 규칙 격자의 성질
22. 가공 금속의 특성, 실제의 예
23. 금속 구조물에 비례 한도를 넘는 응력이 가해졌을 때 나타나는 결과
24. 금속 구조물의 슬립(미끄러짐) 현상을 막아주는 방법
25. 가공 경화의 정의 및 실제의 예
26. 가공 경화된 금속에서 나타나는 성질
27. 풀림(소둔, 어닐링)의 정의
28. 풀림(소둔, 어닐링)의 3단계
29. 풀림(소둔, 어닐링) 시 회복기에 일어나는 변화 및 실제의 적용례
30. 재결정의 특성
31. 결정립이 성장하였을 때 나타나는 결과
32. 주조 금속에서 결정립의 성장이 일어나는 경우
33. 치과기공실에서 주조 금속을 냉간 가공시키는 실제의 예
34. 금속의 파절 응력에 있어서 이론값과 실제값이 차이가 나는 이유
35. 납착의 의미
36. 납착을 할 때 일어나는 현상
37. 융제의 역할 및 금합금용 융제의 조성
38. 항융제의 역할 및 종류
39. 납착용 합금의 요구 조건
40. 금합금 납착용 합금의 조성
41. 귀금속 도재 보철물용 납착용 합금의 조성 및 성질
42. 납착 간격의 의미
43. 납착 강도에 영향을 끼치는 요인
44. 자가 납착의 뜻, 방법
45. 금속 도재 보철물의 납착 시 주의할 점
46. Wrought wire의 납착 시 주의 사항
47. Wrought wire를 주조체에 묻는 방법
48. Stainless steel wire의 납착 시 주의할 점
49. Silver solder의 주성분 및 성질
50. Stainless steel wire를 납착시킬 때 열원으로 이용되는 것
51. 레이저를 이용한 자가 납착법의 장점 및 단점
52. 금속 · 도재 보철물의 전납착과 후납착의 차이

참고문헌

1. Phillips, R. W.: Elements of dental materials for dental hygienists and assistants, 4th ed., Philadelphia, W. B. Saunders Company, 1984.
2. Baum, L. Phillips, R. W., and Lund, M. R.: Textbook of Operative Dentistry, Philadelphia, W. B. Saunders Company, Chapter 14, 1981.
3. Mahan, J., and Charbeneau, G. T.: A study of certain mechanical properties and the density of condensed specimens made from various forms of pure gold. J. Am, Acad. Gold Foil Oper. 8:6, 1965.
4. Nielsen JP and Tuccillo JJ : Grain size in dental gold alloys J Dent Res 45:964, 1966.
5. Wise EM: Gold-Recovery, Property and applications, Princeton, D. Van Nostrand Company, Inc., 192, 1964.
6. Grant, A. A. and Greener E.H.: Whisker reinforcement of dental materials, IADR, Program and Abstracts, No.92, 1966.
7. Nielsen, J. P. and Tuccillo, J. J.: Grain size in dental gold allys. J. Dent. Res. 45:964. 1966.
8. Phillips, R. W.: Skinner's Science of Dental Materials. 8th ed. Philadelphia, W. B. Saunders Company, Chapter 15-19, 1982.
9. O'Brien WJ: Dental materials and their selection, ed 2, Carol Stream, IL, Quintessence, 1997.
10. Craig RG, Powers JM, Wataha JC: Dental materials: properties and manipulations, ed 7, St Louis, Mosby, 2000.
11. Watanabe 1, Atsuta M, Yasuda K, and Hisatsune K; Dimensional changes related to ordering in an AuCu-3wt% Ga alloy at intraoral temperature. Dent Mater 10:369, 1994.
12. Leinfelder KF: An evaluation of casting alloys used for restorative procedures, J Am Dent Assoc 128:37, 1997.
13. Porter DA, and Easterling KE: Phase Transformations in Metals and Alloys, 2nd ed. London, Chapman & Hall, 1992.
14. Metals Handbook, Desk Edition. Metals Park, OH, American Society of Metals, 1992.
15. O'Brien WJ, Hirthe WM, and Ryge G: Wetting characteristics of dental gold solders, J Dent Res 42:675, 1963.
16. Rasmussen EJ, Goodkind RJ, and Gerberich WW: An investigation of tensile strength of dental sol-

der joints. J Prosthet Dent 41:418, 1979.
17. Stade EH, Reisbick MH, and Preston JD: Preceramic and postceramic solder joints. J Prosthet Dent 34:527, 1975.
18. Ryge G: Dental soldering procedures. Dent Clin North Am, Nov., 45-757, 1958.
19. Bergman B, Bergman M, and Soremark R: Dissolution and uptake of cadmium from dental gold solder alloy implants. Scand J Dent Res 85:623, 1977.
20. Taylor NO, and Teamer CK: Gold solders for dental use. J Dent Res 28:219, 1949.
21. Bergman M: Combinations of gold alloys in soldered joints. Swed Dent J 1:99, 1977.
22. El-Ebrashi M, Asgsr K, and Bigelow W: Electron microscopy of gold soldered joints. J Dent Res 47:5, 1968.
23. Saito T, and Santos JFF: Studies on microstructure of gold soldered joints. J Dent Res 58:1108, 1979.
24. Stackhouse JA: Assembly of dental units by soldering. J Prosthet Dent 18:131,1967.
25. Fusayama T, Wakumoto S, and Hosada H: Accuracy of fixed partial dentures made by various soldering techniques and one-piece casting. J Prosthet Dent 14:334, 1964.
26. Gordon TE and Smith DL: Laser welding of prosthesis – an initial report. J Prosthet Dent 24:472, 1970.
27. Huling JS and Clark RE: Comparative distortion in three-unit fixed prostheses joined by laser welding, conventional soldering, or casting in one piece. J Dent Res 56:128, 1977.

Chapter 09

치과 주조용 귀금속 합금

(Precious metal alloys for dental casting)

조미향(원광보건대학교)

핵심 용어

- **주조(casting)** 금속 수복물의 주된 가공 방법으로 준비된 음형의 공간에 용융된 금속을 채워 넣는 과정
- **귀금속 합금(precious metal alloy)** 금을 주성분으로 하는 합금으로써 부식저항성, 광택, 주조 정밀성, 강도 등이 우수한 합금
- **금의 순도(karat, fineness)** 합금 가운데 순금을 차지하는 함량
- **연화 열처리(softening heat treatment)** 인장강도, 비례한계, 경도는 감소시키고 연성은 증가시키기 위해 시행하는 금속의 열처리
- **경화 열처리(hardening heat treatment)** 강도, 경도, 비례한도는 증가시키고 연성, 전성은 감소시키기 위해 시행하는 금속의 열처리
- **주조 수축(casting shrinkage)** 주조 과정에서 액체의 금속이 고체로 변화할 때 발생되는 수축

핵심 내용

제9장에서 학습하여야 할 중요한 내용은 주조와 귀금속 합금 그리고 치과 주조용 귀금속 합금의 합금 성분, 분류, 성질, 열처리, 주조 수축 및 폐 합금의 재사용 등이다.

9.1. 주조와 귀금속 합금

주조(casting)는 매몰재를 사용하여 제작한 음형의 공간(주형, mold)에 용융된 금속을 채워 넣는 과정을 말하며, 구강 밖에서 금속 수복물을 만드는 방법 가운데 가장 널리 이용된다. 이러한 작업은 대체로 치과기공사에 의해 기공소(실)에서 이루어진다.

주조 과정은 앞으로 상세히 살펴보겠지만, 대략 먼저 치아 구조나 장치물의 원형을 왁스로 제작한다. 이 왁스의 원형을 원추대에 부착하여 주조링 내면을 석고와 이산화규소가 주성분인 매몰재와 제조회사의 특수액(special)의 혼합물이나 물을 이용하여 링의 내면을 채우는 매몰 작업을 한다. 매몰재가 경화되면 왁스를 소환하여 제거하고, 왁스가 제거된 공간 즉, 주형(mold)에 용융된 금속을 주입한다. 이때 용융 온도와 주입 온도 등 주조 과정이 적절히 수행되면 왁스의 원형이 정확히 복제(duplication)된 주조체를 얻게 되는데, 이러한 방법을 정밀 주조 방법의 하나인 왁스소환법(lost-wax process)이라 한다.

치과 분야에서 주조용 금속으로 사용되는 것은 귀금속 합금(precious metal alloys)과 비귀금속 합금(non-precious metal alloy) 등이 있지만, 일반적으로 금(Au)을 주성분으로 하는 귀금속 합금이 많이 사용된다. 이러한 이유는 금합금이 비귀금속 합금에 비해 구강에서 부식 저항성이 높고, 우수한 광택과 주조 정밀성이 높기 때문이며(그림 9-1), 또한 치과용 아말감(amalgam) 보다 강도, 강인성, 연성 등이 우수하며, 특히 변연 부위의 파절 저항성이 높은 등의 장점이 있기 때문이다.

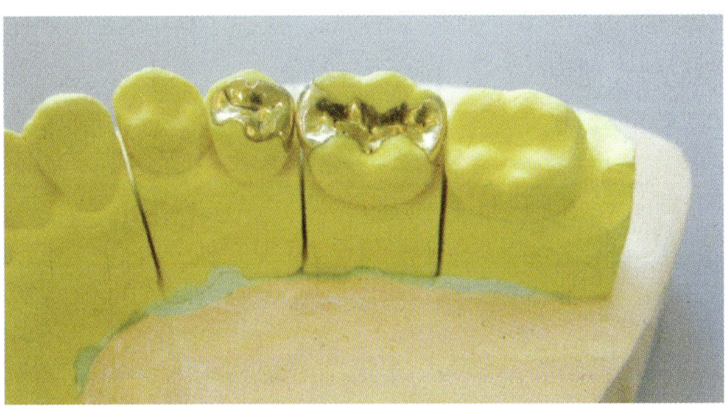

그림 9-1. 금합금 인레이 수복물

그러나 금합금은 비귀금속 합금에 비해 값이 비싸고, 전치 부위에서 심미성이 낮은 등의 단점이 있다. 더욱이 금합금 가격의 상승에 따라 금을 팔라듐(Pd)으로 일부 또는 완전히 대체한 합금 등의 새로운 치과용 합금이 개발되었다.

9.2. 치과 주조용 귀금속 합금

1) 합금 성분

치과 분야에서 사용되는 주조용 귀금속은 금(Au), 백금(Pt), 팔라듐(Pd), 로듐(Rh), 루테늄(Ru), 오스뮴(Os) 및 이리듐(Ir) 등인데, 무게비로 볼 때 가장 주된 귀금속은 금과 팔라듐이다. 한편, 비귀금속으로 사용되는 것은 동(Cu), 인듐(In), 철(Fe), 주석(Sn) 및 아연(Zn) 등이다.

2) 금의 순도

치과용 합금에서 금의 함량은 보석 세공용 금합금과 같이 전통적으로 캐럿(karat)으로 표시하고 있다. 금의 순도는 백분율(%)에서 순금 함유량 100%로 하여 순금 24캐럿(karat)으로 표시한다. 따라서 1캐럿은 1/24에 해당되는 순금이 포함된 합금을 말한다.

예를 들면 24캐럿은 순금이고, 22캐럿은 금이 22부분(91.67%)이고 나머지 2부분은 기타 성분인 합금이다. 또 18캐럿의 금합금은 24부분 가운데 순금이 18부분임을 의미한다.

순금의 함량을 보다 자세히 평가하기 위해서는 파인니스(fineness)를 사용하는 것이 좋다. 금합금의 파인니스란 1,000부분 가운데 순금이 차지하는 부분을 뜻한다. 순수한 금(100%)은 1,000파인니스이다. 따라서 파인니스 숫자는 합금내 금의 퍼센트의 10배임을 의미한다. 예를 들면 금합금의 3/4이 순금인 18캐럿 합금은 750파인니스이다. 즉, 다음과 같은 식에 의해 캐럿을 파인니스로 또는 파인니스를 캐럿으로 환산할 수 있다.

$$\frac{\text{Karat}}{24} = \frac{\text{Fineness}}{1,000}$$

치과용 금합금의 캐럿과 파인니스는 금속을 사고 팔거나 물리적인 성질을 평가할 때 중요하다.

3) 분류

(1) 간단한 분류

치과 주조용 합금을 귀금속의 함유량에 따라 세 가지로 분류하였다(표 9-1).

첫째, 고귀금속(HN, High Noble)으로, 40% 이상의 순금을 함유하거나 또는 60% 상의 귀금속 성분(Au, Pt, Pd, Rh, Ru, Ir, Os)을 함유한 합금

둘째, 귀금속(N, Noble)으로, 25% 이상의 귀금속 성분(Au, Pt, Pd, Rh, Ru, Ir, Os)을 함유한 합금

셋째, 비귀금속(PB, Predominantly Base Metal)으로, 25% 미만의 귀금속 성분(Au, Pt, Pd, Rh, Ru, Ir, Os)을 함유한 합금

(2) 기계적 성질에 따른 분류

1927년 미국표준협회(ANSI, American National Standards Institute)는 치과 주조용 금합금을 경도 및 기능에 따라 Type I에서 Type IV로 분류하였으며, 이것은 미국치과의사협회(American Dental Association) 규격 제 5호로 채택되었다. 나중에는 ISO 규격 제 22674호의 기초가 되었다.

ISO 22674(한국산업표준 KS P ISO 22674:2009)에서는 표 9-2와 같이 치과용 금속재료를 성분과 관계없이 기계적 성질에 따라 제0~5형(Type 0~Type V)으로 분류하고 있다. 즉, 치과주조용 금합금 뿐만 아니라 비귀금속 합금에 이르기까지 광범위한 조성의 치과용 합금을 대상으로 분류한다(표 9-2).

제0형(Type 0)은 낮은 하중에 견디는 하나의 치아 고정식 수복물로써 작은 비니어로 덮인 단면 인레이와 비니어 크라운에 사용되며, 전기도금(electroforming) 또는 소결로 제조한 금속-세라믹 금관용 금속재료도 제0형에 속한다.

제1형(Type I)은 낮은 하중에 견디는 하나의 치아 고정식 수복물로써 비니어 또는 비니어 없는 단면 인레이와 비니어 크라운에 사용된다.

제2형(Type II)은 하나의 치아 고정식 수복물로써 다

표 9-1. 귀금속 함유량에 따른 치과 주조용 합금의 분류 및 용도

분류	용도		
	전부 금속 보철물	금속 도재 보철물	국소의치 금속구조물
고귀금속	Au-Ag-Pd Au-Ag-Cu-Pd	Pure Au Au-Pt-Pd Au-Pd-Ag Au-Pd	Au-Ag-Cu-Pd
귀금속	Ag-Pd-Au-Cu Ag-Pd	Pd-Au Pd-Au-Ag Pd-Ag	
비귀금속	Ni-Cr-Mo Co-Cr-Mo(W) CP Ti Ti-Al-V	Ni-Cr-Mo Co-Cr-Mo(W) CP Ti Ti-Al-V	Ni-Cr-Mo Co-Cr-Mo(W) CP Ti Ti-Al-V

표 9-2. 치과 주조용 합금의 기계적 성질에 따른 분류

유형	0.2% 영구변형항복강도 (RP0.2 MPa)	파괴 후 연신율 (%)	탄성률 (GPa)
0	최소	최소	최소
1	–	–	–
2	80	18	–
3	270	5	–
4	360	2	–
5	500	2	150

* 한국산업표준 KS P ISO22674:2009에 의한 치과용합금의 분류

수의 면을 갖는 크라운 또는 인레이에 사용된다.

제3형(Type III)은 다수의 유닛의 고정식 수복물로써 브리지에 주로 사용된다.

제4형(Type IV)은 높은 힘을 받는 얇은 박편에 적용되며 가철성 부분의치, 클래스프, 얇은 비니어 크라운, 넓은 길이를 갖는 브리지 또는 좁은 단면을 갖는 브리지, 바, 어태치먼트, 상부구조를 유지하는 임플란트에 사용된다.

제5형(Type V)은 높은 강직성과 강도가 동시에 요구되는 곳에 적용되며 얇은 가철성 부분의치, 얇은 단면을 한 부분, 클래스프에 사용된다(표 9-2).

(3) 합금의 색과 주성분에 따른 분류

과거에는 외부로 노출되는 치과용 금속 보철물의 색으로 흰색보다는 황금색을 좋아하는 경향이 있었다. 그러나 최근에 와서는 아크릴 수지와 도재의 출현으로 심미성이 요구되는 부위에는 금속만을 사용하지 않는 경향이 있어 황금색의 중요성이 낮아졌다. 더욱이 최근에는 금값의 폭등으로, 흰색의 치과용 금속에 대한 선호도가 높아졌다.

주조용 귀금속 합금을 색과 주성분에 따라 분류하면 다음과 같다.

Yellow gold based alloy는 금의 함유량이 60%보다 많으므로 황금색을 띠며, 반면에 white gold based alloy는 금의 함유량이 50%보다 많지만 팔라듐(Pd)이나 은(Ag)의 성분 때문에 희게 보인다. 또한 저금(low gold) 또는 경제성이 높은 금합금(economy gold based alloy)은 금의 함유량이 60% 미만(일반적으로 42~55%)이지만 금합금에 첨가되는 다른 성분 때문에 황금색을 띤다.

은-팔라듐(Ag-Pd)계 합금은 은이 주성분이지만 합금의 질을 높이고 은에 대한 변색 저항성을 부여하기 위해 많은 양의 팔라듐을 첨가하였으므로 흰색을 띤다. 이 합금계에는 소량의 금을 첨가하는 경우와 첨가하지 않는 경우가 있으며 주조 온도는 yellow gold based alloy와 비슷하다.

팔라듐-은(Pd-Ag)계 합금은 팔라듐이 주성분인 금속·도재용 합금으로 흰색을 띄며, 합금의 융점이 높으므로 도재를 소성하여 용착시킬 수 있다.

9.3. 조성 및 성질

1) 조성

치과 주조용 귀금속 합금의 조성은 시대별 또는 제조업자별로 조금씩 다르지만, 합금의 주성분인 금, 은, 동, 팔라듐 및 백금은 큰 차이가 없으며, 단지 기타의 성분들만 큰 차이를 나타낼 뿐이다. 치과 주조용 귀금속 합금의 조성을 시대별로 살펴보면, 먼저 1932년 미국 연방 표준국은 치과용 합금에 관한 연구를 시작하여, 치과용 금합금을 금 및 백금족 금속함유량에 따라 분류하였다. 이 당시에는 금과 백금만이 구강 안에서 화학적으로 안정성이 있는 금속으로 간주되었다. 그러나 1948년에는 백금 가격의 상승으로 백금과 성질이 비슷한 대체 원소로 팔라듐(Pd)이 개발되었으므로 치과용 금합금의 성분으로 팔라듐(Pd), 인듐(In) 등을 첨가하였다(표 9-3).

최근에 와서 치과용 합금으로써 대표적인 것은 표 9-4와 같다. 앞에서 살펴보았듯이 합금의 조성은 제품마다 다르긴 해도 주성분인 금, 은, 동, 백금 및 팔라듐

표 9-3. 치과 주조용 금합금의 조성(황금색)*

종류	금(%)	은(%)	동(%)	팔라듐(%)	백금(%)	아연(%)
A	79-92.5	3-12	2-4.5	0-0.5	0-0.5	0-0.5
B	75-78	12-14.5	7-10	1-4	0-1	0.5
C	62-78	8-26	8-11	2-4	0-3	1
D	60-71.5	4.5-20	11-16	0-5	0-3.5	1.2

* Metals Handbook, 1948판.

표 9-4. 치과용 귀금속 합금의 대표적인 조성

종류	금(%)	동(%)	은(%)	팔라듐(%)	(인듐, 주석, 철, 아연, 갈륨)
Yellow gold based alloy	83	6	10	0.5	Bal.
Yellow gold based alloy	77	7	14	1	“
Yellow gold based alloy	75	9	11	3.5	“
Low gold based alloy	46	8	39	6	“
Ag-Pd based alloy			70	25	“
Yellow gold based alloy	69	10	12.5	3.5(+3.0 Pt)	“
Low gold based alloy	56		25	4	“
Ag-Pd based alloy	15	14	45	25	“
White gold(metal-ceramic) alloy	52	14		38	“
Pd-Ag(metal-ceramic) alloy			30	60	“
Yellow gold(metal-ceramic) alloy	88		1	6.5(+4.0 Pt)	“

의 함유량은 큰 차이가 없다.

최근에 많이 쓰이는 치과용 귀금속 합금의 성분별 역할은 다음과 같다.

금(Au)의 주역할은 앞에서 살펴보았듯이 합금의 변색 저항성을 높여 주는 것이다. 경우에 따라서는 합금의 변색 저항성을 높여 주기 위해 금 대신 제한된 양의 백금(Pt)이나 팔라듐(Pd)을 사용하기도 한다. 금은 이러한 역할 이외에도 합금의 연성을 높여 주고, 동(Cu)과 함께 사용되면 열처리를 가능하게 할 뿐만 아니라 금합금 특유의 황금색을 띠게 한다.

동(Cu)은 금합금계에서 금과 반응하여 AuCu라는 금속간화합물을 형성하여 적절한 열처리시 경도를 증가시키는 제 1의 가경재(hardener)로, 열처리 후의 금합금의 강도와 경도를 높여 주는 역할을 한다. 일반적으로 금합금에 8% 정도의 동이 함유되면 경화 열처리가 가능한 것으로 보고되고 있다. 그러나 만일 금합금에 10~12% 이상의 과량의 동이 함유되면, 금합금의 색이 붉게 변하고 부식이나 변색에 대한 저항성이 낮아지는 등의 단점이 생긴다. 그 외에도 동의 부수적인 역할은 금 이외의 다른 금속이 추가되었을 때 합금의 연성을 높이고 융점을 낮추어 주는 것이다.

은(Ag)은 금합금을 희게 하고, 동을 첨가함으로써 생긴 붉은색을 중화시켜 금합금의 황금색을 짙게 하며, 금합금의 연성을 높이는데 특히 팔라듐과 함께 섞이면 그 효과는 더욱 커진다. 또한 은은 동과 함께 열처리에 의한 경화 효과를 볼 수 있다. 그러나 은은 유황에 변색되며 용융될 때 산소를 흡수하여 금합금의 성질을 낮추는 단점이 있다.

백금(Pt)은 금합금의 성분 가운데 강도와 경도를 크게 높여 준다. 또한 금과 함께 금합금의 변색과 부식에 대한 저항성을 높여 준다. 그러나 이것은 금합금의 융점을 과도하게 높이므로 그 양을 3~4%로 제한한다. 그 외에도 백금은 합금을 희게 하고 동과 반응하여 경화 열처리를 가능하게 한다.

팔라듐(Pd)은 변색에 대한 저항성을 현저히 높여 준다는 점 등 백금의 역할과 거의 비슷하지만, 백금보다 훨씬 값이 싸므로 백금의 대체 원소로 많이 사용된다. 또한 금합금의 융점을 높이는 것이 백금보다 효과적이며, 강도와 경도를 증가시킴에 있어 백금만큼은 효과적이지 못해도 어느 정도 효과가 있으므로 역시 백금 대용으로 사용된다. 그 외에도 팔라듐은 합금을 희게 하는데 가장 효과적이어서 단지 5~6% 정도만 첨가하여도 합금을 희게 하므로 흰색 합금(white alloy)의 제조 시 많이 이용된다.

아연(Zn)은 산화 방지제로 주조 시 주조성을 높이는 역할 이외에는 합금의 물리적인 성질에는 크게 영향을 주지 않는다. 특히 은이 함유된 합금에 있어서 소량의 아연이 함유되지 않으면 용융 시 공기중에서 산소를 흡수하여 주조 결함을 야기한다. 그러나 아연이 함유되면 합금의 용해 시 아연이 산소와 반응하여, 산화아연(ZnO_2)이 되어 공기 중으로 날아가므로 주조 과정에서 산화를 방지하는 역할을 한다.

이리듐(Ir)은 금합금에 0.005% 정도의 극소량만 첨가하여도 결정립의 크기를 미세화(refining)시키고, 동시에 연성, 강도 및 균일성을 개선시킨다. 그러므로 오늘날 판매되고 있는 거의 대부분의 치과 주조용 금합금계는 이리듐을 첨가시킨 미세 결정립 합금(grain-refined alloy)이다. 결정립이 미세화됨에 따라 합금은 기계적 성질 즉, 강도와 강인성이 증가할 뿐만 아니라 후처리 시 연마나 광택 등의 작업성이 상당히 우수해진다.

지금까지 살펴본 성분 이외에도 특히 금속 도재용 금-팔라듐계 합금의 성분으로 인듐(In), 주석(Sn), 철(Fe) 및 갈륨(Ga) 등이 첨가 원소로 사용되는데, 인듐, 주석 및 철은 합금의 경도를 높이며(백금이 섞일 때는 철이 가장 효과적), 갈륨은 은이 함유되지 않은 금속·도재용 합금의 열팽창 계수를 높인다. 특히 금속 도재용 금합금에 있어서 동이 함유되면 도재가 녹색으로 변할 수 있으므로, 금속 도재용 금합금에는 동을 포함시키지 않는다.

2) 물리적 성질

표 9-4에 있는 합금들의 물리적 성질은 표 9-5와 같

표 9-5. 치과 주조용 귀금속 합금의 물리적 성질

합금의 종류	융해범위	비중(gm/cc)	강도 MPa(psi)	경도(VHN)	신장률(연신율)
Yellow gold based alloy	943-960℃	16.6	103	80	36
Yellow gold based alloy	924-960℃	15.9	186	101	38
Yellow gold based alloy	932-960℃	15.5	207	121	39
			H275	H182	H19
Low gold based alloy	843-916℃	12.8	241	138	30
			H586	H231	H13
Ag-Pd based alloy	1021-1099℃	10.6	262	143	10
			H323	H154	H 8
Yellow gold based alloy	921-943℃	15.2	275	149	35
			H493	H264	H 7
Low gold based alloy	871-932℃	13.6	372	186	38
			H720	H254	H 2
Ag-Pd based alloy	930-1021℃	11.3	434	180	10
			H586	H270	H 6
White gold(metal-ceramic) alloy	1271-1304℃	13.5	572	220	20
Pd-Ag(metal-ceramic) alloy	1232-1304℃	10.7	462	189	20
Yellow gold(metal-ceramic) alloy	1149-1177℃	18.3	450	182	5

H=시효 경화 상태.

다. 치과용 귀금속 금합금의 물리적 성질 역시 조성과 마찬가지로 규격은 일정하지만 제품마다 조금씩 다를 수 있다. 합금의 용융 온도(melting temperature) 범위는 주조 온도와 밀접한 관계가 있으며, 일반적으로 주조하기에 적당한 온도는 용융 온도보다 75~150℃ 정도 높아야 한다. 통상적으로 합금의 용융 온도의 약 10% 더한 온도가 주조온도로 설정되는데, 이때 합금 제조업체의 작업지시서가 기준이 된다. 그리고 합금의 납착 온도는 합금 용융 온도의 하한점보다 낮아야 한다. 금속-도재용 합금의 융점(melting point)은 도재를 소성하여 용착시키는 온도에서 변형되지 않도록 충분히 높아야 한다.

합금의 밀도는 주조할 때 고려되어야 할 사항 가운데 하나이다. 일반적으로 밀도가 낮은 합금은 양이 많아 경제적인 장점이 있으나, 원심 주조를 할 때에는 중량이 가벼우므로 주조성을 높이기 위해 원심력을 높여 주어야 하는 단점도 있다.

일반적으로 응력이 많이 부과되는 보철물일수록 강도나 경도가 커야 하므로 치과 주조용 금합금에서 금의 함량이 감소하면서 동의 함량이 많아지는 금합금을 사용하여(기존 치과 주조용 금합금 분류 Type I에서 Type IV) 강도나 경도를 높여야 한다.

3) 열처리

일반적으로 산업용으로 사용되는 철강 및 주철은 그 재료가 사용되는 조건에 필요한 기계적, 물리적 성질을 부여하기 위하여 적절한 시간과 온도를 조절하여 열처리하여 그 성질을 부여한다.

치과주조용 금합금계에서도 충분한 양의 동이 첨가되면 경화 열처리가 가능하다. 그러나 첨가되는 동의 함량이 적은 금합금(기존 Type I과 Type II)은 가경제 역할을 하는 동의 함량이 적기 때문에 통상적으로 열처리에 의해 경화되지 않으며, 경화된다고 할지라도 동의 함량이 많이 첨가된 금합금(기존 Type III와 Type IV)보다 덜 경화된다.

열처리에 의해 금합금이 경화되는 기전은 금합금계에 첨가된 동(Cu)이 주조 후 냉각하는 과정 중 적절한 온도와 일정 시간을 유지할 경우 AuCu라는 금속간화합물(intermetallic compounds)을 형성하기 때문이다. 이러한 금속간화합물은 일반적으로 융점 및 경도가 높아지는 특성이 있다.

물론 치과 주조용 금합금계는 열처리에 의해 경화되거나 연화되는데, 금속학적인 용어로 연화 열처리(softening heat treatment)를 용체화 열처리(solid solution heat treatment), 경화 열처리(hardening heat treatment)를 시효 경화(age hardening)라 칭한다.

(1) 연화 열처리

주조체를 700℃의 전기로에 10분 동안 넣었다가 물에 급랭(rapid cooling)시킨다. 이 과정 중에 모든 중간상(intermediate phase)은 불규칙 고용체로 변화하고, 급랭은 냉각 시 일어날 수 있는 규칙화를 막는다. 따라서 연화 열처리 한 금합금은 인장강도, 비례한도 및 경도는 감소하지만 연성은 증가하게 된다.

금합금으로 된 주조물을 연마, 성형, 그리고 냉간 가공하려면 미리 연화 열처리를 하여 작업 능률을 높이는 것이 바람직하다. 통상적으로 금합금의 연화 열처리 온도는 700℃ 정도가 좋지만 합금의 종류 및 제품별로 적정 온도가 있으므로 열처리 전에 제조업자의 지시 사항을 알아보는 것이 좋다.

(2) 경화 열처리

금합금의 시효 경화 또는 경화 열처리 방법은 여러 가지가 있으며 처리 온도와 시간은 합금의 종류 및 제품마다 다를 수 있음을 염두에 두어야 한다.

금합금의 가장 실제적인 경화 열처리 방법 가운데 하나는 통상적으로 주조체를 200℃와 450℃의 온도에서 15~30분 동안 유지(holding) 또는 시효(aging)시킨 다음 물속에 급랭한다. 그러나 이때 유지 온도(holding temperature)와 시간은 제품마다 다를 수 있으므로 제조업자의 지시에 따르는 것이 좋다.

이러한 방법 이외에도, 두 번째로 주조체를 급랭하지 않고 700℃에서 서냉(slow cooling)시키는 방법이 있다.

그리고 또 다른 방법으로는 주조체를 450℃의 전기로에서 30분 간에 걸쳐 250℃로 냉각시킨 후 물에 급랭하는 방법이 있는데, 이 방법은 실질적으로 시간이 너무 오래 걸리므로 15분 동안만 냉각시키는 다른 방법도 있다.

금합금을 경화 열처리하면 강도, 경도 및 비례 한도는 증가하며 반면에 연성과 전성은 감소한다.

일반적으로 가공 경화된 금합금을 경화 열처리할 때에는 합금 안에 존재하는 응력을 제거하기 위해 경화 열처리 전에 연화 열처리를 하는 것이 바람직하다. 그리고 경화 열처리는 통상적으로 국소의치 금속구조물, saddle 및 교의치 등에는 적용시켜도 좋지만 inlay와 같은 작은 수복물에는 피해 주이야 한다.

4) 주조 수축

대부분의 금속과 합금을 가열하여 고온에서 주조하면 고체 상태인 합금이 그 합금의 융점 이상의 온도에서 용융 금속 즉 액체 상태로 된다. 이어서 이것을 주형(mold) 안에 주입하게 되면 온도가 낮아지면서 응고(solidification)가 되고, 특히 고체 상태로 변할 때 보다 많은 수축을 일으킨다. 특히 이러한 점은 치과 주조 수복물의 정확성에 큰 영향을 끼치므로 중요하다고 할 수 있다. 일반적으로 합금의 용융 온도가 높으면 주조 수축률이 대부분 크다. 따라서 치과용 귀금속 합금 보다 상대적으로 높은 용융 온도를 갖는 비귀금속합금의 주조 수축률이 크다.

주조 수축은 다음과 같이 3단계로 일어난다. 즉 첫째, 주조 온도 보통 금합금일 경우 융점의 상한점보다 70~150℃ 정도 높은 온도로부터 액상 온도로 냉각되는 동안에 일어나는 액체 금속의 열수축, 둘째, 액체 상태의 금속이 고체 상태로 변할 때 나타나는 금속 고유의 응고 수축, 셋째, 응고 온도에서 실온까지 냉각되는 동안에 나타나는 고체 금속의 열수축이 있다.

주조 수축의 과정 중 첫 번째 일어나는 수축은 용융 금속이 주형 안으로 계속 흘러들어 보상되므로 별로 심각하지 않다. 여러 가지 치과용 금합금계와 금이 융점으로부터 실온까지 냉각될 때 일어나는 열수축의 크기는 표 9-6과 같이 각 합금의 조성 때문에 서로 다른데, 예를 들어 금합금에 있어서 백금, 팔라듐 및 동은 합금의 수축률을 떨어뜨리는 성분이다. 실제로 순금을 포함하여 치과용 금합금의 주조 수축률은 열수축률 보다 약간 작다(표 9-7).

이와 같이 주조 수축이 응고 수축과 열수축을 포함한다 할지라도 열수축 보다 작은 이유는 주형(mold)이 용융금속으로 채워질 때 주형의 온도가 용융된 금속의 온도보다 낮으므로 금속이 주형의 외벽 쪽에서 먼저 응고되며, 또한 금속의 표면층이 주형벽에 달라붙어 냉각되기 때문이다. 용융 금속이 실온까지 냉각될 때 일어나는 열수축은 주조 수축에 큰 영향을 주므로, 합금의 융점이 높을수록 수축은 커진다. 이러한 수축은 주조 방법의 개선으로 보상해 주어야 한다.

표 9-6. 치과 주조용 금합금의 선적 열수축률*

금속	융점에서 25℃까지 냉각될 경우 열수축(%)
Pure Au	1.76
90%Au-10%Ag	2.03
90%Au-10%Cu	1.62
90%Au-10%Ni	1.91

* Coleman, National Bureau of Standards Research Paper No. 32.

표 9-7. 치과 주조용 합금의 주조 수축

금속	주조 수축(%)
Gold(100%)	1.67
22-karat alloy*	1.50
Type I	1.56
Type II	1.37
Type III	1.42
Ni-Cr	2.0
Co-Cr	2.30

* 조성: 금, 91.6% ; 은, 4.2% ; 동 4.2%.

5) 주조에 사용한 합금(old alloy)의 재사용

치과기공실에서 주조를 할 때 실제로 새로운 합금만을 사용하는 경우는 드물며, 주조에 사용하였던 주입선(sprue)과 나머지(rest)를 올드 알로이(old alloy)라고 한다. 이 합금은 새로운 합금(new alloy)과 섞어 사용하는 경우가 많다. 일반적으로 전부주조관(full cast crown)용 귀금속 금합금계는 2~3회 재사용한다 할지라도 조성의 큰 변화는 없으나, 금속-도재용 금합금계는 주석(Sn), 인듐(In) 및 철(Fe)과 같은 성분들이 기화될 염려가 있다. 그러므로 금속-도재용 금합금계을 재사용할 경우에 있어서는 적어도 동량의 새로운 합금을 첨가하여 조성의 결함을 보상해 주어야 한다. 그리고 올드 알로이(old alloy)를 재사용할 때에는 합금에 있는 이물질 등을 깨끗이 세척하여야 한다. 그 밖에도 합금은 종류와 제품에 따라 조성이 다르기 때문에 재사용 시에는 서로 섞이지 않도록 주의를 기울여야 하며, 특히 같은 유형의 새로운 합금이 전체 사용량의 50%이상 되도록 섞어서 사용하는 것이 중요하다.

알아두기

1. 주조 과정의 이해
2. 금합금의 장점 및 단점
3. 치과 주조용 귀금속 합금의 성분
4. Karat와 fineness의 이해
5. 치과 주조용 귀금속 합금의 경도 및 기능에 따른 분류와 용도
6. 치과 주조용 귀금속 합금의 색과 주성분에 따른 분류 및 특성
7. 치과 주조용 귀금속 합금의 조성에 관한 시대별 차이
8. 치과 귀금속 합금의 성분별 역할
9. 미세 결정립 합금의 특성
10. 금합금의 연화 열처리 방법 및 결과
11. 금합금의 경화 열처리 방법 및 결과
12. 경화 열처리를 할 수 있는 치과보철물의 종류
13. 귀금속 합금에 있어서 주조 수축의 3단계
14. 치과용 금합금에 있어서 주조 수축과 열수축이 차이가 나는 이유
15. 치과 주조용 귀금속 합금을 재사용할 때 주의할 점

참고문헌

1. Taggart WH: A new and accurate method of making gold inlays. Dent Cosmos 49:1117. 1907.
2. Souder W: Standards for dental materials. J Am Assoc 22:1873, 1935.
3. U.S. Patent No. 1,987,451, NO Taylor, 1935.
4. U.S. Patent No. 2,050,077, EM Wise, 1936.
5. U.S. Patent Nos. 3,052,982 and 3,052,983, M Weinstein, A Weinstein, and S Katz, 1962.
6. Shell JS and Nielsen JP: Study of the bond between gold alloys and porcelain. J Dent Res 41:1424,1962.
7. Nielsen JP and Tuccillo JJ: Grain size in cast gold alloys. J Dent Res 45:964,1963.
8. U.S. Patent No. 3,819,336, M Katz, 1974.
9. U.S. Patent Nos. 3,961,420 and 3,981,723, JJ Tuccillo, 1976.
10. U.S. Patent Nos. 3,424,577 and 3,767,391, JJ Tuccillo and JP Nielsen, 1969 and 1973.
11. Tuccillo JJ and Nielsen JP: Observations of the onset of sulfide tarnish
12. Burse AB, Swartz ML, Phillips RW, and Dykema RW: Comparison of the in vivo and in vitro tarnish of three gold alloys. J Biomed Mater Res 6:267,1972.
13. Coleman RL Jr: Physical properties of dental materials. Ⅳ. Cast-gold alloys. Dent Cosmos 69:1007, 1927.
14. Hollenback GM and Skinner, EW: Shrinkage during casting of gold and gold alloys J Am Dent Assoc 33:1391, 1946.
15. Tuccillo JJ, Liehtenberger H, and Nielsen JP: Composition stability of gold base dental alloys for different melting techniques. J Dent Res 53:1127,1974.
16. Federation Dentaire Inetrnationale: Alternative casting alloys for fixed prosthodontics, Int Dent J 40:54, 1990.
17. Leinfelder KF: An evaluation of casting alloys used for restorative procedures, J Am Dent Assoc 128:37, 1997.
18. Vermilyea SG, Cai Z, Brantley WA et al: Metallurgical structure and microhardness of four new palladium-based alloys, J Prosthodont 5:288, 1996.
19. Wataha JC: Biocompatibility of dental casting alloys, J Prosthet Dent 83:223, 2000.
20. Papazoglou E, Brantley WA, Carr AB, and Johnston WM: Porcel ain adherence to high-palladium alloys. J Prosthet Dent 70:386, 1993.

Chapter 10

치과 주조용 비귀금속 합금
(Base metal alloys for dental casting)

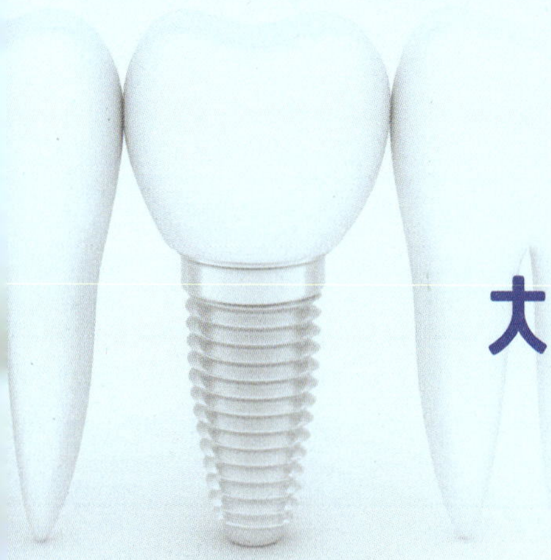

조미향(원광보건대학교)

핵심 용어

- **비귀금속(non precious metal)** 비슷한 말로 base metal이 쓰여지기도 하며, 금합금의 성질 변화와 개선을 위하여 추가되기도 하고, 인듐, 주석, 아연, 구리, 니켈 등이 있음.
- **스텔라이트 합금(stellite alloy)** 밝고 윤기가 있고 단단하고 강하며 변색이 되지 않기 때문에 '스텔라이트'라는 이름이 붙여졌으며 Co-Cr계 주조 합금이라고도 부름.
- **스테인리스강(stainless steel)** 금속 함량의 비율은 크롬 18%, 니켈 8%, 탄소 0.2%를 함유하고 있는 경우 18-8 stainless steel이라고 부르며, 강도가 높고 취약성이 적당하므로 교정용으로 많이 사용됨.
- **이산화규소 결합 매몰재(silica bonded investment)** 결합재로서 실리카겔을 사용하며, 고온 용융 합금인 스텔라이트 합금 등의 주조용으로 주로 활용되는 매몰재

핵심 내용

제10장에서 학습하여야 할 중요한 내용은 치과 주조용 비귀금속 합금의 종류, 조성, 성분별 효과, 물리적 성질, 주조 수축, 매몰재, 기공 제작 과정, 그리고 작은 주조체나 관교의치용 비귀금속 합금과 스테인리스 강 등이다.

10.1. 치과 주조용 비귀금속 합금의 종류

비귀금속 합금은 치과용 주조 금속 보철물의 제작재료로 기계적 성질이 우수할 뿐만 아니라 가격이 저렴하므로 최근에 고도로 개발되고 있다. 주조용 비귀금속 합금은 물리적인 성질과 용도에 따라 국소의치나 총의치 금속 구조물용의 비귀금속 합금(그림 10-1과 그림 10-2)과 최근에 개발된 작은 주조체나 관교의치용 비귀금속 합금(그림 10-3)의 두 종류가 있다.

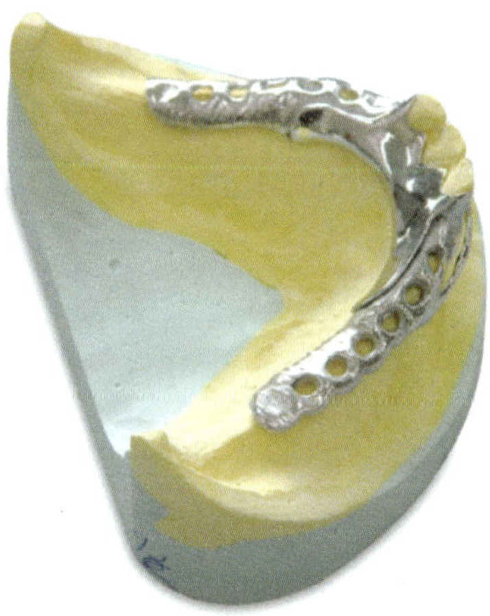

그림 10-1. 치과 주조용 코발트-크롬(Co-Cr)계 합금으로 제작한 국소의치 금속구조물

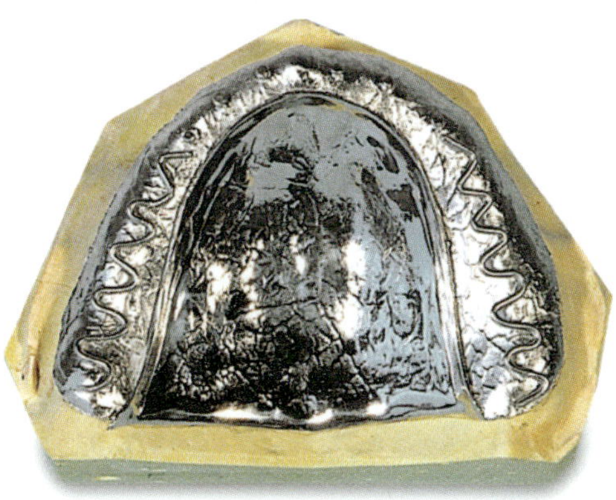

그림 10-2. 치과 주조용 코발트-크롬(Co-Cr)계 합금으로 제작한 구개 부위 총의치

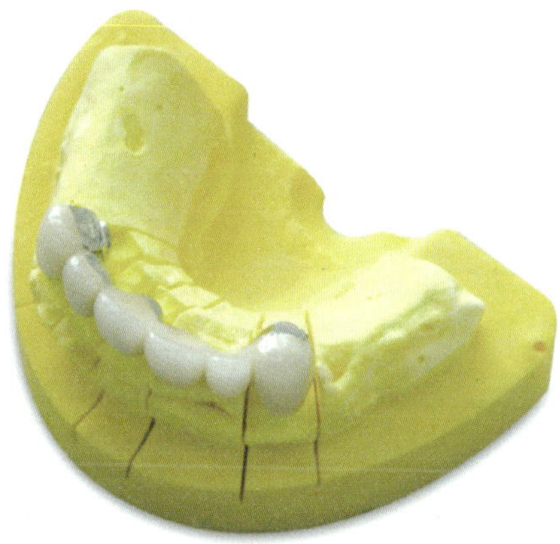

그림 10-3. 치과 주조용 비귀금속 합금으로 제작한 금속 도재 교의치

10.2. 국소의치나 총의치 금속 구조물용 비귀금속 합금

1930년 이래로 국소의치나 총의치 금속 구조물 제작재료로 코발트-크롬(Co-Cr)에 니켈(Ni)이나 몰리브덴(Mo)을 첨가한 합금이 많이 사용되고 있다. 이 합금의 장점은 금합금에 비해 무게가 가볍고 기계적 성질이 우수하며 크롬(Cr) 성분 때문에 부식에 대한 저항성이 금합금 만큼 높다. 그리고 금합금 보다 가격이 저렴하므로 국소의치나 총의치 금속 구조물용으로 많이 사용되고 있다. 그러나 이 합금의 단점은 제작 과정이 복잡하며 융점이 높아 통상적인 불대(gas-air flame)로는 용융하기가 어려우며, 또 경도가 너무 높아 주조 후 연마할 때 특별한 기구를 사용해야 하는 등의 어려움이 있다.

1) 조성

코발트-크롬-니켈(Co-Cr-Ni)계 합금은 1994년에 국제표준기구 ISO 6871에서 규정하였으며 의료기기의 생물학적 안정성에 관한 공통기준 규격 ISO 22674, ISO 10993에 따르면 크롬(Cr)이 20% 이상이면서 코발트(Co), 크롬(Cr) 및 니켈(Ni)의 함유량이 최소 85% 이상이어야 한다. 따라서 철(Fe)이 주성분이며 부식에 대

표 10-1. 치과 주조용 비귀금속 합금의 조성(Wt. %)

합금의 종류	원소									
	Co	Cr	Ni	Fe	Mo	W	Mn	Si	C	Al	Be
A(Co–Cr)	62.5	30	–	1	5	–	0.5	0.5	0.3	–	–
B(Ni–Cr)	–	17	67	–	5	–	5	0.5	Trace	5	1
C(Co–Cr–Ni)	54	26	14	0.1	4	–	0.8	0.6	0.2	–	–
D(Fe–Cr)	6	24	4	63	2.5	–	–	–	Trace	–	–
HS 21	62.6	27	2	1	6	–	0.6	0.6	0.2	–	–
HS 31	57.6	23	10	1	–	7	0.6	0.6	0.4	–	–

A, B, C and D from Morris, Asgar, Rowe, and Nasjleti: J Prosthet Dent 41:388, 1979; HS 21, HS 31 from Metals Handbook, 1948

한 저항성이 높은 스테인리스 강(stainless steel)은 코발트–크롬–니켈(Co–Cr–Ni)계 합금의 범주에서 제외된다.

이 합금이 개발된 초기의 조성은 주로 코발트(Co)와 크롬(Cr)이었지만, 그 후 Ni이 Co의 대체 원소로 소량 사용되고 있고, 스텔라이트 합금('Stellite' alloy)로 명명되었다. 이 합금 가운데 하나인 상품명으로 바이탈륨(vitallium) 합금을 이용한 주조물의 제작방법은 1929년에 국소의치용으로 사용되었으며, 현재는 많은 합금들이 출시되어 이용되고 있다.

표 10–1에는 5종의 Co–Cr–Ni계 합금과 1종의 철(Fe)이 주성분인 합금이 있다. 합금 A, B, C 및 D는 국소의치용이고, HS 21과 HS 31은 공업용이다. HS 21과 Co–Cr계 합금 A는 확실히 다른데, 합금 A는 니켈(Ni)이 함유되지 않은 바이탈륨(vitallium)으로서 치과 분야에서 지난 50년 동안 국소 의치 주조물의 제작재료로 이용되어왔고, 치과 분야나 일반 의학 분야에서 매식(implant) 재료로서 널리 사용된다.

표 10–2를 보면 현재 생산하고 있는 치과 주조용 코발트–크롬(Co–Cr)계 합금은 Co 약 65%, Cr 약 25~30%에 Mo이 약 5% 첨가된 주성분에 제조회사마다 텅스텐(W), 철(Fe), 니켈(Ni), 망간(Mn), 규소(Si) 탄소(C) 등이 첨가된 합금이 많이 사용되고 있다.

현재 치과보철물 주조용 비귀금속 합금은 잉곳(ingot, 주괴)나 알갱이(shot) 형태로 제조 공정으로 제작하여 보급하고 있다. 기존 상품화되어 국내에서 사용하고 있는 Co–Cr–Mo계 합금은 대부분 잉곳 형태이다. 이 합금을 제조하기 위해서는 고가의 생산설비와 복잡한 제조공정이 필요하기 때문에 생산원가가 높다. 제조공정은 합금 설계→1차 모합금 제작→진공 유도로에 합금 장입→2

표 10-2. 현재 생산하고 있는 치과 주조용 코발트–크롬(Co-Cr)계 합금

형태	제조회사	성분(wt%)
Ingot	Remanium® GM 800+	63.3Co–30.0Cr–5.0Mo–1Si–N, Mn, C, W
	Vera PDI™	63.5Co–27.0Cr–5.5Mo–2Fe–0.9Ni–Mn, Si, C
	Biosil® f	64.8Co–28.5Cr–5.3Mo–Si, Mn, C
	WISIL® M type V	63.1Co–28.0Cr–6.0Mo–Mn, Si, W, C
	Ticonium 2000	65.0Co–27.5Cr–5.5Mo
Shot	Vera PDS™	63.5Co–27.0Cr–5.5Mo–2Fe–0.9Ni–Mn, Si, C
	Regalloy	62.5Co–27.0Cr–5.5Mo

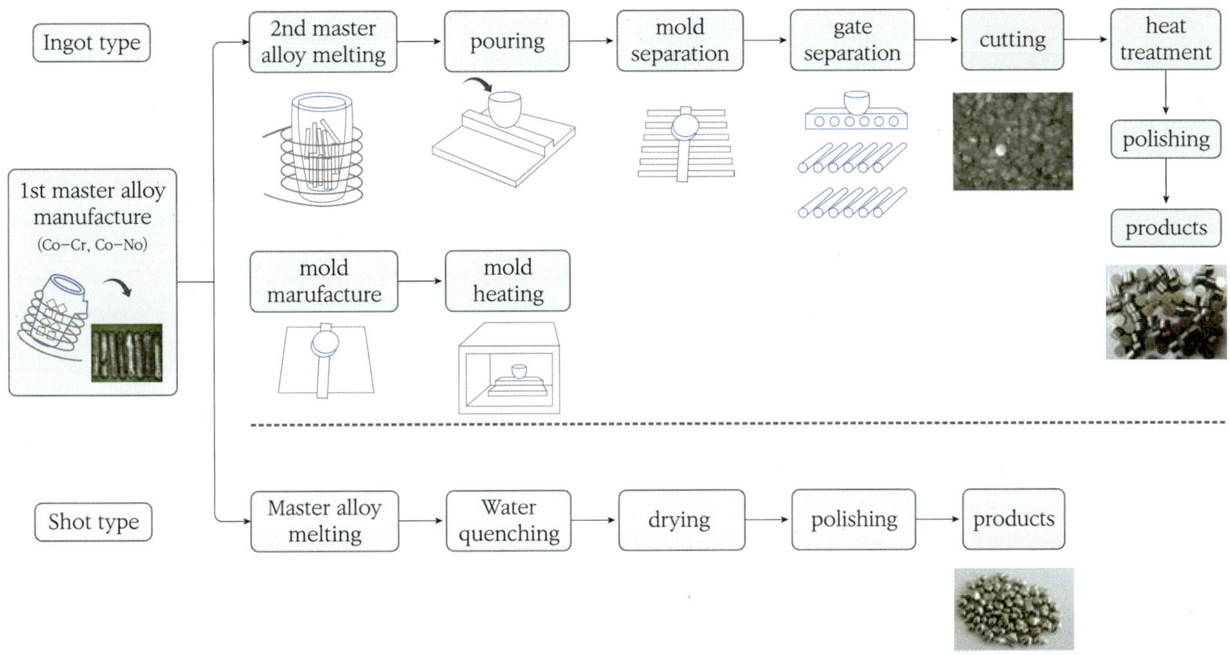

그림 10-4. 치과 주조용 코발트-크롬(Co-Cr)계 합금의 제조 공정

차 모합금 용해→몰드제작 및 가열→몰드 주입→몰드와 주조체 분리→주입구 절단→주조체 절단→열처리→바렐 연마→ingot(bar) 형태로 제품화까지 많은 공정이 필요하다. 예를 들어 10 kg의 합금을 용해하여 제품화되는 생산량은 약 5~6 kg 정도밖에 되지 않는다. 나머지 약 4~5 kg은 주입구나 탕도, 연마과정 중에 제거되기 때문이다.

이에 비해 알갱이(shot) 형태의 제조공정은 합금설계→1차 모합금 제작→진공유도로에 합금장입→2차 모합금 용해→급속응고(급랭)→건조→바렐연마→shot 형태 제품화까지 단순하다. 따라서 잉곳(ingot) 형태에 비해 가격이 저렴하지만 제품의 크기나 형태가 일정하지 못하고 표면처리가 잘되지 않으며 산화막이 제거되지 않아 외관의 질이 떨어진다.

2) 성분별 효과

코발트-크롬(Co-Cr)계 합금에 있어서 코발트는 기본 성분으로 70% 정도 함유되며 크롬은 합금의 부식 저항성을 높여 주는 성분으로 30% 정도 함유된다. 코발트와 니켈은 어느 정도 서로 물성이 비슷하여 대체가 가능하며, 니켈을 코발트 대신 사용하면 합금의 강도, 경도, 탄성계수 및 융점이 낮아지며 연성은 증가한다.

합금의 물리적 성질을 개선시키기 위해서 코발트 및 크롬 이외의 성분을 첨가한다. 예를 들어 코발트-크롬(Co-Cr)계 합금에 몰리브덴(Mo)과 텅스텐(W)을 첨가하면 매우 효과적인 가경재(hardener)인데, 특히 Mo은 연성을 적게 감소시키므로 더욱 좋다. 그 밖의 성분으로 철(Fe), 동(Cu) 및 베릴륨(Be) 등도 소량으로 가경재 구실을 한다. 또 망간(Mn)과 규소(Si)도 가경재이지만, 현재에는 용융 중 다른 성분의 산화를 방지하기 위한 산화방지제로 작용한다. 그러나 일반적으로 이러한 탈산제(deoxidizer)는 코발트를 주성분으로 하는 합금에 있어서 취약성을 크게 할 수 있다.

붕소(B)는 탈산제와 가경재로 작용하지만 니켈-크롬(Ni-Cr)계 합금의 연성을 감소시키고 경도를 증가시키며, 응고 온도를 낮추어 줌으로써 용해 범위를 넓혀 준다. 니켈을 크롬대신 사용하면, 탈산제인 망간(Mn), 규소(Si) 및 베릴륨(Be)의 함유량을 높일 수 있으며, 규소

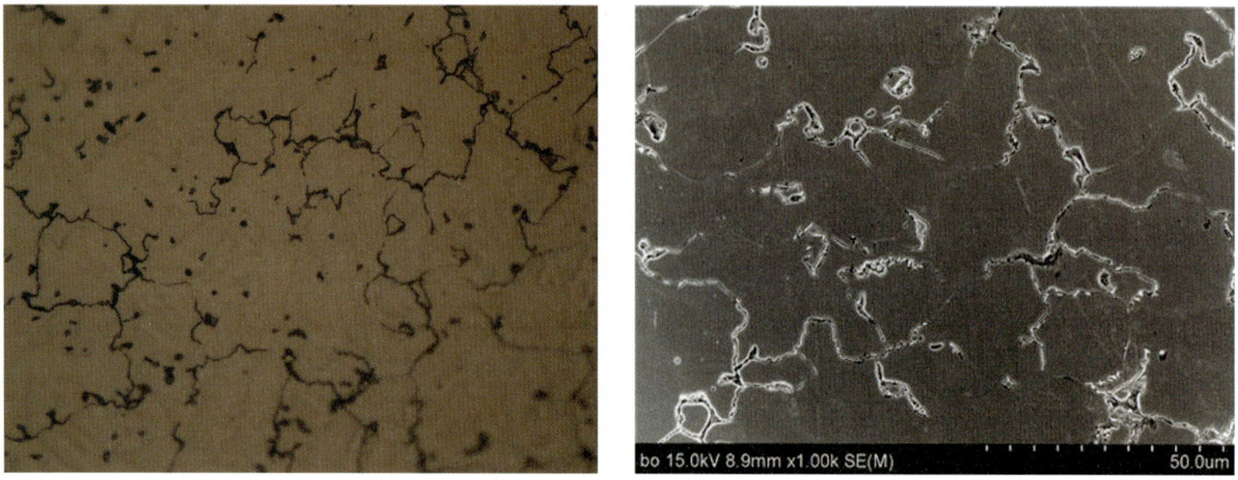

(a) 광학현미경 (b) 전자현미경 사진

그림 10-5. 치과주조용 코발트-크롬(Co-Cr)계 합금의 미세구조 사진(탄화물이 결장립 경계를 따라 분포되어 있다)

의 함유량을 3.5%까지 높이면 니켈-크롬계 합금의 연성을 증가시킬 수 있다. 그 밖에도 알루미늄(Al)은 니켈이 주성분인 합금에 첨가되어 금속간 화합물(Ni_3Al)을 형성하여 합금의 경화를 촉진한다.

모든 성분 가운데 탄소(C)는 가장 까다로운 것으로 함유량을 약간만 변화시켜도 합금의 강도, 경도 및 연성에 영향을 준다. 탄소는 다른 금속 성분들을 탄화시키는데, 금속 탄화물(MC, Metal Carbide)은 합금의 강도를 결정짓는 매우 중요한 요인이지만, 너무 많은 양이 사용되었을 경우 합금의 심한 취약성을 야기할 수 있다. 따라서 주조시에 합금 안의 탄소량을 조절하는 것은 매우 중요하다. 탄소량을 조절한다는 것은 제조업자나 치과기공사 모두에게 어려운 일이다.

예를 들어 합금의 용융시 탄화를 일으키기 쉬운 산소·아세틸렌 불꽃(oxyacetylene)이나 carbon arc를 사용할 경우에는 용융 금속에 탄소가 유입될 수 있다. 따라서 이런 성분들의 적은 변화는 합금의 물리적 성질의 변화를 초래하는 주요인이 될 수 있다. 그림 10-5는 코발트-크롬계 합금의 현미경적 구조로 결정립 경계(grain boundary)를 따라 탄화물(carbide)이 분포되어 있다.

3) 물리적 성질

코발트-크롬(Co-Cr)계 합금과 니켈-크롬(Ni-Cr)계 합금 그리고 Type IV 금합금의 물리적 성질은 표 10-3과 같다. Co-Cr계나 Ni-Cr계 등의 합금은 금합금에 비해 강도나 경도는 높지만 연성이 비교적 낮아 국소의치 금속 구조물로 사용될 때 큰 단점으로 지적되고 있다.

이런 단점은 특히 코발트(Co)가 주성분인 합금에 있어 주조시 합금의 용해 온도를 상승시켜 줌으로써 해소시킬 수 있지만, 이 경우에는 주조체의 표면이 거칠어지는 단점이 있으므로 주의를 기울여야 한다. 니켈(Ni)이 주성분인 합금은 870~1,200℃에서 15분 동안 열처리하면 연성이 현저히 증가되고 항복 인장강도는 약 50% 정도 감소되지만, 코발트(Co)가 주성분인 합금은 동일한 열처리를 하여도 이러한 성질들이 크게 변하지 않는다.

일반적으로 이러한 합금들이 가장 바람직한 기계적 성질을 지니려면 주조체를 앞에서와 같은 방법으로 열처리하는 것보다 주조 후 그대로 방치하여 냉각시키는 것이 좋다. 또 합금 성분들의 산화를 방지하기 위해서는 비산화성 분위기에서 가장 높은 온도로 주조하는 것이 좋다.

코발트-크롬(Co-Cr)계 합금의 융점은 Type IV 금합금의 융점(최소 870℃)보다 훨씬 높다. 따라서 합금의 융점에 따라 고온 용융 합금(Type I, high melting al-

표 10-3. 국소의치 금속구조물에 사용하는 치과 주조용 합금의 기계적 성질

합금의 종류	항복 강도 Mpa (psi×10³)	인장강도 Mpa (psi×10³)	연신율 %	경도 VHN	탄성계수 Mpa×10³ (psi×10⁶)
A(Co-Cr)*	710 (103)	870 (126)	1.6	432	223.5 (32.4)
B(Ni-Cr)*	690 (100)	800 (116)	3.8	300	182 (26.4)
C(Co-Cr-Ni)*	470 (68)	685 (99)	8	264	198 (28.7)
D(Fe-Cr)*	703 (102)	841 (122)	9	309	202 (29.3)
Type IV gold alloy**	493 (71.5)	776 (112.5)	7	264	90 (13)

* 주조 후 매몰재를 방치 냉각시킴. ** 시효 경화된 합금.
A,B,C and D From Morris, Asgar, Rowe, and Nasjleti: J Prosthet Dent 41:388, 1979.

loy)은 액상 온도가 1,300℃보다 높으며 저온 용융 합금(Type II, low melting alloy)의 최대 융점은 1,300℃로 분류하였다. 통상적으로 코발트-크롬(Co-Cr)계 합금은 융점이 높으므로 gas-air flame로는 녹일 수 없고, 통상적으로 산소 · 아세틸렌 등의 혼합 gas를 사용한다. 또 이러한 gas 이외에도 합금의 용융시 고주파 유도, 아크, 전기 저항 등의 전원을 이용하기도 한다.

이 합금을 용융할 때 산소 · 아세틸렌의 불꽃을 이용하면 합금의 탄화를 야기하여 합금의 미세 구조뿐만 아니라, 경도와 항복 강도가 증가하며 연성이 감소되는 등의 기계적 성질의 변화를 초래할 수 있다. 그러므로 이러한 비귀금속을 산소 · 아세틸렌의 불꽃으로 녹일 때에는 두 가지 gas의 혼합 비율, flame의 길이, 그리고 합금과 torch 끝과의 거리 등을 잘 지켜야 한다.

Co-Cr계 합금의 비중은 8~9 g/㎤ 사이로 금합금의 1/2 보다 작으므로 상악의 국소의치나 총의치 보철물일 경우에는 유리할 수도 있다. 이 합금은 대부분의 금합금보다 딱딱하여 연마, 절단 등이 어려우므로, 이러한 작업을 할 때에는 고속의 연마 기구가 필요하다.

치과용 stellite 합금의 연신율은 시효 경화된 Type IV 금합금과 비슷하며, 최소한의 연신율은 1.5%이다. 또 이 합금의 탄성계수는 Type IV 금합금의 약 2배 정도인데, Ni-Cr계 합금이 Co-Cr계 합금보다는 다소 낮다. 결국 stelite로 만든 치과보철물은 금합금으로 만든 보철물보다는 단단하지만, 실제적으로 두께와 무게를 줄일 수 있는 장점이 있고, 아울러 클래스프(clasp)에 있어서 유지부(retentive arm)의 언더컷(undercut) 양을 줄일 수 있다.

4) 주조 수축

국소의치 및 총의치용 Co-Cr(stellite)계 합금은 귀금속 합금과 마찬가지로 응고 중 수축을 일으킨다. Co-Cr계 합금은 융점이 높으므로 주조 수축 역시 금합금 보다 큰데, 주조 수축량은 합금의 제품별로 다르긴 하지만 대략 Co-Cr계 합금이 약 2.3%, 그리고 Ni-Cr계 합금이 약 2.0% 정도가 된다.

5) 매몰재

이 합금의 주조를 위해 사용되는 매몰재는 합금의 융점이 높아 고온에 견디어야 하므로 금합금 주조용 매몰재와는 매몰재의 성분 중 결합재가 다르다. 이 매몰재의 내열재(내화재)는 석영이나 크리스토발석(cristobalite)이며, 이 두 가지 이산화규소의 동소체는 전이 온도에서 팽창하므로 석고 결합 매몰재와 마찬가지로 주조 수축을

보상한다. Stellite 합금 주조용 매몰재의 종류는 다음과 같다.

첫째, 석고 결합 매몰재(gypsum-bonded investment)

다른 매몰재와 마찬가지로 이 매몰재는 결합재로서 경석고 반수석고(α-hemihydrate)를 사용하며, 특히 융점이 충분히 낮은 합금의 주조에 쓰인다. 그러나 석고 결합재를 사용하였을 경우에는 용융된 stellite 합금이 주형의 벽과 접촉되었을 때 매몰재의 파절에 따른 이산화황(SO_2) gas의 발생으로 주조체가 오염되기 쉽다. 따라서 융점이 낮은 stellite 합금의 주조를 위해 사용되는 석고 결합 매몰재에는 수산염(oxalate)을 첨가하여 이러한 결합을 최소화시킨다. 즉 수산염이 석고 결합 매몰재에 첨가되면 가열 중 수산염이 분해되어 주형 안에 이산화탄소(CO_2)를 방출하므로, 용융 금속을 SO_2 gas의 오염으로부터 보호한다. 표 11-1에 있는 합금 B의 제조업자는 주조용으로 이러한 석고 결합 매몰재의 사용을 권장한다. 통상적으로 이 매몰재를 사용하였을 경우 용융 금속과 주형의 온도를 조심스럽게 조절하면 상당히 만족할 만한 결과를 얻을 수 있다고 한다. 그러나 용융 금속의 온도를 지시 온도보다 150℃ 정도 초과시켰을 경우에는 특히 주조체의 두꺼운 부분에서 매몰재가 분해되므로 합금의 유황 오염과 표면 조잡이 나타날 수 있다.

둘째, 인산염 결합 매몰재(phosphate-bonded investment)

이 매몰재는 앞에서 살펴보았듯이 탄소가 없는 매몰재로, 혼합 시 대개 물 대신 전용액인 특수액(special liquid)를 사용하는데, 전용액을 사용하였을 때 최대한 2% 이상의 선팽창을 얻을 수 있다. 인산염 결합 매몰재는 결합재의 내열성이 높으므로 소환 온도를 석고 결합 매몰재 이상으로 높일 수 있다. 이 매몰재의 바람직한 소환 온도의 범위는 732~982℃이며 소환 시간은 주형의 크기와 수 등에 따라 다르다. 그러나 인산염 결합 매몰재를 소환할 때 특히 주의할 점은 주조하기 적당한 매몰재의 소환 온도에서 적어도 1시간 이상 유지시켜 주어야 한다는 점이다.

셋째, 규산염 결합 매몰재(Ethyl silicate-bonded investment)

규산염(또는 규산에틸) 결합 매몰재의 성분 가운데 결합재는 silica gel로 가열하면 이산화규소인 크리스토발석으로 되돌아간다. 이 매몰재는 그림 10-6과 같이 경화 후 처음에는 습윤 수축(green shrinkage)되었다가 가열에 따라 팽창하지만 1,000℃ 정도 이상에서는 오히려 수축한다. 그러나 일반적으로 stellite 합금의 주조를 위해, 주형의 온도는 1,000℃ 이상으로 가열하지 않으므로 stellite 합금의 주조에 있어 문제를 초래하지는

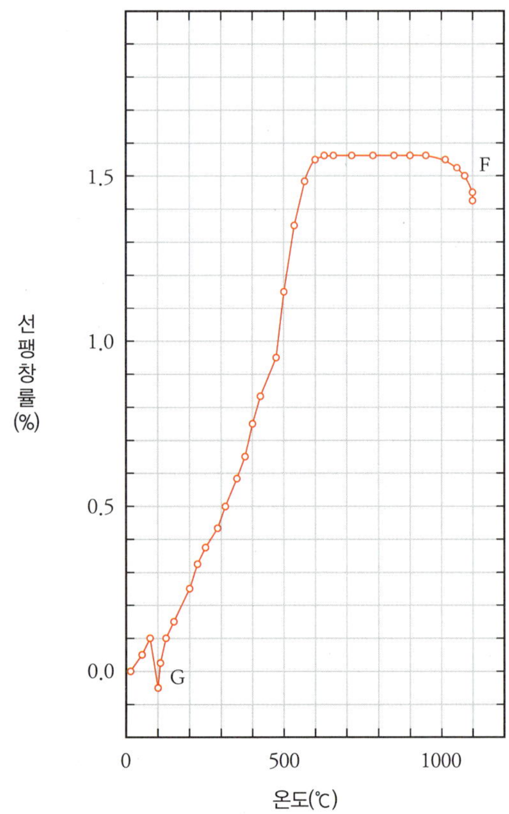

그림 10-6. 이산화규소 결합 매몰재의 열팽창 곡선. 점 G에서는 매몰재의 습윤 수축(green shrinkage)을 일으키며, 점 F에서는 소성 수축(firing shrinkage)을 일으킨다.(Earnshaw, Br Dent J, Aug. 7, 1956)

않는다. 이산화규소 결합 매몰재의 열팽창은 다른 매몰재와 마찬가지로 이산화규소 충전재의 양, 입자 크기 및 종류에 따라 다르다. 이산화규소 결합 매몰재는 인산염 결합 매몰재보다 내열성이 좋으므로 보다 높은 온도로 소환할 수 있다.

6) 기공 제작 과정

국소의치나 총의치 금속 구조물을 stellite 합금으로 제작할 경우 조각, 주입선 설치, 매몰 및 주조 등의 일반적인 과정은 금합금과 거의 동일하지만, 몇 가지 물리적인 성질들은 금합금과 다르므로 제작 과정에 변화를 주어야 한다.

즉 stellite 합금을 이용한 기공 과정에 있어서는 매몰재의 종류, 소환 온도, 주조 온도, 합금의 용융 방법 등에 변화를 주어야 한다. 그리고 또 주조 후 매몰재의 제거와 청소를 위해 주조체에 부착된 매몰재 제거는 모래분사(sand blasting)를 이용하고, 주조체의 최종 연마 전에는 산용액에서 전기 연마를 실시하여야 한다. 그림 10-7은 Co을 주성분으로 하는 합금으로 주조하여 만든 국소의치 보철물이다.

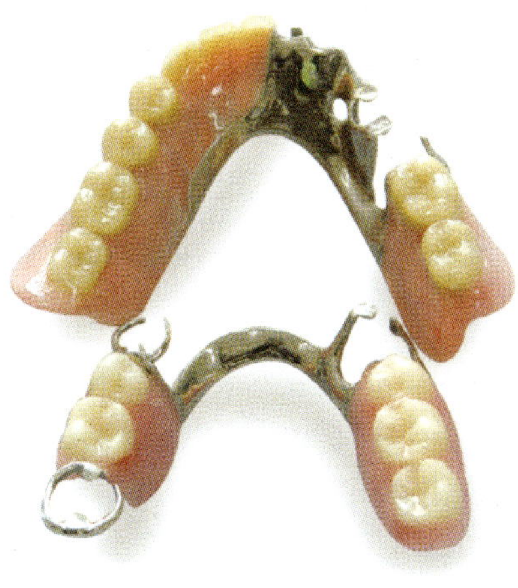

그림 10-7. 치과주조용 코발트-크롬(Co-Cr)계 합금으로 제작한 국소의치 보철물

10.3. 작은 주조체나 관교의치용 비귀금속 합금

가철성 보철물인 국소의치나 총의치의 금속 구조물 제작에 있어 비귀금속 합금을 이용하여 훌륭한 결과를 얻음에 따라 이 합금을 작은 주조체의 제작에도 이용해 보려는 의도가 생겨났다. 그러나 1970년도까지는 이 분야에 대한 연구 활동이 활발하지 못하다가, 그 후 귀금속의 가격이 폭등함에 따라 귀금속 합금의 대용품 개발이 촉진되었다. 그리하여 금합금의 대용품으로 Co-Cr-Ni계 합금이 최초로 개발되었다.

고정성 보철물은 금속 도재용 합금이나 그 외의 대부분의 합금으로 제작되지만, 오늘날 금속 도재용 비귀금속 합금에 대한 관심이 높으므로 이 방면에 중점을 두어 살펴보겠다.

금속 도재용 합금은 도재와의 적절한 관계 유지가 중요한데, 금속 도재용 비귀금속 합금의 주성분은 표 10-4와 같이 니켈(Ni)과 크롬(Cr)이며, Ni의 양은 70~80%, Cr의 양은 13~20% 정도로 유지해야 하며, Cr은 부식에 대한 저항성을 높여 주는 역할을 한다.

금속 도재용 비귀금속 합금으로는 이러한 Ni-Cr계 이외에도 Co-Cr계와 Fe-Cr계 합금이 있다. 국소의치용

표 10-4. 작은 주조체용의 비귀금속 합금의 조성

원소	A	B	C	D	E	F
Ni	80.75	79.67	78.51	68.96	80.86	68.75
Cr	12.58	13.24	19.47	16.54	11.93	19.57
Fe	0.34	0.11	0.43	0.37	0.20	0.38
Al	3.42	3.87	0.21	4.15	2.95	-
Mo	1.53	1.52	-	5.10	1.87	4.22
Si	0.29	0.30	1.10	0.83	0.18	2.72
Be	0.57	0.65	-	-	1.55	-
Cu	0.15	-	-	-	0.13	1.54
Mn	0.13	0.12	-	3.05	0.14	1.24
Co	-	-	-	0.42	-	-
Sn	-	-	-	-	-	1.25

Physical and Mechanical Properties of Gold and Base Metal Alloys, J.P.Moffa, Alternatives to Gold Alloys in Dentistry, DHEW Publication No.(NIH) 77-1227.

비귀금속 합금과 마찬가지로 이 합금들은 고온에서 녹으므로 고온용 매몰재인 인산염 또는 규산염 결합 매몰재를 사용하는 것이 좋다.

또 주조를 하기 위해 합금을 녹일 때에도 역시 고온을 이용해야 한다. 그리고 보다 중요한 것은 높은 온도 때문에 생기는 큰 주조 수축을 보상해 주어야 한다는 점이다.

10.4. 스테인리스 강

탄소강(carbon steel)에 12~30% 크롬(Cr)과 0~8% 니켈(Ni)이 첨가된 철 합금강을 부식과 변색에 강하다고 하여 스테인리스 강(stainless steel)이라 부른다. 이 합금의 변색과 부식에 대한 저항성은 Cr_2O_3 층인 크롬(Cr) 부동태 피막이 형성되기 때문이다.

스테인리스 강은 치과 분야에서 치과기공사들이 직접 주조하여 쓰는 치과 주조용 합금이 아니다. 대부분 스테인리스 강을 인발하여 철사 형태의 다양한 두께를 가진 선재(wire)로 가철성 교정장치의 유지장치(retainer) 재료로 사용하거나, 구강 교정용 선재로 wire bending 할 때 주로 사용한다. 또한 치과 의료용 기구인 치근부 파일, 리머(remers), 조각도, 플라이어, 기성 금관, 임플란트 등으로 제조하여 공급하고 있다.

1) 조성

표 10-5에서 보면 스테인리스 강은 크롬(Cr), 니켈(Ni) 및 탄소(C)의 첨가량에 따라 체심입방격자(BCC) 결정 구조를 갖는 페라이트계(ferrite), 체심정방격자(BCT) 결정 구조를 갖는 마르텐사이트(martensite)계 및 면심입방격자(FCC) 결정 구조를 갖는 오스테나이트(Austensite)계 스테인리스 강으로 분류되며 용도에 따라 사용되고 있다.

페라이트계 스테인리스 강(ferritic stainless steel)은 비용은 저렴하고 부식 저항성이 좋지만 높은 강도가 요구되지 않는 기구나 장치의 부품 소재에 적용한다. 열처리에 의해 경화되지 않고 쉽게 가공 경화되지 않는 특징을 갖는 스테인리스 강이다.

마르텐사이트계 스테인리스 강(martensitic stainless steel)은 페라이트계 스테인리스 강과 비슷하지만 열처리를 하여 강도와 경도를 향상시킬 수 있기 때문에 수술 및 절삭 기구의 재료로 쓰인다.

위의 페라이트 및 마르텐사이트 스테인리스 강은 공업용으로는 많이 사용되지만 치과 의료용 소재로는 많이 사용하지 않는다.

이 세 가지 유형중 가장 부식 저항성이 좋은 합금인 오스테나이트계 스테인리스 강은 교정용 선재, 근관용 기구, 소아치과 크라운용으로 사용되고 있다. 특히 18-8 스테인리스 강(Cr 18%, Ni 8% 첨가된)은 치과 교정용 선재와 밴드용 합금으로 사용되고 있으며, 또한 오스테나이트계 스테인리스 강 중 316L 형(극저탄소)은 철(Fe)에 12~18% 크롬(Cr), 10~14% 니켈(Ni), 2~3% 몰리브덴(Mo), 0.03% 이하 탄소(C)를 함유하여 임플란트 합금으로 많이 사용되고 있는 합금이다.

표 10-5. 스테인리스 강의 조성에 따른 분류

원소	결정구조	조성			
		Fe	Cr	Ni	C
페라이트계	BCC	bal.	11.5~27.0	0	최대 0.20
오스테나이트계	FCC	bal.	16.0~26.0	7.0~22.0	최대 0.25
마르텐사이트계	BCT	bal.	11.5~17.0	0~2.5	0.15~1.20

※ 그 외 Si, P, S, Mn, Ta, Nb, Mo 등이 소량 첨가된다.
※ 체심입방정계(BCT, Body Centered Tetragonal lattice)

표 10-6. 교정용 선재의 기계적 성질

합금	탄성계수	항복강도 (0.2% offset) GPa	최대인장강도	파괴없이 90° 냉간 굽힘 수
스테인리스 강	179	1.6	2.1	5
Co-Cr-Ni	184	1.4	1.7	8
Ni-Ti	41	0.43	1.5	2
β Ti	72	0.93	1.3	4

2) 부식 저항성

스테인리스 강의 주된 부식의 원인은 강의 표면에 약간의 탄소강 또는 유사한 금속이 혼입되어 있기 때문에 표면의 불균일은 변색 또는 부식의 잠재적인 원인이 되며, 심한 가공 경화는 타액과 같은 전해질이 있을 때 국소적인 양극 부위를 만들어 부식된다.

치과 교정용 wire로 사용하는 납착과 자가 납착 시 오스테나이트계 스테인리스 강을 400~900℃ 온도에서 가열하면 결정립 경계(결정입계)에 크롬-철 탄화물인 $(CrFe)_4C$가 석출되어 부식 저항성이 감소하게 된다.

이 온도에서 부식 저항성이 감소하는 예민화(sensitization) 문제를 최소화하기 위해 탄소 함량을 줄이거나, 냉간가공된 스테인리스 강을 이 온도 구간에서 가열하면 탄소(C)가 결정립내에 균일하게 분포되어 크롬-철 탄화물 생성을 감소시키거나 또한 니오븀(Nb), 티타늄(Ti) 및 탄탈늄(Ta) 등의 원소를 첨가하여 이 원소들이 탄화물을 결정립에 석출시켜 부식 저항성 감소를 방지할 수 있다. 이러한 처리를 오스테나이트계 스테인리스 강을 안정화(stabilization)시킨다고 한다.

3) 기계적 성질

표 10-6은 치과 교정용 선재(wire)로 사용되고 있는 합금의 기계적 성질을 정리하였다. 오스테나이트계 스테인리스 강이 코발트-크롬(Co-Cr)계나 티타늄 합금에 비해 탄성계수나 항복 강도 등이 우수하다. 스테인리스 강 재질인 교정용 선재에 있어서 교정력 발휘는 탄성계수와 항복 강도가 중요하며 냉간 굽힘의 상대적인 수는 교정용 선재의 복잡한 형태로 영구변형할 수 있는 성형성을 의미한다.

알아두기

1. 치과 주조용 비귀금속 합금의 종류
2. Cr-Co-Ni 합금의 장점 및 단점
3. Stainless steel과 stellite alloy의 차이점
4. Co-Cr 합금의 조성
5. Co-Cr 합금의 성분별 역할
6. Co-Cr 합금의 성분 가운데 탄소의 중요성
7. 니켈이나 크롬이 주성분인 합금의 열처리 효과의 영향
8. Co-Cr-Ni 합금의 용점에 따른 분류
9. Co-Cr-Ni 합금을 녹일 때 사용하는 기구
10. Stellite 합금의 적절한 삭제 · 연마 기구
11. Stellite 합금으로 국부 의치 금속 구조물을 제작할 때 기공 기술적인 주의점
12. Co-Cr 및 Ni-Cr 합금의 주조 수축량, 그 의미
13. Stellite 합금 주조용 매몰재의 종류별 특성 및 사용 시 주의점
14. 금속 · 도재용 비귀금속 합금의 성분 및 기공 조작 시 주의사항
15. 스테인리스 강의 종류별 특성

참고문헌

1. Paffenbarger GC, Caul HJ and Dickson G: Base metal alloys for oral restorations. J Am Dent Assoc 30:852, 1943.
2. Asgar K and Peyton FA: Effect of microstructure on the physical properties of cobalt-base alloys. J Dent Res 40:63, 1961.
3. Carter TJ and kidd JN: The precision casting of cobalt-chromium alloy. Br Dent J

4. Lewis AJ: Metallographic change and phase identification in a nickel base alloy upon fusion and casting. Aust Dent J 20:378, 1975.
5. Morris HF, Asgar K, Rowe AP, and Nasjleti CE: The influence of heat treatments on several types of base-metal removable partial denture alloys. J Prosthet Dent 41:388, 1979.
6. Stradman E: Influence of different types of acetylene-oxygen flames on the carbon content of a dental Co-Cr alloy. Odont Revy 27:223, 1976.
7. Strandman E: The influence of carbon content on the mechanical properties in a cast dental Co-Cr alloy. odont Revy 27:273, 1976.
8. Harcourt HJ, Riddibough M, and Osborne J: The Properties of nickel-chromium casting alloys containing boron and silicon. Br Dent J 129:419, 1970.
9. Earnshaw RG: The casting shrinkage of cobalt-chromium alloys. Aust Dent J 3:159, 1958.
10. Earnshaw RG: The Casting Shrinkage of Some Dental Cobalt-Chromium Alloys and Its Compensation by Investment Expansion. A thesis presented to the Victoria University of Manchester (England) for the degree of Doctor of Philosophy(1957).
11. Lewis AJ: Mould-reaction with gypsum bonded refractory investments. Aust Dent J 21: 172, 1976.
12. Earnshaw R: Investments for casting cobalt-chromium alloys. Br Dent J 108:389 and 429, 1960.
13. Dootz ER, Craig RC, and Peyton FA: Simplification of the chrome-cobalt partial denture casting procedure. J Prosthet Dent 17:464, 1967.
14. Mabie CP: Petrographic study of the refractory performance of high-fusing dental alloy investments: II. Silica-bonded investments. J Dent Res 52: 758, 1973.
15. Yong T, De Long B, Goodkind RJ et al: Leaching of Ni, Cr and Be ions from base metal alloys in an artificial oral environment, J Prosthet Dent 68:692, 1992.
16. Cheng TP, Tsai WT, Chern Lin JH: The ef ect of beryllium on the corrosion resistance of nickel-chromium dental alloys, J Mater Sci Mater Med, 1:211, 1990.
17. Vallittu PK, Kokkonen M: Deflection fatigue of cobalt-chromium, titanium, and gold alloy cast denture clasps, J Prosthet Dent 74:412, 1995.
18. Bumgardner JD, Lucas LC: Surface analysis of nickel-chromium dental alloys, Dent Mater 9:252, 1993.

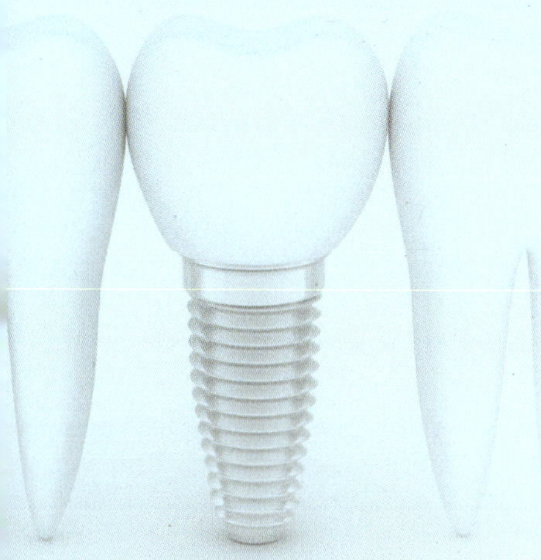

Chapter 11

주조용 매몰재 (Casting investments)

유진호(마산대학교)

핵심 용어

- **소환(burn out)** 매몰된 납형 또는 레진 패턴의 제거를 위해 내화성의 주형을 가열하는 과정
- **내열재(refractory material)** 합금의 주조 과정에서 내열성과 열팽창 등을 부여하기 위해 사용된 매몰재의 구성 성분
- **결합재(binder)** 매몰재의 응집력을 부여하고 물리적 성질을 개선하기 위해 첨가하는 매몰재의 구성 성분
- **석고 결합 매몰재(gypsum bonded investment)** 통상적인 금합금 주조 시 사용되며 결합재가 석고인 매몰재
- **인산염 결합 매몰재(phosphate bonded investment)** 고온용융 귀금속이나 비귀금속 주조 시 사용되며 결합재가 인산염인 매몰재
- **규산염 결합 매몰재(silicate bonded investment)** 비귀금속 주조 시 사용되며 결합재가 규산염 또는 에틸 규산염(ethyl silicate)인 매몰재
- **납착용 매몰재(soldering investment)** 보철물이 납착될 때 납착되어야 할 부위들을 제외한 나머지 부분들을 감싸는 매몰재

핵심 내용

제11장에서 학습해야 할 중요한 내용은 매몰재의 요구조건과 매몰재의 종류, 석고 결합 매몰재의 조성, 경화 시간, 경화 팽창, 흡수성 경화 팽창, 열팽창, 열수축, 강도, 분말도, 다공성 및 기술적 고찰, 인산염 결합 매몰재의 조성, 경화반응, 경화팽창과 열팽창 및 작업 시간과 경화 시간, 규산염 결합 매몰재의 경화반응과 팽창, 그리고 납착용 매몰재와 전부 도재 수복물 제작용 매몰재의 종류와 성질 등이다.

11.1. 매몰재 개요

금속 인레이, 온레이, 관 및 교의치, 가철성 국소의치 금속구조물을 제작하기 위해 사용되는 기본적인 기공 방법은 주형(mold)의 빈 공간 안으로 용융된 금속을 압력 하에서, 또는 압력과 진공 하에서 원심력에 의해 주조하는 것이다. 주형은 소환(burn out)과정에 의해 왁스로 된 원형 또는 수지로 된 원형(이하 '납형'으로 통일함)을 제거함으로써 생성된다. 용융된 금속이 주형으로 가는 통로를 제공하기 위해 납형(wax pattern)에는 왁스(또는 플라스틱, 금속 등)로 된 주입선(sprue)을 부착한다. 주입선은 내화성 매몰재 주형 안의 통로가 되며, 여기를 통해 용융된 금속이 흘러 들어가게 된다. 구강 내에 삭세 형성된 치아 위에서 직접적으로 또는 치아의 복제물인 치형 위에서 간접적으로 납형을 만든 다음 주입선을 부착하고, 이 주입선의 나머지 한쪽을 원추대(sprue former base)에 부착한 다음 매몰을 실시한다. 이와 같은 방법으로 금속 주조체를 제작하는 방법을 왁스소환법(lost-wax process)이라고 하는데, 원추대에 부착한 납형을 주조링 안에 위치시키고 주조링의 내부를 내화재로 채우는 과정을 매몰(investing)이라고 하며, 이때 사용되는 재료를 매몰재(investment)라고 한다.

이 장에서는 관 및 교의치 또는 도재 보철물용 코핑과 같은 소형의 주조체 및 국소의치 금속 구조물의 제작을 위해 사용되는 매몰재에 대해 다루고자 한다.

11.2. 매몰재의 요구조건

첫째, 조작이 쉬워야 한다. 매몰재는 혼합과 반죽이 쉽고 납형에 쉽게 도포 되어야 할뿐만 아니라, 비교적 짧은 시간 안에 경화되어야 한다.

둘째, 충분한 강도를 가져야 한다. 취급이 용이하고 용융된 합금의 주조압을 견딜 수 있도록 고온에서 충분한 강도를 지녀야 한다. 고온에서 주형의 내면이 파괴되어서는 안 된다.

셋째, 고온에서 안정성이 있어야 한다. 매몰재가 고온에서 분해되어서는 안 된다. 매몰재의 분해로 발생하는 가스는 합금의 표면을 오염시키게 된다.

넷째, 충분히 팽창되어야 한다. 주조 과정 중 일어나는 납형과 합금의 수축을 보상하기 위해 충분한 팽창이 일어나야 한다.

다섯째, 바람직한 주조온도를 가져야 한다. 온도에 대한 열챙창곡선은 주조온도의 범위에서 열팽창의 안정상태가 유지되어야 한다.

여섯째, 적절한 다공성이 있어야 한다. 소환과 주조하는 동안 주형 내의 공기나 가스가 배출될 수 있도록 적절한 다공성이 있어야 한다.

일곱째, 활택한 표면을 제공해야 한다. 주조체의 변연과 세밀한 부분까지 재현이 가능하도록 입자가 고와야 한다.

여덟째, 매몰재의 제거가 쉬워야 한다. 주조 후 주조체의 표면으로부터 매몰재가 쉽게 제거되어야 하며, 주조체와 화학적으로 반응하지 않아야 한다.

아홉째, 가격이 저렴해야 한다.

위에 서술한 요구조건들은 이상적인 매몰재의 요구조건이다. 그러나 이러한 조건을 완전하게 만족시키는 매몰재는 없다. 그럼에도 불구하고 제조회사에서 조성 성분들의 적절한 배합을 통해 이러한 조건들을 만족시킬 수 있는 매몰재를 개발할 수 있으며, 앞서 서술한 요구조건들은 주조용 매몰재의 사용과 특성을 고려하는 데 있어 가장 중요한 내용이라고 할 수 있다.

11.3. 매몰재의 조성

일반적으로 매몰재는 내화재(내열재 refractory material), 결합재(binder material), 그리고 기타 화학물질(other chemicals)의 세 가지 유형이 혼합된 것이다.

1) 내화재

내화재는 고온에서 견딜 수 있는 내열성과 팽창성을 부여하는 재료로 이산화규소(실리카 silica, SiO_2)의 동소체인 석영(quartz), 인규석(tridymite), 크리스토발라이트(cristobalite) 또는 이들의 혼합물이 주로 사용된다. 내화재는 금합금이나 고온용융합금의 주조를 위한 모든 치과용 매몰재 안에 함유되어 있다.

2) 결합재

내화재 자체만으로는 응집된 고형물이 형성되지 않기 때문에 어떤 종류의 결합재가 필요하다. 치과 주조용 금합금에 사용되는 매몰재의 일반적인 결합재는 황산칼슘 반수화물($CaSO_4 \cdot 1/2H_2O$)이다. 인산염(phosphate), 규산염 또는 규산에틸(ethyl silicate) 및 기타 유사한 재료들이 고온 주조용 매몰재를 위한 결합재 역할을 한다. 고온 주조용 매몰재는 고온 주조용 합금을 위한 매몰재와 관련하여 나중에 설명할 것이다.

3) 기타 화학물질

일반적으로 내화재와 결합재만으로 매몰재에 요구되는 모든 바람직한 성질들을 제공하는 것은 충분하지 않다. 염화나트륨, 붕산, 황산칼륨, 흑연, 구리 분말 또는 산화마그네슘과 같은 다른 화학물질들이 매몰재의 다양한 물리적 특성을 조절하기 위해 소량으로 첨가되는 경우가 종종 있다. 예를 들어, 소량의 염화물이나 붕산은 황산칼슘에 의해 결합되는 매몰재의 열팽창을 향상시키는 역할을 한다.

11.4. 매몰재의 종류

매몰재의 성분 중 내화재인 실리카(silica, SiO_2)는 모든 매몰재에 함유되어 있는 주성분이기 때문에 결합재로 어떠한 물질이 사용되는가에 따라 분류할 수 있다. 사용하는 결합재의 종류에 따라 석고 결합 매몰재(석고계 주조용 매몰재), 인산염 결합 매몰재(인산염계 주조용 매몰재), 규산염 결합 매몰재(실리케이트계 주조용 매몰재)로 구분할 수 있다. 또한 사용목적이나 소환방법에 따라서도 분류할 수 있다.

일반적으로 소형의 주조체나 금합금 국소의치 금속 구조물의 주조를 위해서는 주로 두 가지 형태의 매몰재-석고 결합 매몰재(gypsum-bonded investment)와 인산염 결합 매몰재(phosphate-bonded investment)-가 사용되는데, 매몰재의 선택은 합금의 용융범위와 술자의 선호도에 따라 이루어진다. 석고가 결합재로 사용되는 매몰재는 금합금 인레이, 온레이, 관 및 교의치용으로 전통적으로 사용되어 왔다. 인산염이 결합재로 사용되는 매몰재는 융점이 높은 귀금속 합금이나 비귀금속 합금으로 금속-도재 보철물용 구조물이나 코핑을 제작하기 위해 개발되었다. 또한 인산염 결합 매몰재는 가압성형도재(pressable ceramic)로 치관 보철물을 제작할 때와 내화성 치형(refractory die) 제작에도 사용될 수 있다. 두 가지 이외에 세 번째 종류의 매몰재는 규산염 결합 매몰재(에틸 규산염 매몰재, ethyl silicate-bonded investment)인데, 주로 코발트나 니켈이 주성분이 되는 비귀금속 합금으로 가철성 국소의치를 주조하는 데 사용된다.

이상과 같은 설명으로 볼 때 치과용 매몰재는 조성에 따라 석고 결합 매몰재, 인산염 결합 매몰재, 규산염 결합 매몰재로 구분할 수 있으며, 용도에 따라서는 저온주조용, 고온주조용, 내화성 치형제작용, 납착용 매몰재로 구분할 수 있을 것이다.

한국산업표준 KS P ISO 15912:2014(치과-매몰재 및 내화성 다이재료)에서는 다음과 같이 네 가지 유형으로 분류하고 있다.

- 제1형: 인레이, 크라운 및 다른 고정성 수복물 제작용
- 제2형: 총의치 및 국소의치 또는 다른 가철성 장치물 제작용
- 제3형: 납착과정에서 사용되는 주조체 제작용
- 제4형: 내화성 다이 제작용

11.5. 석고 결합 매몰재

미국국립표준협회/미국치과의사협회 규격 제126호(ANSI/ADA 126-2015)와 국제표준화기구 15912(ISO 15912)는 석고 결합 주조용 매몰재를 금합금으로 치과 보철물 주조를 위해 사용하는 매몰재로 규정하고 있으며 두 가지 유형을 제시하고 있다.

Type I(I형): 인레이 및 관교의치 주조용

Type II(II형): 총의치 및 가철성 국소의치 금속상 주조용

석고 결합 매몰재는 700℃ 이상에서는 결합재로 사용된 황산칼슘($CaSO_4$)의 열분해로 이산화황(SO_2) 가스가 발생하여 주조체를 취약하게 만든다. 따라서 비교적 융점이 낮고 소환온도가 700℃인 금합금의 주조에 사용하고, 융점이 높은 귀금속이나 비귀금속 합금의 주조에는 사용하지 않는다.

1) 조성

통상적인 금합금의 주조에 사용되는 석고 결합 매몰재의 주성분은 이산화규소(silica, SiO_2)의 동소체인 석영(quartz)이나 크리스토발라이트(cristobalite)가 65~75%를 차지하고 있으며, 결합재인 반수석고(hemihydrate of gypsum, $CaSO_4 \cdot 1/2H_2O$)가 25~35%, 그리고 기타 화학조절제가 5% 이내로 구성되어 있다.

반수석고로는 강도가 높은 α-반수석고를 사용한다. 이 α-반수석고는 결합재(binder)로서 매몰재의 각 성분들을 결합시키고 단단하게 하는 역할을 한다. 그러므로 석고 결합 매몰재의 강도는 결합재의 함유량에 좌우된다.

(1) 석고(Gypsum, $CaSO_4 \cdot 1/2H_2O$)

α-반수석고는 융점이 1,000℃ 이하인 주조용 합금에 사용되는 매몰재를 위한 결합재이다. α-반수석고를 너무 높은 온도까지 가열하였을 경우에는 심하게 수축하거나 때로는 파절될 수 있다.

석고 제품을 가열하면 이수석고의 건조가 진행되고 105℃ 이상에서 무수석고로 전환되는데 200~400℃ 사이에서 습기가 제거된 후에 수축되었다가 400~700℃ 사이에서는 약간 팽창된 다음 큰 수축이 일어난다(그림 11-1).

나중에 일어나는 이 수축은 대개 석고의 분해와 이산화황(SO_2) 같은 유황가스의 발생 때문이다. 석고가 분해되면 수축뿐만 아니라 금합금의 성분 중 은이나 동과 같은 성분이 유황과 결합하여 금합금 주조체가 오염된다. 그러므로 석고 결합 매몰재를 700℃ 이상 가열해서는 안된다. 그리고 특히 탄소가 함유되어 있는 석고 결합 매몰재를 가열할 경우에는 보다 정확하고 오염되지 않은 주조체를 얻을 수 있도록 소환 온도를 650℃ 이상으로 하지 않아야 한다.

(2) 이산화규소(silica, SiO_2)

이산화규소는 매몰재를 가열할 때 내화성을 부여하고

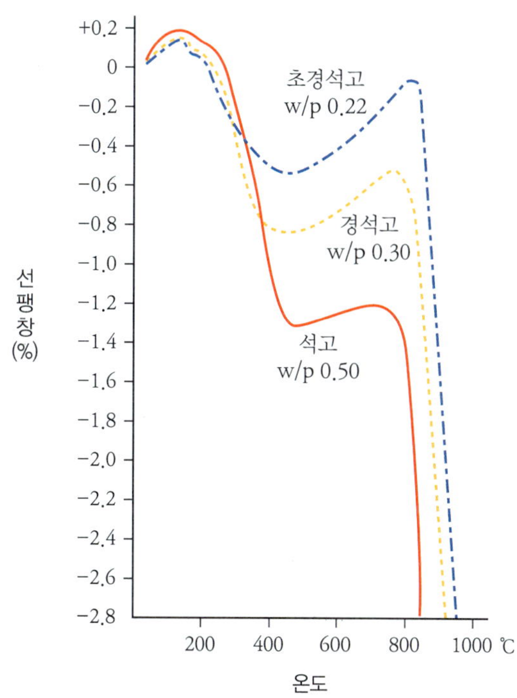

그림 11-1. 석고, 경석고, 초경석고가 가열될 때 나타나는 크기의 변화(Whip-Mix Corp.)

열팽창을 조절하기 위해 첨가된다. 일반적으로 납형은 가열에 의해 주형으로부터 제거된다. 매몰재 주형을 가열하는 동안 금합금의 주조수축을 부분적으로 또는 전체적으로 보상하기 위한 매몰재의 열팽창이 기대된다. 경화된 매몰재를 가열하면 석고성분은 수축하지만 매몰재에 적절한 이산화규소의 동소체가 사용된다면 가열하는 동안 석고의 수축은 상쇄되고 오히려 팽창이 일어나게 된다.

이산화규소는 적어도 네 가지 동소체(allotrope)인 석영(quartz), 인규석(tridymite), 크리스토발라이트(cristobalite), 그리고 용융석영(fused quartz)이 있는데, 이 가운데 특히 치과분야와 관계가 깊은 것은 석영과 크리스토발라이트이다.

석영, 인규석 및 크리스토발라이트를 가열하면 결정형태가 전이온도에서 특이하게 변한다. 예를 들면 석영을 575℃까지 가열하면 'low' form(저온 안정상)인 α-석영이 'high' form(고온 안정상)인 β-석영으로 변하고, 같은 방법으로 크리스토발라이트는 200℃~270℃ 사이에서 'low' form인 α-크리스토발라이트가 'high' form인 β-크리스토발라이트로 유사한 전이가 일어난다(그림 11-2). 그리고 인규석은 117℃와 163℃에서 두 개의 변화가 따로 일어나는데 β-form은 전이온도 이상에서만 안정적이고, α-form으로의 전이는 냉각 시 일어난다. 이러한 변화는 특별한 온도에서 즉시 일어나기 보다는 일정한 온도범위에서 일어난다.

이와 같이 α-form에서 β-form으로 변화에 따른 밀도의 감소는 선팽창의 급격한 증가에 의해 부피의 증가를 가져온다(그림 11-2). 그러므로 그림 11-1에서와 같은 석고의 수축은 한 가지 또는 그 이상의 이산화규소를 함유함에 따라 보상할 수 있다.

그러나 용융석영은 무정형이고 유리 같은 성질을 지니므로 융점 이하의 온도에서는 전이되지 않고 열팽창량이 매우 적으므로 치과용 매몰재에 이용되지 않는다.

또한 인규석은 더 이상 크리스토발라이트의 혼합물로 사용하지 않으며, 석영, 크리스토발라이트 또는 이 두 가지의 혼합물이 치과용 매몰재의 성분으로 이용된다. 이산화규소의 이 두 가지 종류가 기본적으로 사용되므로 치과용 매몰재는 석영계 매몰재(quartz investment)와 크리스토발라이트계 매몰재(cristobalite investment)로 분류되기도 한다.

(3) 조절제(modifiers)

석고 결합 매몰재의 성분으로는 반수석고, 이산화규소 이외에도 조절제, 색제 및 탄소나 분말상의 동과 같은 환원제(reducing agent)가 포함되어 있다. 환원제는 금합금을 주조할 때 주형 안에 비산화성 환경을 제

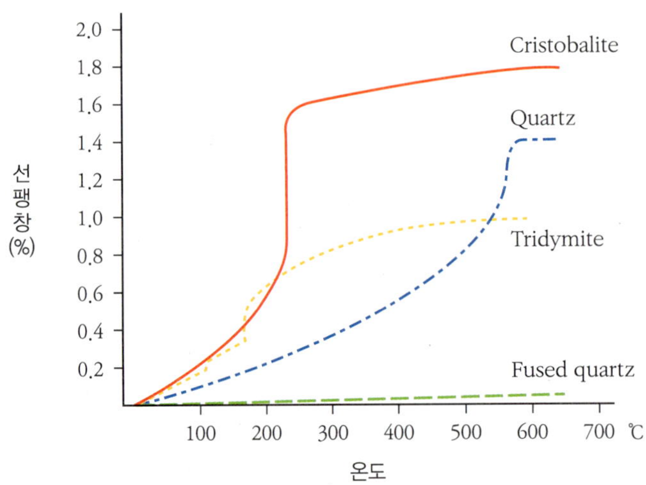

그림 11-2. 네 가지 종류 이산화규소의 열팽창 곡선(Whip-Mix Corp.)

공하기 위해 매몰재에 섞는다. 붕산(boric acid)이나 염화나트륨(sodium chloride)과 같은 조절제는 매몰재의 경화 팽창과 경화 시간을 조절할 뿐만 아니라 매몰재를 300℃ 이상으로 가열했을 때 나타나는 석고의 수축을 방지한다. 어떤 경우에 있어서 조절제는 매몰재의 성분 중 치과용석고의 경화 시간과 경화 팽창을 조절하는 'balancing agent'로 한정되기도 한다.

2) 경화 시간

치과용 매몰재의 경화 시간은 치과용 석고와 같은 방법으로 측정되며, 같은 방법으로 조절될 수 있다. 미국국립표준협회/미국치과의사협회 규격 제126호(ANSI/ADA 126-2015)에 따르면 치과 인레이 주조용 매몰재의 경하 시간은 5분보다 짧아서는 안되며, 25분보다 길어서도 안된다. 일반적으로 최근에 사용되고 있는 인레이용 매몰재의 초기 경화 시간은 9~18분 정도이며, 매몰재가 경화하기 전에 매몰재를 혼합하고 납형을 매몰하기 위한 충분한 시간이 허용되어야 한다.

3) 석고 결합 매몰재의 팽창

주조되는 금속의 수축을 보상하기 위한 매몰재의 팽창은 매몰재가 경화될 때와 매몰재가 소환될 때 일어나게 된다. 경화 시 일어나는 팽창을 경화 팽창이라고 하는데 실온의 공기 중에서 경화시킬 때 일어나는 팽창을 일반적인 경화 팽창(normal setting expansion)이라고 하고, 경화시킬 때 물이 첨가되는 환경이 주어지면 흡수성 경화 팽창(hygroscopic setting expansion, 흡수팽창, 수화 팽창-이하 '흡수 팽창'으로 칭함)이라고 한다. 매몰된 링을 소환할 때에는 경화된 매몰재를 가열하게 되고, 이때 팽창이 일어나게 되므로 열팽창(thermal expansion)이라고 한다.

(1) 경화 팽창

이산화규소와 반수석고 혼합물의 경화 팽창은 석고 제품 자체를 사용할 때의 경화 팽창보다 크다. 즉 이러한 혼합물이 경화할 때에는 이산화규소의 입자가 석고 결정이 서로 맞물려 얽히는 것을 방해하여 석고결정이 성장하는 동안 결정이 밀려 외방을 향하게 되므로 경화 팽창이 증가한다.

미국치과의사협회 규격은 석고 결합 매몰재 중 열팽창형 매몰재의 대기 중에서의 최대 경화 팽창량을 0.6%로 규정하고 있는데, 사용되는 Type I 매몰재의 경화 팽창량은 약 0.4%로 경화촉진제와 지연제에 의해 조절된다.

경화 팽창의 목적은 금합금의 주조수축을 부분적으로 보상하도록 주형의 팽창을 돕는 것이다. 경화 팽창이 납형에 의해 형성된 주형을 확장하는데 효과적인가 하는 논란도 있다. 경화 팽창의 실험적인 측정방법이 실제 사용하는 상황에서 경화하는 동안 매몰재의 효과적인 팽창을 정확하게 측정하지는 못한다. 예를 들어 납형을 포함하는 주형의 팽창에 있어 경화 팽창의 효과는 매몰재의 경화와 함께 우연히 발생한 반응열에 의한 납원형의 열팽창이 관계될 수도 있다. 그것은 경화 팽창이 경화할 때 발생된 열이 납형에 전해지는 양에 좌우된다는 이론을 따르게 된다. 결국 경화 시 발열량은 매몰재에 포함된 석고에 의존하므로 비교적 높은 석고 함량을 가진 매몰재의 경화 팽창이 석고 함량이 낮은 매몰재보다 주형을 팽창시키는데 더욱 효과적이라고 할 수도 있을 것이다. 효과적인 경화 팽창과 발열량의 증가를 위해서는 혼수비를 낮추는 것이 경화 팽창을 크게 할 것이다. 경화 팽창은 혼수비 외에도 혼합 시간 및 혼합 속도에 영향을 받는다. 혼합 시간이 길고 혼합 속도가 빨라지면 경화 팽창은 증가하게 된다.

(2) 흡수 팽창

흡수 팽창(흡수성 경화 팽창 또는 수화 팽창)은 일반적인 경화 팽창과 달리 매몰재 혼합물이 물과 접촉하는 곳에서 경화될 때 일어나며, 일반적인 경화 팽창보다 그 크기가 더 크다. 그림 11-3을 보면 흡수 팽창량은 일반적인 경화 팽창량의 6배 또는 그 이상이 될 수도 있으며, 실제로 5% 정도의 선팽창이 이루어질 수도 있다(그림 11-3). 흡수 팽창은 금합금의 주조수축을 보상하기 위해 주형을 팽창시키기 위한 방법 중의 하나이다. 시판 중인 매몰재들은 흡수 팽창량이 서로 다르다. 비록 모든 매몰재들이 흡수 팽창을 얻을 수 있다고 표방하더라도, 어떤 경우에 그 팽창량은 그리 크지 않은 경우도 있다. 이는 어떤 매몰재들은 매몰재가 물과 접촉하면서 경화될 때에만 실제적으로 흡수 팽창이 일어나도록 특수하게 제조되었기 때문이다.

석고 결합 매몰재의 흡수 팽창에 영향을 미치는 요소는 다음과 같다.

① 이산화규소(실리카)의 비율과 입자의 크기

석고 결합 매몰재의 흡수 팽창량은 이산화규소의 양과 입자 크기에 의해 좌우되며, 이산화규소의 양이 많을수록 그리고 입자의 크기가 작을수록 팽창량은 커진다. 특히 이산화규소의 입자 크기는 매우 큰 영향을 미치는데 입자가 고울수록 보다 큰 경화 팽창과 흡수 팽창이 일어난다. 이는 이산화규소의 입자 크기가 작을수록 입자들 사이의 공간이 증가하여 물이 흡수될 수 있는 공간이 늘어나기 때문이다.

그리고 매몰재의 성분 중 β-반수화물이 함유된 것보다는 α-반수화물이 함유된 것이 이산화규소와 섞였을 때 흡수 팽창량이 크다. 일반적으로 경석고와 석고 자체의 흡수 팽창량은 매우 작다.

석고 결합 매몰재는 팽창 후 충분한 강도를 갖도록 이산화규소와 함께 충분한 양의 반수석고를 포함하고 있어야 한다. 그렇지 않으면 경화된 매몰재가 건조되는 동안 수축이 발생하므로 이러한 건조수축과 강도가 약해지는 것을 방지하기 위해서는 적어도 25~35% 정도의 석고가 결합재로 들어가 있다.

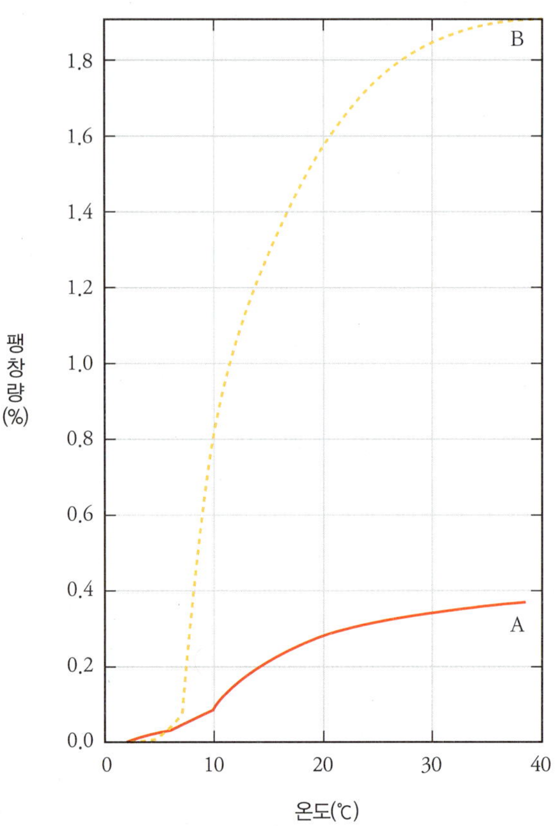

그림 11-3. A. 석고 결합 매몰재의 일반적인 경화 팽창
B. 흡수 팽창-혼합 후 5분 동안 물을 추가함.

② 혼수비

매몰재의 혼수비가 클수록 경화 팽창과 흡수 팽창량은 작아진다. 열팽창 역시 매몰재 혼합물이 묽어질수록 즉, 혼수비가 클수록 작아진다.

③ 혼합

매몰재의 경화 팽창과 흡수 팽창에 있어서 혼합 시간이 미치는 영향은 모든 석고 제품의 경화 팽창에 있어 혼합 시간이 영향을 미치는 것과 유사하게 혼합 시간이 길고 혼합이 빠를수록 경화 팽창과 흡수 팽창이 증가한다.

④ 매몰재 수명

2~3년 된 매몰재는 새로운 매몰재 만큼 팽창하지 않는다. 만약 매몰재를 습기가 있는 대기 중에 보관한다면 매몰재 보관용기가 완전히 닫혀 있어야 하며, 매몰재를 구입할 때에는 적당량을 구입하는 것이 바람직하다.

⑤ 침수 시기

매몰재 혼합물을 초기경화가 일어나기 전에 물속에 담

가야 최대한의 흡수 팽창이 얻어진다. 그러나 매몰재 혼합물을 초기경화가 일어난 후에도 물속에 오래 담가 놓으면 오히려 흡수 팽창이 작아진다.

⑥ 매몰된 납원형의 연화 상태

정상적인 경화 팽창이나 흡수 팽창은 용기나 납원형 벽의 저항력에 의해 제한된다. 이러한 현상은 흡수 팽창이 정상적인 경화 팽창보다 크게 영향을 받는다. 따라서 효과적인 흡수 팽창이 일반적인 경화 팽창보다 기대했던 팽창량과 비교하여 덜 일어나기 쉽다. 납형의 체적변화를 매몰 후에 측정하였을 때 37.7℃의 수조에 매몰재를 담근 동안 일어난 효과적인 경화 팽창의 증가는 수화 팽창에 의한 증가가 아니었으며 주로 납형의 가열과 팽창, 수온에서의 납형의 연화가 원인이었다. 납형의 열팽창과 왁스의 연화된 상태는 매몰재가 경화하는 동안 매몰재의 팽창에 대한 저항력을 줄여서 보다 많은 팽창을 유도할 수 있다.

⑦ 첨가되는 물의 영향

석고 결합 매몰재의 흡수 팽창량은 경화 중에 추가되는 물의 양에 의해 조절될 수 있다. 흡수 팽창량은 최대 팽창이 일어날 때까지 경화되는 동안 추가되는 물의 양에 직접 비례하는 것이 증명되었다.

흡수 팽창에 영향을 미치는 요인은 앞에서 살펴보았듯이 조성, 입도, 혼수비, 혼합, 매몰재의 수명, 침수시기가 있지만, 첨가되는 물의 양과 관련하여 살펴보면 그림 11-4와 같다. 그림 11-4에서 보면 최대 흡수 팽창은 혼수비, 혼합 정도, 매몰재의 수명보다는 주로 물의 첨가량과 관련이 있음을 알 수 있다. 흡수 팽창은 추가하는 물이 탈수되는 물을 대신하고, 여분의 물이 표면장력에 의한 결정성장의 제한을 방지할 수 있기 때문에 일반적인 경화 팽창의 연속이라고 할 수 있다. 일단 경화가 시작되면 나중에 추가되는 물은 매몰재의 흡수 팽창에 큰 영향을 미치지 못한다. 이는 결정이 이미 '일반적인' 형태로 시작되었기 때문이다(그림 11-4).

(3) 열팽창

매몰재의 주형을 팽창시키기 위한 세 번째 방법은 열팽창에 의한 것이다. 앞에서 살펴보았듯이 석고 결합 매몰재의 열팽창은 이산화규소의 양과 종류에 직접적인 관련이 있다.

가열 중에 나타나는 석고의 열수축을 보상하기 위해 많은 양의 석영이 필요한데, 매몰재에 석영의 함유량을 60%로 증가시켜 가열한 결과 초기 수축이 나타났다. 그

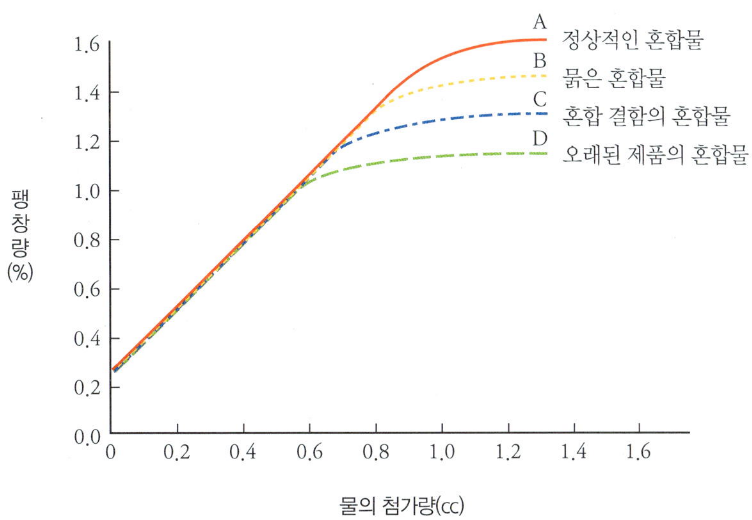

그림 11-4. 흡수 팽창에 영향을 주는 여러 가지 조작 변수

러나 그림 11-5A 같이 석영의 함유량을 75%로 증가시킨 경우에는 석고의 열수축이 완전히 상쇄되었다. 만일 이 경우에 있어서 충분한 양의 경화 팽창이 일어났고, 매몰재의 온도가 700℃인 상태에서 금합금을 주조했다면 주조체는 치형에 잘 맞을 것이다. 아마도 석영이 함유된 매몰재의 열팽창 곡선은 석영의 입자 크기, 석고 결합재의 종류 및 혼수비에 영향을 받을 것이다. 석영 대신 크리스토발라이트를 사용한 경우에 있어서 열팽창의 효과는 그림 11-5B과 같이 눈에 띄게 나타난다.

크리스토발라이트가 전이될 때 생기는 팽창은 상당히 크므로 석고의 열수축은 쉽게 상쇄된다. 그리고 석영에 비해 크리스토발라이트의 전이온도가 낮으므로 열팽창이 낮은 온도에서 일어난다. 그러므로 주형의 온도가 500℃ 또는 그 이상의 온도에서 금합금을 주조하여도 주조체의 적합도는 우수하게 나타난다(그림 11-5B).

매몰재의 열팽창 곡선을 보면 그 매몰재에 함유된 이산화규소의 종류를 알 수 있다. 그림 11-5A와 그림 11-5B를 보면, 크리스토발라이트가 함유된 매몰재는 석영이 함유된 매몰재에 비해 일찍 그리고 많이 팽창한다. 최근의 어떤 매몰재는 석영과 크리스토발라이트를 적절히 섞어 사용하는 것도 있다.

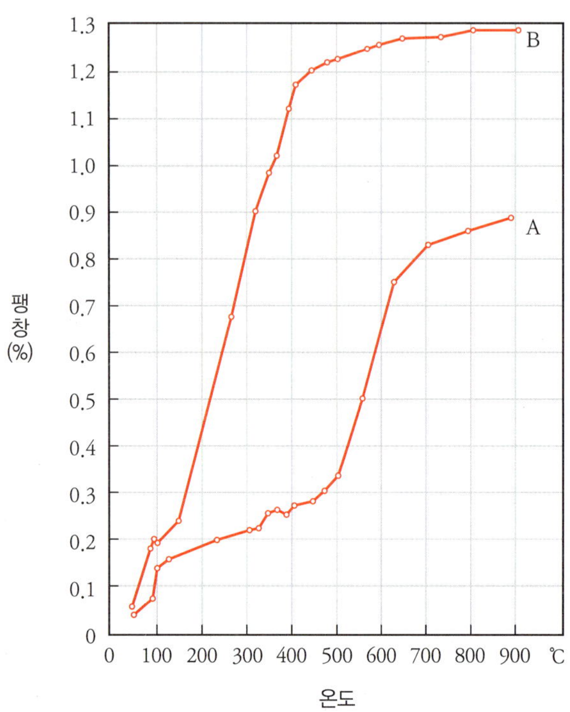

그림 11-5. 이산화규소의 종류에 따른 석고 결합 매몰재의 열팽창곡선.
A: 석고 25%와 석영 75%인 경우
B: 석고 25% 크리스토발라이트 75%인 경우(G.C. Paffenbarger)

매몰재의 열팽창량은 용도에 따라 다른데, 흡수 팽창에 의해 금합금의 주조수축을 보상하는 석고 결합 매몰재는 열팽창량이 500℃에서 0.0~0.6%(미국치과의사협회 규격) 정도로 낮아도 좋지만, 열팽창용 매몰재는 주조수축에 따른 보상을 주로 열팽창에 의존하므로 열팽창량이 1.0%보다 낮아서도 안되고 1.6%보다 높아서도 안된다.

금합금으로 주조되는 인레이용 매몰재의 또 다른 요구사항은 최대 열팽창이 700℃ 이하에서 얻어져야 한다는 것이다. 즉 '열팽창법'을 이용하여 금합금을 주조할 경우에 있어서 주형의 최대 온도는 700℃보다 낮아야 한다. 앞에서 살펴보았듯이 주형의 온도가 700℃보다 높으면 금합금이 오염될 수 있기 때문이다.

석고 결합 매몰재에 있어서 열팽창에 관계되는 요인은 다음과 같다.

① 혼수비

열팽창의 크기는 존재하는 결정의 양에 관계되므로 매몰재를 혼합할 때 물의 양이 많을수록 그림 11-6에서와 같이 열팽창은 작아진다. 따라서 적절한 열팽창을 원할 경우에는 물과 분말의 무게를 정확히 측정해야 한다.

② 화학 조절제

가열 시 수축의 방지를 위해 많은 양의 이산화규소를 첨가한 매몰재의 단점 가운데 하나는 이산화규소가 매몰재의 결합을 방해하므로 강도가 낮아진다는 것이다. 그러므로 이러한 단점의 해소를 위해 소량의 나트륨(Na), 칼륨(K) 및 리튬(Li)의 염화물을 첨가하면 석고의 열수축이 감소되며 많은 양의 이산화규소를 넣지 않아도 팽창이 증가한다.

붕산(boric acid)도 나트륨 등의 염화물과 같은 효과

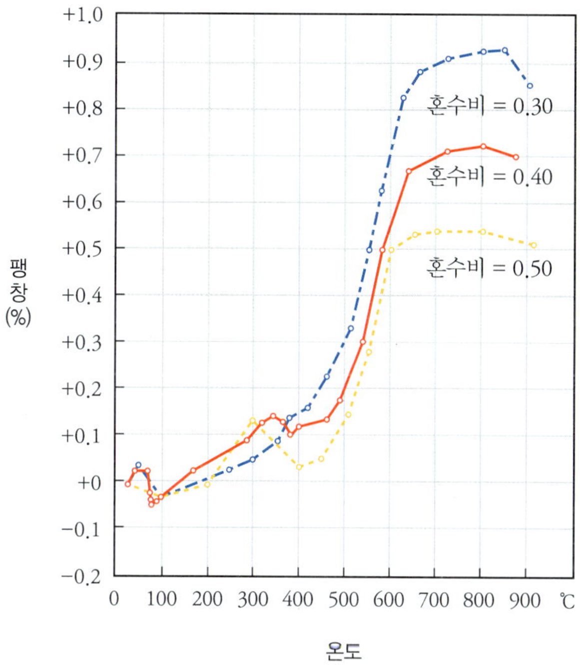

그림 11-6. 석고 20%와 석영 80%가 섞인 매몰재의 열팽창에 관한 혼수비의 영향(G.C. Paffenbarger)

가 있어 경화된 매몰재를 단단하게 하지만 매몰재를 가열할 때 분해되므로 주조체의 표면이 거칠어진다.

4) 열수축

700℃까지 가열된 매몰재를 냉각시키면 실온에서 β-석영이나 β-크리스토발라이트가 α-석영이나 α-크리스토발라이트로 역전이 되고 수축곡선은 팽창곡선을 따르게 된다(그림 11-7). 이 경우에 있어서 실제적으로 매몰재는 원래의 크기보다 약간 수축되는데, 이러한 수축은 이산화규소 때문이 아니라 매몰재를 처음 가열할 때 석고가 수축되었기 때문이다. 만일 매몰재를 재가열한다면 처음 가열했을 때보다 열팽창이 감소하고 실제적으로는 매몰재 내부에 균열이 생기게 되므로 재가열해서는 안 된다.

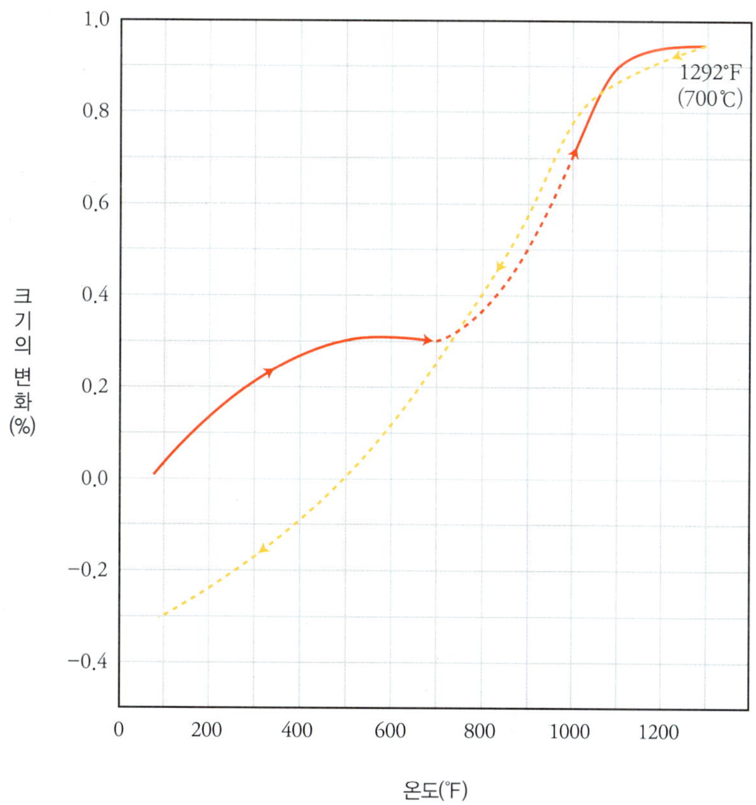

그림 11-7. 매몰재의 열수축(점선)

5) 강도

매몰재는 가열과 주조를 할 때 주형이 파절되거나 박편으로 벗겨지지 않도록 적당한 강도를 유지해야 한다. 또한 매몰재의 수축은 주조체의 변형에 영향을 미칠 수 있는데, 매몰재의 적절한 강도는 매몰재의 수축에 저항할 수 있는 중요한 요소라고 할 수 있다.

따라서 매몰재 주형의 강도는 주조체의 크기의 정확성을 평가하는데 있어서 팽창과 더불어 고려해야 할 기본적인 요소이다. 그러나 주형의 소환 후에 주형에 유입되는 금속의 충격에 저항하는데 요구되는 강도보다 클 필요는 없다.

매몰재의 강도는 통상적으로 압축강도로 측정되며, 압축강도는 석고 결합재의 종류와 양에 따라 영향을 받는다. 예를 들면 β-반수화물보다 α-반수화물이 사용되면 매몰재의 압축강도가 상당히 증가하게 된다. 열팽창의 커다란 감소 없이 결합재의 함유량을 높일 수 있기 때문에 매몰재의 강도를 높여 주기 위해 화학 조절제를 첨가할 수도 있다.

미국치과의사협회 규격에 따르면 금합금 인레이용 매몰재의 강도는 경화 2시간 후에 2.4 MPa(350 psi)보다 커야 한다. 그러나 주조체가 크거나 복잡할 경우에는 Type II 국소의치 금속상 주조용 매몰재와 같이 강도가 높은 것이 필요하다.

매몰재의 강도는 결합재나 조절제 이외에도 혼수비에 의해 영향을 받는데, 혼수비가 클수록 강도는 낮아진다. 매몰재를 700℃까지 가열하면 조성에 따라 강도가 강해지거나 65% 정도로 낮아지기도 한다. NaCl이 함유된 매몰재는 가열할 경우 강도가 최대한 감소하는 것으로 나타났으며, 통상적으로 주조 후에 매몰재가 실온까지 식으면 미세한 균열이 생겨 강도가 현저히 낮아진다.

6) 매몰재의 분말도

매몰재의 분말도(입도, particle size)는 경화 시간, 주조체 표면의 거칠기 및 다른 성질에 영향을 줄 수 있다. 앞에서 살펴보았듯이 이산화규소 분말의 입자가 고울수록 흡수 팽창은 커진다. 그리고 매몰재 분말의 입자가 고우면 고울수록 주조체 표면이 매끄러워지는 등의 장점이 있다.

7) 다공성

주조를 할 경우에 압력에 의해 용융 금속이 주형 안으로 흘러 들어가면 주형 안의 공기는 반대방향으로 속히 빠져 나가야 한다. 그러나 만일 주형 안에 있는 공기가 완전히 빠져 나가지 못하면 '반대압(back pressure)'이 생겨 용융금속이 주형을 완전히 채우지 못하게 된다. 통상적으로 주조 시 주형 안에 있는 공기는 매몰재 사이의 작은 틈(pore)을 통해 빠져나간다. 용융된 금속이 주형 안에 채워지는 동안 주형 안의 가스나 공기가 빠져나갈 수 있는 충분한 배기 구조를 허용하기 위해서는 매몰링의 끝부분에서 가장 가까운 납형의 끝이 6 ㎜ 이상의 매몰재로 덮여 있지 않아야 한다.

일반적으로, 경화된 매몰재 안에 석고 결정이 많을수록 다공성(porosity)이 적어진다. 그러므로 매몰재의 성분 가운데 반수석고의 양이 적을수록, 그리고 혼수비가 높을수록 다공성은 증가한다.

또 매몰재의 다공성에 영향을 주는 요인으로는 매몰재 분말의 입자 크기가 있다. 매몰재 입자의 크기가 균일할수록 다공성이 증가하며, 거친 분말과 고운 분말의 혼합물에 있어서는 다공성이 감소한다.

8) 취급 시 주의 사항

매몰재를 보관할 때 주의할 점은 석고 제품과 동일하다. 예를 들면 매몰재를 습도가 높은 상태에서 보관하면 경화 시간, 경화 팽창, 흡수 팽창 등이 변하여 주조체에 나쁜 영향을 끼치게 되므로 매몰재는 공기가 통하지 않는 방습용기에 보관하고 사용 후에는 속히 용기의 뚜껑을 닫아야 한다.

앞에서 살펴보았듯이 매몰재에는 여러 가지 성분이 섞여 있지만, 각 성분의 비중이 다르므로 보관 시 비중에 따라 각 성분의 분리가 일어날 수 있다. 만일 매몰재 각 성분의 분리가 생기면 경화 시간 등에 영향을 미치므로 매몰재를 소량씩 구입하여 사용하는 것이 바람직하다.

매몰재를 선택하는 것은 주로 취향의 문제이긴 하지만, 어떤 매몰재들은 주조 인레이와 크라운의 주조수축 보상을 위해 열팽창이나 흡수 팽창을 얻을 수 있도록 공식화 되어 있다. 이렇게 매몰재의 선택은 부분적으로 매몰재가 어떠한 팽창방법을 위해 고안된 것인가에 따라 달라질 수 있다. 치과용 주조체는 다양한 종류의 매몰재와 방법들을 이용하여 만들 수 있으며, 매몰재를 선택할 때에는 주조물의 종류, 주조방법 및 수축보상방법 등을 고려해야 한다.

앞에서 살펴보았듯이 매몰재 분말과 물의 혼합 비율을 맞추는 것이 주조수축의 보상을 위한 경화 팽창과 열팽창을 조절할 수 있다는 것을 명심해야 한다.

11.6. 인산염 결합 매몰재

최근에 금속-도재 수복물용 합금과 가압성형도재의 사용이 증가하면서 인산염 결합 매몰재(phosphate bonded investment)의 사용이 증가하고 있다. 이와 같은 매몰재들은 석고 결합 매몰재에 비해 주조체로부터 매몰재를 제거하는 것이 약간 어렵다는 단점은 있으나, 이러한 문제점들은 최근에 많이 감소되고 있는 추세이다. 또한 인산염 결합 매몰재는 전통적인 금합금에도 만족스러운 결과를 보여주고 있다. 근래에 와서 인산염 결합 매몰재가 석고 결합 매몰재보다 더욱 인기가 있는데, 이는 전통적인 금합금보다 용융점이 높은 금합금을 사용해야 하는 금속-도재 보철물의 사용이 증가한 것도 하나의 이유라고 할 수 있다. 나아가 요즘은 비싸지 않은 합금을 사용하는 것이 보다 일반적인 추세이며, 이와 같은 금속들은 거의 인산염 결합 매몰재를 사용한다. 시판 중인 순수 티타늄과 티타늄 합금은 매몰재와 용융금속의 상호작용을 최소화하기 위해 특수한 매몰재가 필요하다. 그러므로 인산염 결합 매몰재의 장점은 주조 시 금 합금의 오염 가능성을 낮추어 주며, 내열성이 높으므로 융점이 높은 합금의 주조에 이용될 수 있다는 점이다.

1) 조성

인산염 결합 매몰재는 석고 결합 매몰재와 같이 내화재와 결합재로 구성된다. 내화재는 이산화규소인 크리스토발라이트, 석영 및 이 두 가지 혼합물이 있으며 매몰재 전체의 성분 가운데 약 80% 정도를 차지한다. 내화재의 역할은 내열성과 큰 열팽창을 부여하는 것이며, 입자의 크기는 마이크로미터(㎛)보다 작은 것으로부터 고운 모래 정도의 것까지 다양하다. 매몰재의 모래와 같은 느낌은 주조체 표면의 활택과 매몰재로부터 주조체를 쉽게 제거하는 것에 반드시 영향을 미치지는 않는다.

결합재는 기저재인 산화마그네슘(MgO)과 산성을 나타내는 가용성 인산염(phosphate)으로 구성된다. 원래는 인산(H_3PO_4)이 사용되었지만 매몰재 분말에 첨가하기 위해 암모니아 인산암모늄($NH_4H_2PO_4$)을 대신 사용한다. 대부분의 인산염 결합 매몰재는 분말과 수용성 이산화규소 콜로이드 현탁액(aqueous colloidal silica suspension)의 형태로 공급된다.

최근에 사용되는 몇몇 금합금과 금속-도재 수복물용 합금은 통상적인 금합금보다 융점이 높으므로 주조수축이 크다. 그러므로 이러한 합금을 주조할 경우에 있어서는 팽창량이 큰 매몰재를 사용하는 것이 좋은데, 이러한 점에서 인산염 결합 매몰재를 콜로이드 형태의 이산화규소 현탁액(colloidal silica suspension)과 섞어 사용하는 것이 바람직하다. 그러나 이 현탁액은 날씨가 추울 경우에 결빙현상이 나타나므로 최근에는 현탁액 대신 물을 사용할 수 있는 인산염 결합 매몰재가 개발되었다. 귀금속 성분을 약 25 wt. % 미만으로 함유한 비귀금속 합금을 위한 매몰 시에는 이산화규소 현탁액의 33% 희석액을 사용하기도 한다.

이 매몰재 분말에 탄소(C) 분말을 첨가하면 깨끗한 주조체가 얻어지며 주조 후에도 매몰재로부터 주조체를 분리하기 쉽다. 그러나 탄소가 포함된 인산염 결합 매몰재는 주조합금이 금합금일 경우에는 좋은 결과를 나타내지만, silver-palladium(Ag-Pd) 합금이나, palladium-silver(Pd-Ag) 합금, 또는 비귀금속 합금일 경우에는 합금을 탄화시켜 주조체가 깨지기 쉬우므로 바람직하지 못하다. 팔라듐의 경우 1,504℃ 이상의 온도에서 탄소와 반응하게 되므로 팔라듐 합금의 주조온도가 이 임계점을 초과하는 경우에는 탄소(C)가 함유되어 있지 않은 인산염 결합 매몰재를 사용해야 하며, 이런 종류의 합금을 녹일 때에는 탄소 도가니(carbon crucible)의 사용을 피해야 한다. 일반적으로 도재용 금합금의 용융 시에도 융제(flux)나 탄소 받침을 사용해서는 안 된다. 만일 융제나 탄소 받침을 사용하였을 경우에는 금합금의 중요 성분이 소실되므로 합금의 질이 떨어진다.

2) 경화 반응

인산염 결합 매몰재의 경화 반응은 결합재에 의해 이루어진다. 이 반응은 인산염인 인산암모늄($NH_4H_2PO_4$)과 산화마그네슘(MgO) 사이의 산-기저(acid-base)반응에 의해 유도된다. 가용성 인산염은 잘 녹지 않는 마그네슘의 표면에서 마그네슘과 반응하고, 기질에 파묻힌 촉진제 입자들과 함께 결합 매개물을 형성한다. 실온에서 화학 반응은 다음과 같이 간단하게 표현된다.

$$MgO + NH_4H_2PO_4 + 5H_2O \rightarrow NH_4MgPO_4 \cdot 6H_2O$$

그러나 인산염은 매우 복잡하며, 반응 역시 여기에 나와 있는 것처럼 단순하지는 않다. 실온에서 이 반응의 산물인 물은 혼합되면서 혼합물의 점성을 낮추어준다. 반응이 일어나면 콜로이드 입자들이 입자들 사이의 강한 상호작용과 함께 형성된다. 매몰재가 경화되고 소환되는 동안 일어나는 화학 반응과 열에 대한 반응은 다양한 상(phase)의 변화를 가져 오고, 매몰재가 고온 용융 합금의 충격을 견딜 수 있도록 실온과 고온에서 강도를 부여한다.

3) 경화 팽창과 열팽창

실제적으로 인산염 결합 매몰재는 약간의 팽창을 일으키고, 팽창은 물 대신 콜로이드 형태의 이산화규소 용액(colloidal silica solution)을 사용하였을 경우에는 현저히 증가한다. 그러므로 이 특수용액의 농도에 따라 팽창을 조절할 수 있는데, 특수용액의 농도가 높으면 경화팽창과 열팽창은 증가한다(그림 11-8).

그림 11-9는 인산염 결합 매몰재를 물이나 특수용액과 혼합했을 경우 나타나는 열팽창을 비교한 것이다. 물만 혼합한 인산염 결합 매몰재는 200~400℃에서 수축을 일으키지만, 특수용액과 섞은 매몰재는 이런 현상이 방지된다. 따라서 술자의 경험에 따라 특수용액의 농도를 조절하여 팽창량을 조절할 수 있을 것이다. 인산염 결합 매몰재의 반응초기에는 인산암모늄 마그네슘의 분해로 암모니아 가스가 발생하여 냄새가 나며 열수축이 발생한다.

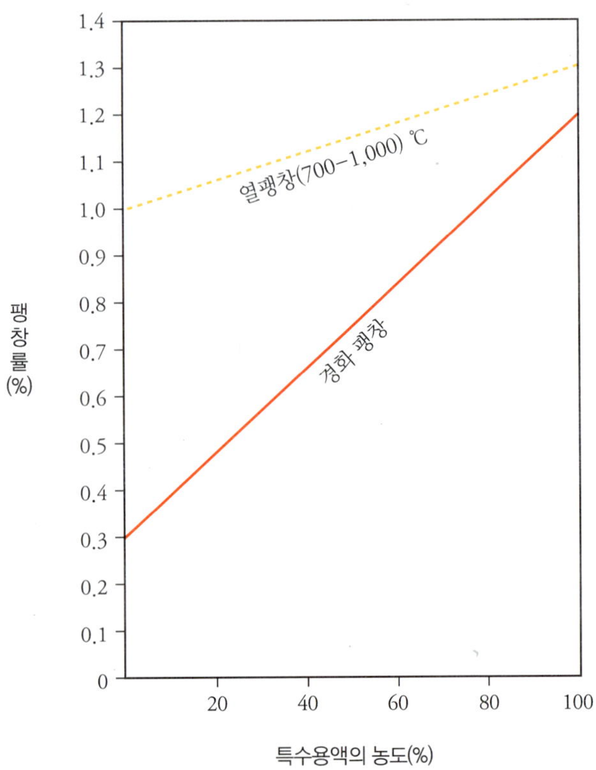

그림 11-8. 인산염 결합 매몰재의 경화 팽창과 열팽창에 특수용액(colloidal silica solution)이 미치는 영향(Whip-Mix Corp.)

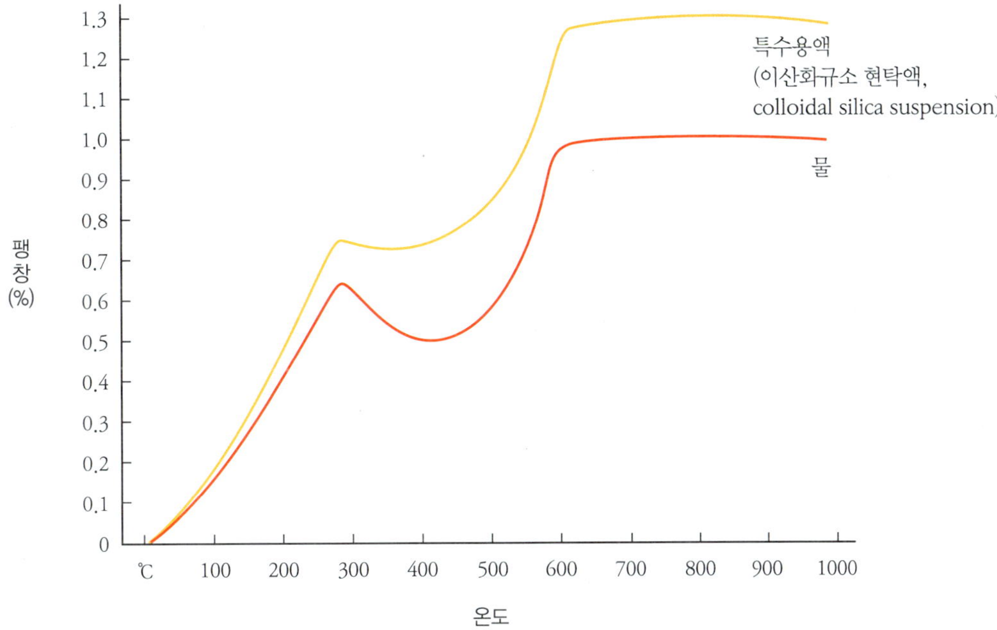

그림 11-9. 인산염 결합 매몰재를 특수용액 및 물로 혼합했을 경우 나타나는 열팽창(Whip-Mix Corp.)

4) 작업 시간과 경화 시간

인산염 결합 매몰재는 석고 결합 매몰재와 달리 온도의 영향을 현저히 받는다. 온도가 높을수록 경화 시간은 짧아지며, 경화반응이 진행되면 열이 발생하므로 경화를 더욱 촉진시키게 된다. 혼합 시간과 혼합효율을 증가시키면 경화속도는 빨라지고 반응열에 의한 온도상승 역시 빨라진다. 일반적으로 혼합 속도나 혼합기의 종류에 따라 결정되는 혼합 효율을 높이면 주조체의 정확성과 활택도가 증가한다. 혼합의 이상적인 방법은 진공상태에서 매몰재를 혼합하고, 충분히 혼합하는 것이다. 그리고 혼수비 역시 작업 시간과 경화 시간에 영향을 주는데, 혼수비가 높을수록 이 시간은 연장된다.

일반적으로 인산염 결합 매몰재에서 주조된 주조체가 석고 결합 매몰재에서 주조된 주조체에 비해 미세 부위의 재현성이라든지 표면 활택도가 떨어진다고 생각하는 경우가 종종 있다. 이런 경우 물에 대한 특수용액의 비율을 높여주면 주조체의 표면 활택도가 증가하지만 너무 큰 팽창이 일어날 수 있다는 문제가 있다. 그러나 요즘은 기술의 개발로 불완전한 표면이 나오는 인산염 결합 매몰재는 거의 없으며, 석고 결합 매몰재에 버금가는 분말도를 가지고 있다. 주조체 표면의 활택도를 증가시키기 위해서 무엇보다 중요한 것은 사용되는 합금의 종류와 주조과정일 것이다.

11.7. 규산염 결합 매몰재

규산염 결합 매몰재(silicate bonded investment 또는 ethyl silicate bonded investment)는 사용이 까다로워 요즘은 많이 사용하지 않는 편이다. 그러나 규산염 결합 매몰재는 아직까지 용융점이 높은 비귀금속 합금으로 국소의치 구조물을 제작할 때 사용하고 있다. 규산염 결합 매몰재의 결합재로 사용되는 실리카겔(silica gel)은 콜로이드 형태의 이산화규소(colloidal silica)인 에틸규산염 또는 규산에틸(ethyl silicate)이나 규산나트륨(sodium silicate)으로부터 유도되어 나온다. 실리카겔은 가열하면 실리카(cristobalite)가 된다. 콜로이드 형태의 규산은 염산과 물 안에서 에틸규산염의 가수분해에 의해 결합된다. 가수분해의 산물은 규산(silicic acid)을 함유하는 콜로이드 용액과 알코올이며, 이 반응은 다음과 같은 식으로 표현될 수 있다.

$$Si(OC_2H_5)_4+4H_2O \xrightarrow{HCl} Si(OH)4+4C_2H_5OH$$

이렇게 반응되어 나온 규산을 함유하는 콜로이드 용액이 내열성 충전재인 석영이나 크리스토발라이트와 혼합되면 긴밀한 결합의 polysilicic acid gel이 형성되고 경화 수축이 동반 된다. 부드러운 상태의 polysilicic acid gel은 168℃ 이하에서 건조되며, 건조 과정 동안 알코올과 수분이 날아가고 응축되어 단단한 겔(gel)이 된다. 이런 건조 과정 동안 부피수축이 일어나고 크기가 감소하게 된다. 이러한 수축은 'green shrinkage'로 알려져 있으며, 이는 경화수축에 더하여 발생하게 된다.

이와 같이 겔이 되어가는 과정에 시간이 많이 소요되기 때문에 실리카겔(silica gel)을 빠르게 만들어 낼 수 있는 방법이 사용되는데, 에틸규산염의 용액에 가수분해와 겔화(gelation)가 동시에 일어나도록 아민(amine)이 첨가될 수 있다. 이런 종류의 매몰재에 있어서 주형(mold)의 팽창은 금속의 주조수축뿐만 아니라 매몰재의 'green shrinkage'와 경화수축도 보상해야 한다.

규산염 결합 매몰재는 이산화규소의 함량이 더 높으며 팽창량도 더욱 크다. 만약 규산염 결합 매몰재가 충분히 높은 온도에서 가열된다면 실리카겔은 크리스토발라이트나 석영으로 전환되며, 더 큰 팽창이 일어나게 된다. 규산염 결합 매몰재는 1,090~1,180℃의 소환온도를 가지며, 비귀금속이 주성분인 고온 용융 합금에 적당하다. 규산염 결합 매몰재의 낮은 경화 팽창량은 주조체의 변형을 최소화하게 된다.

요즘 규산염 결합 매몰재는 혼합할 때 물 대신 사용할 수 있도록 두 병의 특수 용액이 공급되며, 분말과 함께 혼합하도록 되어 있다. 일반적으로 한 병에는 적절하게 희석된 수용성 규산염 용액이 들어있으며, 다른 한 병에는 적절하게 희석된 염산 용액이 들어 있다. 사용하기 전에 제조업자의 지시에 따라 각 병의 내용물을 같은 양으로 혼합하고 규정된 시간 동안 놔둔 후, 가수분해가 일어나고 새로운 규산 형태가 형성되도록 한다. 미국치과의사협회 규격 제126호(ISO 15912 Refractory investment and die material)에는 경화 시간, 압축강도, 열팽창량이 규정되어 있다. 경화 시간은 제조업자에 의해 제시된 시간으로부터 30% 이상 차이가 나지 않아야 하며, 압축강도는 실온에서 1.5 MPa보다 낮아서는 안된다. 또한 열팽창량은 제조업자에 의해 제시된 열팽창량으로부터 15% 이상 차이가 나서는 안 된다.

11.8. 납착용 매몰재

가철성 국소의치에 있어서 클래스프의 납착과 같이 보철물이 납착될 때 납착되어야 할 부위들을 제외한 나머지 부분들은 납착 전에 납착용 매몰재(soldering investment)에 의해 감싸져 있어야 한다. 납착을 위해 조립된 부분들은 그것들이 적절한 매몰재로 감싸질 때까지 스티키 왁스(sticky wax)를 이용하여 임시로 고정되어 있어야 하며, 나중에 스티키 왁스는 제거된다.

납착되어야 할 부위는 노출되어 있어야 하며, 스티키 왁스를 제거하고 납착합금으로 결합되기 전에 효과적으로 가열될 수 있도록 매몰재로 감싸져 있어서는 안된다.

미국국립표준협회/미국치과의사협회 표준 126호(ANSI/ADA Standard No. 126 Casting investments and refractory die materials)와 국제표준기구 15912(ISO 15912:2016 Dentistry–Refractory investments and die material)는 납착용 매몰재를 Type 1 석고 결합 납착용 매몰재와 Type 2 인산염 결합 납착용 매몰재, 두 가지 형태로 분류하고 있다. 또한 이 규격은 납착용 매몰재의 품질과 유동성, 경화 시간, 압축강도, 경화 팽창과 열팽창에 대해 규정하고 있다. 납착용 매몰재 분말의 품질은 균일하고 이물질이 없어야 하며, 유동성은 주조용 매몰재보다 좋아야 한다. 경화 시간은 제조업자에 의해 요구되는 시간의 30% 이상 변경해서는 안되며, 압축강도는 2.0~10.0 MPa의 범위를 가지고 있어야 한다. 선적인 경화 팽창과 열팽창량은 제조업자에 의해 요구되는 팽창량의 15% 이상을 변경해서는 안된다.

저온 용융 합금의 납착을 위한 매몰재는 석영과 반수석고 결합재를 함유하는 석고 결합 매몰재와 유사하며, 고온 용융 합금의 납착을 위한 매몰재는 인산염 결합 매몰재와 유사 하다. 납착용 매몰재는 주조용 매몰재보다 낮은 경화 팽창과 열팽창을 갖도록 제조되었으며, 이는 매몰재의 경화와 가열하는 동안 조립된 부분이 제 위치에서 움직이지 않도록 하기 위함이다. 납착용 매몰재의 입자의 크기는 주조용 매몰재 만큼 곱지 않은데, 이는 빈죽의 매끄러움이 납착 과정에 크게 영향을 미치지 않기 때문이다.

11.9. 전부 도재 수복물 제작용 매몰재

전부 도재 수복물(all-ceramic restorations) 제작을 위해 두 가지 종류의 매몰재가 개발되었다. 한 가지는 도재주조법(cast glass technique)에 사용하는 것이고, 다른 한 가지는 전부 도재 버니어, 전부 도재 인레이, 전부 도재관과 같은 전부 도재 수복물 제작에 사용되는 매몰재로 내화성 치형(refractory die) 제작을 위한 매몰재이다. 미국치과의사협회 규격 제126호(ISO 15912 Refractory investment and die material)는 전부 도재 수복물 제작을 위해 사용되는 매몰재의 요구되는 성질에 대해 규정하고 있다.

두 가지 유형의 매몰재 모두 인산염(phosphate)으로 결합되는 내화재로 구성되어 있는데 수복물의 세밀한 부분까지 정확하게 재현할 수 있도록 내화재의 입자 크기가 세밀한 편이다. 전부 도재 수복물을 제작하기 위해 사용하는 내화성 치형 매몰재(refractory die materials)는 혼합 후 인상체에 주입하여 치형을 만드는데, 인상체 안에서 경화되면 치형을 분리한 후 도재에 나쁜 영향을 미치는 매몰재의 가스를 빼내기 위해 가열하는 과정(degassing)을 거친다. 이렇게 준비된 내화성 치형에 도재를 축성하고 소성한 후 냉각되면 매몰재를 제거하여 전부 도재 수복물을 얻게 된다. 내화성 치형 제작을 위한 매몰재는 인상을 정확하게 재현해야 하고 도재가 소성되는 동안 충격이나 손상이 없이 유지되어야 하며, 도재와 조화를 이루는 열팽창 계수를 가지고 있어야 한다. 만약 열팽창 계수의 차이가 크다면 냉각하는 동안 도재 수복물이 금이 갈 것이다.

알아두기

1. 매몰재의 요구조건
2. 메몰제의 종류 및 용도
3. 석고 결합 매몰재의 조성 및 각 성분의 역할
4. 이산화규소(실리카)의 동소체 및 각 동소체의 특성
5. 석고 결합 매몰재의 성분 중 조절제의 종류 및 역할
6. 석고 결합 매몰재의 성분 중 경화 팽창에 관여하는 요소
7. 석고 결합 매볼재의 흡수 팽창에 영향을 미치는 요소
8. 석고 결합 매몰재의 열팽창에 관여하는 성분 및 기전
9. 700℃까지 가열된 석고 결합 매몰재를 실온까지 냉각시킬 때 일어나는 현상
10. 석고 결합 매몰재에 있어서 강도의 중요성과 강도에 영향을 미치는 요소
11. 석고 결합 매몰재의 분말 입자 크기가 작을 경우 나타나는 현상
12. 매몰재에 다공성이 있어야 하는 이유
13. 매몰재를 보관할 때 주의할 점
14. 매몰재의 선택과 사용 시의 주의점
15. 인산염 결합 매몰재의 특징
16. 인산염 결합 매몰재의 조성 및 각 성분의 역할
17. 인산염 결합 매몰재에서 수용성 이산화규소 콜로이드 현탁액이 중요한 이유
18. 인산염 결합 매몰재의 경화 팽창과 열팽창에 영향을 주는 요소
19. 인산염 결합 매몰재의 작업 시간과 경화 시간에 영향을 주는 요소
20. 규산염 결합 매몰재의 용도
21. 규산염 결합 매몰재의 결합재가 갖는 특성
22. 규산염 결합 매몰재가 다른 매몰재에 비해 열팽창이 큰 이유
23. 납착용 매몰재의 종류와 용도
24. 납착용 매몰재의 요구 조건

25. 납착용 매몰재가 주조용 매몰재보다 낮은 경화 팽창과 열팽창을 갖는 이유
26. 전부 도재 수복물 제작용 매몰재의 종류와 용도
27. 전부 도재 수복물 제작용 매몰재의 요구조건

참고문헌

1 Anusavice KJ: Phillips'Science of dental materials, 12th ed., Elsevier Co., 2012.
2. Powers JM, Sakaguchi RL: Craig's restorative dental materials, 13th ed., Elsevier Co., 2011.
3. Chew CL, Land MF, Thomas CC et al: Investment strength as a function of time and temperature. J Dent 27:297, 1999.
4. Earnshaw R, Morey EF, Edelman DC: The effect of potential investment expansion and hot strength on the fit of full crown castings made with phosphate-bonded investment. J Oral Rehabil 24:532, 1997.
5. Luk HW-K, Darvell BW: Strength of phosphate-bonded investment at high temperature. Dent Mater 7:99, 1991.
6. Luk HW-K, Darvell BW: Effect of burnout temperature on strength of phosphate-bonded investment. J Dent 25:153, 1997.
7. Mori T: Thermal behavior of the gypsum binder in dental casting investment. J Dent Res 65:877, 1986.
8. Tiara M, Okazaki M, Takahashi J et al: Effects of four mixing methods on setting expansion and compressive strength of six commercial phosphate-bonded silica investment. J Oral Rehabil 27:306, 2000.
9. 국가표준[KS P ISO 15912:2014] 치과-주조용 매몰재 및 내화성 다이재료. 산업통상자원부 국가기술표준원
10. 고정성치과보철학교수협의회: 고정성치과보철학-원리와 임상, 제2판, 대한나래출판사, 2017.

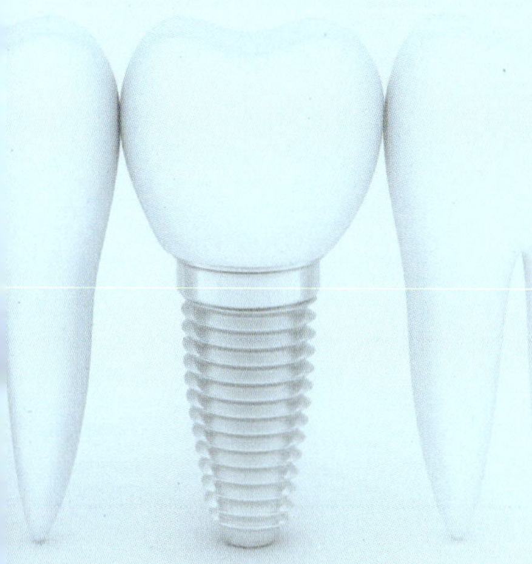

Chapter 12

주조 과정

(Casting procedures)

이완선(부천대학교)

핵심 용어

- **주입선(sprue)** 용융 금속이나 세라믹이 주형(mold)으로 들어갈 수 있도록 형성해주는 통로
- **수축류(reservoir)** 보상부, 주조 시 주입된 금속의 응고로 인한 국부 수축 다공성을 방지하기 위하여 납형과 연결된 주입선 부위에 형성해주는 구 형태의 부분
- **주조링 라이너(casting ring liner)** 매몰재와 주형(mold)의 팽창을 위해 주조링(casting ring) 내면에 깔아주는 완충대
- **매몰(investing)** 용융된 합금이 흘러 들어갈 공간인 주형을 형성하기 위해 납형을 묻는 작업
- **매몰재 제거(divesting)** 주조체를 분리하기 위해 매몰재를 제거하는 과정
- **산욕(pickling)** 산화와 변색으로 인한 주조체 표면의 불순물 등을 산을 이용하여 제거하는 과정
- **수축성 기포(shrinkage porosity)** 용융 온도 이상으로 가열된 액체 상태인 용융 금속이 융점 이하로 냉각되면서 고체 상태로 상변화가 되는 응고 과정에서 응고 수축에 의해 형성되는 기포

핵심 내용

제12장에서 학습하여야 할 중요한 내용은 인레이나 크라운과 같은 작은 보철물을 위해 사용되는 과정들–치형 준비, 주입선 설치, 매몰, 주조 등에 대해 살펴볼 것이다.

12.1. 이론적 고찰

치과 주조체의 크기는 인레이(inlay)와 같이 작은 것에서부터 의치상(denture base)과 같이 큰 것까지 다양하지만 인레이(inlay), 온레이(onlay), 크라운(crown), 포스트(post) 등과 같은 작은 보철물의 제작 방법에 대한 기본 원리는 거의 동일하다.

주조의 궁극적인 목표는 손상된 치아나 주위 조직을 가능한 정확하게 금속으로 재현하는 것이다. 현재까지는 주조체의 정밀성에 관한 허용 범위가 확실히 알려져 있지는 않아도, 대체로 인레이의 경우에 있어서 '만족스러운' 수복물로 간주되는 것은 교합면 부위에서의 틈이 21 ㎛, 치경 부위에서의 틈이 74 ㎛인데, 이 정도의 틈은 눈에 잘 띄지 않고 현미경에 의해서만 관찰할 수 있다. 예를 들어 탐침(explorer)의 끝과 머리카락의 직경을 확대하여 살펴보았을 경우(그림 12-1), 머리카락의 직경이 약 60 ㎛ 정도인데 비해 탐침의 끝은 매우 두꺼움으로 탐침하는 동안 탐침의 끝이 금속 수복물의 사이로 들어간다면, 그러한 크라운이나 인레이 등은 임상적으로 받아들여질 수 없을 것이다. 그러므로 일반적인 검사나 육안에 의해 결손 부위가 눈에 보일 정도라면 큰 문제가 있는 것이며, 크라운이나 인레이는 매우 정확하고 정밀해야 한다. 금속 수복물을 시멘트(cement)와 같은 재료로 치아에 접착시켰을 때 대부분은 시멘트 선이

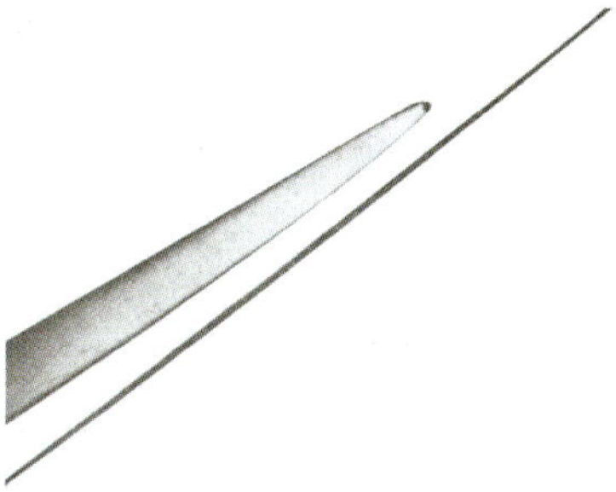

그림 12-1. 탐침(explorer)의 끝과 머리카락의 직경(60 ㎛)을 확대한 그림(25×)(McLean and Von Fraunhofer, Br Dent J, Aug.3, 1971)

나타나며, 레진계 접착제를 제외한 치과용 시멘트는 구강 안에서 약간 녹을 수 있으며 질이 저하될 수 있다. 대부분의 보철물이 25 ㎛ 정도나 그 이하의 우수한 변연부 적합도를 가졌다고 볼 수 없으며, 변연부 적합도가 낮아질수록 미세누출(microleakage)과 우식 재발의 가능성이 높아진다.

납형(wax pattern)이 만족할 만한 것이라고 가정하면, 금합금 등의 주조 수축에 대한 보상을 위해 주형(mold)을 일률적이면서도 충분하게 팽창시켜야 하는 문제가 따른다.

만일 왁스(wax)와 금합금의 수축량을 안다면, 주형을 금합금의 수축량 만큼 팽창시킬 수 있으므로 이론적으로 이 문제는 해결된다. 그러나 금속 수복물의 제작에 이용되는 재료, 특히 왁스 같은 재료는 변화를 야기할 수 있는 여러 가지 변수가 있으므로 정확한 조절이 어렵다.

실제 최근에 이용되는 주조 방법으로 주조체를 제작하였을 경우 정밀도의 최소 편차가 0.1% 정도로 보고되고 있으나, 1.0% 정도로 높은 것도 있다. 결국, 주조체 적합도의 허용 가능한 오차도 또한 주조 과정에서 얼마만큼 정확한 주조체가 얻어지는지도 확실히 알려져 있지 않다. 어찌되었건 주조 과정이 부분적으로 경험에 의존하고 관행적인 과정이지만 꼭 지켜야 할 과정들이 있다. 주조 과정은 여러 단계가 있으며, 단계별로 고려되어야 할 사항들이 알려져 있으므로, 이 장에서는 이러한 사항들의 실제 적용 방법을 살펴볼 것이다. 또 어떤 방법을 이용한다 할지라도 기본적인 원칙들을 지킨다면 좋은 결과를 얻을 수 있을 것이다.

12.2. 수축의 보상 방법

치과 주조 과정에 발생하는 주조체의 수축을 보상하기 위해서는 두 가지 방법 가운데 어느 하나의 방법이나 또는 두 가지 방법 모두가 이용될 수 있다.

첫째, 매몰재의 흡수성 경화팽창과 열팽창
둘째, 매몰재의 경화 팽창과 열팽창

이들 두 가지 방법이 현재 사용되는 방법들이며, 일반적으로 흡수성 팽창(저온 가열)법과 열팽창(고온 가열)법이라고 부른다. 이와 같은 명칭에 따라, 고온에서 가열하는 열팽창법은 석고 결합 매몰재는 650~700℃, 인산염 결합 매몰재는 1,050℃까지 사이에 일어나는 매몰재의 열팽창을 요구하고, 저온에서 가열하는 흡수성 팽창법은 주형을 매몰재의 흡수성 경화 팽창으로 확장시킨 후, 매몰재를 단지 482~510℃까지만 가열하여야 한다. 이런 차이에도 불구하고 매몰과 주조에 사용되는 방법은 거의 비슷하다. 최적의 결과를 얻기 위해서는 제조업자가 추천하는 합금을 사용하는 것이 좋다. 수축의 보상을 위한 또 다른 방법으로는 매몰재의 최대 팽창량을 얻기 위해 주조링을 사용하지 않는 방법(ringless casting system)이 있다.

Power cast ringless system(Whip-Mix Corp.)과 같은 상품은 세 가지 크기의 링과 원추대, 그리고 기성품으로 된 주입선과 매몰재 분말, 특수 용액으로 구성되어 있다. 끝이 약간 좁아지는 플라스틱 링은 매몰재의 경화 후 제거가 가능하다. 이 방법은 일반적인 금합금용 주형보다 큰 팽창을 요구하는 합금의 주조에 적당하다.

12.3. 치형

치형(die)은 치과 의사가 채득한 인상체로 부터 제작된다. 만일 인상체의 재료가 수교질이라면 가능한 즉시, 적어도 15분 이내에 치형 제작에 착수하여야 하지만, 고무 인상체일 경우에는 수교질 인상체에 비해 치형 제작 전까지의 시간적 여유가 있긴 하지만, 이것 역시 30분 이내에 치형 제작을 하는 것이 좋다. Impression compound로 채득된 인상체는 탄력성이 없고 딱딱한 재료이긴 해도 가능한 빨리 모형 제작에 착수하여야 한다.

현재 대부분의 치형은 강도나 경도가 높은 Type IV(치과용 경석고, 고강도)나 Type V(치과용 경석고, 고강도, 고팽창) 치과용 경석고로 제작된다. 치과용 경석고는 혼수비에 맞춰 혼합한 후 진동기(vibrator)를 이용하여 인상체에 부어 넣는 것이 좋다.

Type IV 경석고는 0.1% 또는 그 이하의 경화 팽창량을 가지고 있으며, 더 단단한 Type V 경석고는 0.3% 정도의 팽창량을 가지고 있다. 이러한 팽창은 비귀금속의 큰 응고 수축을 보상하는데 유용하다. Type IV 석고 제품의 주요 단점은 납형의 조각 동안 마모에 민감하다는 것이다.

석고 치형은 때때로
- 마모에 대한 저항을 높이기 위해,
- 치형의 체적을 조절하기 위해,
- 치형의 내화성을 증가시키기 위해,
- 이들 효과를 복합적으로 얻기 위해 조절될 필요가 있다.

은도금(silver plating) 같은 전착(electro-plating)이나 시아노 크릴레이트의 도포 등을 포함하여 석고에 치형 가경재(die hardener)의 첨가와 같은 몇몇 방법들이 치형의 마모 저항성을 증가시키기 위해 사용된다. 그러나 이러한 방법들이 치형의 체적을 약간 증가시킬 수도 있으며, 이는 정확도를 감소시키는 요인이 될 수도 있다(표 12-1).

Type IV 석고의 경화 팽창을 0.1% 이내로 조절하기 위해 K_2SO_4와 같은 촉진제나 borax와 같은 지연제가 사용될 수 있다. 시멘트(cement)를 위한 완충 공간을 부여하기 위해 석고 치형에 die spacer를 사용하기도 한다. 가장 일반적인 die spacer는 수지 계통으로, 전용의 die spacer가 판매된다 할지라도 모형용 페인트, 메니큐어, 휘발성 솔벤트에 용해되는 열가소성 중합체들이 이러한 목적을 위해 사용된다. 그리고 die spacer는 시멘트 접착제를 위한 완충 공간을 부여하고, 주조체나 코핑을 정밀하게 적합시키기 위한 보철물의 완전한 장착을

표 12-1. 일반적인 치형과 비교했을 때 실리콘 인상체로부터 만들어진 치형들의 체적의 변화

재료	체적의 변화(%)	
	교합면측	치경측
Type IV 경석고	0.06	0.00
Type IV 경석고에 석고 가경제 A를 첨가한 경우	0.16	0.08
Type IV 경석고에 석고 가경제 B를 첨가한 경우	0.10	0.10
실리카가 충전재인 에폭시 수지	−0.15	−0.26
알루미늄이 충전재인 에폭시 수지	−0.14	−0.19
은(Ag)으로 전기 도금된 치형	−0.10	−0.20

Toreskog S, Phillips RW, and Schnell RJ: J Prosthet Dent 16:119, 1966.

위해 치형의 변연부로부터 0.5 ㎜ 떨어진 곳까지 몇 번 도포한다.

치형의 정확성을 위해 사용하는 방법 중 다른 하나는 매몰재를 치형 재료로 이용하는 경우이다. 석고 결합 매몰재를 이산화규소 현탁액과 같은 특수 매몰재 용액으로 혼합하여 치형을 제작하고, 여기에 납형을 형성한 후 납형이 끼워진 치형을 그대로 석고 결합 매몰재로 매몰 하는 방법이다. 이런 경우 치형으로부터 납형을 제거하거나, 매몰재의 경화 중 생길 수 있는 납형의 변형을 방지할 수 있다. 이것을 677℃에서 소환하면 0.9%의 경화 팽창과 0.6%의 열팽창을 얻을 수 있다. 이 방법은 석고 결합 매몰재를 사용하므로 금속-도재용 고온 용융 합금에는 사용할 수 없으며, 전형적인 금합금에 사용할 경우에는 매우 정확한 주조체를 얻을 수 있다. 고온 용융 합금이 사용되는 주조체를 위해서는 인산염 결합 매몰재를 사용하여 상기한 방법과 동일한 방법을 사용할 수 있다.

때때로 치형 재료로 아말감이 사용되기도 하는데, 이 경우에는 인상체 안에 아말감을 힘을 가하면서 다져 넣어야 하므로 인상 재료는 탄력성이 없는 impression compound 같은 것이어야 한다. 또 치형의 재료로 아크릴 수지나 에폭시 수지가 사용되기도 하는데, 이러한 치형 재료는 수교질 인상재보다는 고무 인상재에 적당하며, 아크릴 수지는 중합 시 수축을 일으키므로 정확한 치형의 제작에는 적당하지 않으며 매몰과 주조 시 이러한 점을 고려하여야 한다.

만일 인상체의 재료가 polysulfide 고무 인상재일 경우에는 전기 도금(electro-plating)에 의해 치형 표면에 은(silver)과 같은 금속을 피복시킬 수 있다. 이때 치형의 내부에는 즉시 중합 수지나 치과용 경석고로 보강시켜 주는데, 전기 도금된 치형의 장점은 표면 경도와 마모 저항성이 높고 미세 부위에 대한 재현성이 우수한 점이다. 그러나 전기 도금 치형은 제작 과정이 복잡하고 많은 시간이 소모되는 등의 단점을 가지고 있다.

납형의 조각 동안 마모만 주의한다면 Type IV와 Type V 경석고는 매우 훌륭한 치형 재료라고 할 수 있으나, 쉽게 손상될 수 있기 때문에 수지나 금속 치형이 선호되기도 한다. 따라서 이들 재료의 장점을 얻기 위해 최근에는 치형에 사용되는 석고에 수지가 혼합된 상품이 나와 있기도 하다.

12.4. 주입선

치과 주조용 합금은 주조성이 좋지 않아 용융하여 주형에 주입할 때 원심 주조, 가압 주조, 흡입 주조 등의 방법을 사용하고 있으며, 주조 방법에 따라 주입선 조건이 다르다. 이 중에서 원심 주조하는 방법을 많이 사용하고 있어 본 교재에서는 원심 주조를 중심으로 설명한다.

주입로 또는 주입선의 설치 목적은 왁스 제거 후 용융 금속이 주형(mold)에 들어갈 수 있는 통로를 부여하는

표 12-2. merican(Brown & Sharpe) wire gauge 번호와 wire의 직경

Gauge 번호 B&S	직경	
	cm	inches
6	0.4115	0.1620
8	0.3264	0.1285
10	0.2588	0.1019
12	0.2053	0.0808
14	0.1628	0.0640
16	0.1291	0.0508
18	0.1024	0.0403

Handbook of chemistry and, physics 58th, CRC Press Inc, 1977~8.

것이다. 주입선은 통상적으로 주입선 핀(sprue pin)이 사용되지만 가철성 국소 의치의 금속 구조물(metal frame)이나 교의치(bridge)와 같은 큰 보철물의 제작에는 왁스로 만들어진 주입선이나 플라스틱으로 된 기성 주입선을 사용한다. 특히 금속으로 된 주입선 핀의 표면에 부드러운 왁스를 입히면 매몰재로부터 주입선을 제거할 때 매몰재에 손상을 주지 않고 안전하게 제거할 수 있다.

주입선의 굵기와 길이는 납형 종류, 크기, 주조기 종류 및 주조링 크기 등에 따라 달라질 수 있으며, 요즘은 다양한 직경이나 크기를 가진 기성 주입선이 판매되므로 유용하게 사용할 수 있다(표 12-2). 표 12-2는 치과 주조에 사용되는 주입선의 굵기에 따른 게이지(gauge) 번호를 표시한 것이다.

주입선은 치형 상의 납형에 부착되는데, 납형이 치형으로부터 빠지는 방향과 같은 것이 좋다. 치형으로부터 납형을 제거할 때 납형의 변형을 야기할 수 있는 어떠한 행위도 피해야 한다. 주입선의 직경을 선택하고 어떠한 형태로 부착할 것인가 하는 것은 비교적 경험에 의존하지만 최적의 주조 과정을 위해서는 다음과 같은 5가지의 일반적인 원칙을 따르는 것이 좋다.

1) 주입선의 굵기

주입선의 굵기는 납형의 가장 두꺼운 부위와 대략 같은 크기의 직경을 가진 주입선을 선택하는 것이 좋다. 얇고 섬세한 납형에 굵은 주입선을 부착시키면 변형이 생길 수 있다. 반대로 주입선의 굵기가 너무 가늘면 용융 금속이 주입선 부위에서 먼저 식어 응고하므로 주조체와 주입선의 연결 부위에 국부 수축 다공성(localized shrinkage porosity)이 생기며, 이러한 문제는 수축류(보상부, reservoir)을 사용함으로써 해결할 수 있다(그림 12-2). 그림 12-2(a)는 주입선를 납형의 착탈 방향과 일치하게 하며 구형(ball shape)의 수축류가 형성하였고, 그림 12-2(b)는 주입선의 형태에 있어서 수축류의 역할을 하는 수평으로 가로지르는 활주막대(runner bar)는 주조링이 가열되었을 때 그 중심부에 위치하도록 하였다.

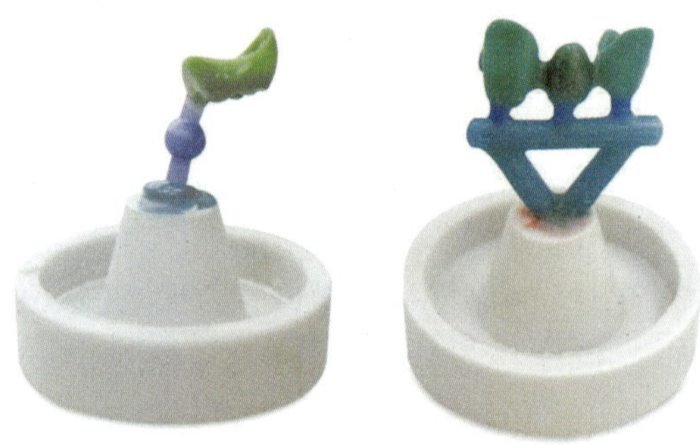

(a) (b)

그림 12-2. 주입선과 수축류 설치 방법

2) 주입선의 부착 위치

주입선 부착 위치는 납형의 모양에 따라 결정하여야 한다. 일반적으로 주입선의 부착 부위는 교합면 형태나

인접면 접촉점의 훼손을 최소화하기 위해 비기능 교두의 바로 아래에 부착하는 경우가 많으며, 부착에 따른 변형이 적으면서 용융 금속이 보다 오랫동안 액체 상태를 유지할 수 있도록 하기 위해 납형의 가장 두꺼운 부분이 좋다.

주입선의 부착은 금합금과 같이 밀도가 높은 합금으로 주조하기 위해서는 주입선을 납형에 고정시킨 후, 그 연결 부위를 나팔꽃 모양으로 납형 쪽으로 넓혀주는 형태(flare type)로 형성한다. 주입선과 납형의 연결 부위를 납형 쪽으로 넓혀주면 수축류(보상부, reservoir)를 부착한 것과 같은 효과가 생기며, 용융 금속이 주형 안으로 쉽게 흘러 들어간다.

또한 용융된 합금이 두꺼운 곳에서 얇은 곳으로 흘러갈 수 있도록 가장 두꺼운 곳에 부착되어야 하며, 용융된 합금이 흘러 들어갈 때 주형의 능각 부위나 편평한 곳에 부딪히는 것을 최소화하는 방향으로 부착하여야 한다.

또한 납형은 직접적으로 또는 간접적으로 주입선이 부착될 수 있는데, 직접 주입선 부착은 납형과 원추대 사이가 직접 연결되는 것이고, 간접 주입선 부착은 납형과 원추대 사이에 수축류 막대기(reservoir bar)가 위치하게 된다(그림 12-2). 용융 금속이 주형으로 흘러 들어갈 때, 수축류 안에 있는 용융된 금속은 마지막으로 응고되면서 금속의 열수축에 의해서 생기는 주형 안의 공간을 채워 주어야 한다.

그러므로 수축류의 직경은 주조체의 가장 두꺼운 부분보다 커야 하며, 수축류의 위치는 주조체와 주입선의 연결 부위에 있는 합금이 먼저 응고되지 않도록 하기 위해 납형과 가까워야 한다. 그러나 만일 주입선이 충분히 굵을 경우에는 주입선 부위에 있는 금속이 서서히 응고되므로 수축류가 필요 없다.

3) 수축류(보상부)

주조 시 국부 수축 다공성(그림 12-3)을 방지하기 위해서 대개 납형으로부터 1 ㎜ 정도 떨어진 주입선의 표면에 수축류를 부착한다. 국부 수축 다공성은 통상적으로 그림 12-3과 같이 주조체와 주입선의 연결 부위에 생기지만, 어떤 경우에는 주입선으로부터 떨어진 부위에 생길 수도 있다. 예를 들면 교합면의 두께가 얇고 양쪽 인접면 부위가 두꺼운 납형에 있어서, 주입선을 한쪽의 인접면 쪽에만 부착시키면 용융 금속이 얇은 교합면 부위에서 먼저 응고하므로, 수축 다공성이 교합면 부위와 주입선의 반대쪽 인접면에 생긴다. 그러므로 이 경우에는 주입선을 양쪽 인접면에 설치해 주어야 하는데, 이렇게 되면 교합면에서 금속의 응고가 일어나기 전에 주형의 모든 부분에 용융 금속이 유입되므로 이러한 결함이 방지된다.

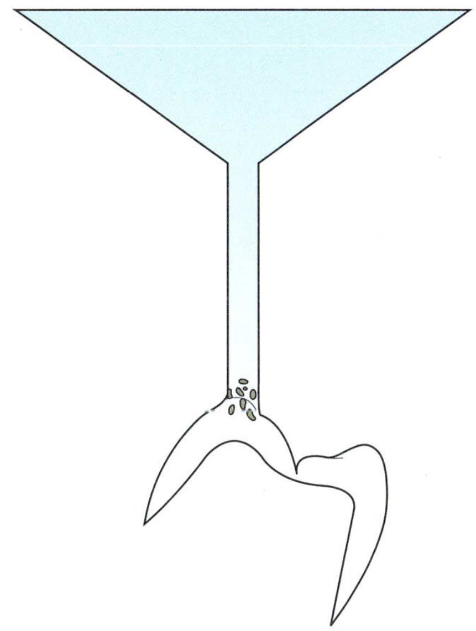

그림 12-3. **주입선의 굵기가 부적당하여 생긴 국부 수축 다공성(localized shrinkage)**

4) 주입선의 방향

주입선의 방향 역시 중요한데, 주입선을 얇고 섬세한 부분으로 향하게 해서는 안 된다. 주입선이 얇고 섬세한 방향으로 향하면 용융 금속이 밀려 들어오면서 이 부분의 매몰재가 용융 금속의 유입력에 의해 마모 또는 파괴되므로 주조 결함이 생긴다.

또한 주입선의 설치 방향은 주형 내의 넓고 편평한 면에 대해 직각이 되어서도 안 된다. 주입선의 설치 방향

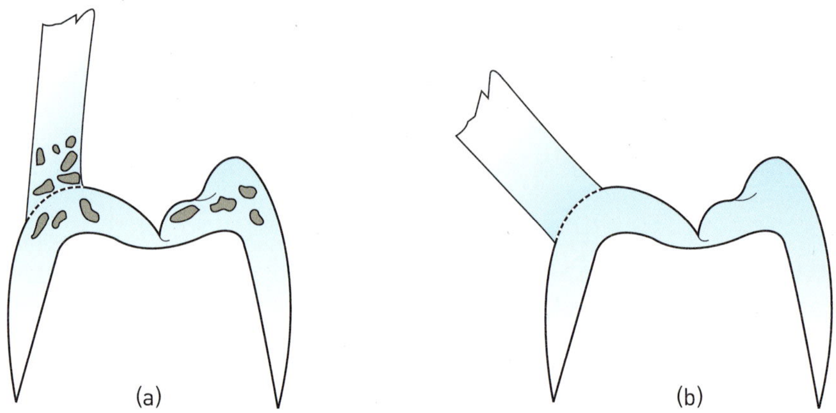

그림 12-4. 주입선 설치 방향에 따른 주조체 결과

이 주형과 직각을 이루면 밀려 들어오는 뜨거운 용융 금속이 주형 내면에 충돌하여 소용돌이를 일으키게 되고 이 부분에 심한 기포를 야기한다(그림 12-4a). 그러므로 이러한 결함을 막아주기 위해서는 주입선을 인접벽(proximal wall)에 45°의 각도로 설치해 주어야 한다(그림 12-4b).

5) 주입선의 길이

주입선의 길이는 주조링의 길이에 따라 다르다. 만일 주입선이 너무 짧으면 주형이 주조링의 밑바닥으로부터 멀어지므로 용융 금속이 주입될 때 주형 안의 가스가 빠져 나가기 어려워진다. 따라서 이러한 경우에 반대압 기포(back pressure porosity)가 생길 수 있으므로 석고 결합 매몰재의 경우에는 납형과 주조링의 상단과의 거리가 6 ㎜(1/4 inch)가 되도록 주입선의 길이를 조절하여야 한다(그림 12-5).

석고 결합 매몰재보다 강도가 높은 인산염 결합 매몰재의 경우에는 납형과 주조링의 상단과의 거리가 3~4 ㎜가 되도록 하여야 한다. 정확한 주조체를 얻기 위해서는 납형이 가능한 주조링의 중심에 가깝도록 위치시키는 것이 좋다.

인레이의 경우 금속 주입선은 통상적으로 가열 후 납형과 접촉시켜 연결하는데, 이 경우 납형이 과열을 받아 미세 변연 부위 등이 변형되지 않도록 주의를 기울여야 한다. 금속 주입선 가운데에서도 특히 속이 빈 튜브 형태의 주입선은 통상적인 금속 주입선보다 열용량이 낮기 때문에 좋다.

이제 납형이 부착된 주입선을 주입선 원추대(sprue base, crucible former)에 부착시키는데, 원추대의 재료는 금속, 고무 및 레진 등이 있다. 그림 12-6은 납형의 종류에 따른 주입선의 바람직한 설계 형태이다.

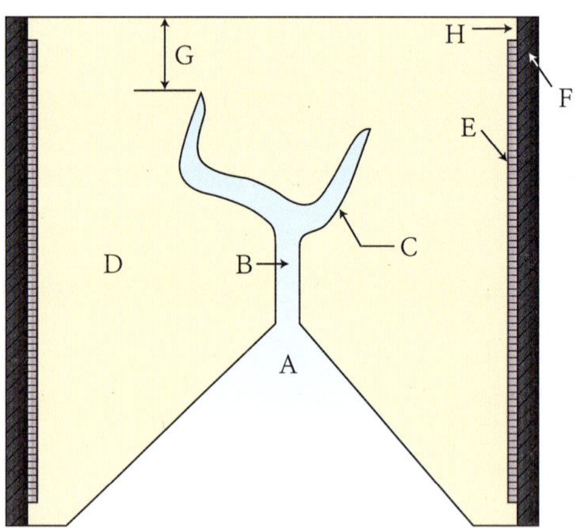

그림 12-5. 주형의 단면도

A. 원추대 B. 주입선 C. 소환 후에 납형에 의해 형성된 주형
D. 매몰재 E. 라이너(liner) F. 주조링
G. 주조하는 동안 충분한 가스의 배출이 이루어지도록 주형의 끝과 매몰된 링의 상단 사이의 매몰재의 최대 두께는 6 ㎜(1/4 inch) 정도가 좋다.
H. liner는 주조링의 양쪽 끝보다 3~3.25 ㎜(1/8 inch) 정도 짧게 해 준다.

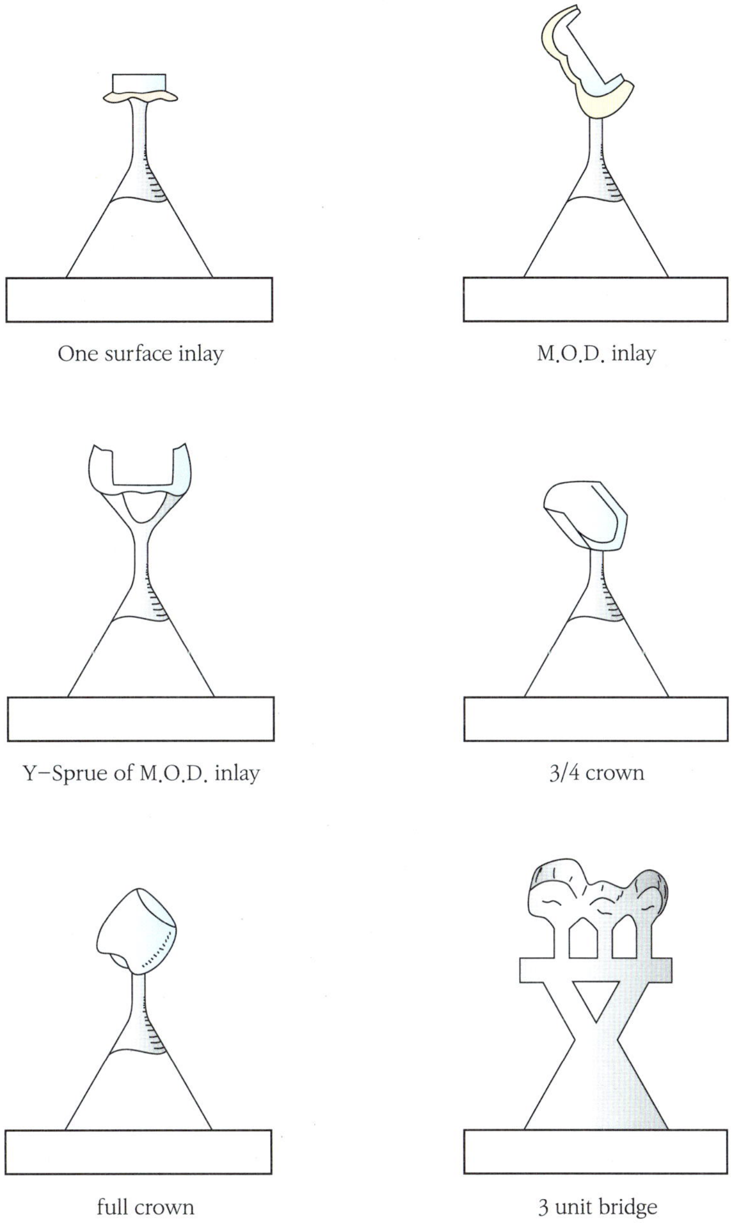

그림 12-6. 납형의 종류에 따른 주입선의 바람직한 설계 형태

12.5. 주조링 라이너

납형을 금속의 주조링 안에 매몰할 경우 매몰재의 경화 팽창이나 열팽창을 고려하여야 한다. 통상적으로 매몰재가 금속의 주조링 안에서 경화되거나 가열되면 매몰재의 팽창이 견고한 주조링에 의해 제한을 받으므로 주형의 팽창이 어려울 뿐만 아니라 매몰재 자체에도 응력이 생긴다. 이러한 문제점은 유연한 고무 주조링이나 종이 주조링 등을 사용하여 극복할 수 있으며, 이는 매몰재의 경화 팽창을 허용한다.

그러나 가장 일반적으로 사용되는 방법은 매몰재의 팽창을 부여하기 위해 주조링 라이너(casting ling liner)

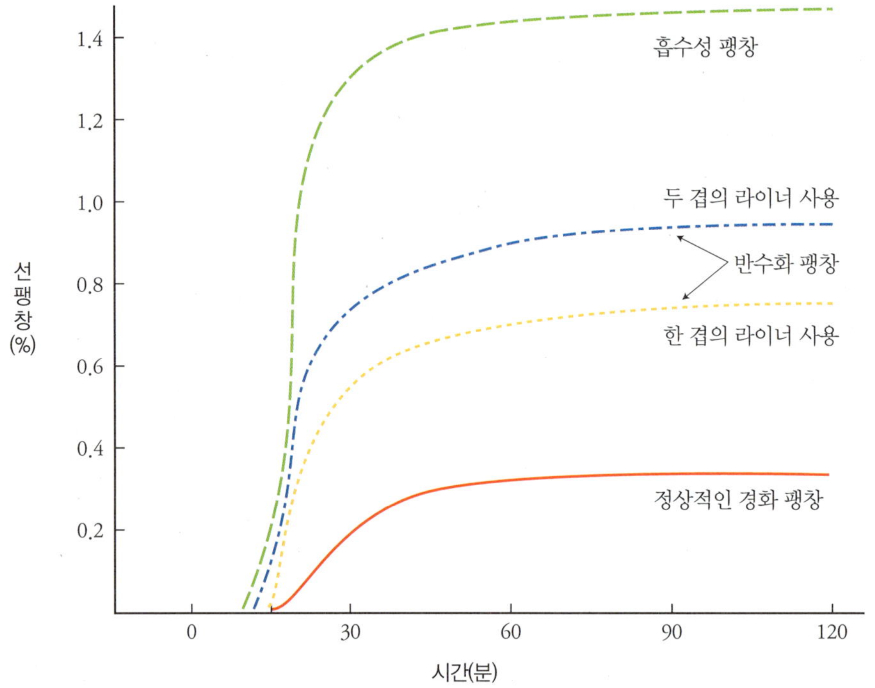

그림 12-7. 경화 조건에 따른 매몰재의 팽창량
금속의 주조링 안에 라이너를 깔아 주었을 경우 매몰재의 경화 팽창량은 라이너의 두께에 따라 다르며, 통상적으로 정상적인 경화 팽창량보다는 크고 흡수성 팽창량보다는 작다(Whip-Mix Corp.).

를 가지고 금속의 주조링 내면에 띠를 두르듯이 깔아주는 것이다. 이때 금속의 주조링 내면에 깔아 주는 띠를 라이너라 하며, 라이너의 역할은 매몰재가 경화 팽창이나 열팽창을 할 수 있는 완충대(cushion zone)의 형성과 주조 후 라이너로 부터 매몰재의 제거를 용이하게 하는 것이다. 주조링 라이너(casting ring liner)의 재료로는 전통적으로 석면이 사용되어 왔으나 생물학적 위험성을 가진 잠재적인 발암물질이므로 더 이상 사용하지 않는다. 요즘은 알루미노 실리케이트 세라믹 라이너(aluminosilicate ceramic liner)와 섬유질 종이로 된 라이너(cellulose paper liner)가 비석면계 주조링 라이너로 사용된다. 그러나 섬유질 종이로 된 라이너는 물은 잘 흡수하지만 가열 시 모두 타 버리므로 매몰재가 주조링 안에서 분리되기 쉬운 단점이 있고, 알루미노 실리케이트 세라믹 라이너는 완충력은 좋으나 물을 잘 흡수하지 못하는 단점이 있다.

라이너 사용 시의 주의점 가운데 하나로 특히 진공 매몰을 할 경우에 라이너가 주조링 안에서 분리될 수 있으므로 먼저 건조한 상태의 라이너를 주조링 안에 깔아주고, 이것을 스티키 왁스(sticky wax) 등으로 고정시켜야 한다. 주조링 안에 라이너를 깔아 준 다음에는, 주조링을 물 속에 담가 라이너에 물을 흡수시킨 후 다시 주조링을 물 밖으로 꺼내 젖은 채로 사용하거나, 라이너에 있는 물기를 건조시킨 뒤 사용한다. 젖은 상태로 사용 할 경우에는 주조링과 라이너에 있는 과잉의 물기는 털어 낸 다음 사용하여야 하며, 라이너의 물기를 손으로 눌러 짜는 것은 균일하지 않은 팽창의 원인이 되므로 피해야 한다. 또한 균일한 팽창을 얻기 위해서는 특정한 부분이 중첩되어 깔리지 않도록 한다. 라이너는 매몰재의 경화 시 경화 팽창을 허용하게 함은 물론이고, 라이너 안에 함유된 물에 의해 어느 정도의 흡수성 팽창도 일으킨다(그림 12-7).

이 그림에서 주조링 안에 라이너를 한 겹 깔았을 경우에는 매몰재의 팽창량이 정상적인 경화 팽창량 이상으로 증가되며, 라이너가 두 겹 또는 그 이상일 경우에는 팽창량이 더욱 증가하게 된다. 어떠한 경우에 있어서도 라이너의 두께가 1 ㎜ 이하가 되어서는 안 된다.

만약 라이너의 길이가 링의 길이보다 짧다면 매몰재는 링의 한 쪽 또는 양 쪽 끝부분에서 제한을 받으므로, 라이너의 길이가 링의 끝부분과 같은 길이인 것을 사용한 것과 비교할 때 세로 방향으로의 팽창과 수화 팽창이 제한된다.

그러나 매몰재는 주조링 자체의 모양 때문에 측방보다는 세로 방향으로 크게 팽창한다. 따라서 링 안에 있는 매몰재의 일률적인 팽창을 도모하려면 세로 방향으로의 팽창을 제한시키는 것이 바람직하다. 통상적으로 금속 안에서 라이너의 적당한 길이는 링의 양쪽 끝보다 3~3.25 ㎜ (1/8 inch) 정도 짧게 해 주는 것이 좋으며, 이렇게 되었을 경우에는 매몰재의 균일한 팽창이 얻어지고 납형이나 주형의 변형 가능성이 낮아진다(그림 12-5).

12.6. 매몰

매몰 과정은 먼저 매몰재를 혼합하기 전에 납형 표면에 붙어 있는 분리제 등의 불순물을 세척해 주어야 하는데, 세척제로는 기성품 또는 묽은 합성 세제 용액을 사용한다. 세척제를 납형에 바른 후 실온의 물로 헹구어서 표면의 물기를 살짝 불어 준다. 경우에 따라서는 납형에 표면장력 감소제인 습윤제(wetting agent)를 발라 주어 납형과 매몰재와의 접착력을 높이고, 매몰재 표면에 기포가 생기는 것을 방지시켜 준다. 그러나 이때 너무 많은 양의 습윤제를 바르면 매몰재의 경화가 방해되므로 주의를 기울여야 한다.

매몰재 분말과 물을 혼합할 때 주의하여야 할 사항은 석고 제품과 같다. 즉 매몰재 분말과 물을 정확히 측정하고, 물이 담긴 혼합 용기에 매몰재 분말을 골고루 떨어뜨린 다음 매몰재 분말이 물과 완전한 혼합물이 될 때까지 부드럽게 혼합한다. 손으로 혼합하는 방법도 있으나 주조용 매몰재는 진공 매몰기를 사용하여 진공 하에서 기계적으로 혼합하는 것이 보다 좋다.

1) 진공 혼합

매몰재와 물을 혼합할 때 진공 상태에서 기계적인 혼합을 하면 혼합하는 동안에 발생하는 기포를 제거할 수 있으며, 고온 주조용 매몰재의 경우에는 화학적인 반응에 의해 나타나는 잠재적인 유해 가스를 배출시킬 수 있다. 혼합이 완료되면 납형을 매몰하는데, 납형을 매몰하는 방법은 여러 가지가 있으며 손으로 직접 매몰을 하거나 진공 매몰을 하게 된다.

가장 통상적인 방법은 일명 단일 매몰법이라고도 하는데, 주입선이 부착된 납형이 위치된 원추대에 주조링을 위치시키고 주조링 안으로 매몰재 혼합물을 약간의 진동을 주면서 흘려 넣는 방법이다. 두 번째 방법은 일명 삽입법이라고도 하는데 먼저 주조링 안에 매몰재 혼합물을 채우고 납형이 부착된 원추대를 거꾸로 들어 납형부터 주조링 안에 꽂아 넣는 방법이다.

어떤 방법을 이용한다 할지라도 손으로 매몰할 경우에 주의할 점은 주조링 안에 매몰재를 채우기 전에 납형을 매몰재 혼합물로 얇게 발라 주어야 한다. 그러나 진공 매몰의 경우에는 장비에 따라 진공 혼합기를 그대로 사용하는 경우도 있다. 일반적으로 진공 매몰을 하면 매끄럽고 미세 부위 재현성이 높은 주조체 표면을 얻을 수 있을 뿐만 아니라 경화 후 매몰재의 강도도 손으로 매몰한 경우에 비해 증가하는 것으로 알려져 있다. 결함이 없는 주조체의 표면을 얻는 것은 매우 중요한데, 이는 주조체에 생긴 작은 결절(주조 결함 중의 하나)도 주조체의 적합성에 커다란 영향을 미치기 때문이다. 진공 혼합을 했음에도 매몰재 혼합물에 기포가 남아 매몰 시 납형의 오목한 부위 등에 남겨져 주조 후 결절과 같은 주조 결함을 야기할 수 있는데, 이를 방지하기 위해 매몰할 때 링을 약간 기울이는 것이 기포를 줄이는데 도움을 줄 수 있다. 또한 매몰할 때 과도한 진동 역시 기포의 원인이 되며, 잔여 수분이 납형 주위로 몰려 나중에 주조체의 표면이 거칠어지는 원인이 될 수 있다.

경우에 따라서 흡수성 팽창법을 이용할 경우에는 매몰된 주조링을 37~38℃의 물속에 담그거나, 주조링의 윗부분에 고무 주조링을 끼우고 이 고무 주조링 안에 물을 추가한다. 그러나 열팽창법을 이용할 경우에는 매몰된 주조링을 그대로 방치하여 매몰재를 경화시킨다. 어떤 방법을 이용한다 할지라도 일반적인 매몰재는 한 시간 정도 경화시켜야 한다.

2) 수축 보상의 조절

때에 따라서 주형의 크기를 크게 하거나 또는 작게 하는 것이 바람직한 경우도 있다. 예를 들면 MOD inlay나 전부 주조관은 크기가 작아졌을 경우 지대치에 적합될 때 마찰 저항이 생겨 적합도가 낮아지므로 단순한 교합면 부위의 인레이(inlay)보다 주형의 팽창을 크게 해 주어야 한다.

주조체의 팽창에 영향을 주는 요소는 앞에서 살펴보았듯이 왁스나 매몰재의 종류, 라이너의 두께, 매몰재의 혼수비, 흡수 조건, 가열 조건 등 수없이 많다.

매몰재의 팽창에 영향을 주는 요소 가운데 혼수비는 매몰재의 경화 팽창, 수화 팽창 및 열팽창에 영향을 준다. 일반적으로 혼수비가 낮을수록 수축에 대한 보상 작용이 커지며, 혼수비가 높을수록 이런 작용이 감소된다. 그러나 수축에 대한 보상 효과를 높이기 위해 혼수비를 지나치게 낮추면 매몰재 혼합물의 유동성이 감소되므로 매몰 시 납형이 외력에 의해 변형되기 쉽고, 미세 부위에 기포가 생겨날 수 있다. 또 매몰재 혼합물이 너무 묽으면 주조체의 표면이 거칠어진다. 그러므로 술자는 실제 상황에 따라 매몰재의 혼수비를 조절할 수 있어야 한다.

또 크리스토발라이트가 함유된 매몰재를 사용하여 주형을 열팽창시킬 때 팽창이 너무 커도 문제가 될 수 있다. 그림 12-7에서 살펴보았듯이 크리스토발라이트가 함유된 석고 결합 매몰재의 열팽창량은 1.3%이고 경화 팽창량은 0.3~0.4%이므로 총 팽창량은 1.6~1.7%나 된다. 이러한 팽창량은 금합금의 평균 주조 수축량보다 크므로 주조체가 너무 커질 수 있다.

흡수성 팽창은 혼수비 뿐만 아니라 매몰재를 물에 담그는 시간 또는 추가하는 물의 양에 따라서도 조절할 수 있다. 매몰재를 물에 담그는 시기가 늦어질수록 흡수성 팽창량은 적어진다. 매몰재가 경화하는 동안 물을 추가로 첨가하여 수축 보상을 조절하는 방법을 물첨가 조절법(controlled water-added technique)이라고 한다. 흡수성 팽창은 최대 팽창이 얻어질 때까지 추가되는 물의 양에 따라 직접적으로 증가한다. 흡수성 팽창을 위해 사용되는 매몰재는 매몰된 링이 물 안에 담가져 있을 때 최대의 팽창을 얻도록 되어 있으며, 수축의 보상을 위해 요구되는 흡수성 팽창량은 원하는 팽창을 얻도록 충분한 물을 첨가하여야 한다. 대부분의 경우, 흡수성 팽창법이 원하는 팽창량을 조기에 얻을 수 있으므로 별도의 물첨가 조절법은 거의 사용되지 않는다.

이상과 같이 매몰재의 팽창을 조절하는 방법은 여러 가지가 있지만 일반적으로 혼수비를 변화시키는 방법이 많이 이용된다. 또 단단한 왁스보다 부드러운 왁스의 팽창량이 높으므로 이런 왁스가 수축 보상을 위해 이용되기도 한다. 매몰재의 가열 온도나 물의 온도를 높이거나 라이너의 두께를 증가시켜도 매몰재의 팽창이 증가하게 되므로, 이런 방법이 한편으로 이용되기도 한다. 수축 보상을 위해 어떤 방법을 이용한다 할지라도 주조체의 팽창에 영향을 주는 요소들을 반드시 고려하여야 한다.

12.7. 주조 과정

주조 과정과 관련이 되는 기본 원리는 석고 결합 매몰재나 인산염 결합 매몰재나 모두 비슷하다. 따라서 여기에서는 다른 종류의 매몰재와도 밀접한 관련이 있는 석고 결합 매몰재의 주조 과정을 중심으로 살펴보고자 한다.

매몰재로부터 왁스를 제거하거나 매몰재를 가열하는 과정은 매몰재를 적어도 한 시간 정도 경화시킨 후 시작하여야 한다. 납형이 매몰된 주조링으로부터 원추대를 조심스럽게 제거하면 주입로에 금속이나 플라스틱(plastic)의 주입선이 남게 된다. 이제 주조링의 가장자리에 붙어 있는 매몰재 부스러기를 깨끗이 떼어낸다. 주입선이 금속일 경우에는, 주조링을 거꾸로 한 상태에서 주입로 주변에 있는 매몰재가 부스러지지 않도록 조심하면서 주입선을 빼고, 주입로 주변에 있는 매몰재 부스러기 등을 깨끗이 제거한다. 만약 소환이 매몰재의 경화 후 즉시 이루어지지 않는다면 매몰된 링을 100% 상대 습도를 가진 저장 상자 안에 보관한다. 가능하면 매몰된 링이 마르지 않도록 하는 것이 좋다.

1) 납형의 제거와 주조링의 가열

매몰된 주조링을 실온의 소환로(burnout furnace) 안에 넣고, 앞서 매몰재 장에서 서술한 바와 같이 최대 온도까지 가열한다. 석고 결합 매몰재의 경우 흡수성 팽창법은 500℃까지, 열팽창법은 650~700℃까지 가열한다. 인산염 결합 매몰재라면 사용될 합금의 종류에 따라 최대 온도를 700~1,030℃까지 조절한다.

석고 결합 매몰재의 경우에는 인산염계에 비해 고온에서 분해가 더 쉽게 될 수 있기 때문에 가열 온도를 정하는 것이 매우 중요하다. 소환하는 동안 용융된 왁스의 일부는 매몰재에 흡수되고 용융된 왁스가 점화되어 생성된 탄소 잔류물은 매몰재의 기포 안에 끼어든다.

이와 같은 이유로 경화된 링이 젖어있는 상태로 소환을 시작하는 것이 좋은데, 이는 매몰재의 기포 안에 수분이 있으면 가열 시 왁스가 매몰재 안으로 스며드는 것을 방지하고 왁스가 주형으로부터 잘 흘러나오도록 하기 때문이다.

왁스가 주형으로부터 잘 흘러나오도록 하고 매몰재 등의 불순물이 주형 안으로 들어가는 것을 방지하기 위해 소환의 초기에는 링의 주입로를 하방으로 향하게 하는 것이 좋다. 소환하는 동안 주형 안의 왁스 등을 산소와 충분히 접촉시켜 불순물을 보다 완전하게 제거하기 위해 링을 도재 트레이와 같은 구멍 뚫린 내열판 위에 올려놓기도 한다.

열팽창법을 이용할 경우에는 탄소가 일산화탄소나 이산화탄소로 산화되어 날아가도록 주형을 충분히 가열해 주어야 하며, 이들 가스는 가열된 매몰재 안의 기포를 통해 밖으로 배출된다.

흡수성 팽창법 또는 저온 가열법(hygroscopic low-heat technique)은 다음과 같은 세 가지를 통해 팽창을 얻는다.

첫째, 37℃의 수조에서 납형을 팽창한다.

둘째, 매몰된 링의 윗부분에 물을 첨가하여 흡수성 팽창을 추가한다.

셋째, 500℃에서 소환하여 필요로 하는 열팽창을 얻는다.

저온 가열법은 매몰재의 파괴가 적고 소환 온도가 낮아 주형의 면이 치밀하므로 주조체의 표면이 매끄러우며 미리 가열시킨 500℃의 소환로에 주조 링을 직접 넣을 수 있는 편리함 등의 장점이 있다.

그러나 저온 가열법에 있어서는 왁스가 천천히 제거되므로, 왁스의 완전한 제거를 위해 주조링을 500℃에서 적어도 60분 정도 유지시켜야 하며, 이런 상태에서 주형의 손상 없이 5시간 이상 유지될 수 있다. 그러나 이 온도에서 60~90분간 유지시켜 준다고 할지라도 주형의 통기성을 감소시킬 수 있는 미세한 탄소 잔유물이 남아 있을 수 있다.

저온 가열법에 사용되는 매몰재는 보다 치밀하므로 주형의 통기성이 낮으며 고온 가열법에 비해 '반대압 기포'의 발생 가능성이 높은 단점도 있다. 일반적인 흡수성 팽창법은 금(Au)의 함량이 높은 금합금을 위해 개발되었으며, 새로 나오는 귀금속 합금들은 약간 더 큰 팽창이 요구된다.

이러한 팽창은

첫째, 수조의 온도를 40℃로 올리거나

둘째, 라이너를 두 겹 사용하거나

셋째, 소환 온도의 범위를 600~650℃로 증가시키는 방법을 하나 또는 그 이상 조합함으로써 얻을 수 있다.

열팽창법 또는 고온 가열법(high-heat thermal expansion technique)은 요구되는 팽창의 양을 왁스가 제거되는 동안 전적으로 고온 가열 소환에 의해 얻는 방법으로 현재 이 방법이 주로 이용되고 있다. 추가로 팽창을 얻기 위해서는 라이너에 물을 적셔 사용함으로써 일반적인 경화 팽창에 더하여 작은 양의 흡수성 팽창을 추가로 얻기도 한다.

석고 결합 매몰재는 비교적 깨지기 쉬우므로 가열하는 동안 매몰재의 보호를 위해 주조링 종류 중 금속링(metal ring)을 사용해야 한다. 납형이 매몰된 링을 실온의 소환로에 위치시킨 후 60분 정도에 걸쳐 서서히 650~700℃까지 가열하고, 이 온도에서 15~30분 정도 유지시켜 최대한의 열팽창을 얻는다. 그러나 실제적으로 어떤 매몰재는 650℃까지 가열하여도 최대한의 열팽창이 얻어지므로, 이런 종류의 매몰재를 사용 할 경우에는 650℃까지만 가열하여 과열로 인한 매몰재의 분해 가능성을 최대한으로 낮추어 주는 것이 좋다. 석고 결합 매몰재의 가열 속도는 주형 표면의 매끄러움과 매몰재의 체적에 영향을 미친다. 소환 초기에 빠른 가열은 증기를 발생시키고, 이는 주형의 벽이 박편으로 벗겨지거나 깨지는 원인이 된다.

또한 너무 많은 납형을 함께 매몰할 경우에는 왁스의 팽창에 따른 과도한 압력으로 매몰재의 모든 부위가 갈라질 수 있다. 특히 소환 속도가 너무 빠르면 매몰재의 바깥층이 중심부보다 더 팽창하므로 매몰재의 균열을 야기한다. 즉 매몰재의 바깥층이 열팽창하기 시작하여 압

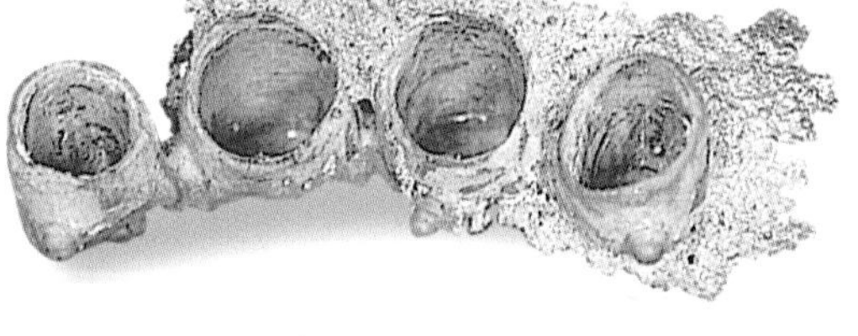

그림 12-8. 금속의 주조 전에 매몰재의 갈라진 틈에 의해 형성된 주조체 표면의 fin 또는 spine

축 응력이 발생하고 중앙부에 인장응력이 작용함으로써 야기된 균열은 내부로부터 외부로 방사상의 틈을 형성하게 된다. 따라서 이러한 틈은 물고기 형태의 지느러미(fin)나 가시(spine)와 같은 모양들이 생긴 불량 주조체를 만들어 낸다(그림 12-8). 이러한 현상은 전이 온도가 낮은 크리스토발라이트 매몰재를 급히 가열할 때 나타나기 쉬우므로, 크리스토발라이트가 함유된 매몰재는 소환할 때 서서히 가열하는 것이 중요하다.

매몰재의 분해로 인해 금합금이 오염되면 금합금 주조체는 깨어지기 쉬운 성질을 나타낸다. 통상적으로 석고 결합 매몰재를 700℃ 이상으로 가열하면 유황 가스가 발생되면서 매몰재의 분해로도 이어지는데 이때 금합금의 오염은 매몰재에 있는 잔류 탄소와 결합재인 석고 사이의 화학적인 반응과 관련이 있다. 석고를 구성하고 있는 황산칼슘($CaSO_4$) 자체는 1,000℃ 이상으로 가열되지 않는 한 분해되지 않지만, 탄소가 존재하는 경우에 700℃ 이상에서는 탄소에 의해 다음과 같이 환원 반응을 일으킨다.

$$CaSO_4 + 4C \rightarrow CaS + 4CO$$
$$3CaSO_4 + CaS \rightarrow 4CaO + 4SO_2$$

이러한 반응은 석고 결합 매몰재가 탄소가 존재하는 상태에서 700℃ 이상 가열되었을 때 일어나는데, 이 반응의 부산물인 이산화황(SO_2)이 금합금 주조체를 오염시키므로 주조체가 깨지기 쉬운 성질을 나타낸다. 따라서 소환할 때에는 잔류 탄소를 완전히 제거해야 하고 소환 온도를 700℃ 이상 올리지 않아야 한다. 또한 최종 온도에서 너무 장시간 지체하는 것 역시 매몰재를 분해시켜 주조체의 표면이 거칠어지고 유황 가스에 오염이 되므로 주조 온도에 도달하고 적정 시간 유지된 후에 즉시 주조하는 것이 좋다.

이상과 같이 천천히 소환해야 하는 이유에도 불구하고 빠른 결과를 원하는 요구에 따라 상당한 양의 크리스토발라이트가 함유되어 보다 빠르게 소환할 수 있는 석

고 결합 매몰재들이 개발되었다. 이러한 매몰재들은 일정 온도로 가열된 소환로에 링을 위치시킨 후 최종 소환 온도까지 빠르게 가열하거나, 어떤 것은 아예 최종 소환 온도의 소환로 속에 직접 넣은 후 30분 정도 유지 시켰다가 바로 주조하는 경우도 있다.

인산염 결합 매몰재도 석고 결합 매몰재에서 서술한 내용들이 대부분 적용되나 경화 기전과 열에 대한 반응이 상이하기 때문에 몇 가지 차이점을 알아두어야 한다.

우선 인산염 결합 매몰재는 다음과 같은 세 가지로 팽창을 얻는다.

첫째, 납형의 팽창으로, 매몰재의 경화 시 주형의 온도를 상당히 상승시키기 때문에 무시할 수 없다.

둘째, 경화 팽창으로, 특수 용액을 사용하므로 팽창량이 석고 결합 매몰재에 비해 크다.

셋째, 열팽창으로, 석고 결합 매몰재를 사용할 때 보다 높은 온도에서 소환하므로 더 큰 열팽창을 얻게 된다.

금속 도재 보철물에 사용되는 비교적 높은 용융점을 가진 금합금, 팔라듐 합금, 비귀금속 합금은 2% 또는 그 이상의 팽창량이 요구된다. 인산염 결합 매몰재의 소환 온도의 범위는 750~1,030℃이며, 가장 높은 온도는 비귀금속 합금을 주조할 때 요구되는 소환 온도이다. 가열 속도는 315℃까지는 천천히 올리고, 그 다음은 빠르게 올려도 된다. 최종 온도에 도달한 후에 30분 동안 계류시켜야 한다. 인산염계 매몰재가 석고계 매몰재에 비해 경화 및 소환에 더 많은 시간이 소요되므로 시간을 절약할 수 있도록 고안된 매몰재도 시판되고 있다. 또한 더 큰 팽창을 위해 주조링이나 라이너 없이 소환이 가능하도록 매몰재의 경화 후 링을 제거할 수 있는 한쪽 끝이 더 넓은 플라스틱 링(tapered plastic ring)도 있으며, 특수 용액의 농도를 조절하여 원하는 팽창을 얻을 수도 있다.

2) 주조 허용 시간

가열된 매몰재가 식으면 열 수축이 나타난다. 고온 가열법을 이용하여 매몰재를 가열하였을 경우 역시 가열된 주조링을 소환로에서 꺼내면 냉각되면서 주형이 수축된다. 그러나 주형은 열전도가 낮은 라이너와 매몰재에 의해 둘러싸여 있으므로 잠시 동안은 열손실로 인한 큰 영향은 받지 않는다.

저온 가열법의 경우에는 주형의 온도와 실온 사이의 온도의 차이와 열팽창에 의한 수축의 보상량이 고온 가열법에 비해 크지는 않으나 최종 소환 온도가 열팽창의 중요한 역할을 하는 온도 범위이므로 두 가지 소환 방법 모두 소환로로부터 링을 꺼낸 후에 바로 주조하는 것이 바람직하다.

3) 주조기

주조기는 다음과 같이 여러 종류가 있다.

첫째, 분리된 도가니에서 불대로 금속을 용융한 후 원심력을 이용하여 주형 안으로 용융 금속을 주입하는 원심 주조기(centrifugal casting machine, 그림 12-9).

둘째, 금속을 전기의 저항을 이용하여 가열(resistance heating)하거나 유도 가열(induction heating)로 용융시킨 후 모터(motor)나 스프링(spring)을 이용한 원심력으로 주입하는 전기 주조기(electric casting machine, 그림 12-10).

셋째, 금속을 아르곤 분위기에서 진공 아크 방전(vacuum arc)으로 용융시킨 후 압박으로 주형에 밀어

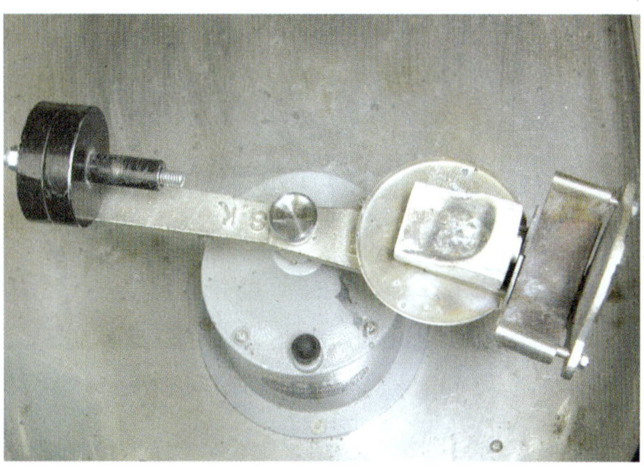

그림 12-9. 불대를 사용하는 일반적인 스프링식 원심 주조기

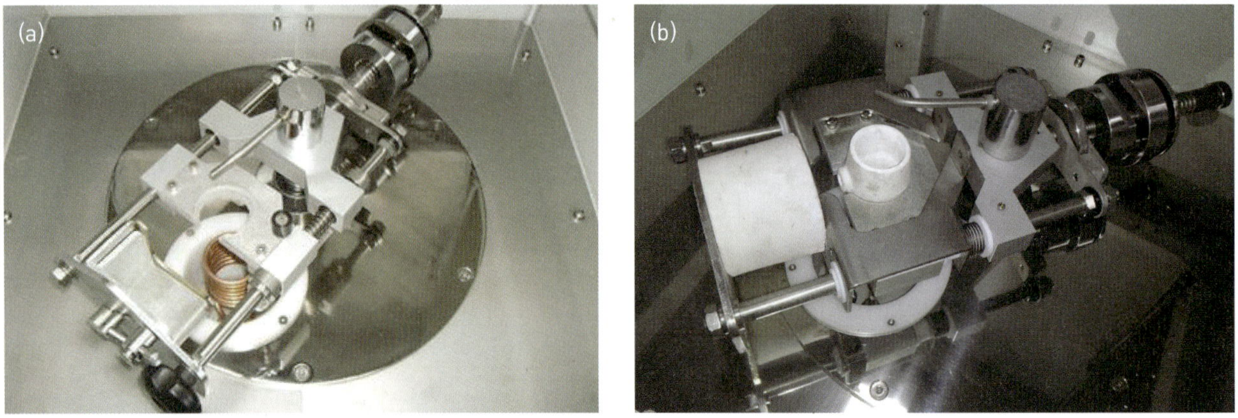

그림 12-10. 고주파 유도 원심 주조기
(a) 고주파 유도 가열부와 냉각링 (b) 원심 주조부에 도가니 및 주조링 장입

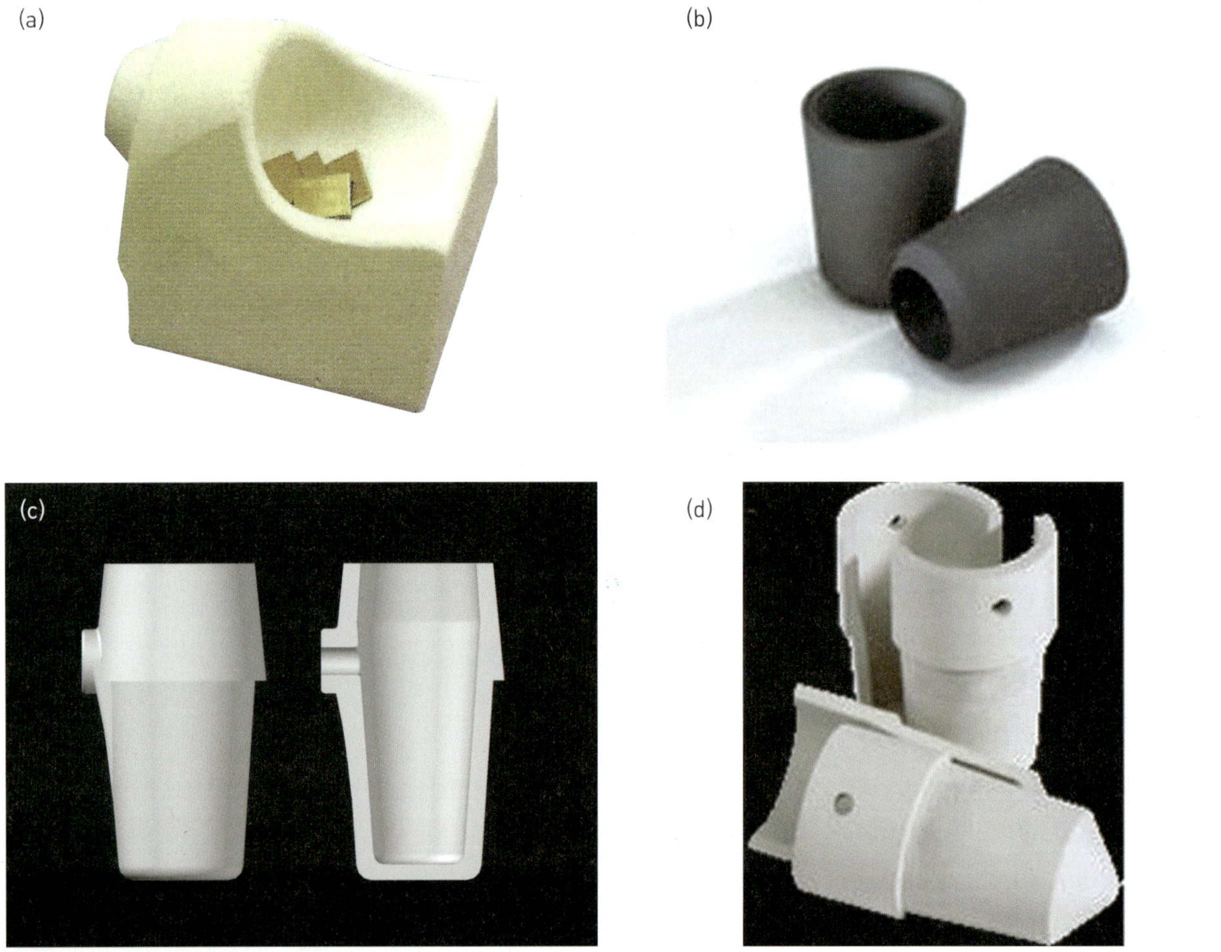

그림 12-11. 치과 주조용 합금의 주조에 사용하고 있는 도가니의 종류
(a) 불대 원심 주조에 사용하는 도가니
(b) 고주파 유도 원심 주조기에서 금합금 주조 시 사용하는 도가니
(c) 고주파 유도 원심 주조기에서 비귀금속 합금 주조 시 사용하는 도가니
(d) 고주파 유도 가압 흡입 주조기에서 비귀금속 합금 주조 시 사용하는 도가니

넣는 진공 아크 주조기(vacuum arc casting machine)가 있다.

이들 세 가지 주조 방법 이외에도 용융된 금속을 진공과 압박으로 주조하는 진공 압박 주조기도 있다.

주조기 가운데 어떠한 것을 사용한다 할지라도 주조기와 주조 방법에 따른 장점 및 단점들이 있으며, 술자는 어떠한 주조기를 선택한다 할지라도 제조업자의 지시를 잘 지켜야 하며, 기술적인 숙련에 힘써야 한다.

4) 주조 도가니

일반적으로 치과 주조용 합금에 사용되는 도가니(crucible)는 점토(clay), 탄소(carbon), 석영(quartz), 알루미나(alumina) 및 마그네시아(magnesia) 등 종류가 다양하다. 점토 도가니는 높은 함량의 금합금과 같은 관교 의치용 합금에 적당하고, 탄소 도가니는 관교 의치용 금합금뿐만 아니라 용융점이 높은 금속 도재용 금합금에도 사용될 수 있다. 알루미나 또는 석영으로 만들어진 도가니(일명 세라믹 도가니)는 금속 도재용 금속 하부구조물(metal coping)의 제작을 위한 팔라듐-은(Pd-Ag)계 합금과 같은 팔라디움(Pd) 함량이 높은 합금과 코발트-크롬(Co-Cr)계 합금과 같이 탄소 오염에 민감한 고온 용융 합금에 적당하다(그림 12-11).

5) 귀금속 합금의 용융

그림 12-12는 원심 주조기에 놓여 있는 왁스 제거 후의 주형과 금속의 용융에 사용되는 도가니 사이의 관계를 나타낸 단면이다. 주형과 주입로는 용융 금속으로 완전히 채워져야 하며 원추대가 있던 부분의 일부도 금속 덩어리(rest, button)가 남아 있어야 한다. 따라서 주조에 사용하는 금속의 양은 실제 주조체의 양보다 1.5배 이상 많아야 하고, 주조 후 여분의 금속 덩어리는 주조체로부터 분리하여 재사용할 수 있다.

귀금속 합금은 도가니의 내측벽의 경사면에 놓고 녹이는 것이 가장 좋다. 이렇게 도가니의 경사면을 이용하면 합금이 녹는 과정을 자세히 관찰할 수 있으며, 불꽃 속에서 나오는 가스가 용융 금속에 흡수되지 않고 반사되는 장점이 있다.

대부분의 경우에 있어서 금속 용융을 위해 사용되는 연료는 산소와 아세틸렌 가스를 사용할 수 있지만 천연가스나 인공가스 등의 혼합물도 사용할 수 있다. 가스-공기 불꽃(flame)의 온도는 가스의 종류와 가스-공기의 혼합 비율에 따라 다르다.

가스-공기 불대(blow pipe)에서 나오는 불꽃은 두 가지 종류가 있다(그림 12-13). 그림 12-13의 아랫부분의 불꽃은 공기가 과잉 공급되어 불완전 연소가 이루어지므로 소리만 요란하고 온도는 낮다. 이런 소리는 초심자에게 더 뜨겁다는 생각을 할 수 있게 하므로 이 점

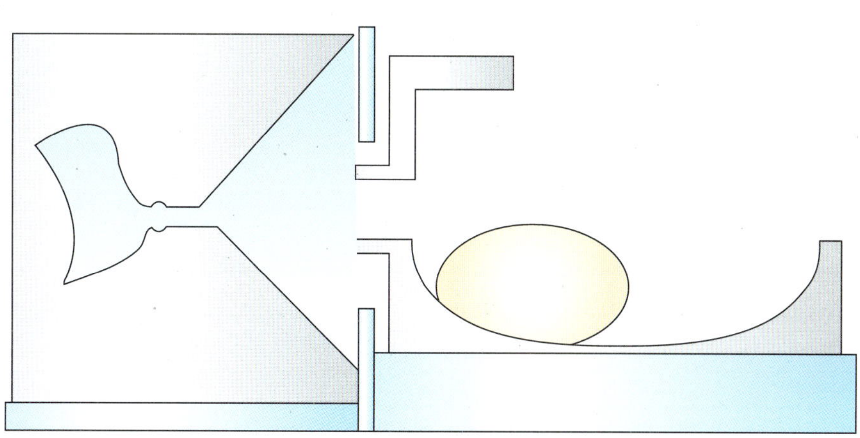

그림 12-12. 소환된 주조링과 금속의 용융에 사용되는 도가니 사이의 관계

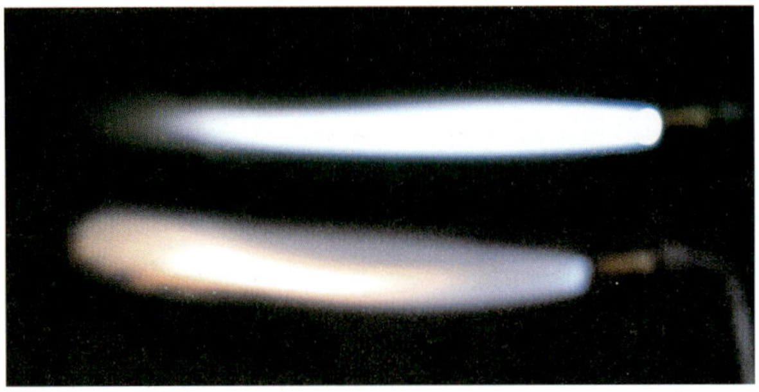

그림 12-13. 두 가지 종류의 불꽃
윗부분의 불꽃은 귀금속 합금을 녹이기가 적당하다. 아랫부분의 불꽃은 공기가 너무 혼합되어 온도가 낮다.

을 유의하여야 한다. 윗부분의 불꽃은 가스-공기의 혼합량이 적당히 조절되어 온도가 높다.

불꽃은 그림 12-14와 같이 원뿔 형태의 구역(conical area)에 따라서 구분된다. 즉 노즐에서 직접 나오는 첫 번째 긴 원뿔형의 불꽃은 연소 전에 공기와 가스가 혼합된 공기층(air blast zone)으로 발열이 없다. 두 번째 층은 녹색을 띠며 연소층(combustion zone)으로 가스와 공기가 부분 연소되며 산화성을 띠므로 금속의 용융 시 이 층과 접촉시켜서는 안 된다.

녹색 연소층을 지나 위치하는 세 번째 층은 희미한 푸른 하늘색을 띠며, 환원층(reducing zone)으로 가장 온도가 높은 부분이므로 금속의 용융 시 이 부분과 접촉시켜야 한다. 가장 바깥쪽 층은 산화층(oxidizing zone)으로 불꽃이 공기 중의 산소와 연소를 일으키므로, 온도가 환원층보다 낮고 금속의 산화를 일으킨다. 따라서 이 부분으로 금속을 용융시켜서는 안 된다.

금합금을 불꽃의 환원층으로 녹이면 그림 12-15(a)와 같이 용융된 금속의 표면이 밝고 거울처럼 보이며, 산화층으로 녹이면 그림 12-15(b)와 같이 용융 금속의 표면에 떠 있는 찌꺼기와 같은 우중충한 피막이 형성된다.

합금에 열을 가하면 처음에는 스펀지 형태가 되었다가 작은 구형들로 바뀌고, 이어 그림 12-15(a)와 같이 서서히 한 덩어리의 구형으로 변한다. 이와 같이 용융 금속이 밝은 오렌지색을 띠며 회전하거나 또는 불꽃을 따라 움직이거나 돌려고 하면 적당한 주조 온도에 도달한 것으로 간주해도 좋다. 실제적으로 이 온도는 금속의 용

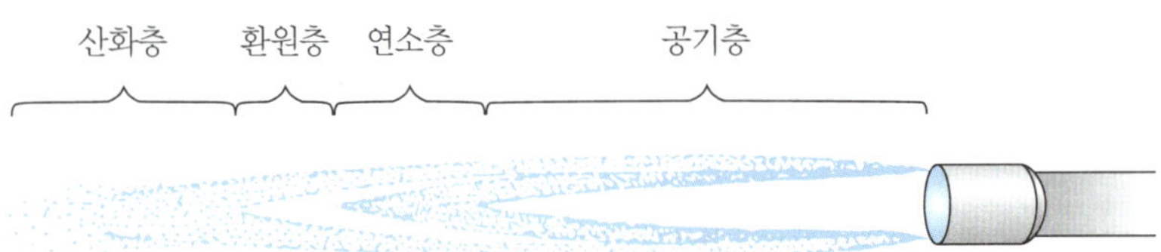

그림 12-14. 가스-공기가 연소될 때 형성되는 불꽃의 층

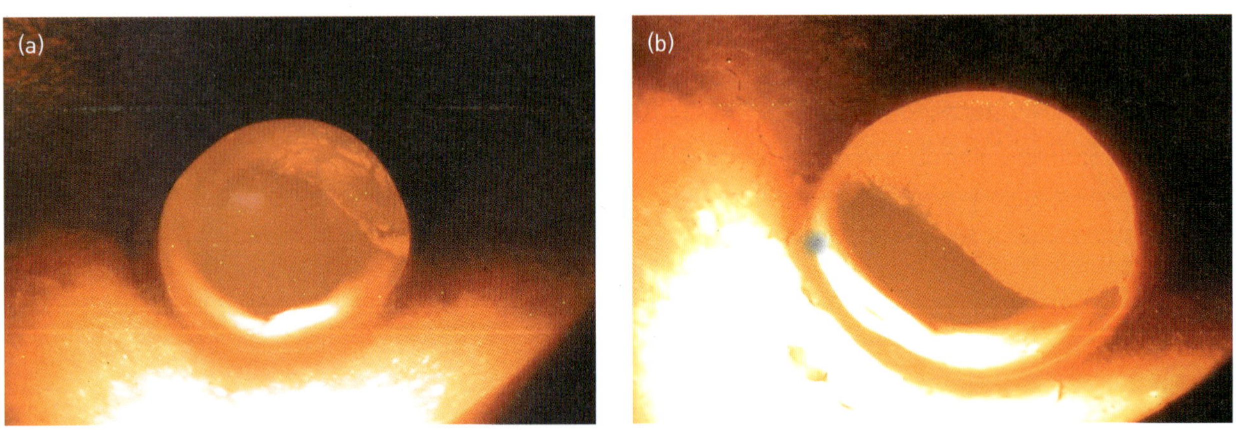

그림 12-15. (a) 금합금이 적절히 용융되면 표면이 거울 같이 빛난다. (b) 금합금의 부적절한 용융으로 표면에 흐린 산화막이 형성되었다.

점보다 약 38~66℃ 정도 높으며, 이 온도에 도달하였을 때 즉시 주조하여야 한다.

금속이 완전히 녹으면 용융 금속에 융제(flux)를 사용하는 것이 바람직하다. 융제(flux)를 사용하면 용융 금속 안의 기포를 줄여 주며, 용융 금속의 유동성을 높이고, 용융 금속의 표면에 융제의 막을 형성하여 산화를 방지한다. 가끔 숯가루가 함유된 융제를 사용하기도 하는데, 이 융제가 재사용하는 합금의 청소제로 우수하긴 하지만 탄소(숯가루)가 주형에 유입되어 미세한 변연 부위에 결함을 초래할 우려가 있다. 따라서 주조용으로는 이러한 융제보다는 용융 붕사(fused borax) 분말과 붕산(boric acid) 분말을 1/2씩 섞은 융제가 더욱 좋다. 이 혼합물에 있어서 붕산은 붕사를 금속 표면에 유지시키는 역할을 한다. 융제는 앞에서 살펴보았듯이 금속이 완전히 녹았을 때 사용하여야 하며 새합금(new alloy)이건 한번 이상 사용한 폐합금(old alloy)이건 금합금의 용융 시에는 반드시 융제를 사용하여야 한다.

융제를 추가한 금속이 완전히 녹으면 주조압을 즉시 작용시켜야 하는데, 원심 주조기일 경우에는 주조 'arm'을 회전시키고, 공기압 주조기일 경우는 piston을 내려 주며, 진공 주조기일 경우는 진공을 작용시킨다. 한번 이상 주조에 사용하였던 폐 합금(old alloy)은 오염되지 않았거나 과도하게 혹사되지 않았을 경우 재사용할 수 있다.

6) 주조체의 청소

주조 후에는 주조 링 안에 보이는 여분의 금속 덩어리(rest)가 검붉은 색으로 변했을 때(약 700℃ 정도) 링을 물속에 급랭(quenching)시켜 주조체를 제거한다. 이러한 급랭 처리를 하면 치과 주조용 귀금속 합금인 금합금은 연화 열처리가 되어서 연성과 전성이 증가하게 되므로 닦거나(burnishing), 연마(polishing) 등의 작업이 쉬워지고, 뜨거운 매몰재가 물과 접촉되어 순간적으로 분해되므로 매몰재로부터 링과 주조체를 제거하기가 쉬운 점이다.

매몰재로부터 제거된 금합금 주조체의 표면은 산화와 변색으로 인해 어둡게 보인다. 따라서 주조체 표면의 불순물의 막은 통상적으로 산욕(pickling)이라는 과정을 거쳐 제거하여 준다. 석고 결합 매몰재로 매몰하였던 금합금 주조체의 산욕액(pickling solution)으로 가장 흔히 사용되는 것은 50% 염산(HC1) 용액으로, 염산은 산화막뿐만 아니라 주조체 표면에 붙어 있는 매몰재의 제거에도 도움을 준다. 그러나 염산은 증기를 발생하여 기공실과 금속 기구 등을 부식시키고 건강에 유해하므로 가스 배출 장치를 통해 염산 증기를 배출시켜야 하는 단점이 있다. 산욕 과정은 주조체가 합성수지 용기에 봉해진 채로 초음파를 이용하여 행해질 수도 있는데, 이런 점에서는 황산(H_2SO_4)이 보다 이롭다. 초음파 세척기(ultrasonic cleaner)는 주조체의 청소에 유용하며, 산염(acid salts)으로 만들어진 기성 산욕액을 사용한다.

산욕을 하는 가장 좋은 방법은 시험관이나 접시에 주조체를 넣고 산 용액을 부어 넣은 다음 서서히 가열하는 것이다. 그러나 이때 만일 산 용액이 끓으면 산 증기가 발생되어 여러 가지 해로운 결과가 나타나므로 끓지 않도록 하여야 한다. 산욕이 끝나면 산 용액을 시험관에서 쏟아 내고 주조체를 꺼내 물에 헹군다. 그리고 산 용액은

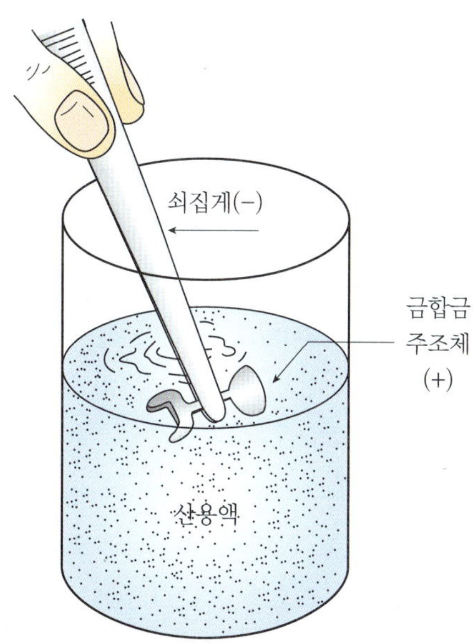

그림 12-16. 금합금의 주조체와 쇠집게가 산용액에서 접촉되면 소전지가 형성된다.

사용에 따라 점차 오염되므로 자주 갈아 주는 것이 좋다.

주조체의 산욕 시에 특히 주의할 점은 산용액 내에서 주조체를 쇠집게로 집지 말아야 한다는 점이다. 산욕액에는 이전에 시행했던 주조체의 산욕 시 용해되었던 동(Cu) 성분이 남아 있는데, 이러한 전해질 용액에서 금합금 주조체가 쇠집게와 접촉되면 그림 12-16과 같이 갈바닉 전지(galvanic cell)가 형성되면서 집게가 잡고 있는 주조체 부위에 동(Cu)이 침착되는데 이러한 동의 침착물은 후에 국소적인 변색을 일으킬 수 있다.

어떤 경우에는 주조체의 산욕을 할 때 주조체를 가열하여 산욕액 안에 떨어뜨리기도 한다. 그러나 이 방법은 가열에 의해 주조체의 섬세한 변연 부위가 녹거나 갑작스러운 열충격에 의해 주조체가 변형될 수 있으므로 피하는 것이 좋다.

산욕 후에는 앞에서도 살펴보았듯이 주조체를 흐르는 물에 골고루 헹구어 산을 완전히 제거해 주어야 한다. 일반적으로 비귀금속 합금은 주조 후에 실온까지 서냉(bench cooling)한다. 그리고 일반적으로 산 세척을 하지 않는다.

7) 비귀금속 합금의 용융

니켈-크롬(Ni-Cr)계 및 코발트-크롬(Co-Cr)계 합금과 같은 대부분의 비귀금속 합금은 불대에 의해 용융되지만, 시판중인 순수한 상업용 티타늄(CP Ti)이나 티타늄 합금(Ti-Al-V)과 같은 합금의 경우에는 고주파 유도 용융 주조기(induction melting machine)나 진공 주조기(vacuum melting machine)와 같은 특별한 용융 장비가 사용될 수 있다. 이러한 특별한 장비는 특히 주조 시 합금의 과도한 산화와 매몰재와의 반응을 최소화하기 위해 사용된다.

치과 주조용 합금은 각각의 용융 온도(melting temperature)를 지니고 있으며 합금의 주조 온도(casting temperature)는 용융 온도의 10% 높은 온도 또는 50~100℃ 정도 높은 온도가 주조할 때 적정한 온도이다. 각 합금의 주조 온도에 대해서는 합금 제조사에서 정확히 명시하고 있다. 일반적으로 치과 주조용 금합금 제1형에서 제4형까지 주조 온도는 약 900~1100℃ 정도이며 치과 주조용 비귀금속인 Ni-Cr계 합금은 약 1,350~1,400℃, Co-Cr계 합금은 약 1,400~1,450℃ 정도이다. 따라서 주조 온도가 낮은 금합금은 불대로 주조가 가능하지만 Ni-Cr계, Co-Cr계 합금은 주조 온도가 높아 상당한 기술력과 경험을 요구한다. 이러한 이유로 해서 최근에는 비귀금속 합금 주조시 고주파 주조기를 많이 이용하고 있다.

그림 12-17은 고주파 유도 원심주조기의 도가니 안에 Co-Cr-Mo계 합금(Biosil®f, DeguDent, Germany)을 3개 장입하여 설측바(lingual bar)에 사용되는 금속구조물(metal flame)을 주조할 때 도가니 안에서 용융되는 과정을 초고속 카메라를 이용하여 촬영한 사진이다.

그림 3의 (a)에서 (d)까지는 주조기에서 power를 올렸을 때 합금의 모서리 부분부터 서서히 가열되어 용융되는 과정이다. 합금의 중심부와 모서리 부분의 색깔이 다른 이유는 모서리 부분이 먼저 가열되어 용해되기 때문에 모서리 부분은 오렌지색이고 중심부는 검붉은색에서 서서히 밝은 오렌지색으로 변해가고 있다. (d)의 사진이 반용융된 합금의 상태이다. (e)와 (f)의 사진처럼 뭉쳐져 있던 용융된 합금이 퍼지면서 주조하기 직전의 상태가 되는 것을 관찰할 수 있으며 주조 시간은 power를 올리는 조건에 따라 다르지만 약 1~2분 정도 소요된다. 주조시간은 가능한 한 짧게 하는 것이 이상적이다. (g)는 완전히 용융된 것을 확인한 후 주조 button을 눌러 원심 주조에 의해 도가니에 있는 용융 금속이 원심력에 의해 매몰재 주입구 쪽으로 약간 기울어지면서 용융금속이 흘러 들어가는 사진이다.

8) 인산염 결합 매몰재를 사용할 때 기술적인 고려사항

최근 치과기공소에서 인산염 결합 매몰재의 사용량이 증가하면서 이 매몰재의 사용법에 따른 기술적인 사항에 대해 관심이 높아지고 있다.

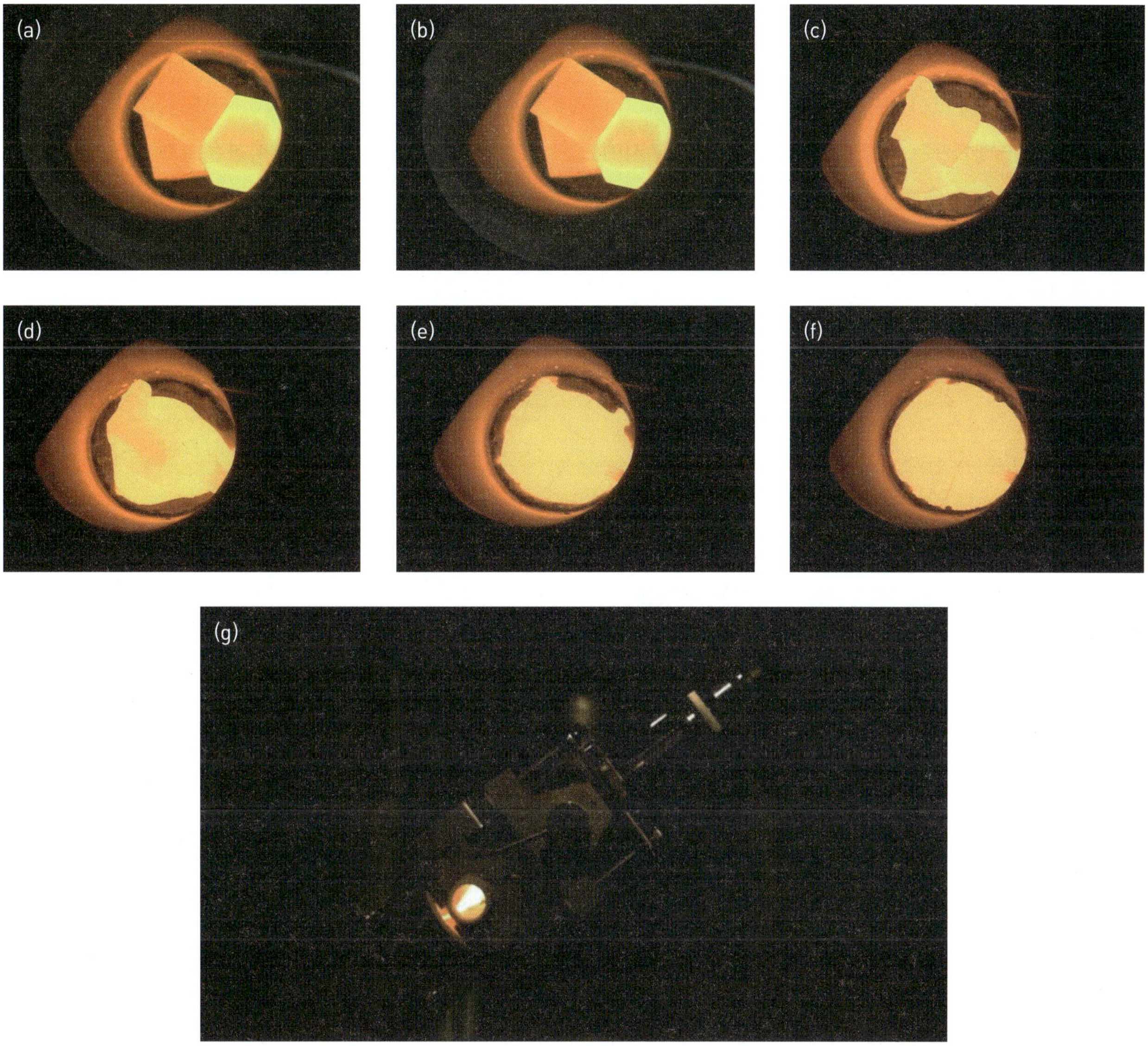

그림 12-17. 고주파 유도 원심주조기를 이용한 코발트-크롬(Co-Cr)계 합금의 용융과정

인산염 결합 매몰재로 납형을 매몰하는 과정은 석고 결합 매몰재와 거의 같다. 앞에서 살펴보았듯이 작업 시간은 혼수비, 온도, 혼합 시간, 혼합 속도, 그리고 술자의 기술과 경험에 따라 다르다. 인산염 결합 매몰재를 혼합할 때 주의하여야 할 사항 가운데 하나는 혼합 기구 특히 혼합 용기의 청결이 유지되어야 한다는 점이다. 예를 들어, 만일 석고 결합 매몰재를 사용하였던 혼합 용기로 인산염 결합 매몰재를 혼합하였을 경우, 혼합 용기 안에 존재할 수 있는 석고 결합 매몰재의 성분이 인산염 결합 매몰재의 경화 결함을 초래하므로 불완전 주조체가 얻어질 수 있다. 따라서 인산염 결합 매몰재는 전용의 혼합 용기만을 사용하여야 한다.

이 매몰재는 열팽창이 크고 열수축 역시 크므로 소환할 때 매몰재의 파절 방지를 위해 서서히 가열할 필요가 있다. 따라서 소환은 두 단계로 나누어서 실시하는 것이 좋으며, 첫 단계에서는 200~300℃에서 적어도 30분 정도 유지시킨다. 크리스토발라이트 매몰재는 300℃ 근처에서 급격히 팽창하므로 파열의 방지를 위해 서서히 가열한다.

그렇지만 400℃에 이르면 가열 속도를 안전하게 높일 수 있다. 그러나 무엇보다 중요한 것은 사용하는 매몰재 제조사의 지시 사항에 따라 과정을 준수하는 것이다.

인산염 결합 매몰재는 매우 강하긴 하지만 소환 시에 파절을 일으킬 수 있으므로, 하나의 주조링에 여러 개의 납형을 매몰할 경우에는 납형 주위에 적어도 3~6 ㎜ 정도의 간격을 부여하여야 한다.

이 매몰재의 최종 소환 온도는 합금의 융점에 따라 700~1,030℃ 정도로 석고 결합 매몰재의 소환 온도보다 높지만, 통기성이 낮으므로 주조압을 석고 결합 매몰재보다 높여 주어야 한다.

인산염 결합 매몰재는 석고 결합 매몰재보다 결합재의 강도가 높으므로 주조 후 주조체로 부터 매몰재를 제거하기 어렵다. 또 이 매몰재는 금을 함유하는 금속을 주조할 경우에는 상당히 강하게 달라붙어 있으므로, 매몰재의 제거 시에는 초음파 세척기를 사용하기도 한다. 일반적으로 주조체에 달라붙어 있는 인산염 결합재나 이산화규소 내열재는 염산이나 황산 용액에는 녹지 않으므로 실온 상태의 불화수소산 용액[불화수소(HF)의 47~53% 수용액]을 이용한다. 그러나 불화수소산 용액은 금합금이나 팔라듐-은(Pd-Ag)계 합금에는 손상을 주지 않으나, Ag-Pd계 합금에는 영향을 끼칠 수 있으므로 사용 시 주의를 기울여야 한다. 나아가 불화수소산은 인체 조직에 치명적인 위해를 끼칠 수 있으므로 특별한 주의가 필요하다. 중화 용액을 비치하거나 불화수소산 대신 No-San 같은 대체 용액을 쓸 수도 있다.

비귀금속 합금으로 제작된 주조체의 표면 산화막 등을 산용액으로 제거할 경우에는 산화막뿐만 아니라 주조체 자체도 용해될 수 있다. 따라서 비귀금속 합금 표면에 부착된 산화막 등은 미세 분말의 산화알루미늄(Al_2O_3)을 가볍게 분사(브라스팅, blasting)시켜 제거해야 하며, 코발트-크롬(Co-Cr)이 주성분인 합금으로 주조된 국소의치 금속 구조물 표면의 산화막은 좀 거친 모래로 세게 분사시켜 제거해야 한다.

탄소(C)를 함유한 인산염 결합 매몰재는 관교의치용 금합금 및 금속 도재용 합금에 적당하며, 은-팔라듐(Ag-Pd)계, 팔라듐-은(Pd-Ag)계, 니켈-크롬(Ni-Cr)계, 코발트-크롬(Co-Cr)계 합금과 같이 탄소 성분에 민감한 합금에는 탄소 성분이 함유되지 않은 인산염 결합 매몰재를 사용하여야 한다. 인산염 결합 매몰재는 강도나 내열성이 높으므로 주조용뿐만 아니라 납착용으로도 사용된다.

알아두기

1. 교합면 부위에 형성된 주조 인레이의 적합도를 탐침으로 측정하기 어려운 이유
2. 주조체의 정밀성에 관한 허용 범위
3. 금속 주조 보철물의 변연부 적합도가 낮을 때 초래되는 결과
4. 주조 수축의 보상 방법
5. 납형을 열팽창시키는 방법의 단점
6. 금합금을 주조하기 위해 석고 결합 매몰재로 흡수성 팽창을 시켰을 경우 매몰재의 적절한 가열온도
7. 치형의 제작재료
8. 치형을 제작할 때 인상체 재료에 따른 주의 사항
9. 전기 도금된 치형의 장점 및 단점
10. 경석고 치형의 표면 경도를 높여 주는 방법
11. Die spacer 및 cement spacer의 용도
12. 주입선의 설치 목적
13. 주입선의 굵기를 좌우하는 요인
14. 국부 수축 다공성이 생기는 이유 및 방지법
15. 수축류의 설치 목적 및 역할
16. 주입선의 부착 부위 및 설치 방향
17. 반대압 기포가 생기는 이유 및 예방법
18. 주입선의 적당한 길이 및 재료별 고려 사항
19. 주조링 라이너의 역할 및 설치 방법
20. 최근에 석면 대신 사용되는 주조링 라이너의 종류 및 장·단점
21. 납형에 발라주는 습윤제의 역할
22. 납형을 매몰하는 방법
23. 수축 보상의 조절이 필요한 이유
24. 매몰재의 팽창을 조절하는 방법
25. 경화된 매몰재의 가열 전 처리
26. 금합금을 열팽창법에 의해 주조할 때 적당한 매몰재 주조링의 소환 온도
27. 주조링을 소환할 때 매몰재에 습기가 있는 상태에서 가열을 시작하는 이유
28. 흡수성 팽창법의 장점 및 단점
29. 소환 속도와 표면 활택도와의 관계

30. 소환의 초기에 주조링의 주입로 방향을 전기로의 바닥 쪽으로 향하게 하는 이유
31. 매몰재의 분해로 금합금이 오염되는 과정
32. 주조 허용 시간
33. 주조기의 종류 및 구조
34. 합금의 용융 시 도가니 안의 합금의 적절한 위치
35. 불대에서 나오는 불꽃의 부위별 특성 및 금속과 접촉시키는 부위
36. 합금의 용융 시 시간의 경과에 따른 형태 변화 및 주조 시기
37. 융제의 사용 목적, 종류, 사용 시기
38. 폐 합금을 재사용할 때 주의할 점
39. 주조된 주조링을 급랭시켰을 때 얻는 장점
40. 산욕의 정의, 종류, 방법
41. 산욕 시 특히 주의할 점
42. 인산염 결합 매몰재의 혼합 시 주의할 점
43. 인산염 결합 매몰재의 소환과 주조 시 주의할 점
44. 인산염 결합 매몰재의 소환 온도
45. 주조체로부터 인산염 결합 매몰재를 제거할 때 합금의 종류에 따른 제거 방법

참고문헌

1. Anusavice KJ: Phillips'Science of dental materials, 11th ed., Sounders, 2003.
2. Powers JM, Sakaguchi RL: Craig's restorative dental materials, 12th ed., C. V. Mosby Co., 2002.
3. O'Brien WJ, Ryge G: An outline of dental materials and their selection, 1st ed., Sounders, 1978.
4. Dootz ER, Asgar K: Solidification patterns of single crowns and three-unit bridge castings. Quint Dent Technol 10:299-305, 1986.
5. Muel er HJ, Reyes W, McGill S: Surfactant-containing phosphate investment. Dent Mater 2:42-44, 1986.
6. Neiman R, Sarma AC: Setting and thermal reactions of phosphate investment. J Dent Res:1478-1485, 1980.
7. Verrett RG, Duke ES: The ef ect of sprue attachment design on castability and porosity. J Prosthet Dent 61:418-424, 1989.

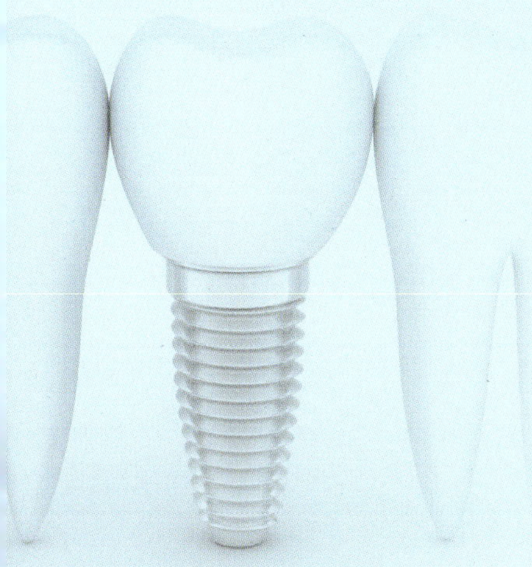

Chapter 13

치과용 고분자 (Dental polymers)

전우용(광양보건대학교)

핵심 용어

- **단량체(monomer)** 고분자를 구성하는 가장 간단한 단위 분자
- **중합체(polymer)** 다수의 단량체가 반복적으로 결합이 되어 생성된 분자량이 크고 사슬이 긴 유기화합물 분자
- **열가소성 고분자(thermoplastic polymer)** 화학적인 성질의 변화 없이 유리전이온도(T_g) 이상의 온도에서 연화되고, 냉각하면 다시 경화된 상태로 되돌아가는 경질 중합체
- **열경화성 고분자(thermoset polymer)** 한 번 만들어지면 재가열해도 다시 연화되지 않아 재성형이 되지 않는 중합체
- **단일 중합체(homo-polymer)** 한 종류의 단량체가 반복 구조를 이루는 고분자
- **공중합체(co-polymer)** 2개 또는 그 이상의 서로 다른 단량체가 반복 구조를 이루는 고분자
- **중합개시제(polymerization initiator)** 열, 화학반응 또는 광에 의해 분해되어 자유 라디칼을 생성하는 유기과산화물
- **중합억제제(polymerization inhibitor)** 활성화된 개시제와 반응하여 중합반응이 일어나는 것을 억제하거나 지연시키는 작용을 하는 성분
- **가소제(plasticizer)** 고분자에 유연성을 부여하기 위해 첨가하는 성분
- **교차결합제(cross-linking agent)** 두 개 이상의 이중결합을 갖고 있으며, 인접한 중합체 사슬 사이에 결합이 되어 망상구조를 만드는 성분

핵심 내용

제13장에서 이해하여야 할 내용은 고분자의 정의, 화학구조와 물성에 관한 기초지식, 중합반응, 치과에서 사용하는 고분자 재료의 종류와 요구조건 등에 관한 것이다.

13.1. 고분자 화합물의 용도 및 개념

고분자(polymer) 화합물에는 자연계에 존재하거나 생물체 내에서 합성이 되는 천연고분자(natural polymer)와 석유를 원료로 해서 인위적으로 합성한 합성고분자(synthetic polymer)가 있으며, 이외에도 천연고분자를 화학적으로 처리하여 변형시킨 반합성고분자가 있다. 천연고분자에는 탄수화물, 단백질, 셀룰로오스, 천연고무 등이 있고, 합성고분자에는 합성섬유(synthetic fiber), 합성수지(synthetic resin), 합성고무(synthetic rubber) 등이 있다.

치과용 합성수지는 탄소와 수소에서 비롯한 수많은 단량체(monomer)의 중합반응에 의해 생성된 고분자화합물로, 분자량은 10,000 이상에 달하며, 레진(resin)이라 불리기도 한다. 치과분야에서 적용되는 레진의 용도로는 총의치나 국소의치의 의치상, 인공치, 치과용 충전재(cavity filling materials), 치과용 접착제(resin-based cement), 전색제, 수복재, 교정용 장치물 및 의치상 이장재 등을 들 수 있다.

13.2. 치과용 고분자의 분류

치과용 고분자는 화학 조성이 복잡하므로, 이것의 분류방법에 대해 엄격한 체계를 세우는 것은 용이하지 않다. 고분자 재료는 일반적으로 열적 성질, 단량체의 배열, 분자의 구조 및 중합반응에 따라 분류하고 있다.

1) 열적 성질에 따른 분류

고분자 재료는 보통 열과 압력을 가하여 성형한다. 고분자 재료를 성형할 때 화학적인 변화 없이 단지 열과 압력 하에서 연화되는 재료를 열가소성 고분자(thermoplastic polymer)라 하며, 아크릴 레진(acrylic resin), 폴리에틸렌(polyethylene, PE), 나일론(nylon), 폴리염화비닐(polyvinylchloride, PVC), 폴리스타이렌(polystyrene, PS) 등이 해당한다. 반면에 성형중에 화학반응이 일어나고 경화된 후에는 가열해도 연화되지 않는 재료를 열경화성 고분자(thermoset polymer)라 하며, 에폭시 수지(epoxy resin), 폴리에스테르 수지(polyester resin), 페놀 수지(phenol resin) 등이 해당한다. 열가소성 고분자는 열에 의해 연화도 되지만 유기용매에도 녹는 성질이 있다. 그러나 열경화성 고분자는 일반적으로 유기용매에 잘 녹지 않을 뿐만 아니라 재가열해도 연화되지 않는다.

고분자 재료를 분류하는 보다 정확한 방법은 열적 성질에 근거하기보다 화학적인 구조단위(structural unit)에 근거하여 분류하는 것이다.

2) 단량체의 배열에 따른 분류

고분자의 특징 중 하나는 하나의 중합체가 여러 가지 모양을 취할 수 있다는 것이며, 이것은 주사슬에 있는 탄소-탄소 결합의 회전에서 기인한다. 단량체의 배열(configuration)은 주사슬에서 일차결합이 끊어지며 재형성이 되는 경우를 제외하고는 변화될 수 없는 분자의 구조를 말한다. 그림 13-1에서 비닐 단량체의 머리(치환기 R이 붙어있는 쪽)와 꼬리(치환기가 붙어있지 않는 쪽)가 결합이 될 때 대부분의 고분자에서는 안정한 머리-꼬리 배열이 형성되고, 이것을 아이소택틱 배열(isotactic configuration)이라 한다. R은 알킬(alkyl, C_nH_{2n+1})기를 말한다. 만약 R기가 앞과 뒤로 번갈아 가면서 위치하면 신디오택틱 배열(syndiotactic configuration)이라 하고, 일정한 규칙이 없는 경우에는 어택틱 배열(atactic configuration)이라 한다. 또한 단량체가 탄소와 탄소의 이중결합을 포함하는 경우에는 두 개의 배열이 가능하다. 예를 들면, 폴리아이소프렌(polyisoprene)에서 CH_3와 H가 이중결합을 기준으로 같은 쪽에 위치하면 시스(cis) 구조라 하고, 서로 반대쪽에 위치하면 트랜스(trans) 구조라 한다(그림 13-2).

3) 분자의 구조에 따른 분류

고분자는 단량체들이 결합하여 사슬구조를 이룰

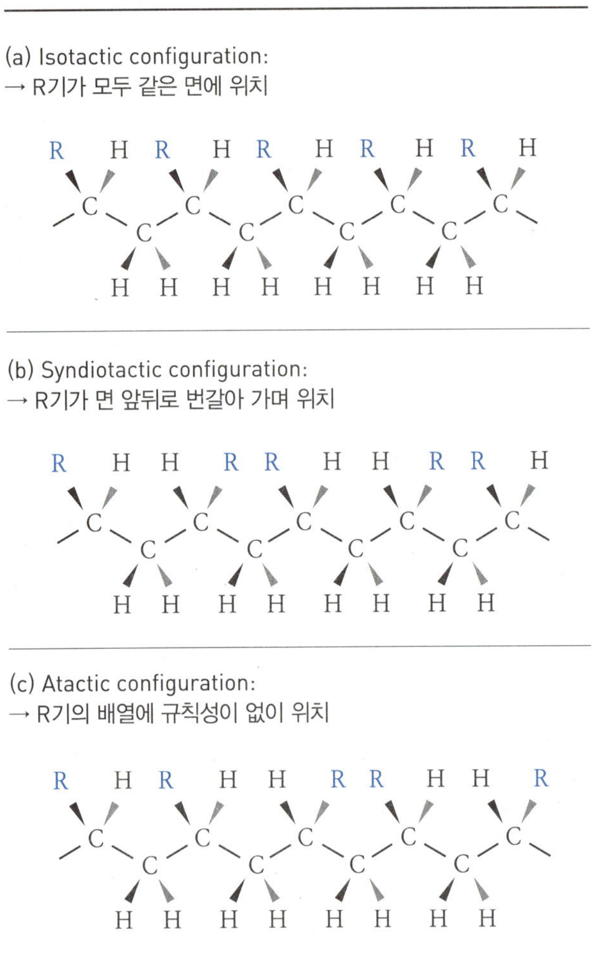

그림 13-1. 통상적인 고분자의 배열 구조
(a) Isotactic configuration, (b) Syndiotactic configuration, (c) Atactic configuration

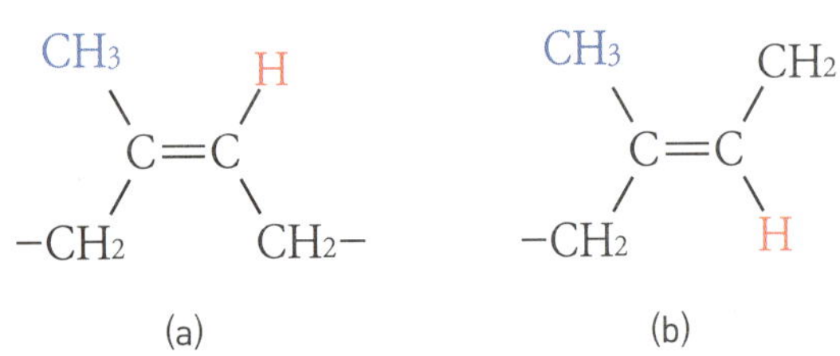

그림 13-2. 탄소-탄소 이중결합을 갖는 고분자의 배열구조

때, 단일의 사슬구조를 이룬 것을 선형 고분자(linear polymer)라 하고, 주사슬에 곁사슬이 결합한 형태를 분지형 고분자(branched polymer)라 한다. 또한 인접한 사슬들이 여러 위치에서 연결된 형태를 교차결합(가교)된 고분자(crosslinked polymer)라 하고, 3차원적 망상구조가 형성된 구조를 그물망 고분자(network polymer)라 한다(그림 13-3).

4) 중합반응에 따른 분류

고분자는 중합반응에 따라 축합중합(condensation polymerization)과 부가 중합(addition polymerization)으로 분류할 수 있다. 축합중합에서는 중합반응 과정에서 작은 분자량의 부산물(알코올, 물 등)이 떨어져 나가면서 고분자 화합물이 만들어진다. 치과재료 중에서는 폴리설파이드(polysulfide) 고무 인상재, 축합 중합형 실리콘(silicone) 고무 인상재 및 의치상의 제작에 사용하는 폴리설폰(polysulfone)과 폴리아미드(polyamide) 등에서 관찰할 수 있다. 부가중합에서는 중합반응 과정에서 부산물이 생성되지 않고 단량체들이 반복적으로 결합하여 고분자 화합물이 만들어지며, 축합중합보다 체적 안정성에서 더 유리하다.

13.3. 치과용 고분자 재료의 요구조건

고분자 재료를 치과용으로 사용하기 위해서는 다음의 요구조건을 만족해야 한다.

맛, 냄새 및 독성이 없어야 하고, 구강조직을 자극하지 않아야 한다. 타액이나 섭취하는 음식물에 용해되지 않아야 하며, 구강 액에 대한 침투 저항성을 가져야 한다. 섭취하는 음식물이나 기타 물질이 달라붙지 않아야 하고, 착색이나 변색에 대한 저항성을 가져야 한다. 치질은 물론 금속 및 세라믹과도 접착이 가능하고 구강 내에서 미생물의 성장을 억제할 수 있어야 한다. 교합과 저작압에 견딜 수 있는 정도의 강도와 내마모성을 가져야 하고, 장기간의 내구수명을 유지하기 위해 피로강도와 크리프에 대한 저항성을 가져야 한다. 제작과정에서 치수정밀도가 우수하고, 사용 중에 팽창, 수축 또는 뒤틀림과 같은 변형이 없어야 하며, 연화가 일어나는 유리

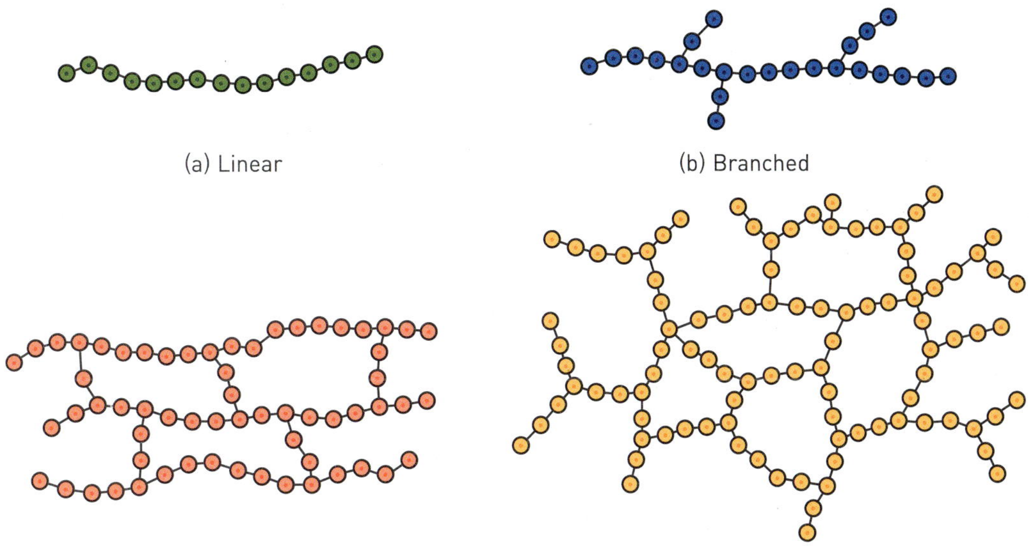

(a) Linear (b) Branched (c) Cross-linked (d) Network

그림 13-3. (a) 선형 고분자(linear polymer), (b) 분지형 고분자(branched polymer), (c) 가교된 고분자(crosslinked polymer), (d) 그물망 고분자(network polymer)

전이온도는 뜨거운 음식물의 온도보다 크게 높아야 한다. 대체하는 구강조직을 심미적으로 재현할 수 있어야 하며, 사용 중에 변색이 일어나지 않아야 한다. 사용하는 재료는 성형과 중합에 문제가 없어야 하며, 파손이 되었을 때는 수리가 용이하고 또한 경제적이어야 한다.

구강 내 상태는 상당히 까다롭기 때문에 이상의 요구조건을 모두 만족하는 치과용 고분자는 아직 개발되지 않았다.

13.4. 중합반응

저분자량의 단량체(monomer)들이 반복적으로 반응하여 분자량이 큰 다량체로 바뀌는 공정을 중합반응이라 하며, 중합반응이 일어나기 위해서는 에너지가 필요하다.

중합반응의 예를 들면, 두 개의 단량체가 반응하여 단일 분자가 생성된 것을 이량체(dimer)라 하고, 이량체가 다시 단량체와 반응하여 단일 분자가 생성된 것을 삼량체(trimer)라 한다. 이와 같이 반복되는 중합반응을 거쳐서 다량체 즉 중합체(polymer)가 생성된다. 중합반응에는 크게 축합중합, 부가중합, 혼성중합 등이 있다.

1) 축합중합

중합반응의 과정에서 작은 분자량의 부산물(물, 알코올, 암모니아, 산 등)이 생성되며 이들이 떨어져 나가므로 중합체의 분자량은 전체 단량체의 분자량 합보다 작아진다. 중합체는 전체 단량체의 합보다 분자량이 작아진다. 축합중합에서는 단량체 분자 내의 작용기들이 서로 반응하여 중합반응이 진행된다. 작용기의 반응성이 중합속도에 영향을 미치므로 반응속도의 조절을 위해 촉매를 사용하기도 한다. 축합중합에서는 탄소와 탄소의 이중결합을 반드시 필요로 하지 않으며, 반응의 개시단계도 필요로 하지 않는다. 축합중합에 사용하는 단량체들은 일반적으로 분자의 말단에 $-OH$, $-COOH$, $-NH_2$ 등과 같이 반응이 쉽게 일어날 수 있는 작용기들을 포함하고 있다.

인체를 구성하는 단백질은 천연고분자 물질로 화학 분류명은 폴리펩타이드(polypeptide)이다. 펩타이드(peptide) 결합은 카르복실기($-COOH$)와 아미노기($-NH_2$) 사이의 축합중합 반응(그림 13-4)으로 생성되

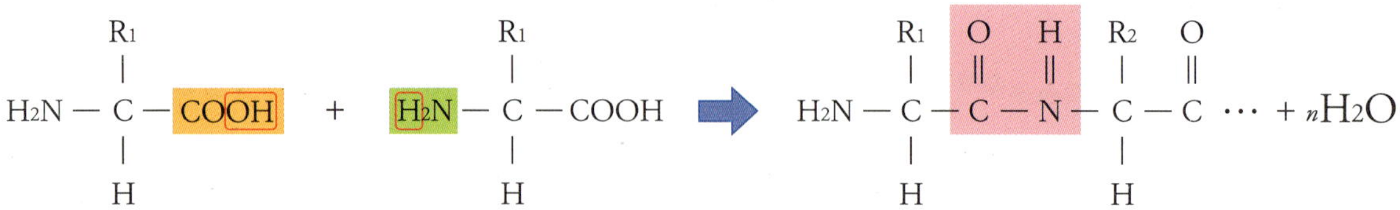

그림 13-4. 아미노산에서 폴리펩타이드가 생성되는 축합중합반응

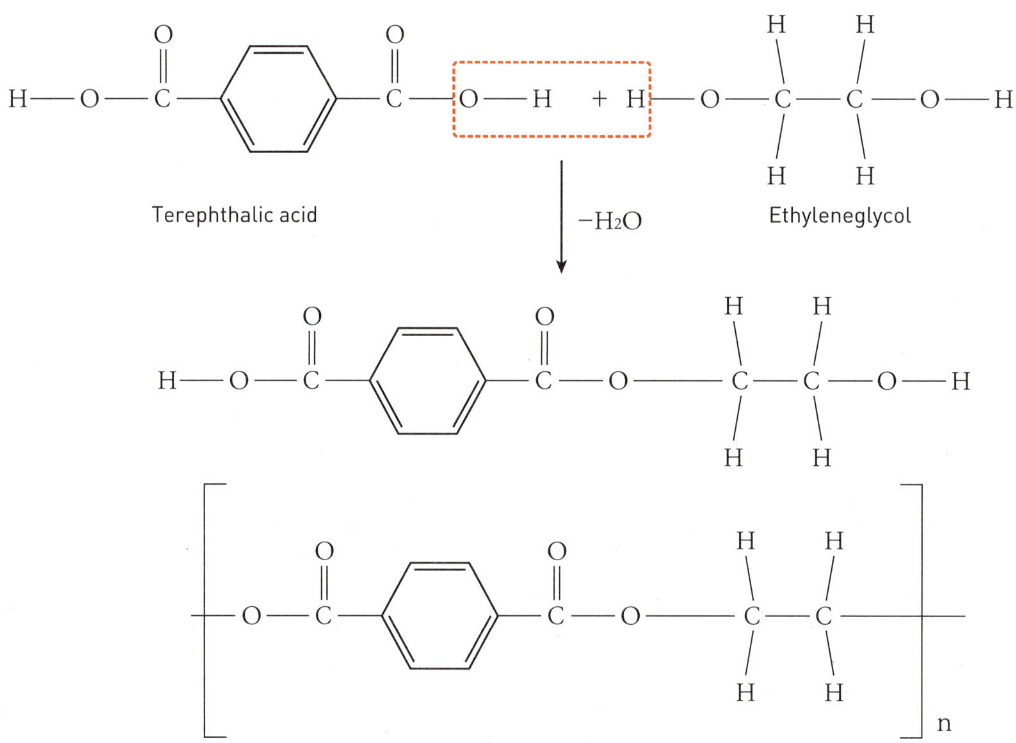

그림 13-5. Terephthalic acid와 ethyleneglycol의 축합중합으로 polyethyleneterephthalate(PET)가 생성되는 반응

며, 결합 아미노산 수가 2~10개 범위인 것을 올리고펩타이드(2~10개) 그리고 10~50개인 것을 폴리펩타이드로 분류하지만 아미노산의 수에 대해서는 구체적으로 결정되어 있지 않다.

축합중합으로 경화하는 합성수지에는 폴리에틸렌 테레프탈레이트(polyethyleneterephthalate, PET, 그림 13-5), 폴리카보네이트(polycarbonate), 폴리설폰, 폴리에테르설폰(polyethersulfone), 폴리아미드 등이 있다. 치과용 인상재 중에서는 폴리설파이드 고무 인상재와 축합중합형 실리콘 인상재가 축합중합으로 경화된다.

2) 부가중합

중합반응 과정에서 부산물이 생성되지 않고 단량체가 반복적으로 반응하여 고분자 중합체가 생성되며, 일반적으로 주사슬에 불포화 탄화수소 이중결합이나 3중결합이 포함되어 있는 경우에 부가중합이 일어난다. 부가중합에서는 반응개시제(reaction initiator)의 농도와 중합온도가 중합체의 분자량에 크게 영향을 미친다. 부가중합으로 경화하는 재료에는 폴리에틸렌, 폴리염화비닐, 폴리프로필렌(polypropylene), 폴리테트라플루오로에틸렌(polytetrafluoroethylene, PTFE), 폴리메틸메타크릴레이트(polymethylmethacrylate, PMMA)

등이 있다. 부가중합 반응에는 자유 라디칼 중합, 개환 중합, 이온 중합 등이 있으며, 대부분의 치과용 레진은 부가중합으로 경화가 일어난다.

(1) 자유 라디칼 중합(free radical polymerization)

반응개시제의 분해로 불안정한 반응기가 생성되면 이것이 불포화 탄화수소 결합을 포함하는 단량체와 반응하여 또 다른 새로운 불안정한 라디칼이 생성된다. 이 라디칼에 의해 연속적인 중합반응이 일어나 분자량이 큰 중합체가 만들어진다. 자유 라디칼 중합은 탄소=탄소 이중결합을 갖는 비닐계 고분자(polystyrene, polymethylmethacrylate, polyvinylacetate, polybutadiene, branched polyethylene 등)의 중합에 이용되는 가장 보편적인 방법이다.

(2) 개환중합(ring-opening polymerization)

단량체 분자가 고리구조를 포함하는 경우 촉매와 함께 처리하면 고리구조가 열리면서 부가중합이 반복적으로 일어나 중합체가 생성된다. 대표적인 예는 나일론(nylon)의 중합이다.

(3) 이온중합(ionic polymerization)

단량체를 이온화시키고 이를 이용하여 단량체들을 중합한다. 단량체의 이온화에 따라 양이온중합과 음이온중합이 있으며, 스틸렌(styrene), 에틸렌(ethylene), 비닐에테르(vinylether), 아크릴레이트 (acrylate) 등 주로 비닐계 단량체의 중합에 이용된다.

13.5. 자유 라디칼 중합의 단계

자유 라디칼 중합은 개시(initiation), 성장(propagation) 및 정지(termination)의 3단계에 걸쳐서 진행된다.

1) 개시 단계

중합시키고자 하는 단량체에 라디칼(radical)을 만들어 주기 위하여 반응개시제가 사용된다. 반응개시제는 열이나 빛 등 외부 자극에 의해 매우 쉽게 라디칼을 형성하는 물질이다. 치과용 레진에서 가장 널리 사용되는 반응개시제는 과산화벤조일(benzoyl peroxide)이다. 이것은 외부 자극에 의해 일차결합이 끊어져 라디칼이 생성되기 쉬운 아령 모양의 화학구조식(그림 13-6a)을 갖고 있으며, 페닐라디칼(phenyl radical)과 이산화탄소(CO_2)로 분해된다(그림 13-6b).

이 페닐라디칼(Q′)이 자유 라디칼이며, 하나의 전자를 가지고 있으므로 굉장히 불안정하다. 따라서 전자 하나를 받아들여 안정한 상태가 되려는 경향이 강하므로, 근처에 공유 받을 수 있는 전자가 존재하면 바로 반응을 한다. 예를 들어 에틸렌(C_2H_4)과 같은 단량체에 있는 C=C 이중결합의 π 전자들은 이 자유 라디칼과 쉽게 반응할 수 있다.

이처럼 개시제가 외부 자극에 의해 분해되어 자유 라디칼(Q′)이 생성되고, 이 라디칼이 이중결합을 갖는 안정한 단량체(M)와 반응하여 단량체 한 분자가 포함된 새

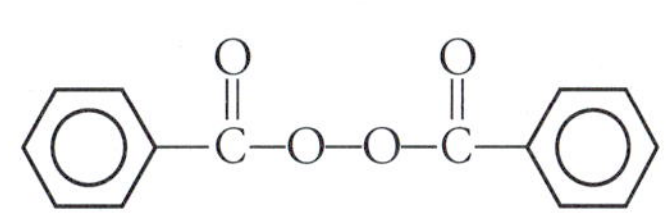

(a) 화학구조식

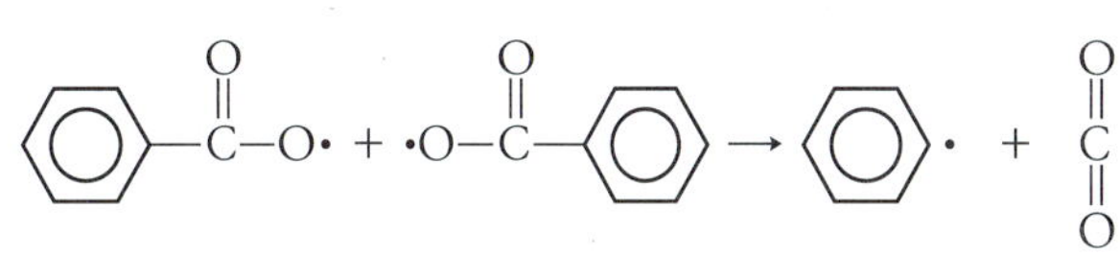

(b) 자유라디칼(phenyl radical)의 생성

그림 13-6. 과산화벤조일의 화학구조식과 자유 라디칼 생성

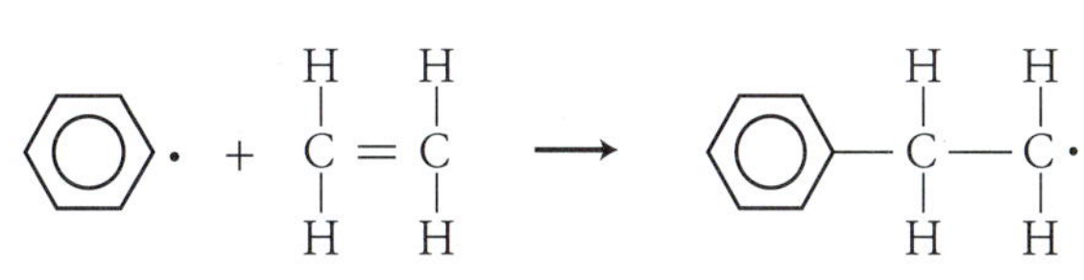

(Q′ + M → M′)

그림 13-7. 자유 라디칼 중합의 개시단계

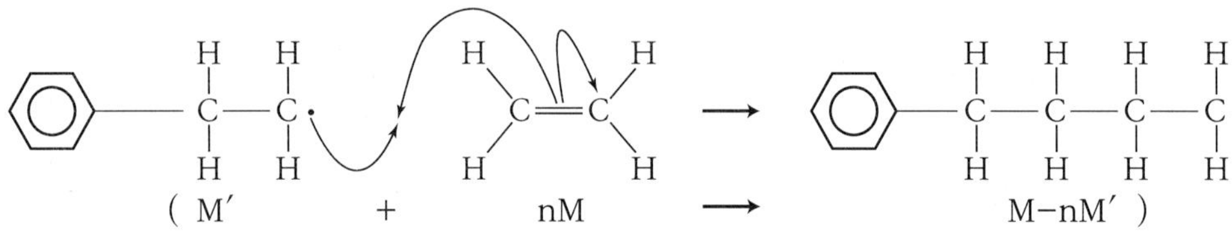

그림 13-8. 자유 라디칼 중합의 성장단계

로운 라디칼(M′, 이를 활성단량체라 한다)이 생성되는 과정(그림 13-7)이 개시단계이며, 이를 유도기(induction period)라고도 한다.

2) 성장 단계

활성단량체(M′) 즉 단량체 라디칼 역시 불안정하므로 주위의 새로운 안정한 단량체(nM)와 반응을 한다. 이때 안정한 단량체(nM)의 이중결합이 단일결합으로 바뀌면서 활성단량체(M′)와 결합(이를 chain reaction이라 한다)하며, 라디칼은 단량체의 말단으로 이동하여 새로운 활성단량체(M−nM′)를 만들고, 이러한 반응(M′+nM → M−nM′)이 반복되며 사슬의 길이가 성장한다(그림 13-8). 이 과정은 발열 반응이므로 일단 반응이 개시되면 빠른 속도로 진행된다.

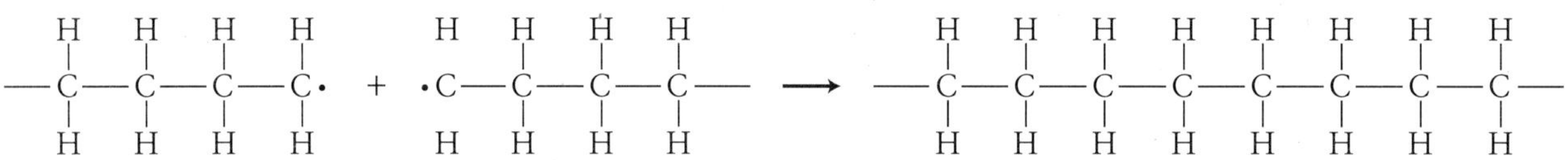

그림 13-9. 결합(coupling) 반응에 의한 자유 라디칼 중합의 정지

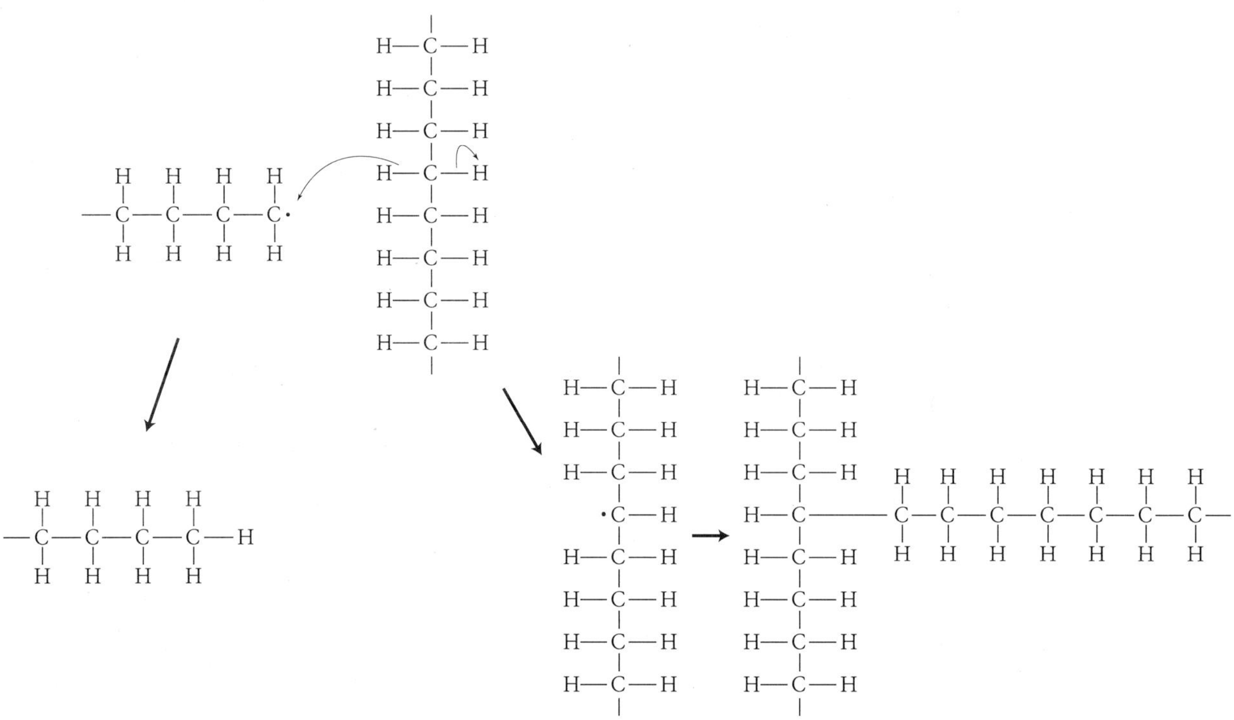

그림 13-10. 불균등결합(disproportionation) 반응에 의한 자유 라디칼 중합의 정지

3) 정지단계

성장단계는 미반응 단량체가 모두 소진될 때까지 계속 일어날 수 있지만, 성장중인 두 개의 고분자 사슬(활성 단량체)이 서로 결합하거나 라디칼이 반응개시제나 용매 등과 반응하여 라디칼이 소멸되면 중합반응은 정지된다.

중합반응의 정지단계에는 결합(coupling)과 불균등결합(disproportionation)이 있다. 결합은 그림 13-9와 같이 두 개의 성장 중이던 활성 고분자 사슬이 서로 결합(전자쌍을 형성)하여 라디칼이 소멸되는 경우, 즉 두 개의 사슬이 하나의 사슬이 되면서 중합이 정지되는 것이다. 불균등결합은 그림 13-10과 같이 고분자 사슬 말단의 탄소 라디칼이 다른 사슬의 C-H 결합의 전자와 반응하고, 새로이 생성된 사슬 중간의 탄소 라디칼이 다른 사슬과 반응하는 경우, 즉 두 개의 사슬이 두 개의 사슬이 되면서 라디칼이 소멸되어 중합이 정지된다. 이와 같은 중합반응을 사슬 이동(chain trasfer)이라고도 하며, 이 반응의 결과로 분지형 고분자(branched polymer)가 만들어진다.

13.6. 고분자의 분자량

천연고분자나 니트로 셀룰로오스와 같은 반합성 고분자는 분자사슬의 길이가 전체적으로 거의 일정하므로 분자량은 일정한 값을 갖거나 분포를 보이더라도 분산이 작다. 그렇지만, 라디칼 중합에 의해 합성된 고분자는 분자사슬들의 길이가 긴 것과 짧은 것의 혼합물 상태이므로 분자량은 어떤 분포를 나타내며, 이러한 이유 때문에 분자량을 표시할 때 평균분자량으로 나타낸다(그림 13-11).

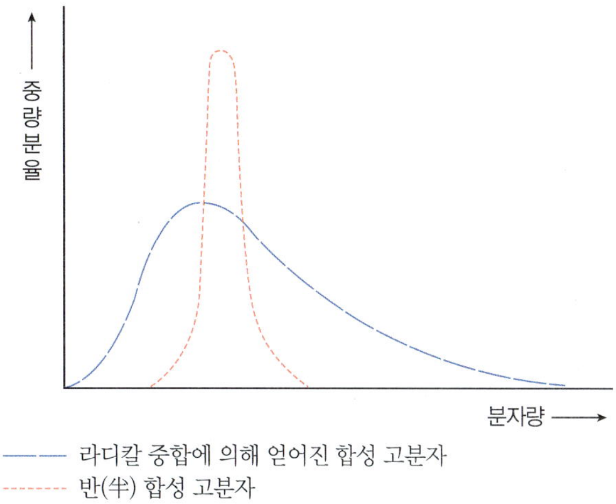

그림 13-11. 반합성 고분자와 자유 라디칼 중합에 의해 얻어진 합성고분자의 분자량

평균분자량을 표시하는 방법에는 여러 가지가 있다. 수평균분자량(number-average molecular weight Mn)은 고분자를 분자량의 크기에 따라 구분한 다음 개수로 나누어서 결정한 값으로, 작은 분자량체의 영향이 크게 반영된다. 중량평균분자량(weight average molecular weight)은 분자들의 무게에 대한 평균값으로, 큰 분자량체의 영향이 더 크게 반영된다. Z평균분자량(Z-average molecular weight)은 큰 분자량체의 영향을 더욱 크게 반영하기 위한 수식표현 방법이다. 고분자의 평균 사슬크기를 표시하는 또 다른 방법으로 반복기의 개수로 표시하는 중합도(degree of polymerization)가 있다. 평균분자량의 크기 사이에는 Z평균분자량 > 중량평균분자량 > 수평균분자량의 관계가 성립한다. 중합체의 성질은 분자량과 관련이 있다. 분자량이 큰 중합체일수록 단단하고 강도가 높다.

13.7. 공중합

고분자 재료는 일반적으로 그의 특성을 다양화하기 위해 서로 다른 여러 종류의 단량체를 중합시키기도 하는데, 이것을 공중합체(copolymer)라 한다. 공중합체는 단량체들의 배열 형태에 따라, 단량체들이 불규칙하게 배열된 것을 불규칙 공중합체(random copolymer), 두 반복기가 서로 번갈아 결합이 된 것을 교대 공중합체(alternative copolymer), 반복기가 블록

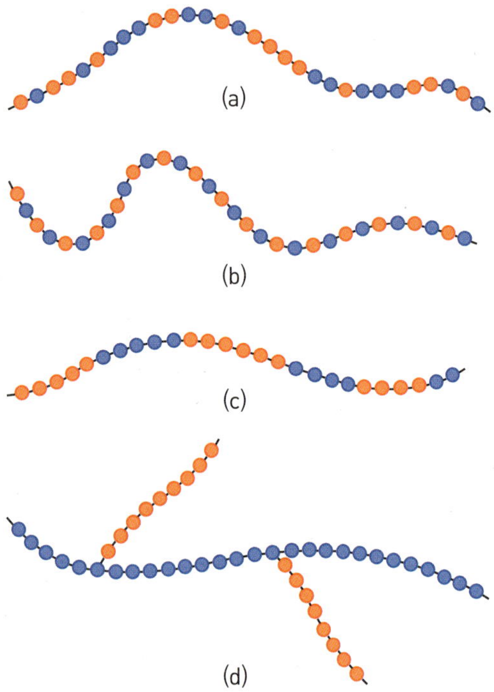

그림 13-12. (a) 불규칙 공중합체(random copolymer), (b) 교대 공중합체(alternative copolymer), (c) 블록 공중합체(block copolymer), (d) 그라프트 공중합체(graft copolymer)

을 형성하며 서로 번갈아 결합이 된 것을 블록 공중합체(block copolymer), 단일 사슬에 다른 단일 사슬이 곁가지의 형태로 결합이 된 것을 그라프트 공중합체(graft copolymer)라 한다(그림 13-12). 공중합체를 형성하면 유기용매에 대한 용해 저항성, 접착성, 충격 강도, 표면 특성 등이 향상된다. 예로서 메틸메타크릴레이트(methylmethacrylate, MMA)와 에틸메타크릴레이트(ethylmethacrylate, EMA)를 공중합하여 보다 특성이 우수한 의치를 제작할 수도 있다.

13.8. 용융 온도와 유리전이온도

용융 온도(melting temperature, T_m)는 고체상태로부터 유동성을 보이는 액체 상태로 변화되는 온도로서, 고분자 재료에서는 결정부분이 유동을 시작하는 온도를 말한다. 열가소성 레진은 온도 증가에 따라 유연해지고 온도가 일정 한도 이상이 되면 점도가 낮아져서 유동이 시작된다. 고분자의 중합도가 높으면 분자량이 증가하므로 용융온도는 상승한다.

일부 결정성의 레진과는 달리 결정영역이 희박한 대부분의 치과용 레진은 용융 온도 대신 유리전이온도(glass transition temperature, T_g)를 사용한다. 유리전이온도 이하에서는 분자간의 미끄러짐이 제한을 받으므로 고체와 같이 딱딱해져서 탄성거동을 보이지만, 유리전이온도 이상에서는 점도가 급격하게 감소하며 질긴 고무와 같은 성질을 보인다. 일반적인 고분자 중합체는 반결정성(semi-crystalline) 상태이므로 용융 온도와 유리전이온도를 모두 갖고 있다. 고분자 재료의 유리전이온도는 분자량이 크고 가교결합이 증가할수록 높아진다. 분자사슬 내 C–C 결합은 C–O 결합에 비해 회전에 대한 저항성이 크므로 유리전이온도를 상승시키며, 고리구조 역시 분자사슬의 회전을 방해하므로 유리전이온도를 상승시킨다.

13.9. 중합억제제

상품으로 시판되는 단량체의 보관과정에서 중합반응이 진행되는 것을 방지하기 위해 소량의 중합억제제(polymerization inhibitor)가 첨가된다. 중합억제제로는 라디칼과 반응하여 중합반응을 일으킬 수 없는 낮은 반응성의 라디칼이 되거나 라디칼과 화합물을 형성하는 물질이 사용되며, 퀴논계 화합물, 페놀계 화합물, 산화제, 환원제, 산소 등이 있다.

통상적으로 시판되는 치과용 레진에는 운반이나 보관 중에 중합반응이 일어나는 것을 억제하기 위해 하이드로퀴논(hydroquinone)을 소량(약 0.006% 미만) 첨가한다. 이외에도 중합반응의 과정에서 레진이 공기 중에 노출되면 활성화된 단량체와 산소의 반응으로 중합이 방해를 받을 수 있다.

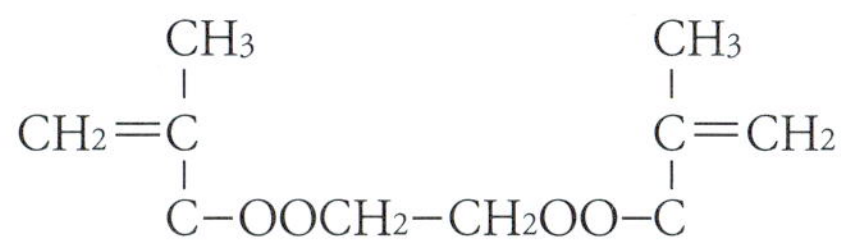

그림 13-13. Glycoldimethacrylate의 화학 구조식

13.10. 교차결합제

교차결합제(cross linking agent, 또는 가교제)는 열가소성의 선형 중합체 분자들과 반응하여 분자사슬을 상호 결합시키는 물질이다. 교차결합이 생성되면 분자사슬의 이동이 제한을 받으므로 기계적 성질이 개선되고 수분흡수가 억제된다. 교차결합이 증가할수록 고분자의 유리전이온도가 상승하고 유기용매에 대한 저항성도 증가한다. 반면에 교차결합이 너무 많아지면 단단해져서 취성을 보이게 된다.

열가소성의 치과용 레진에 교차결합제를 첨가하면 열경화성을 보이는 단단한 레진이 만들어지며, 치과용 경질 레진은 이러한 성질을 이용한 것이다. 레진 인공치나 의치상 레진의 경우에도 용매나 표면응력에 대한 저항성을 개선하기 위해 교차결합제를 첨가한다. 그림 13-13은 치과용 레진에서 교차결합제로 사용하는 글리콜디메타크릴레이트(gylcoldimethacrylate)의 화학 구조식을 나타낸 것이다.

13.11. 가소제

고분자 재료를 연질로 만들기 위해서는 분자사슬 간에 작용하는 결합력을 약화시킬 필요가 있으며, 이러한 목적으로 사용하는 저분자 화합물을 가소제(plasticizer)라 한다. 강성이 큰 고분자 재료에 가소제를 첨가하면 실온에서 단단하고 뻣뻣한 성질을 보이던 재료가 유연하고 부드러운 상태로 변화되므로 연화온도와 유리전이온도가 낮아지고, 탄성계수와 강도 등의 기계적 성질이 저하된다. 가소제는 단량체와 중합체 분말을 혼합할 때 중합체 분말의 용해도(solubility)를 증가시켜 혼합이 잘 되도록 할 뿐만 아니라 경화된 중합체의 취성을 감소시킨다. 치과용 레진의 가소제로는 디부틸프탈레이트(dibutyl phthalate, DBP, $C_6H_4(CO_2C_4H_9)_2$)가 가장 많이 사용된다.

13.12. 레진의 종류

1) 비닐 레진

비닐 레진은 불포화탄화수소인 에틸렌($CH_2=CH_2$)의 유도체로, 치과분야에서는 염화비닐(vinylchloride)과 아세트산비닐(vinylacetate)이 사용되고 있다.

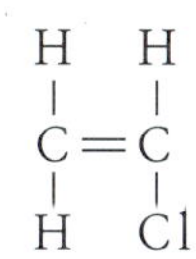

vinylchloride

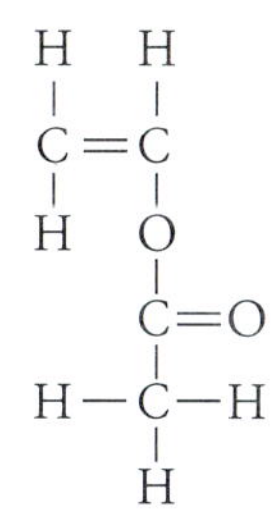

vinylacetate

염화비닐은 에틸렌의 수소 원자 하나를 염소 원자로 치환한 것으로, 폴리염화비닐은 염화비닐의 부가중합에 의해 생성된다.

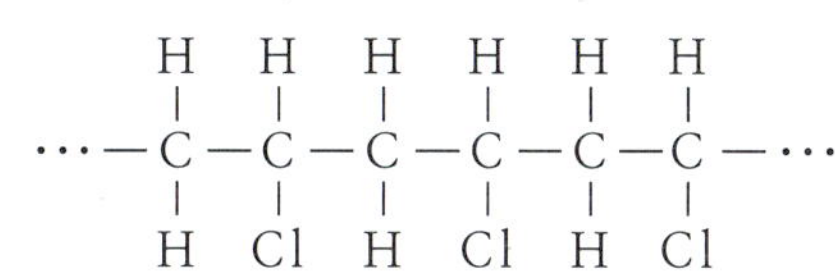

polyvinylchloride

폴리아세트산비닐(polyvinylacetate, PVA)은 아세트산비닐의 부가중합에 의해 생성된다.

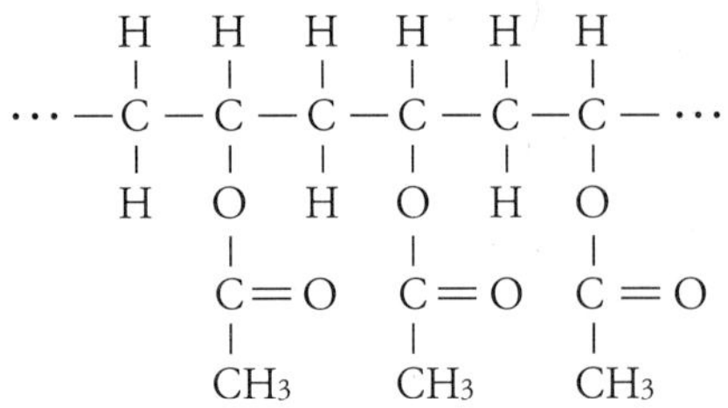

polyvinylacetate

폴리염화비닐은 맛과 냄새가 없는 투명한 레진이지만, 자외선에 노출되면 어둡게 변색이 되고, 성형을 위해 연화온도로 가열할 때도 역시 변색이 되는 단점을 보인다. 폴리아세트산비닐은 빛과 열에 대한 안정성은 있지만 유리전이온도가 35~40℃로 너무 낮은 것이 단점이다. 과거에 80% 염화비닐과 20% 아세트산비닐의 공중합체가 의치상 제작에 사용되었지만, 이 레진은 평균분자량이 크고 유리전이온도가 높기 때문에 몰딩 시 영구변형이 커서 의치 사용 중에 전방치조(anterior alveolus)와 구개 부위(palatal part)에서 빈번하게 파절이 일어나는 문제점을 나타냈다.

2) 폴리스티렌

스티렌(styrene)은 에틸렌과 벤젠을 반응시킨 후 Fe_2O_3, Cr_2O_3, K_2O 등의 촉매로 탈수소처리하여 생성되며, 폴리스티렌(polystyrene)은 스티렌의 부가중합으로 생성된다.

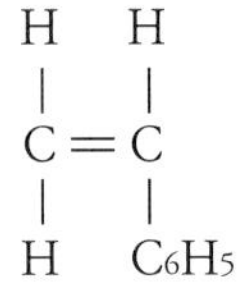

styrene

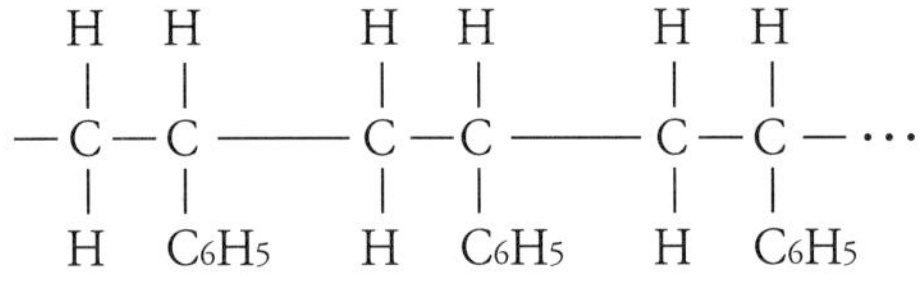

polystyrene

폴리스티렌은 열가소성의 투명한 레진으로, 빛과 화학물질에 대한 안정성이 우수하지만, 몇몇 유기용매에 용해되기 때문에 의치상의 제작 등에는 제한적으로 사용되었다. 폴리스티렌 액상에 기체를 주입하면 거품이 발생하며 굳어져서 단열재로 사용하는 스티로폼(styrofoam)이 된다. 폴리스티렌은 다른 종류의 레진과 공중합을 하거나 가교결합을 형성하면 불용성(insolubility)을 띤다.

3) 아크릴 레진

아크릴 레진(acrylic resin)은 주로 액체 상태의 단량체인 메틸메타크릴레이트(methylmethacrylate, MMA)와 분말 상태의 중합체인 폴리메틸메타크릴레이트(polymethylmethacrylate, PMMA)를 혼합하여 사용한다. MMA와 PMMA를 혼합하면 분말 상태의 중합체가 액체 상태의 단량체를 흡수하여 반응이 일어남에 따라 가소성의 병상기(dough state)가 되고, 이 단계에서 몰드(mold)에 주입하여 중합하면 딱딱하게 경화된다. 아크릴 레진은 심한 중합수축, 낮은 마모저항성, 변색, 경화 시 높은 발열 등의 단점이 있으며, 치과분야에서는 주로 임시치관이나 의치상 제작 등에 사용한다.

(1) 메틸메타크릴레이트(MMA)

MMA는 실온에서 맑고 투명한 액체이다. 용융점은 −48℃이며 비등점은 100.8℃이다. 밀도는 20℃에서 0.945 g/ml이고, 중합반응열은 12.9 kcal/mol이며, 증기압(vapor pressure)이 높은 유기용매이다. 중합은 열, 자외선이나 가시광선, 화학반응에 의해 개시될 수 있다. 중합도는 온도, 활성화 방법, 반응개시제의 종류와 농도 및 화학성분의 순도 등에 따라 달라지며, 순수한 단량체의 중합 시는 체적수축률이 21% 정도를 나타낸다.

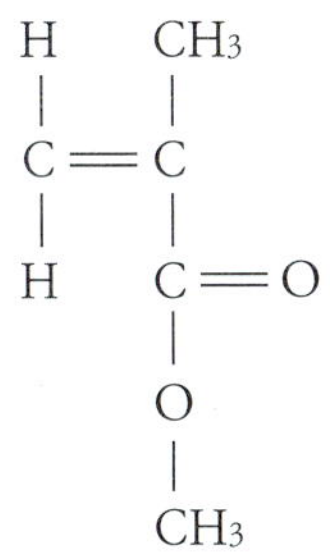

methylmethacrylate

(2) 폴리메틸메타크릴레이트(PMMA)

MMA 단량체의 탄소와 탄소간 이중결합이 끊어져서 단일결합이 되면서 단량체간 중합이 일어나 PMMA가 된다. PMMA는 맑고 투명하며 두꺼운 경우에도 투명도가 저하되지 않는다. 누프(Knoop) 경도는 18−20 정도이고, 인장강도는 약 59 MPa(8,500 psi)이며, 탄성률은 약 2,400 MPa(350,000 psi)이다. 밀도는 20℃에서 1.19 g/ml으로 물보다 약간 높아 물에 넣으면 가라앉는다. 또한 자외선에 의해 변색되지 않고, 열에도 안정하다. 125℃에서 연화되어 열가소성 물질로 되며, 125~200℃ 사이에서 해중합(depolymerization)이 일어난다. 450℃ 이상이 되면 중합체의 90%가 단량체로 해중합이 된다. 물에 대한 흡수성이 있어 물에 1주일간 담가 두면 무게가 0.5% 정도 증가하지만, 반대로 건조한 환경에 방치하면 역현상이 일어나 무게가 감소한다. 사슬구조의 고분자이므로 클로로포름(chloroform)이나 아세톤(acetone)과 같은 유기용매에 용해된다. PMMA는 항공기와 선박 등의 안전유리, 실내 경기장의 투명 차단막, 아쿠아리움용 강화유리 등으로 사용되며, 치과 분야에서는 의치상 재료로 사용된다.

4) 폴리카보네이트 레진

폴리카보네이트(polycarbonate)는 비스페놀 A(bisphenol A)와 포스젠(phosgene, $COCl_2$)의 연쇄 구조로 이루어진 무색투명한 무정형(amorphous)의 열가소성 레진이다. 폴리카보네이트를 의치상용으로 사용하는 경우, 파절에 대한 저항성은 우수하지만, 유리전이 온도가 150℃로 PMMA의 105℃에 비해 높기 때문에 이 재료를 연화한 후 몰드에 주입하는데 어려움이 있다.

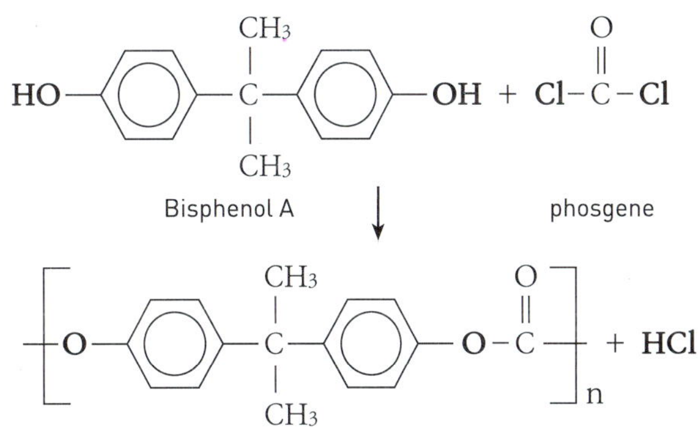

polycarbonate

5) 에폭시 레진

에폭시 레진(epoxy resin)은 비스페놀 A와 에피클로

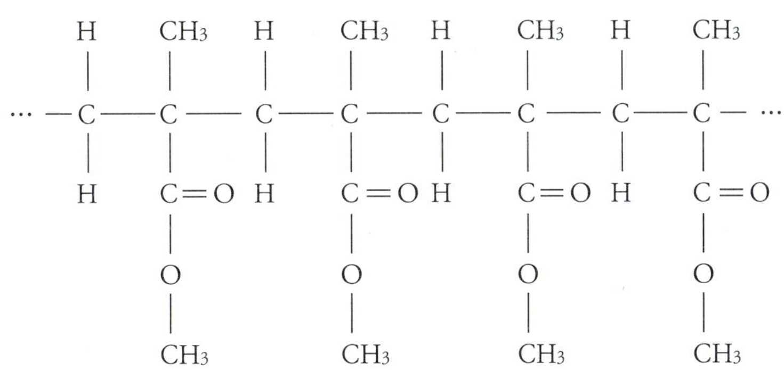

polymethylmethacrylate

로히드린(epichlorohydrin, C_3H_5ClO)을 중합하여 만들며, 열경화성 재료에 해당한다. 실온에서 점성을 갖는 액체 상태이고, 중합수축이 적고, 대부분의 고체에 잘 달라붙는 성질이 있다. 경화된 에폭시 레진은 기계적 성질이 우수할 뿐만 아니라 크기안정성도 우수하지만, 경화에 오랜 시간이 소요되므로 수복재료로 사용하기에 한계가 있다.

알아두기

1. 고분자의 단량체 구조에 따른 분류
2. 치과용 합성수지(고분자)의 열적성질에 따른 분류 및 중합반응에 따른 분류
3. 치과 분야에서 가장 많이 사용되는 레진
4. 치과용 레진의 요구조건
5. 중합체의 분자량
6. 자유 라디칼 중합의 3단계
7. 치과용 레진의 단량체 용액에 중합억제제를 넣는 이유
8. 공중합의 의미와 장점
9. 가교결합의 의미와 장점
10. 치과용 레진에 가소제를 첨가하는 이유
11. 치과용 레진 중합체의 구조
12. 치과용 레진 중 아크릴 레진을 설명하시오.

참고문헌

1. Brauer GM: The present and future of macromolecules for dental applications. Polym Plast Tech Eng. 9:87, 1977.
2. Caul HJ and Schoonover ID: A method for determining the extent of polymerization of acrylic resins and its application for dentures. J. Am Dent. Assoc. 39:1, 1949.
3. Gowman DJ, Cornell J. and Powers CM: Effect of composition on dimension stability of denture bases. J. Am Dent. Assoc. 70:1200, 1965.
4. Odian G: Principles of Polymerization. New York, McGraw-Hill Book Co., 1970.
5. Lenz RW: Organic Chemistry of Synthetic High Polymers. New York, Interscience Publishers(Division of John Wiley and Sons, Inc.), 1967.
6. Stille JK: Introduction to Polymer Chemistry. New York, John Wiley and Sons, Inc., 1962.
7. Wolff EM: The effect of cross-linking agents on acrylic resins. Aust Dent J 7:439, 1962.
8. Moffat WG, Pearsall GW, and Wulff J: The Structure and Properties of Materials. New York, John Wiley and Sons. Inc., Vol. 1, 1964.
9. Power PO: Synthetic Resins and Rubbers. New York, John Wiley and Sons, Inc., 1943.
10. Peyton FA, and Mann WR: Acrylic and acrylic-styrene resins: Their properties in relation to their uses as restorative materials. J Am Dent. Assoc. 29:1852, 1942.
11. Brauer GM, and Sweeney WT: Sorption of water by polymethyl methacrylate. Mod Plast 32:138, 1955.
12. Bowen RL: Compatibility of various materials with oral tissues. I. The components of composite restorations. J Dent Res 58:1493, 1979.
13. Bowen RL: Properties of a silica-reinforced polymer for dental restoration, J. Am Dent Assoc 66:57, 1963.

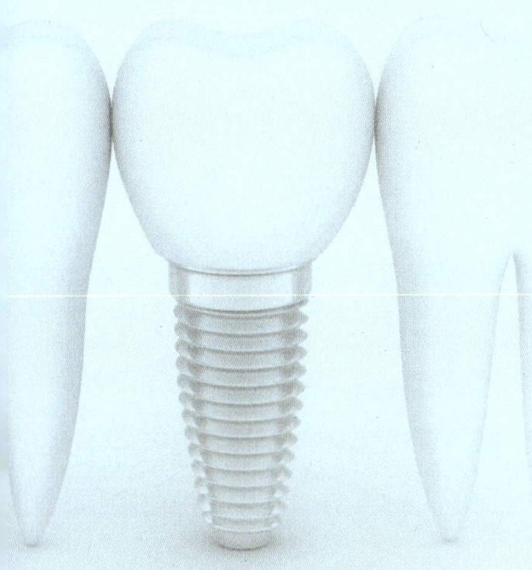

Chapter 14

의치상 레진

(Denture base resins)

전우용(광양보건대학교)

핵심 용어

- **의치상(denture base)** 하부 연조직 상에 놓이고 인공치가 부착되는 의치의 부분
- **레진(resin)** 탄화수소 분자의 중합반응으로 생성된 합성수지
- **열중합형 레진(heat-polymerizing resin)** 완전한 중합을 위해 65℃ 이상의 온도 적용이 요구되는 레진
- **자가중합형 레진(autopolymerizing resin)** 화학적인 반응으로 반응개시제가 분해되어 자유 라디칼이 생성됨에 따라 중합이 일어나는 레진
- **광중합형 레진(light-activated resin)** 광에너지에 의해 여기되어 자유 라디칼이 생성됨에 따라 중합이 일어나는 레진
- **레진 분말과 액(resin powder and liquid)** 레진의 중합반응 과정에서 일어나는 수축을 줄이기 위해 미리 중합시켜 제조한 분말과 그 분말의 혼합에 사용하는 단량체 액
- **병상단계(dough stage)** 중합체 분말과 레진 액을 혼합함에 따라 액이 분말 내부로 확산되어 가소성을 갖는 부드러운 반죽 덩어리 상태로 되어 몰드에 전입할 수 있는 단계
- **전입(packing)** 의치상을 제작하기 위해 가압법 또는 유입법을 적용하여 레진을 몰드에 채워 넣는 과정
- **온성(curing)** 레진이나 고무 등의 단량체에 반응제를 첨가하여 화학적 반응을 유도함과 함께 가열과 가압 등의 과정을 거쳐서 경화시키는 과정
- **이장재(liner)** 의치상에서 연조직과 접촉하는 면을 대체하는데 사용하는 고분자 재료
- **연성 이장재(soft liner)** 경질 아크릴 의치상에 문제가 있는 환자에 사용하며, 저작력에 의한 충격의 일부를 흡수하는 완충재 역할을 하는 재료
- **레진치(resin teeth)** 가교제를 첨가하여 공중합시킨 중합체로 제작한 인공 치아

핵심 내용

제14장에서 학습하여야 할 내용은 의치상의 요구 조건, 의치상의 제작과정, 열중합형 의치상 레진의 조성과 물리화학적 성질 및 취급방법, 유입형 레진의 조성과 물리화학적 성질 및 취급방법, 기타 레진의 종류와 물리화학적 성질 및 취급방법 등에 관하여 공부한다.

14.1. 의치상 레진의 요구 조건

총의치(그림 14-1)의 구조는 크게 의치상(denture base)과 인공치(artificial tooth)로 구분되며, 의치상은 인공치를 유지하며 구강 내 연조직 위에 얹혀진다. 의치상 레진의 요구조건에는 색조, 강도, 생물학적 안정성 등 여러 가지가 있지만 그 중에서도 적합도는 의치의 유지와 안정에 크게 영향을 미친다. 의치를 장착한 환자의 최대 교합력은 자연치아를 가진 사람의 1/6 정도에 불과하므로 의치상이 구강 조직에 긴밀하게 적합되어야 저작 효율이 개선된다.

14.2. 의치상 레진의 종류

의치상 레진은 한국산업표준(KS P ISO 20795-1:2014)에서 다음과 같이 분류하고 있다.

제1형: 열중합형 재료
- 1종: 분말과 액
- 2종: 플라스틱 케이크형

제2형: 자가중합형 재료
- 1종: 분말과 액
- 2종: 분말과 액으로 구성된 유입형 레진

제3형: 열가소성 blank 또는 분말

제4형: 광중합형 재료(light-activated materials)

제5형: 마이크로파 중합형 재료

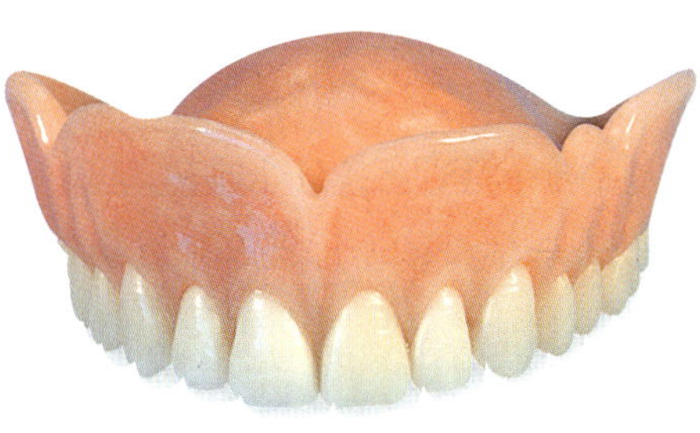

그림 14-1. 아크릴 레진으로 제작된 총의치

14.3. 아크릴계 의치상 레진의 조성

1) 열중합형 레진

열중합형(heat-polymerizing) 의치상 레진은 액과 분말의 형태로 공급되며, 그의 조성은 표 14-1과 같다.

액(liquid)은 단량체(monomer)인 메틸메타크릴레이트(methylmethacrylate, MMA)가 대부분을 차지한다. MMA는 보관 중 햇빛, 열, 산소 등에 의해 중합이 일어날 수 있으므로 중합억제제인 하이드로퀴논(hydroquinone)이 0.003~0.1% 정도 첨가된다. 레진의 용해도, 물 흡수율의 감소 및 표면응력에 대한 저항성의 개선 등을 위해 글리콜디메타크릴레이트(glycoldimethacrylate)와 같은 교차결합제(cross-linking agent)가 2~14% 첨가된다.

분말(powder)에는 중합체(polymer)인 폴리메틸메타크릴레이트(polymethylmethacrylate, PMMA), 반응개시제인 과산화벤조일(benzoyl peroxide) 및 색소 등이 첨가된다. PMMA는 투명하기 때문에 색소를 첨가하여 치은과 같은 색을 띠게 하고, 구강 내의 모세혈관을 재현하기 위해 착색된 합성섬유나 나일론 등이 첨가된다. PMMA는 작은 구상(small spherical particles, 또는 beads)으로 제작된 것으로 MMA를 중합한 것이다(그림 14-2).

PMMA는 기계적 성질의 측면에서 평균분자량이 큰 것이 좋지만, 분자량이 클수록 MMA에 대한 용해도는 감소한다. PMMA의 용해도를 증가시키기 위한 첫 번째

표 14-1. 열중합형 의치상 레진의 조성과 역할

	조성	역할
액	Methylmethacrylate Hydroquinone Glycoldimethacrylate	단량체 보관중 단량체의 중합반응 억제 교차결합제
분말	Poly(methyl methacrylate) Benzoyl peroxide Titanium dioxide Pigments Colored fibers	중합체 중합반응 개시제 반투명도 조절 조직 색상 재현 모세혈관 재현

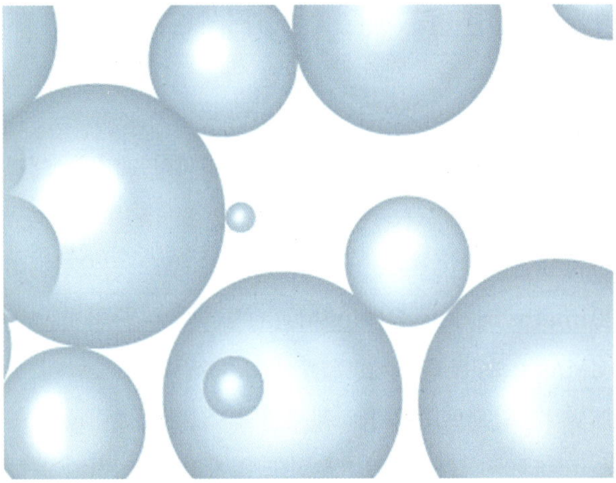

그림 14-2. PMMA beads

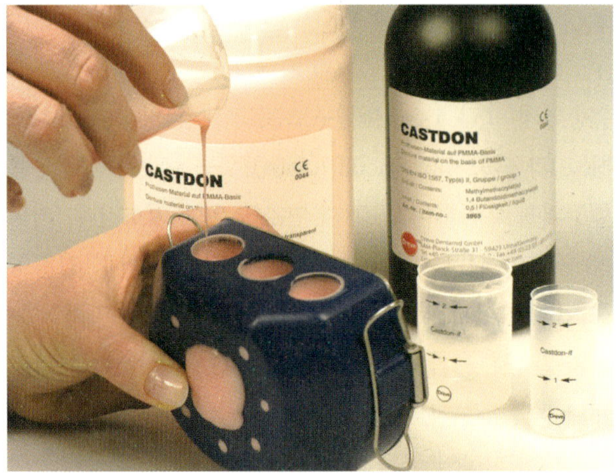

그림 14-3. 유입형 레진을 사용한 의치의 제작.

방법은 MMA와 에틸아크릴레이트(ethylacrylate)를 공중합시키는 것인데, 이때 에틸아크릴레이트의 양은 5% 또는 그 이하로 제한한다. 용해도를 증가시키기 위한 두 번째 방법은 디부틸프탈레이트(dibutyl phthalate)와 같은 가소제(plasticizer)를 첨가하는 것인데, 이때 가소제는 구강 액의 영향을 받아 레진을 약화시킬 수 있으므로 양은 8~10% 정도로 제한한다. 용해도를 증가시키기 위한 세 번째 방법은 저분자량의 PMMA를 사용하는 것이다.

2) 자가중합형 레진

자가중합형 레진(autopolymerizing resin)은 분말과 액으로 공급되며, 그 구성 성분은 열중합형 레진과 거의 유사하나, 액 조성에 방향족 3차 아민(aromatic tertiary amine)이 포함된다. 자가중합형 레진과 열중합형 레진의 가장 큰 차이점은 열중합형에서는 중합 개시제가 열에 의해 분해되어 자유 라디칼(free radical)이 생성되지만, 자가중합형에서는 중합개시제가 액에 들어 있는 방향족 3차 아민과 화학반응을 하여 자유 라디칼이 생성된다.

한편 제2형 2종의 유입형 레진은 제2형 1종의 분말/액 형과 조성은 거의 동일하지만 분말입자의 크기가 더 작아서 흐름성이 좋으므로 몰드(mold)에 부어 넣으면 미세한 구석까지 잘 흘러 들어간다(그림 14-3).

3) 광중합형 레진

기질(matrix)로는 우레탄 다이메타크릴레이트(Urethanedimethacrylate, UDMA)가 사용되고, 물리적 성질의 개선을 위해 충전재(filler)로서 미세 실리카 입자가 포함되어 있다. 중합반응이 가시광선의 조사에 의해 개시되도록 하기 위해 캄파퀴논(camphorquinone)과 지방족 3차 아민(aliphatic tertiary amine)이 첨가된다. 광중합형 의치상 레진은 판(sheet)이나 로프(rope) 형태로 제공되며, 광에 노출되어 중합이 일어나는 것을 막기 위해 차광성 주머니에 담아서 포장되어 있다. 모형상에서 의치상을 성형하고 높은 강도의 가시광선을 조사해서 중합을 한 다음 모형에서 분리하여 마무리와 연마를 시행한다.

4) 마이크로파 중합형 레진

PMMA는 마이크로파 에너지에 의해서도 중합될 수 있다. 이 경우에는 특별한 조성의 레진(그림 14-4)과 비금속제 플라스크가 사용된다. 레진의 전입이 끝나면 전자레인지로 중합에 필요한 에너지를 공급한다. 이 방식의 가장 큰 장점은 중합속도가 빠르다는 것이다. 마이크로파 중합형 레진의 물리적 성질은 통상의 방법에 의해

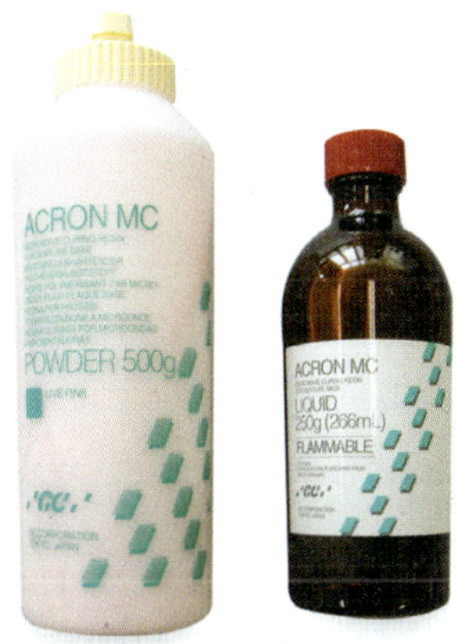

그림 14-4. 마이크로파(microwave) 중합형 레진

중합된 레진과 유사하다.

14.4. 의치상 레진의 성질

1) 강도

한국산업표준(KS P ISO 20795-1:2014)에서는 의치상 레진의 요구사항에 대하여 표 14-2와 같이 규정하고 있다. 37℃에서 시험을 할 때 의치상 레진의 굴곡강도는 제1, 3, 4, 5형은 65 MPa 이상이고, 제2형은 60 MPa 이상이어야 한다. 또한, 중합후에 최대로 허용되는 잔류 MMA 단량체의 양은 제1, 3, 4, 5형의 경우에 2.2 wt%이고, 제2형은 4.5 wt%이다.

의치상용 아크릴 레진의 강도는 조성, 중합 방법 및 조작 방법 등에 따라 차이를 보이지만, 가장 중요한 인자는 레진의 중합도이다. 레진의 중합도가 높을수록 평균분자량이 증가하므로 강도가 높게 된다. 의치의 중합 시 발열은 의치의 얇은 부위보다 두꺼운 부위가 더 높으므로 두꺼운 부위의 중합도가 더 높아져서 강도도 더 높게 된다. 즉 상악 의치에서 치조 부위는 구개 부위보다 강도가 더 높다. 레진의 성질은 연마에 의해서도 변화될 수 있다. 예를 들면, 레진 의치상을 연마기구에 과도하게 접촉시키면 마찰열이 레진의 중합응력을 소멸시켜 의치의 뒤틀림이 일어날 수 있다. 또한 마찰열이 과도한 경우에는 부분적으로 해중합(depolymerization)이 일어나 강도나 인성이 저하될 수 있다.

2) 중합수축

단량체 MMA가 중합체 PMMA로 될 때 밀도가 0.94 g/㎤에서 1.19 g/㎤로 증가되므로 중합과정에서 일어나는 체적수축률은 21%가 된다. 그러나 열중합형 레진에서는 분말과 액을 무게비 2:1(부피비 3:1)로 혼합하여 사용하므로 중합과정에서 일어나는 체적수축률은 7%가 된다.

의치상 레진의 체적수축률이 7%이면 선수축률은 약 2.3%가 된다. 이와 같은 의치상 레진의 높은 중합수축률에도 불구하고, 무치악을 고려한 악모형 상에서 제작한 의치상 레진의 실제 선수축률은 0.2~0.5% 정도인데, 이것은 다음과 같은 이유 때문이다. 첫째는, 의치상 레진의 중합수축이 모든 부위에서 균일하게 발생하는 점, 둘째는 의치상 레진이 모형과 긴밀하게 접촉된 상태에서 중합이 이루어지고 중합온도(100℃)가 유리전이온도(glass transition temperature)에 가까우므로 중합과정에서 응력이완(stress relaxation)이 일어나는 점, 셋째는 의치상을 열가압 성형하는 과정에서 과잉 주입된 레진에 의해 중합수축의 일부가 보상이 되는 점 등이다. 의치상 레진의 중합수축은 물 흡수로 인한 팽창과

표 14-2. 의치상 레진의 요구사항(KS P ISO 20795-1: 2014)

분류	굴곡강도 (MPa)	굴곡탄성계수 (MPa)	잔류 MMA 단량체 (wt%)	물흡수도 (㎍/㎣)	용해도 (㎍/㎣)
제1, 3, 4, 5형	65 이상	2,000 이상	2.2 이하	32 이하	1.6 이하
제2형	60 이상	1,500 이상	4.5 이하	32 이하	8.0 이하

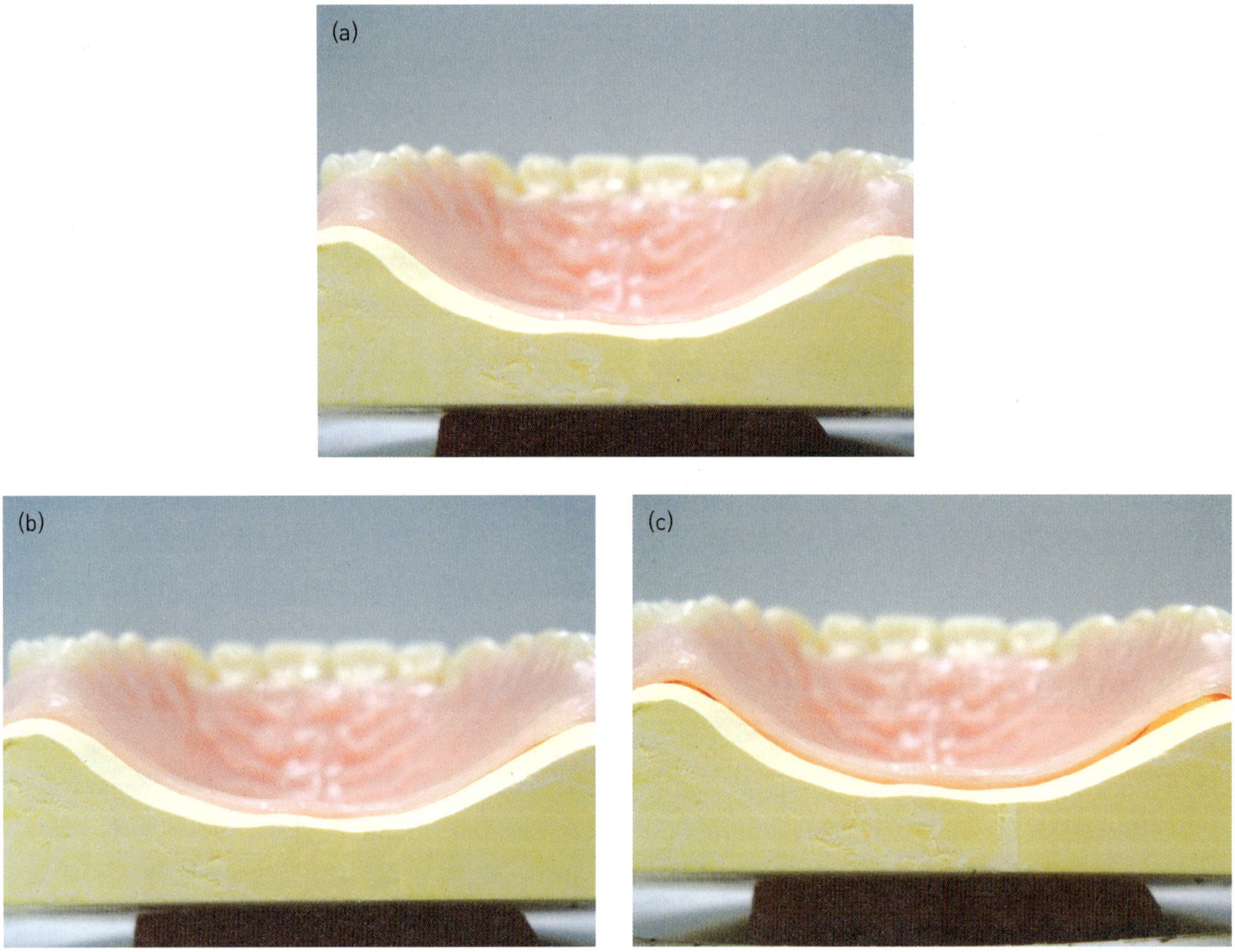

그림 14-5. 상악 의치상의 적합도
(a) 자가중합형 레진으로 제작된 의치, (b) 주입성형법을 적용하여 제작된 의치, (c) 가압성형법을 적용하여 열중합형 레진으로 제작된 의치

거의 동등한 수준이므로, 완성된 의치를 환자에게 장착하기 전 수중에 보관하면 미중합 잔류 단량체의 용출과 함께 중합수축의 보상이 어느 정도 가능하다.

의치의 적합도에 영향을 미치는 선수축은 열중합형 레진을 중합한 후 냉각하는 과정에서도 일어난다. 열중합형 레진을 중합한 후의 초기에는 레진이 아직 연화된 상태이므로 하부 모형의 석고가 냉각되는 속도에 맞추어서 냉각이 되며 수축이 일어난다. 그러나 이후 연화된 레진이 경화되면서 석고와는 다른 비율로 수축하게 되므로 의치상에서 변형이 일어날 수 있다. 레진의 중합과정에서 일어나는 수축이 클 경우 구개 부위는 들뜨고 교합면 부위는 높아지게 된다. 그림 14-5는 상악 의치에서 레진의 종류에 따른 수축의 정도를 비교한 것으로, 자가중합형 레진으로 제작한 의치상은 열중합형 레진에 비해 중합수축이 적고 또한 열수축이 나타나지 않으므로 적합도가 보다 우수하다.

그림 14-6은 레진 의치상의 부피의 변화를 레진의 종류 및 각각의 제작 단계에서 살펴본 것이다. 최종 연마 후 물속에 하루 동안 방치한 의치상의 크기 변화는 열중합형 아크릴 레진, 비닐공중합체, 폴리스틸렌에서 거의 비슷하고, 자가중합형 아크릴 레진이 가장 적다. 제작 단계에서 의치상의 변형은 중합된 의치를 모형에서 분리할 때 가장 크게 발생한다.

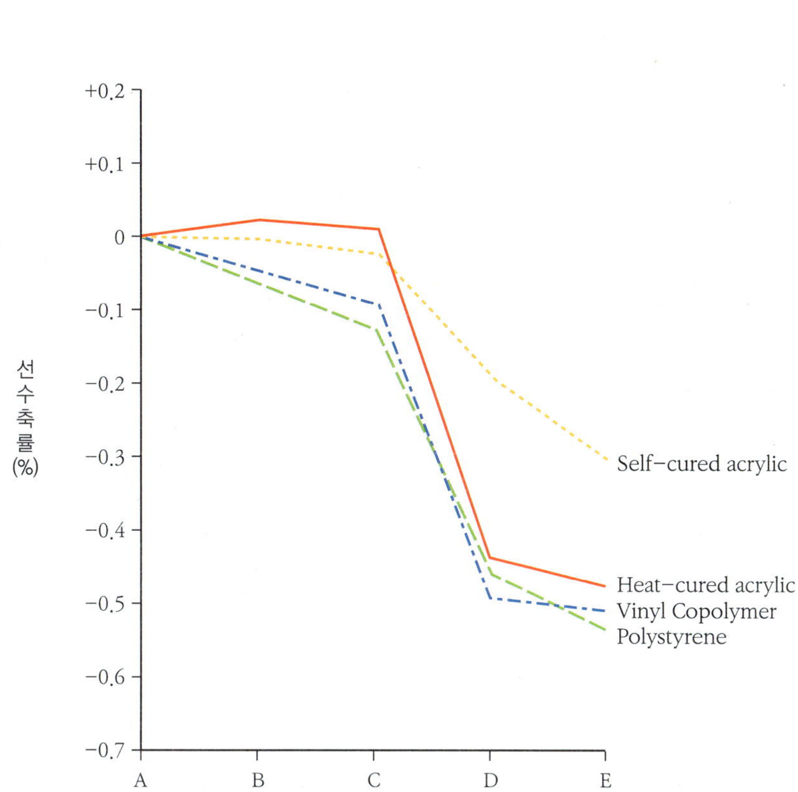

그림 14-6. 레진의 종류 및 각각의 제작 단계에서의 부피 변화
A. 석고 모형상의 납의치.
B. Flask에 매몰된 납의치.
C. Flask에서 분리된 중합된 의치.
D. 모형에서 분리한 중합된 의치.
E. 최종 연마 후 물속에 하루 동안 방치한 중합된 의치.
(Woelfel, Paffenbarger, and Sweeney, J Am Dent Assoc, 61 : 413,1960)

3) 기포

의치상 레진의 표면이나 내부에 기포가 발생하면 물리적, 심미적, 위생적 측면에서 바람직하지 못하다. 기포가 표면에 생성되면 청결이나 세척을 어렵게 하며 의치의 외관을 심미적으로 부적절하게 만든다. 또한 내부에 기포가 생성되면 레진의 투명도 저하와 함께 기포 부위에서 발생하는 응력집중으로 인해 강도 저하의 원인이 될 수 있다.

의치상 레진의 중합과정에서 기포가 발생하는 원인은 여러 가지가 있다. 첫째, 레진의 중합온도가 단량체의 비등점 이상으로 상승되는 경우이다. 중합에 따른 레진 내의 온도가 단량체의 비등점(메틸메타크릴레이트의 비등점 100.8℃)보다 높게 되면 액상의 단량체가 끓게 되어 의치 내에 기포가 생성된다. 이렇게 생성된 기포를 내부기포(internal porosity)라고 하는데, 의치상이 두꺼워서 중합열이 발산되기 어려운 부위에 주로 발생한다(그림 14-7b). 둘째, 단량체 액이 부족하거나 중합체 분말과 단량체 액의 혼합이 불충분한 경우이다(그림 14-7c). 셋째, 중합과정에서 압력이 부족하여 중합수축이 보상되지 못한 경우이다(그림 14-7d). 이외에도 플라스크(flask) 폐쇄를 병상기 이전에 시행한 경우, 분말과 액의 혼합과정에서 기포가 혼입된 경우, 모노머에 기체가 녹아 들어간 경우에도 의치상에 기포가 생성될 수 있다.

자가중합형 레진이나 유입형 레진에서 의치상의 표면 또는 표면 하부의 기포는 레진을 혼합하거나 몰드에 주입할 때 공기가 혼입되어 발생한다. 그러므로 레진을 취급할 때는 분말과 액을 조심스럽게 혼합하여야 하며, 특히 유입형 레진의 경우에는 주입로와 배출로를 개선하고

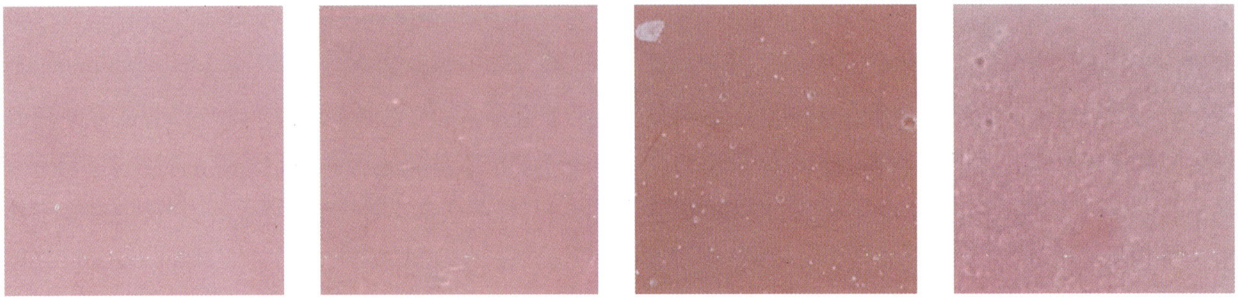

(a) (b) (c) (d)

그림 14-7. 의치상에 기포가 생성되는 경우의 예
(a) 적절하게 중합이 되어 기포가 생성되지 않은 상태
(b) 중합을 위한 가열속도가 너무 빨라서 단량체의 비등으로 기포가 생성된 상태
(c) 중합체 분말과 단량체 액의 혼합이 불충분하게 이루어진 상태
(d) 중합과정에서 압력이 부족하여 레진의 중합수축이 보상되지 못한 상태

중합과정에서 약간의 압력을 가해 주어야 한다. 자가중합형 레진은 대기 중의 실온에서 중합이 이루어지더라도 적당한 밀도와 경도를 얻을 수 있다. 그러나 레진의 경도와 미세부위의 재현성을 보다 개선하기 위해서는 중합과정에서 온도와 압력을 높게할 필요가 있다.

4) 용해도

의치상 레진은 구강 내와 대부분의 유기용매에 대하여 불용성이지만, 방향족 탄화수소(aromatic hydrocarbon), 케톤(ketone), 에스테르(ester) 등에 소량 용해된다. 당뇨 환자는 호흡 중에 케톤계 물질인 아세톤이 생성되므로 의치상 레진의 용해도는 정상인보다 높게 나타날 수 있다. 또한 알코올, 클로로포름(chloroform), 레진 모노머 등은 의치상의 강도와 유리전이온도의 저하를 초래할 수 있다.

KS P ISO 20795-1(표 14-2)에서 의치상 레진의 최대 용해도(용해에 따른 부피당 질량 손실)는 제1형, 제3형, 제4형 및 제5형 중합체에서 1.6 ㎍/㎣이고,, 제2형 중합체에서는 8.0 ㎍/㎣ 이하로 정하고 있다.

5) 갈라짐

레진 의치의 제작 과정에서 응력이 발생하고, 이 응력이 이완되는 과정에서 의치에 뒤틀림 변형이 일어날 수 있지만 임상적으로 크게 중요하지는 않다. 그렇지만 응력이 이완되며 발생하는 갈라짐(crazing) 현상은 의치의 표면에 균열(crack)의 생성을 야기하므로 강도를 저하시키는 원인이 된다. 또한, 갈라짐은 미세한 것과 눈으로 관찰할 수 있는 큰 것까지 그 크기가 다양하며, 빛의 굴절과 산란에 영향을 주어 레진 의치의 외관이 안개가 낀 것처럼 변화되므로 심미성을 저하시키는 원인이 된다. 이러한 레진 의치의 갈라짐은 중합체의 교차결합(cross linking)에 의해 발생을 줄일 수 있다.

의치에 생성되는 갈라짐 현상은 의치에 기계적인 응력이 작용할 때 중합체 사슬들이 서로 끊어지기 때문에 발생하며, 주로 인장응력이 원인이 된다. 이러한 현상은 그림 14-8에서 볼 수 있는 것과 같이 의치의 도치(porcelain tooth) 주변에서 자주 관찰된다. 레진 의치상을 열중합한 후 냉각을 위해 의치를 차가운 물에 담그면 레진의 수축이 일어나며 도치 주위의 레진에 인장응력이 발생하여 잔금이 생성될 수 있다.

6) 수분 흡수

의치를 물속에 담가 두면 장기간에 걸쳐서 서서히 물을 흡수한다. 이러한 물 흡수는 확산에 의한 것으로 아크릴 레진 분자의 극성(polar properties) 때문이며 장기간에 걸쳐서 천천히 진행된다. 물 분자가 PMMA에 침

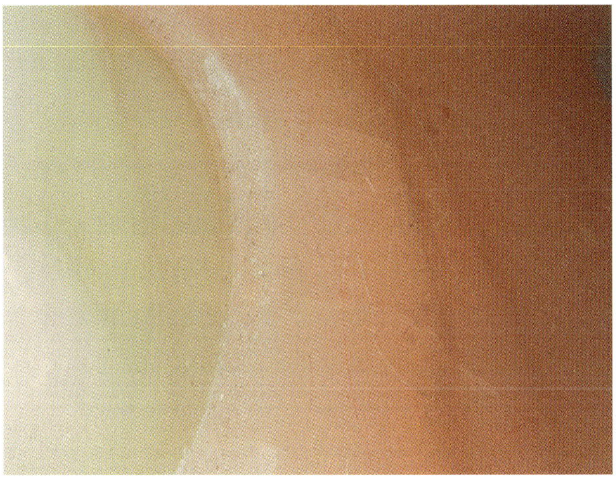

그림 14-8. 도치(porcelain tooth)의 주변에 생성된 잔금

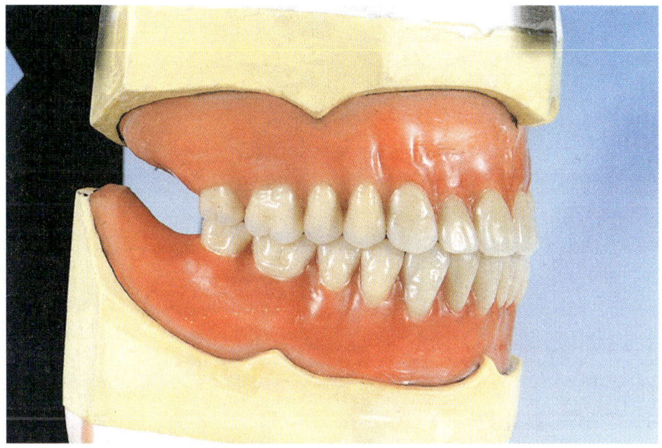

그림 14-9. 총의치 제작을 위해 준비한 왁스 의치

투되면 중합체 사슬들 사이에 자리를 잡아서 간격을 벌려주므로 팽창이 일어난다. 또한 물이 가소제로 작용하여 중합체 사슬들의 응집력을 저하시키므로 기계적 성질이 저하된다.

아크릴 레진으로 제작한 의치를 실온의 물속에 담근 뒤 17일 정도가 되면 완전히 포화 되는 것으로 알려져 있다. 아크릴 레진에 물이 흡수되어 무게가 1% 증가하면 0.23%의 선팽창이 일어난다. 물흡수에 의한 선팽창량이 중합에 의한 수축량과 거의 같으므로 레진의 중합수축이 보상된다.

KS P ISO 20795-1:2014(표 14-2)에서 중합체의 물흡수에 따른 단위 체적 당의 질량 증가는 32 ㎍/㎣ 이하로 정하고 있다.

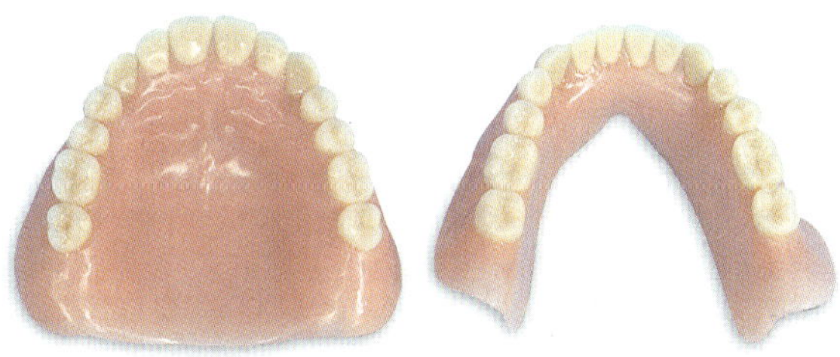

그림 14-10. 완성된 상하악의 총의치

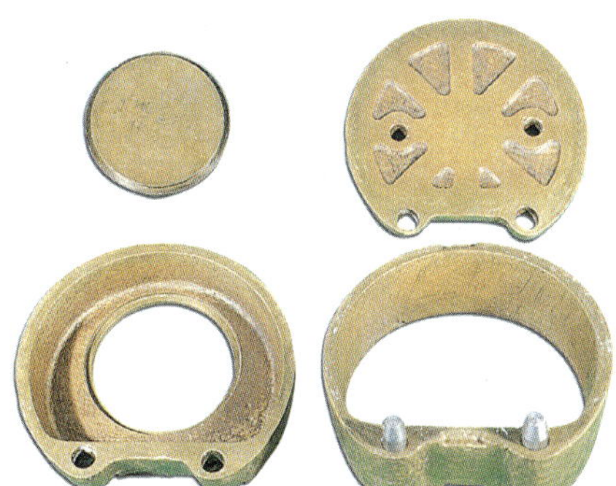

그림 14-11. 가압성형을 위한 의치 제작용 플라스크

14.5. 의치상 레진의 기공 과정

레진 의치의 기공 과정은 앞으로 상세히 살펴보겠지만 대략 다음과 같다. 먼저 경석고 모형 위에 자가중합 레진이나 왁스 등으로 임시 기초상을 만든다. 임시 기초상에 인공 치아를 배열하고 기초상 부분의 외형을 형성하여 왁스 의치(wax denture)를 얻는다(그림 14-9). 완성된 왁스 의치는 모형과 함께 적당한 크기의 플라스크(flask)에 치과용 석고로 매몰한다. 이후 플라스크의 상하부를 분리해서 왁스로 제작한 임시 기초상을 제거하고 몰드의 표면에 레진 분리제를 도포한 다음 병상기의 레진을 전입하고 각각의 적용방법에 따라 중합을 진행한다. 의치상 재료의 중합이 완료된 후 의치를 플라스크에서 분리하여 마무리 연마를 한다(그림 14-10). 플라스

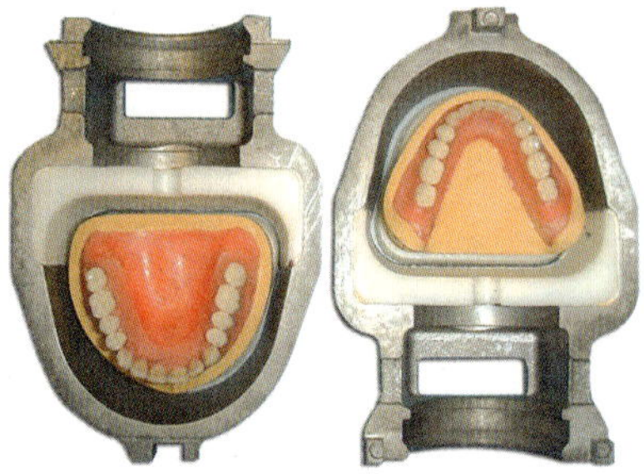

그림 14-12. 주입 성형법(injection molding technique)을 위한 의치 제작용 플라스크

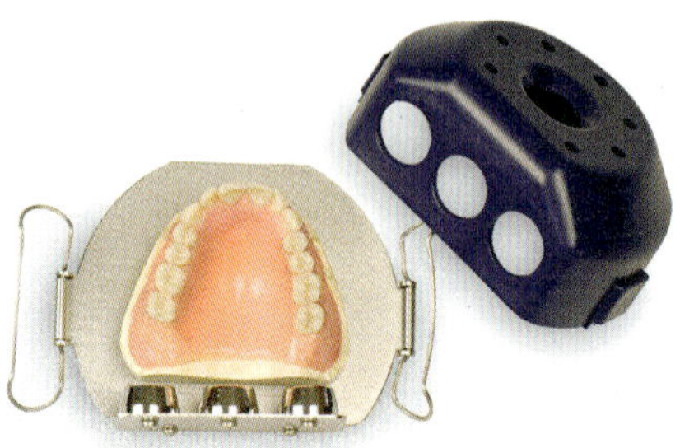

그림 14-13. 유입형 레진으로 의치를 제작할 때 사용하는 플라스크

크는 의치상의 제작 방법에 따라 그림 14-11, 14-12, 14-13과 같은 여러 가지 형태가 사용된다.

1) 가압성형법

(1) 의치상 몰드의 준비

하부 플라스크에 혼합한 석고 매몰재를 붓고 왁스 의치를 위치시킨 다음 일차 매몰을 한다(그림 14-14). 석고의 경화 후 석고 분리제를 도포하여 상부 플라스크의 석고 매몰재와 결합이 되는 것을 방지한다. 상부 플라스크에는 석고 매몰재만을 사용하는 방법 이외에도 왁스 의치의 외면과 인공 치아 부분에 실리콘을 한 겹 도포하는 방법도 있다.

상부 플라스크에 한 가지 매몰재를 한 번에 부어 넣는 방법(single-pour technique)도 있지만 두 번에 걸쳐서 부어 넣는 방법(two-pour technique or capping technique)도 활용되고 있다. 두 번에 걸쳐서 부어 넣는 방법의 장점은 레진의 온성 후 플라스크를 분리하는 과정(deflasking)에서 나타난다. 즉, 매몰재를 한 번에 부어 넣는 방법은 중합 후 매몰재로부터 의치를 제거할 때 인공 치아의 위치를 정확히 알 수 없으므로 인공 치아나 의치상에 손상을 줄 수 있는 위험이 있다. 그러나 매몰재를 두 번에 걸쳐서 부어 넣는 방법은 cap이 제거되면 치아가 노출되어 매몰재와 치아가 견고하게 결합될 위험성이 감소되므로 deflasking이 용이하다. 매몰재를 두 번에 걸쳐서 부어 넣는 방법을 이용할 때는 먼저 매몰재를 상부 플라스크에 그림 14-15와 같이 부어 구치의 교두정과 전치의 절단면을 노출시킨다. 일차적으로 부은 매몰재가 경화되면 그 표면을 물로 적셔주어 이차적으로 부을 매몰재로부터 수분이 빠져 나가서 혼수비가 감소되는 것을 막아준다. 이차 매몰재로 상부 플라스크를 완전히 채운 다음 상부 덮개를 닫는다. 그림 14-16은 매몰이 끝난 상태의 모식도이다.

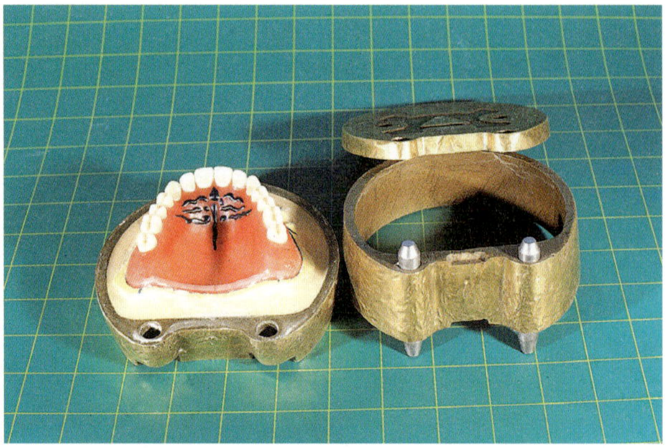

그림 14-14. 왁스 의치와 모형을 하부 플라스크에 매몰한 상태

상부 플라스크 내의 매몰재가 경화된 후, 플라스크를 70℃ 정도로 가열하여 왁스를 녹인 다음 상하부 플라스크를 분리한다. 인공 치아는 석고 매몰재에 고정되므로 상부 플라스크 내에 남게 된다. 몰드 안에 왁스 등의 불순물이 조금이라도 남아 있으면 레진의 중합에 영향을 줄 수 있으므로 스팀세척기(steam cleaner)를 사용하거나 가정용 세제가 섞인 끓는 물로 왁스 등의 불순물을 씻어내는 방법이 적용되고 있다(그림 14-17).

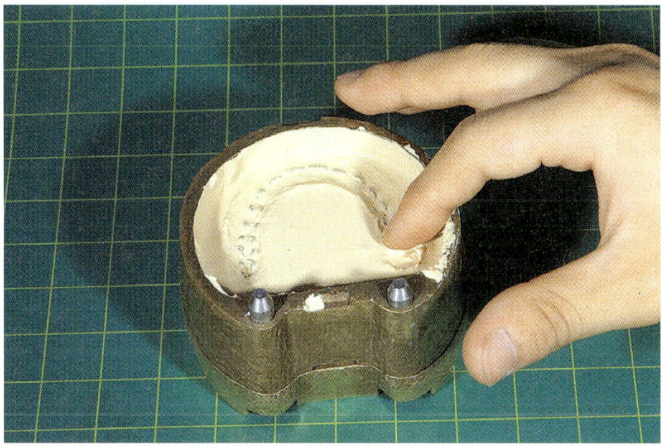

그림 14-15. Capping technique을 위해 상부 플라스크에 매몰 시 인공치의 절단면과 교합면을 노출시킨 상태

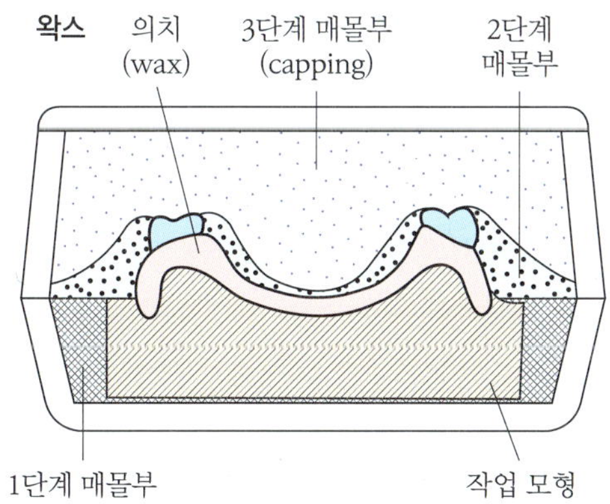

그림 14-16. 왁스의치의 매몰이 끝난 상태의 모식도

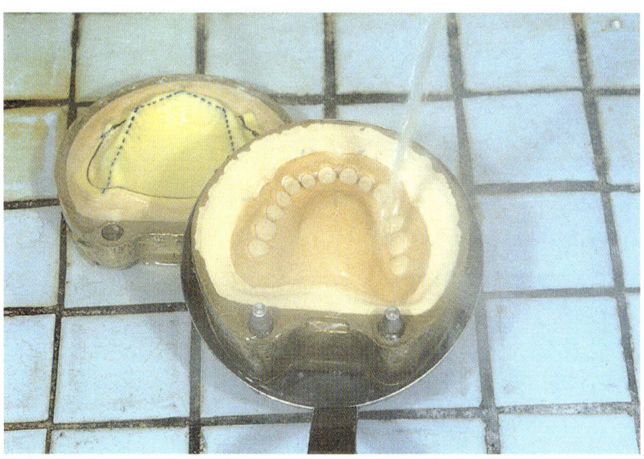

그림 14-17. 플라스크의 몰드 내 왁스를 깨끗하게 제거한 상태

(2) 분리제 도포

의치상 레진의 온성(curing) 과정에서 레진이 석고 등의 매몰재와 직접 접촉하면 여러 가지 어려운 문제가 발생할 수 있다. 첫째, 레진의 온성 과정에서 석고에서 레진으로 수분이 스며들면 레진의 중합속도, 중합도 및 색이 영향을 받을 수 있고, 또한 온성 후에는 수분의 증발로 인해 발생하는 응력 때문에 의치상의 표면에 잔금(craze)이 발생할 수 있다. 둘째, 단량체에 의해 용해된 중합체나 미반응 단량체가 석고로 스며들면 중합 후 석고와 레진의 분리가 어려워질 수 있다. 이러한 이유로 중합과정에서 의치상 레진의 보호를 위해 과거에는 주석박(tin foil)이 사용되었지만, 주석박에서 발생하는 여러 가지 문제점들 때문에 대체물로서 셀룰로스 락카(cellulose lacquer), 알지네이트(alginate) 용액, 비눗물, 전분 등을 포함하는 용액이 사용되었다. 현재는 수용성 알지네이트 용액이 가장 널리 사용되며, 이것을 석고 표면에 적용하면 불용성의 칼슘 알지네이트 막이 생성된다(그림 14-18).

수용성 알지네이트 용액 분리제는 주석박에 비해 몰드의 미세한 구석 부위까지도 도포가 가능한 장점은 있지만, 사용 시 다음과 같은 점들이 고려되어야 한다. 첫째, 몰드 내면에 잔존하는 왁스와 같은 기름 성분의 불순물은 분리제 용액의 젖음을 방해하므로, 무엇보다도 몰드 내면의 청결이 요구된다. 둘째, 몰드에서 수증기가 발생하는 중에 분리제를 도포하면 분리제 막이 파열될 수 있으므로, 왁스의 제거 과정에서 가열되었던 플라스크는 맨손으로 잡을 수 있는 정도로 냉각이 된 후 분리제를 도포하는 것이 바람직하다. 셋째, 분리제를 도포하는 과정에서 인공치의 주변과 윗부분 또는 모형의 표면에 분리제가 푸딩(pudding) 같이 정체되면 분리제 막의 두께에 해당하는 정도의 공간이 형성되어 의치상 레진과의 결합이 불량하게 될 수 있다. 예를 들면, 인공치의 표면에 분리제 막이 형성되면 인공치와 의치상 레진 사이의 결합이 불량하게 될 수 있고, 특히 이러한 막이 치경부에 형성되면 의치의 사용 과정에서 음식물 등에 의한 오염이나 착색이 일어날 수 있다. 또한, 모형의 조직면에 분리제가 과도하게 정체되면 구강조직의 형태가 의치의

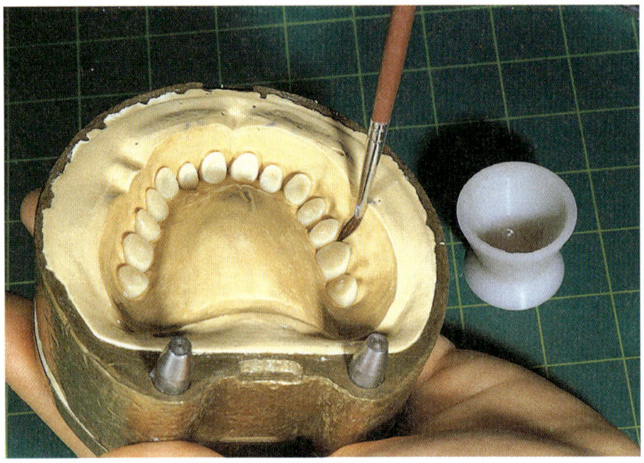

그림 14-18. 레진의 중합 후 석고와의 분리가 용이하도록 레진 분리제를 도포하는 과정

내면에 정확하게 재현되지 않을 수 있다.

(3) 액과 분말의 혼합 비율

단량체(monomer) 액과 중합체(polymer) 분말의 혼합 비율은 혼합 균질성, 중합시간, 중합수축량 등에 영향을 준다. 단량체 액은 분말입자들을 완전하게 적실 수 있는 정도로 충분해야 하나, 단량체가 너무 많으면 중합수축과 병상화 시간이 증가하고, 중합과정에서 기포가 생성될 수 있다. 반면에 단량체가 너무 적으면 중합체 분말이 충분히 젖지 못해 균일한 혼합이 어렵고, 중합된 의치의 강도와 색 안정성이 저하되고 기포가 발생하기 쉽다.

단량체 액과 중합체 분말의 적정 혼합비율은 부피(volume)비로 약 1:3 정도이고 무게(weight)비로 1:2 정도이다. 이 정도의 비율로 혼합하면 액과 분말이 균일하게 혼합되어 레진이 병상(dough stage)으로 되었을 때 적당한 단량체-중합체 비율을 유지하게 된다.

(4) 액과 분말의 반응

단량체 액과 중합체 분말을 혼합하면 다음의 4 단계를 거쳐서 물리적 변화가 일어난다.

제1단계: Sandy stage

단량체 액이 중합체 분말을 적셔서 분말들이 물에 젖은 모래 알갱이와 같이 된 상태이다. 상호간에 반응이 일어나지 않은 상태이므로 약간의 유동성은 있지만 점착성을 띠지는 않는다.

제2단계: Stringy stage

단량체 액이 중합체 분말의 표면을 녹여서 점착성을 띠는 상태이다. 혼합물을 건드리거나 잡아당기면 끈적거리면서 실과 같이 늘어난다.

제3단계: Dough stage

단량체 액이 중합체 분말 속으로 확산되어 가소성 있는 떡과 같은 반죽 상태이다. 이 단계에서는 더 이상 끈적거리지 않고 혼합 용기의 표면에 달라붙지 않는다. 따라서 몰드에 레진을 전입하고 압력을 가하는 것은 이 시기가 가장 적절하다.

제4단계: Rubbery stage

단량체 액이 중합체 분말속으로 완전히 스며 들어 응집력이 증가된 고무와 같이 된 상태이다. 가소성이 상실되었기 때문에 더 이상 몰드에 채워 넣는 것이 불가능하다.

(5) 병상화 시간

단량체 액과 중합체 분말의 혼합물이 병상단계(dough stage)에 도달하는데 소요되는 시간은 중합체 분말의 용해도와 관련이 있다. 병상화 시간이 짧아지는 조건들을 살펴보면 다음과 같다. 첫째, 중합체 분말의 입자 크기를 감소시킨다. 중합체 분말은 입자크기가 작을수록 단량체 액에 빨리 녹게 되므로 병상화 시간이 짧아진다. 둘째, 혼합온도를 높여준다. 액과 분말의 혼합 용기를 따뜻한 물로 가열할 경우 병상화 시간이 짧아지지만, 온도가 55℃(130℉) 이상이 되면 레진의 중합반응이 진행되므로 몰드에 주입하기 어렵게 된다. 이외에도 가소제를 첨가하거나, 낮은 분자량의 중합체 분말을 사용하면 병상화 시간이 짧아진다.

(6) 작업 시간

작업 시간(working time)은 레진이 병상상태를 유지하는 시간이다. 미국치과의사협회 규격 (ANSI/ADA Standard) 139호에서는 혼합물을 성형할 수 있는 시간을 고려하여 병상 상태가 적어도 5분 이상 유지되어야 한다고 정하고 있다.

앞에서 살펴보았듯이, 병상화 시간과 함께 작업 시간은 온도의 영향을 받으므로, 재료를 냉장고에 보관하면 작업 시간을 연장하는 것이 가능하다. 그렇지만 이 방법은 온도가 상온이 되었을 때 수분이 응축되어 강도와 심미성이 저하될 수 있다. 그러므로 재료를 보관할 때는 밀폐된 용기에 보관하고, 냉장고에서 꺼낸 다음에는 상온이 될 때까지 용기를 열지 않도록 주의한다.

(7) 레진 전입

몰드(플라스크)에 레진을 채워 넣는 작업을 전입(packing)이라 한다. 몰드에 레진을 채워 넣을 때는 병상 상태의 레진을 엿가락과 같은 형태로 말아서 말발굽 형태로 구부린 다음 인공치를 포함하는 플라스크 상부에 전입하고(그림 14-19), 플라스크 하부에는 레진이 달라붙는 것을 방지하기 위해 폴리에틸렌 시트(polyethylene sheet)를 개재하고 플라스크를 조립한다. 이어서 유압기로 플라스크에 서서히 압력을 가하면 병상 상태의 레진이 몰드 내의 공간에 균일하게 채워지며 여분의 레진은 주변으로 빠져 나오게 된다(그림 14-20). 이 과정을 시압(trial closure)이라 한다. 플라스크의 상부와 하부 사이로 빠져 나온 플래쉬(flash)는 플라스크 상부와 하부를 분리하고 그림 14-21과 같이 조심스럽게 제거한다. 만일 플래쉬가 생기지 않으면, 몰드 내에 전입한 레진의 양이 불충분한 것이므로 레진을 추가하고 시압을 반복한다. 시압을 가하는 과정이 끝나면, 폴리에틸렌 시트를 제거한 다음, 플라스크의 상하부를 맞추어서 재조립하고 중합이 끝날 때까지 유지한다.

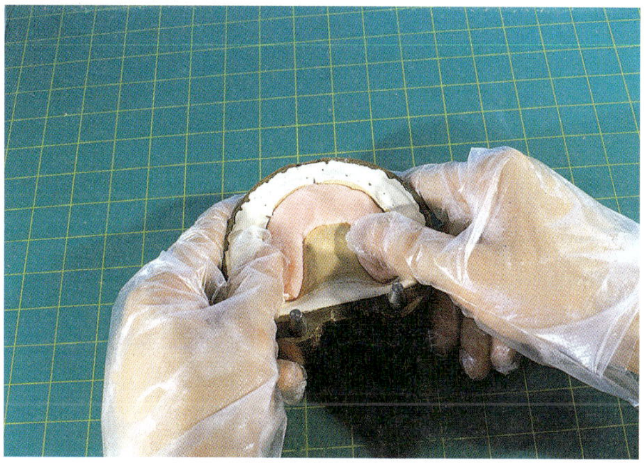

그림 14-19. 가압성형법으로 의치상을 제작하기 위해 병상 상태의 레진을 플라스크 몰드에 채우는 과정

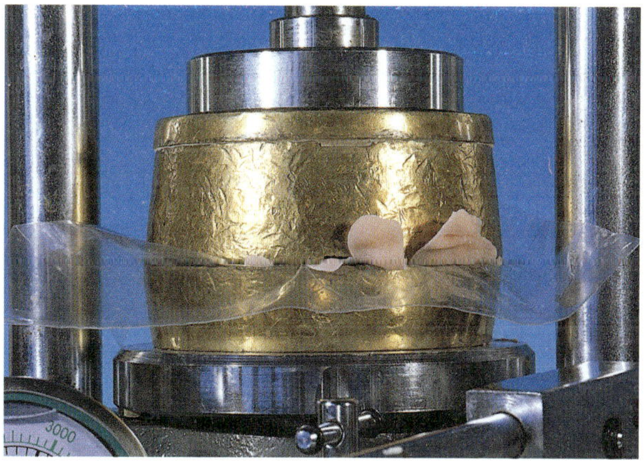

그림 14-20. 플라스크의 상하부 사이에 폴리에틸렌 시트를 개재한 상태에서 시압을 가하는 과정

전입 과정에서 레진은 반드시 병상 상태에서 몰드에 채워 넣어야 한다. 몰드에 전입하는 레진의 양이 너무 많으면 의치상이 두꺼워져서 인공치의 변위가 일어날 수 있고, 반대로 레진의 양이 너무 적으면 의치상에 결함이 생성될 수 있다.

(8) 열중합 과정(heat curing)

① 중합 개시(polymerization initiation)

앞에서 살펴보았듯이, 치과용 의치상 레진은 통상적으

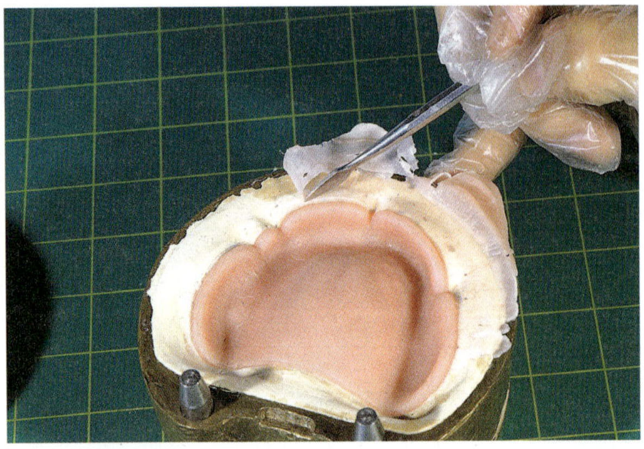

그림 14-21. 시압을 가한 후 flash를 제거하는 과정

로 과산화벤조일을 반응개시제로 포함하고 있다. 레진의 온도가 60℃ 이상이 되면 과산화벤조일이 분해되어 자유 라디칼이 생성된다. 이들 자유 라디칼들이 비활성 단량체와 반응하여 새로운 활성 단량체가 생성된다. 활성 단량체들은 비활성 단량체들과 연쇄적으로 반응을 하면서 분자사슬이 길어지고, 이러한 반응은 중합반응이 종료될 때까지 지속된다.

중합반응의 속도는 과산화벤조일이 열분해되어 자유 라디칼을 생성하는 속도에 좌우되며 대체로 중합 온도에 의해 결정된다. 일반적으로 중합 온도가 낮을수록 중합이 완료될 때까지의 소요시간은 길어지지만 중합체의 분자량은 증가한다. 중합에 영향을 끼치는 요인은 온도 이외에도 여러 가지가 있지만 온도만큼 효과적이지는 못하다.

② 중합열(polymerization heat)

레진의 중합반응은 발열 반응(exothermic reaction)이므로, 이때 발생하는 중합열은 온성 온도와 더해져 중합체에 영향을 미칠 수 있다. 그림 14-22는 열중합형 레진을 전입한 플라스크를 수조에 넣고 1시간 동안 100℃로 가열하는 과정에서 일어나는 온도 변화를 나타낸 것이다. 레진의 온도는 70℃ 부근까지는 물 및 몰드 재료인 석고와 유사한 속도로 상승하지만, 이후 빠르게 급상승하여 단량체(MMA)의 비등점(100.8C) 이상으로 상승한다. 이처럼 레진의 중합과정에서 온도가 MMA의

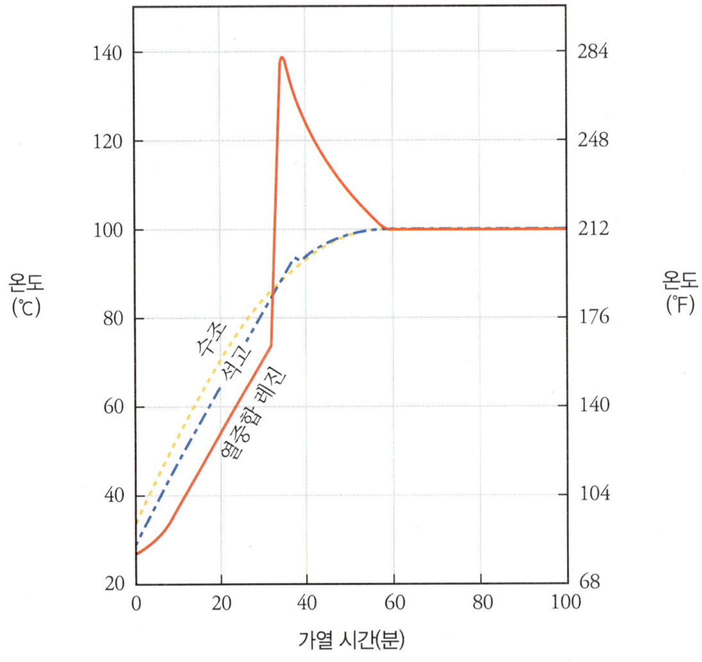

그림 14-22. 부피 1 inch^{3}인 정육면체 형상의 열중합 레진을 중합할 때 수조, 석고(몰드 재료) 및 열중합 레진의 온도상승 곡선 (Tuckfield, Worner, Guerin, Aust Dent J, 1943)

비등점 이상으로 상승하면, 이로 인해 의치상의 두꺼운 부위에 기포가 발생된다.

③ 중합사이클(polymerization cycle)

의치상용 레진의 온성 과정에서 온성 온도가 너무 낮으면 중합열이 주위의 몰드로 전도되어 레진의 중합이 불충분하게 될 수 있고, 반대로 온도가 너무 높으면 단량체의 비등으로 인해 기포가 생성될 수 있다. 기포가 생성되면 레진의 투명도 저하와 함께 기포 주위에 응력 집중을 초래하므로 파절강도가 저하된다.

앞에서 살펴보았듯이, 열중합형 레진의 온성 과정에서 온도가 단량체의 비등점 이상으로 상승하여 기포가 발생하는 현상은 의치상의 치조부와 같은 두꺼운 내부에서 주로 일어나며, 이것은 레진의 부피와 중합반응의 속도를 좌우하는 물의 온도에 의존한다. 그림 14-23의 C 곡선과 같이 물의 온도가 빠르게 상승하면, 레진의 중합반응이 빠르게 진행되므로 중합에 따른 발열도 증가하여 레진의 온도가 단량체의 비등점 이상으로 상승한다. 그렇지만 A곡선과 같이 물의 온도가 천천히 상승하면, 레진의 중합반응 속도가 느리므로 중합에 따른 열도 높지 않아 레진의 온도는 100℃ 이상으로 상승되지 않는다.

의치상용 레진의 온성과정에서 기포 없이 얇은 부위까지 완전하게 중합하는 방법은 크게 두가지가 있다. 첫째, 저온에서 장시간 유지하는 방법으로 레진을 전입한 플라스크를 74℃의 수조에서 9시간 정도 유지하는 것이다. 이처럼 레진을 비교적 저온에서 장시간 온성하면 중합반응이 천천히 진행되므로 중합열이 발생하더라도 레진의 온도가 단량체의 비등점 이상으로 상승되지 않는다. 둘째, 단시간에 온성하는 방법으로 그림 14-24와 같이 레진을 전입한 플라스크를 65℃ 수조에서 1.5시간 유지한 후 100℃ 수조에서 1시간 정도 유지하는 것이다. 65℃에서 온성하면 중합열의 전도와 방출로 인해 레진의 얇은 부위에서 중합이 불완전하게 일어날 수 있다. 이를 보완하기 위해 최종 온성을 100℃에서 시행한다.

레진을 전입한 플라스크를 급열(rapid heating)하거나 중합이 완료된 후 급랭(rapid cooling)하면 레진 내부에 응력이 발생하므로 플라스크에서 의치를 제거한 후 뒤틀림 변형이나 인공치 주위에 균열이 생성될 수 있다. 따라서 온성이 완료된 플라스크는 실온까지 서서히 냉각해야 한다. 통상적으로 많이 이용하는 방법은 실내에서

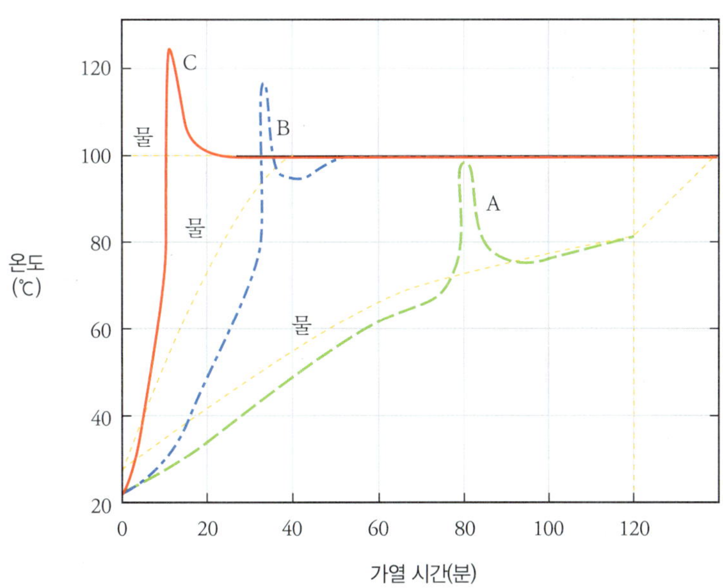

그림 14-23. 열중합형 레진의 온성과정에서 가열속도가 레진의 온도 상승에 미치는 영향
(Tuckfield, Worner, and Guerin, Aust Dunt J, March, 1943)

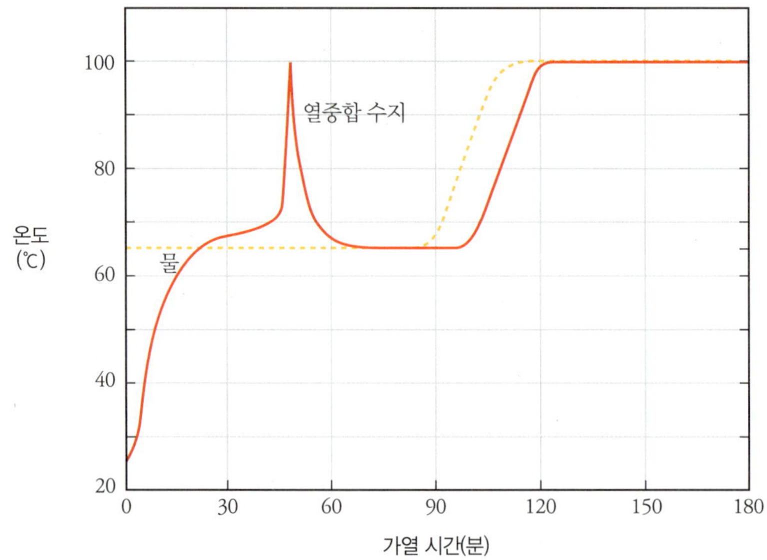

그림 14-24. 기포의 생성 없이 단시간에 의치를 온성하는 스케쥴(Tuckfield, Worner, and Guerin, Aust Dunt J, March, 1943)

30분 정도 식히고(bench cooling) 이어서 수돗물에 15분 정도 담그는 방법이다. 냉각이 완료되면 플라스크에서 의치를 분리하고 마무리 연마를 실시한다. 의치는 환자에게 끼워줄 때까지 실온의 물속에 보관하는 것이 좋다.

2) 주입성형법

주입성형법(injection molding technique)은 레진을 몰드에 채워 넣는 방법의 하나로서 그림 14-12에서 볼 수 있는 것과 같은 특별하게 고안된 플라스크를 사용한다.

하부 플라스크에 석고를 부은 후 왁스 의치를 포함한 모형을 위치시킨다. 석고가 경화된 후 연화된 레진이 흘러 들어갈 수 있도록 주입 실린더를 위치시키고서 주입로(sprue)를 부착한다. 이후 상부 플라스크를 위치시키고 석고를 부어서 의치의 매몰을 완료한다. 플라스크에 레진을 주입할 때는 먼저 기초상의 왁스를 제거하여 몰드 내에 공간을 형성하고, 열을 가하여 레진을 연화한 다음 압력을 가하여 주입한다. 플라스크는 레진이 완전하게 경화될 때까지 압력을 가한 상태로 둔다(그림 14-25).

가압성형법과는 달리 레진의 중합이 진행되는 동안 압력이 작용하고 있으므로 부가적으로 레진이 공급되어 중합수축이 상쇄된다. 단량체 액과 중합체 분말을 혼합하여 사용하는 방법이 있으나, 주로 펠릿(pellet) 형태의 열가소성 레진을 가열하여 연화한 다음 압력을 가하여

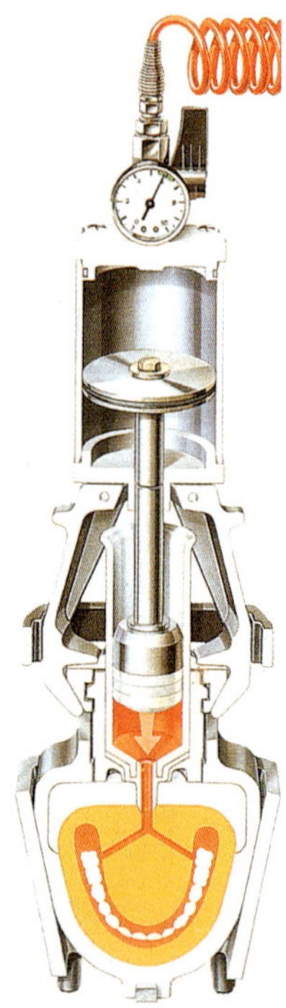

그림 14-25. 주입성형 방식의 레진 중합기

몰드에 주입하는 방법이 적용되고 있다. 의치 제작에 있어서 주입성형법은 가압성형법보다 임상적으로 정확도가 조금 더 높은 것으로 알려져 있다.

3) 자가중합형 레진의 특성과 기공 과정

자가중합형 레진은 중합체 분말과 단량체 액으로 구성되어 있다. 중합체 분말에는 열중합형과 마찬가지로 반응개시제인 과산화벤조일이 첨가되어 있고, 액에는 화학적 활성제(chemical activator)인 dimethyl-p-toluidine($CH_3C_6H_4N(CH_3)_2$)과 같은 방향족 3차 아민계 물질이 첨가되어 있다.

화학적으로 활성화되는 레진에서 중합속도는 반응개시제와 활성제의 종류, 그리고 함량의 영향을 받는다. 일반적으로 반응개시제의 함량은 최대 2.0%, 활성제의 함량은 최대 0.75% 정도이다. 중합속도는 중합체 분말의 입자 크기에도 영향을 받으며, 일반적으로 분말 입자의 크기가 작을수록 중합속도는 빨라진다.

자가중합형 레진의 중합도는 열중합형 레진에 비해 낮은데, 이는 자가중합형이 상온에서 중합을 하기 때문이다. 또한 색 안정성도 열중합형보다 낮은데, 의치 사용 중에도 화학적 활성제인 3차 아민의 산화가 계속적으로 일어나기 때문이다.

자가중합형 레진의 기공 과정은 몇 가지 점만을 제외하고는 기본적으로 열중합형 레진과 유사하다. 자가중합형 레진의 분말과 액을 혼합하면 곧바로 중합반응이 개시되므로 작업 시간은 열중합형 레진보다 짧다. 따라서 중합반응의 개시를 지연시키거나 작업 시간을 늘리기 위하여 단량체 액과 혼합용기를 냉장고에 보관하여 온도를 낮추는 방법이 적용되고 있다. 이외에 중합반응의 개시를 화학적으로 연장할 수도 있지만, 이 방법은 레진의 강도를 저하시키므로 바람직하지 못하다. 자가중합형 레진을 몰드에 전입할 때, 가압성형법보다 주입성형법이 시압 과정이 필요 없고 조작이 5분 이내에 완료되므로 보다 유리하다.

자가중합형 레진은 중합반응이 실온에서 진행되므로 단량체의 비등으로 인한 기포 생성의 우려가 적고, 중합반응이 높은 온도에서 진행되는 열중합형 레진에 비해 내부응력의 발생이 적으므로 완성된 의치는 적합성과 치수안정성이 보다 우수하다. 자가중합형 레진의 초기경화는 플라스크를 최종 폐쇄하고서 20~30분 이내에 일어나지만 레진의 중합이 완료된 것은 아니므로 의치의 치수안정성을 위해서 플라스크를 가압한 상태에서 최소한 3시간 이상, 또는 하룻밤 동안 방치하는 것이 바람직하다. 즉 레진의 중합이 불충분하게 되면 의치의 사용과정에서 쉽게 변형이 일어나므로 가능하면 중합이 완료될 때까지 가압된 상태를 유지하는 것이 좋다.

중합이 완료된 레진에서 미반응 잔류 단량체(free monomer)의 양은 열중합형이 0.2~0.5%이나 자가중합형은 3~5%에 달한다. 또한 자가중합형 레진은 열중합형 레진에 비해 중합도가 낮으므로 3점 굴곡강도는 열중합형의 80% 정도를 나타낸다.

그림 14-26은 직경이 5 ㎝(2 inches)인 구 상의 몰드에 자가중합형 레진을 채워 넣고 중합과정에서의 온도 변화를 조사한 것이다. 중합반응이 실온에서 진행되지만 중합에 따른 열이 발생하므로 레진의 내부 온도는 꽤 높게 올라감을 알 수 있다. 레진은 열전도도가 매우 낮은 재료이므로 중합이 진행되는 동안 의치 내부의 온도는 두꺼운 부위가 얇은 부위보다 높다. 이 때문에 의치상의 얇은 부위는 레진의 중합이 완전하지 못하여 두꺼운 부위보다 강도가 낮을 수 있다.

4) 유입형 레진의 특성과 기공 과정

자가중합형 레진의 한 종류인 유입형 레진(pour-type resin)은 유동성 레진(fluid resin)이라고도 부른다. 이 레진은 단량체 액과 중합체 분말을 혼합하면 높은 유동성을 갖는 상태가 된다. 중합체 분말은 입자가 매우 미세하고 큰 분자량의 입자들을 많이 함유하므로 혼합이나 주입과정에서 혼합물의 점도가 지나치게 높아지는 것을 방지한다.

유입형 레진을 사용한 의치상의 제작 방법은 현재까지

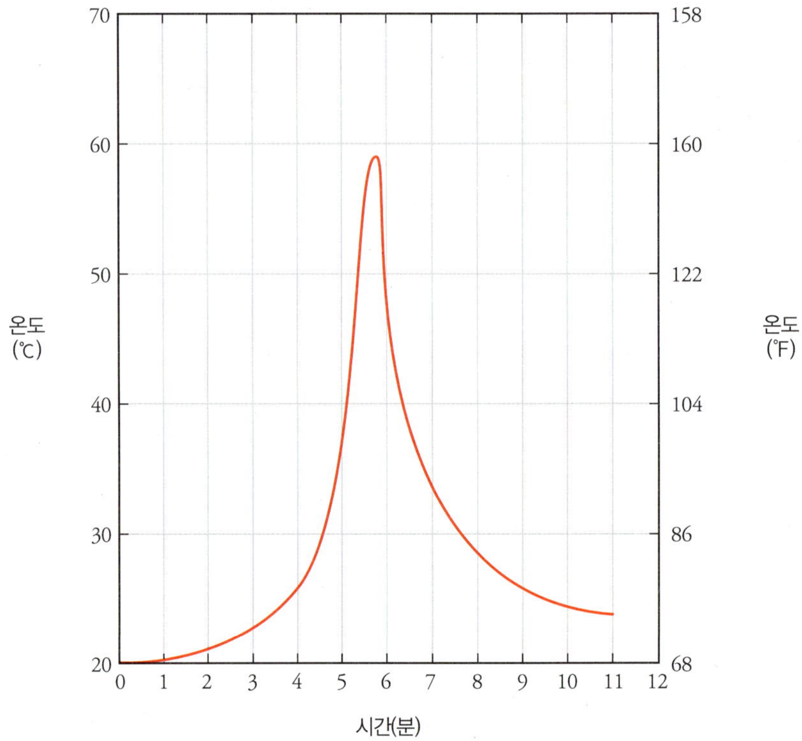

그림 14-26. 자가중합형 레진의 중합과정에서 온도 변화(Tuckfield, Worner, and Guerin, Aust Dunt J, March, 1943)

20년 이상 사용되고 있다. 왁스 의치를 모형과 함께 특별하게 고안된 플라스크(그림 14-13)에 넣고 가역성 하이드로콜로이드 인상재를 채운 다음 인상재가 경화되면 왁스 의치와 함께 모형을 제거한다. 레진의 주입로(sprue)와 배출로(vent)를 만들어 주고, 왁스와 기초상을 제거한 다음 모형에 분리제를 도포해서 다시 원래의 위치에 재위치시킨다. 이후 유입형 레진의 단량체 액과 중합체 분말을 혼합하여 주입로를 통해 몰드에 주입한다. 레진을 주입한 플라스크는 가압용기(pressure chamber)에 넣고 실온에서 압력을 가한 상태로 30~45분간 유지한다. 레진이 경화된 후 인상재를 제거하여 의치를 꺼내고 레진의 주입로와 배출로를 제거해서 의치를 완성한다.

유입형 레진을 사용하여 의치상을 제작하는 방법은 조직에 대한 적합성이 양호하고, 의치의 제거과정에서 인공치의 파절 우려가 적고, 왁스 의치의 매몰과 중합된 의치의 제거가 용이하며, 시압 과정이 없으므로 금속하부구조(metal framework)를 갖는 국소의치의 제작에 유리하다는 장점이 있다. 그러나 몇 가지 단점이 있는데, 제작과정에서 인공치의 위치변화, 공기의 혼입으로 인한 기포의 형성, 인공치와 의치상 레진 사이의 결합력 저하 등이다. 또한 단량체의 함량이 높아 중합수축이 크므로 열중합형 레진에 비해 치수 정확도가 떨어지고, 레진이 전치부의 치경부와 같은 미세한 부위에 불완전하게 유입이 되는 점 등이다. 이러한 단점을 보완하기 위해 레진을 몰드 내로 주입할 때 원심주조나 주입성형법을 적용하기도 한다.

14.6. 기타 레진의 활용

1) 수리용 레진

의치의 사용 도중에 파절이 일어난 경우 수리가 가능하다. 먼저 파절된 부위를 제 위치에 맞춘 후 왁스나 접착제로 고정을 하고, 의치의 내면에 경석고를 부어 수리용 모형을 만든다. 의치를 모형으로부터 제거하고, 의치나 모형에 붙은 왁스 역시 말끔히 제거한 다음 의치의 파절된 경계 부분을 깎아 준다. 이때 연결부의 형태는 butt joint보다는 rounded joint가 좋은데, 이는 rounded joint가 butt joint에 비해 응력 집중이 낮으므로 결합력이 높기 때문이다. 파절된 부위 하방의 모형에 레진 분리제를 도포하고 의치를 재위치시킨 다음 스티키 왁스나 모델링 컴파운드(modeling compound) 등을 사용하여 올바른 위치에 고정한다.

수리용 레진으로는 열중합형에 비해 강도는 낮지만 중합 후의 변형이 적은 점 때문에 자가중합형 레진이 주로 사용된다. 수리할 부위에 소형의 붓을 사용하여 단량체 액을 발라주어 결합이 촉진되도록 한 다음, 수리할 부위에 단량체 액과 중합체 분말을 번갈아 가면서 추가한다. 이때 수리할 부위와 직접 관련되지 않는 부위로 레진 혼합물이 흘러넘치지 않도록 주의한다. 또한 환자가 사용했던 의치(old denture)는 단량체 액과 접촉 시 잔금이 생성될 수 있으므로, 단량체 액의 과다한 적용은 피한다. 수리할 부위에 자가중합 레진의 혼합물을 도포한 이후 곧바로 의치와 모형을 함께 가압용기에 넣고 중합하는 것이 좋다. 중합된 의치는 통상적인 방법에 따라 마무리 연마한다.

2) 개상과 첨상

의치를 처음 장착할 때는 적합도가 양호하였더라도 연조직의 변화와 하부 치조골의 흡수로 인해 점차적으로 의치의 유지력이 감소된다. 교합관계나 수직고경이 크게 바뀌지 않았을 때는 개상(rebasing) 이나 첨상(relining)에 의해 의치의 조직면을 새로운 구강 조직의 형태에 맞도록 조절해 줄 필요가 있다. 첨상은 재이장이라고도 하며, 기존 의치의 내면인 조직면을 지지조직에 맞추어서 새로운 재료로 교체해 주는 것이고, 개상은 인공치를 제외하고 의치상 레진 전체를 교체해 주는 것이다.

(1) 개상

의치의 개상을 위해서는 먼저 구강 연조직에 대한 수정 인상(corrective impression)을 채득해야 하며, 기존에 사용했던 의치를 인상용 트레이처럼 사용할 수 있다. 인상을 채득하여 경석고 모형을 제작한 다음, 이 모형과 의치의 수평 및 수직관계를 올바르게 유지시켜줄 수 있는 특별하게 고안된 교합기와 비슷한 기구(rigid jig 또는 verticulator)에 마운팅하고 교합면의 인덱스(index)를 제작한다. 이후 의치를 제거해서 인공치를 분리한 다음 제작된 인덱스에 인공치를 재위치시키고 왁스로 의치상을 재형성한다. 이후의 과정은 통상의 절차에 따라 가압성형법을 적용하여 레진을 중합하면 새로운 의치가 얻어진다.

(2) 첨상

의치의 첨상을 위해서는 기존에 사용했던 의치를 인상용 트레이처럼 사용하여 구강 연조직에 대한 수정인상을 채득하고 모형을 제작한다. 의치가 부착된 모형을 플라스크에 매몰하고 석고가 경화되면 플라스크의 상하부를 분리하여 의치로부터 인상재를 제거한다. 제거된 인상재가 차지했던 공간을 새로운 의치상 레진으로 채운 후 통상의 가압성형법에 따라 중합을 시행한다.

열중합형 레진을 사용하는 경우 중합과정에서의 높은 온도로 인해 잔존 의치상이 변형될 수 있으므로 대개의 경우 중합과정에서 크기안정성이 우수한 자가중합형 레진을 사용한다. 자가중합형 레진을 사용할 때는 플라스킹 하는 대신 의치와 모형 사이의 수평 및 수직관계를 올바르게 유지할 수 있는 특수한 마운팅 기구(rigid jig 또는 verticulator)가 사용된다.

3) 인상 트레이용 레진

인상 트레이용 레진은 자가중합형 레진의 일종으로, 중합체 분말에 무기물질을 섞은 것이다. 레진 인상 트레이의 제작을 위해 먼저 일차 인상에서 얻은 연구모형을 이용한다. 즉 연구모형의 표면에 두께 2 ㎜ 정도의 베이스플레이트 왁스를 깔고 잘 다듬어 준다. 인상 트레이용 레진의 중합체 분말과 단량체 액을 섞어 병상으로 만든 다음 얇게 펴서 두께 2 ㎜ 정도의 시트(sheet)가 되도록 한다. 이 시트를 베이스플레이트 왁스 위에 올려놓고 가장자리를 다듬는다. 레진이 경화되면 모형으로부터 트레이를 분리한 다음 베이스플레이트 왁스를 제거하면 인상재를 채울 수 있는 공간이 만들어진다.

레진으로 만든 인상 트레이에는 최종 인상재로 보통 고무나 산화아연유지놀(Z.O.E.) 인상재 등이 사용된다. 레진 인상 트레이의 장점은 조직면 전체에 걸쳐 인상재의 두께를 일정하게 부여할 수 있다는 점이다. 반면에 자가중합형 레진에 해당하므로 트레이를 제작한 후 20~24 시간 안에는 크기안정성이 낮다. 따라서 이 시간 안에 이 트레이로 인상을 채득하는 것은 바람직하지 않다.

4) 레진 인공치

의치의 제작에 사용하는 레진 인공치는 대부분 아크릴 또는 비닐-아크릴 레진으로 제작되어 성분이 의치상 레진과 유사하다. 그러나 의치상 레진보다 더 많은 양의 가교제가 들어있으므로 크기안정성과 물성은 더 우수하다. 또한 치조 부위는 절단 부위보다 가교제의 양을 적게 하고 있으므로 단량체 액의 침투가 용이하여 의치상 레진과의 화학적 결합이 용이하다. 레진 인공치의 성분에는 심미성을 부여하기 위해 소량의 착색제가 첨가된다. 최근에는 마모저항성의 개선을 위해 microfilled urethane dimethacrylate로 만든 레진치도 사용되고 있다.

의치 제작 과정에서 레진 인공치와 의치상 레진과의 화학적 결합을 위해 인공치의 하부에 왁스가 남아있지 않아야 하고, 분리제를 바를 때는 인공치에 묻지 않도록 주의해야 한다. 통상적으로 레진 인공치와 의치상 레진의 결합을 촉진하기 위해 인공치의 하부 표면을 약간 갈아내기도 하고, 레진을 전입하기 전에 단량체 액을 발라서 결합을 촉진하기도 한다. 열중합형과는 결합력이 높지만 자가중합형과는 결합력이 낮기 때문에 기계적인 유지력을 증진시키기 위한 유지형태가 고려되어야 한다. 이 외에도 결합력을 높이기 위해 methylene chloride와 자가중합형 레진의 단량체 액을 같은 비율로 섞어 인공 치아의 치경부에 도포하고 4~5분 정도 방치하는 방법도 있지만, 이 과정에서 과잉의 용액이 인공치의 표면에 남아 있으면 의치상에 기포가 생길 수 있으므로 주의가 필요하다.

레진치와 함께 도치(porcelain teeth)가 사용되기도 하며, 이 둘 사이의 차이점은 표 14-3과 같다. 즉 레진치는 도치에 비해 심미성, 충격강도 및 열충격에 대한 저항성이 높고, 필요에 따라서 선택적으로 삭제를 해서 자연스러운 모양을 부여할 수 있는 등의 장점이 있지만, 탄성률과 마모저항성이 낮고 물흡수로 인해 크기변화가 일어날 수 있는 등의 단점이 있다. 임시 기초상에 인공치를 고정할 때는 통상적으로 왁스를 불꽃으로 매끄럽게 해준다. 이 과정에서 불꽃이 레진치에 접촉하면 레진이 융해되거나 탈 우려가 있으므로 주의가 요구된다.

레진 인공치는 대합치가 자연치이거나 금수복물일 때, 환자의 치조골 상태가 좋지 않을 때, 그리고 악간 거리가 협소할 때 선택할 수 있다. 도치는 치조골의 상태가 양호하고, 악간 거리가 충분할 때 선택할 수 있다.

5) 기타 보철용 재료

레진을 포함한 고분자 재료의 용도는 지금까지 살펴본 것 이외에도 여러 가지가 있다. 예를 들면, 의치에 의해 하부 조직에 가해지는 힘을 분산시키기 위해 의치의 내부에 깔아주는 재료, 질병이나 사고로 인해 안면의 형태가 손상된 경우에 회복을 위해 아크릴 레진과 공중합체 및 고무계 재료가 사용된다. 또한 치간유지장치(space retainer)나 교정장치물(orthodontic retainer)의 제작에 통상적으로 자가중합형 레진을 사용한다. 이외에도 접촉성 운동 종목인 축구, 하키, 권투 등의 운동선수를 위한 구강보호장치(mouth protectors) 제작에도 사용된다.

표 14-3. 레진치와 도치의 비교

레진치	도치
파절 저항성이 높음	깨지기 쉬움
가교화 되지 않으면 잔금이 발생함	열 충격에 의해 잔금이 생길 수 있음
마모 저항성이 낮음	마모 저항성이 높음
삭제와 연마가 쉬움	삭제와 연마가 어려움
접촉 시 소리가 별로 안남	접촉 시 날카로운 소리가 남
물 흡수로 크기 변화가 있음	물을 흡수하지 않고 크기안정성이 있음
응력을 받으면 실온에서도 늘어남	실온에서는 응력을 받아도 크기 변화가 없음
고경이 감소함	고경의 변화가 없음
교합의 자동 조절이 가능함	교합의 자동 조절이 어려움
의치상 재료와 화학적으로 결합함	기계적 유지 형태가 필요함
대합치를 적게 마모시킴	대합치를 쉽게 마모시킴

(1) 의치 이장재(denture liner)

진료실에서 직접 의치의 첨상에 사용하는 재료에는 연질과 경질의 재료가 있다.

경질 의치 이장재(hard denture liner)는 의치상의 부적합을 개선하기 위해 사용하며, 통상적으로 열중합형과 자가중합형의 레진이 사용된다. 자가중합형 레진은 중합도가 낮고, 구강조직에 대하여 자극을 야기할 수 있고, 변색이 일어나기 쉽고, 기존의 의치상 레진과의 결합력이 낮은 등의 단점이 있으므로 임시 이장재로 사용하고 있다.

연질 의치 이장재(soft denture liner)에는 임시 연질 의치 이장재(temporary soft denture liner)와 장기 연질 의치 이장재(long-term soft denture liner)가 있다.

임시 연질 의치 이장재는 새로운 의치가 제작될 때까지 단기간에 걸쳐서 의치의 적합도를 개선하거나 영구적으로 첨상이 될 때까지만 사용한다. 임시 연질 의치 이장재의 구성 성분을 살펴보면, 분말은 폴리메틸메타크릴레이트(PMMA) 그리고 액은 메틸메타크릴레이트(MMA)와 가소제를 함유한다. 임시 연질 의치 이장재로 조직조절제(tissue conditioner)가 사용되기도 한다. 조직조절제는 기본적으로 가소성을 크게 향상시킨 것으로, 분말은 PMMA를 포함하고, 액은 가소제와 알코올을 포함하며 레진 단량체가 없는 것이 특징이다. 조직조절제는 저작력을 탄성적으로 흡수할 뿐만 아니라 점성적 특성으로 인해 하부조직에 맞추어서 형태가 변화되므로, 부적합한 의치의 적합도 개선과 구강점막의 동적 인상채득에 이용된다. 그러나 시간이 경과하면 딱딱해지므로 사용기간은 7일 정도이다.

장기 연질 의치 이장재는 얇은 구강점막의 증례에서 저작력에 의해 하부조직에 가해지는 통증을 감소시키기 위해 사용하며, 가소제를 첨가한 아크릴 레진, 비닐 레진, 실리콘 고무 등이 사용되고 있다. 가소제를 첨가한 열중합형 아크릴 레진은 자가중합형 이장재에 비해 장기간 사용이 가능하지만, 시간이 경과하면 성분이 분해되므로 1년 정도 사용할 수 있다. 구성 성분을 살펴보면, 분말은 아크릴 레진과 그의 공중합체를 함유하고, 액은 MMA와 가소제를 함유한다. 중합체의 유리전이온도가 구강온도보다 낮기 때문에 유연한 레진이 되지만, 시간이 경과하며 가소제가 상실됨에 따라 점차 단단해진다. 가소제를 첨가한 비닐 레진의 경우에도 가소제가 상실되며 점차 단단해진다. 실리콘 고무는 레진계 이장재와는 달리 장기간 탄성을 유지하는 장점은 있지만, 의치상 레진과의 결합력이 낮고, 수분의 흡수와 탈수로 인해 체적 변화가 심한 단점이 있다. 또한 의치상 레진과의 결합력이 낮으므로 적용 시 접착제가 필요하다.

(2) 악안면 보철 재료

악안면 보철(maxillofacial prosthetics) 재료는 종양 수술, 선천적 기형, 사고 등으로 인해 악안면 부위가 결손되었을 때, 코, 귀, 눈, 안구 등의 안면부를 수복(그림 14-27)하는데 사용되는 재료이다. 악안면 보철은 술자의 기술도 중요하지만 수복에 사용하는 재료의 성질에 크게 좌우된다. 악안면 보철재료에 대한 요구조건을 살펴 보면 다음과 같다. 즉, 제작이 쉽고, 생체적합성이 우수하며, 색깔과 질감이 피부와 유사해야 한다. 또한 청소와 관리가 용이하고, 열적·화학적 안정성이 우수하며, 적절한 강도를 가져야 한다.

악안면 보철재료는 라텍스(latex), 비닐 플라스티졸

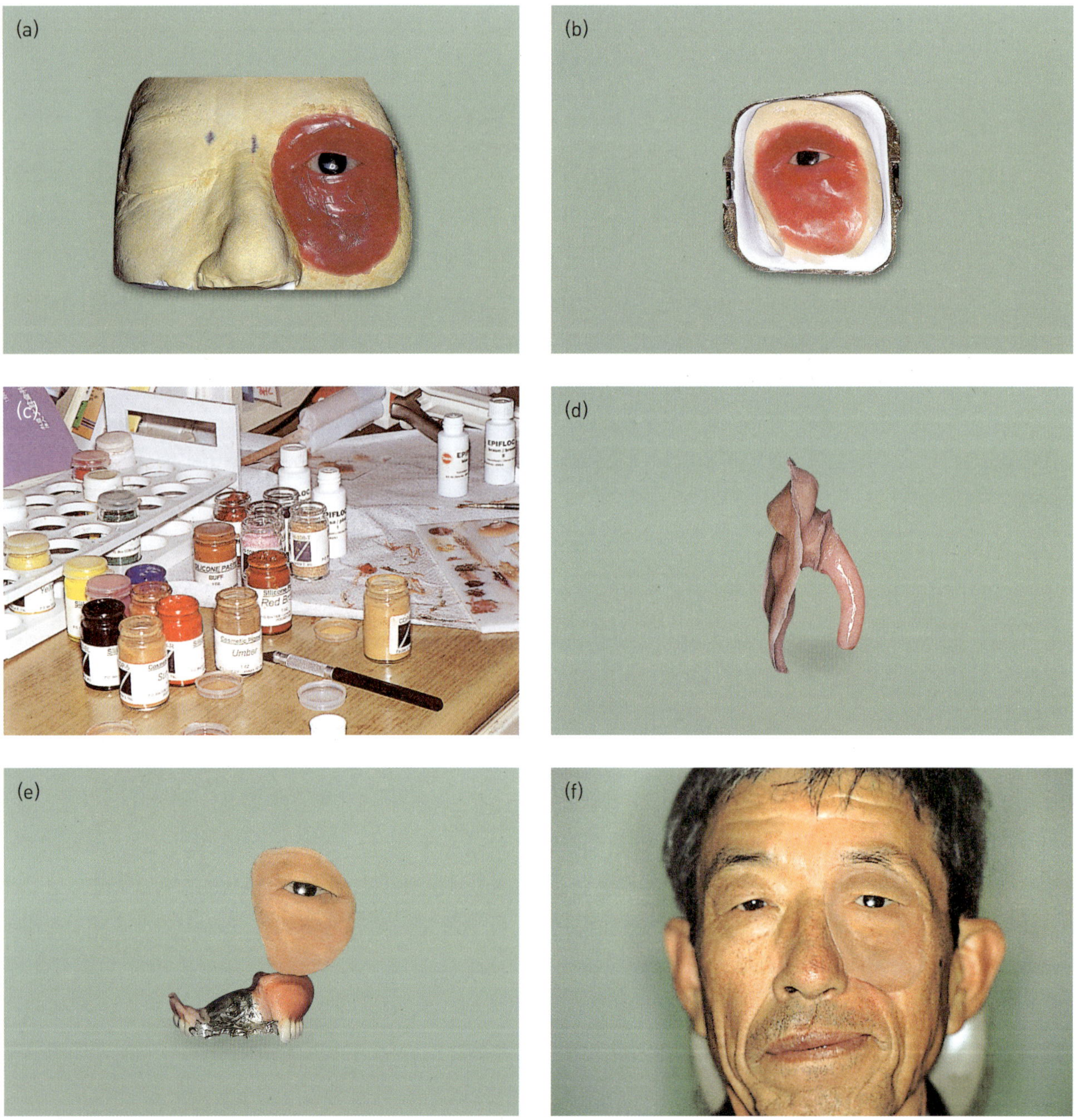

그림 14-27. (a)~(f) 악안면 결손을 보철물로 수복한 증례(고려대학교 의료원, 이성욱 제공)

표 14-4. 치과용 복합레진

종류	제품명	제조사
Microhybrid composites	Esthet-X Filtek Z250 Point-4 Tetric ceram	Dentsply(caulk)miford, DE) 3M ESPE(st. paul, MN) SDS/kem(orange, CA) Ivoclar Vivadent(Amherst, NY)
Microfilled composites	Durafil VS Filtek A110	Heraeus kulzer(south bend, IN) 3M ESPE
Nanofilled composites	Filte supreme Simile	3M ESPE Pentron(Wallingford, CT)
Packable composites	Alert Filtek P-60 Prodigy condensable Pyramid Surefil	Pentron 3M ESPE SDS/kem(orange, CA) Bisco(schaumburg, IL) Dentsply/caulk
Flowable composites	Esthet-X flow Flow-it Tetric flow	Pentron Ivodar vivadent Heraeus kulzer
Laboratory composites	Artglass Sculpture Sinfony Targis 99	Pentron 3M ESPE Ivodar vivadent Dentsply/caulk
Composites with layering techniques	Esthet-X Filtex supreme Miris Venus Vit-I-escence	3M ESPE Coltene/whaledent(Mahwah, NJ) Heraeus Kulzer Ultradent(south jordan, UT) Ivoclar Vivadent
Compomers	Compoglass F Dyract AP	Dentsply/caulk 3M EsPE
Hybrid ionomers	Fuju II LC improved Hytac Vitermer	GC america(alsip, IL) 3M ESPE 3M ESPE
Glass ionomers	Fuji II Ketac-Fil	GC america 3M ESPE
Core build-up composites	Core Paste	Den-mat(santa maria, CA)
Provisional composites	Fluorocore Integrity Luxatemp Protemp Garant 3	Dentsply/caulk Dentsply/caulk Zenith/DMG(englewood, NJ) 3M ESPE

(vinyl plastisol), 실리콘 고무(silicone rubber), 폴리우레탄(polyurethane) 등이 사용되고 있다. 천연 라텍스는 연성이 있고, 저렴하며 조작이 쉽고 외관이 피부와 유사한 재료이지만, 강도가 약하고 사용 중에 쉽게 변질되므로 잘 사용하지 않는다. 합성 라텍스는 부틸 아크릴레이트(butylacrylate), 메틸메타크릴레이트(methyl-methacrylate), 메틸메타크릴아마이드(methylmeth-acrylamide)의 공중합체로 착색을 했을 때 조직과 유사한 반투명성을 낼 수 있는 장점은 있지만, 제작에 오랜 시간이 소요되고 수명이 수개월로 짧다는 단점이 있다. 비닐 플라스티졸은 비닐 레진에 가소제를 첨가하여 더 유연하게 만든 것으로, 시간이 경과하면서 가소제가 상실됨에 따라 딱딱해지고 자외선에 변색이 되므로 제한적으로 사용되고 있다. 실리콘 고무는 폴리다이메틸비닐실록산(polydimethylvinylsiloxane)의 공중합체를 주성분으로 하며, 악안면 보철재료 가운데 가장 많이 사용된다. 열중합형 실리콘 고무는 착색이 쉽고, 물리적·기계적 성질이 우수하고, 제작이 비교적 쉬우며 내구성도 우수한 장점이 있다. 그러나 제분기계와 프레스가 필요하고, 금속성 몰드를 제작해야 하는 등의 어려움이 있다. 자가중합형 실리콘은 물리적 · 기계적 성질이 좋고, 착색이 용이하며, 경석고 몰드를 사용할 수 있기 때문에 제작이 용이해서 사용이 증가하고 있다. 폴리우레탄은 악안면 보철치료에 가장 최근에 도입된 재료이며, 석고나 금속 몰드를 모두 사용할 수 있지만, 성분 중의 다이이소시아네이트(diisocyanate)는 독성이 있으므로 취급 시 주의가 요구된다.

(3) 기공용 복합레진

금속-세라믹 수복법이 도입되기 전까지 전치부와 소구치부 등 외부에 노출되는 부분의 금속치관에는 아크릴 레진을 전장하는 수밖에 없었다. 그러나 기공용 복합레진(laboratory composite resin)이 도입되면서 치관(crown), 인레이(inlay), 복합레진 교의치(metal free composite resin bridge) 및 금속-레진 수복물(metal-composite resin restorations) 등의 제작으로 확대가 되고 있다. 복합레진을 모형이나 치형 상에서 성형한 다음 빛(light), 열(heat), 공기압(air pressure) 등을 가하여 중합도를 높이고 있다. 표 14-4에 치과에서 사용하는 다양한 복합레진들을 정리하였다.

알아두기

1. 의치상 레진의 요구조건
2. 의치상 레진의 분류
3. 자가중합형 레진의 특징
4. 광중합형 레진의 특징
5. 열중합형 레진의 특징
6. 의치상 레진의 강도에 영향을 주는 인자
7. 중합수축이 일어나는 이유와 대책
8. 의치의 제작단계에서 일어나는 부피 변화의 의미
9. 의치상의 기포 발생 양상과 원인
10. 레진 의치 내 잔금의 발생 원인과 그의 영향
11. 레진 의치가 물을 흡수하는 이유 및 그 결과
12. 레진 의치의 전반적 기공 과정
13. 의치상용 아크릴 레진의 조성 및 각 성분의 역할
14. 아크릴 레진으로 제작된 의치 보관 시의 주의점
15. 가압성형법의 개념
16. 의치상 레진의 기공 과정에서 이중매몰법의 장점
17. 레진 분리제의 역할 및 사용되는 재료
18. 의치상 레진에서 단량체 액과 중합체 분말의 적절한 혼합비
19. 단량체 액과 중합체 분말의 혼합비가 부적절할 때 초래되는 결과
20. 단량체 액과 중합체 분말을 혼합할 때 발생하는 4 단계의 물리적 변화
21. 레진 혼합물의 병상화 및 작업 시간의 단축 또는 연장을 위한 방법
22. 레진 전입후 시압을 하는 이유
23. 병상화된 레진 혼합물을 시압할 때 주의할 점
24. 주입성형법의 장점
25. 중합속도를 좌우하는 요인
26. 열중합 레진의 중합 시 물의 온도를 60분 이내에 100℃로 상승시켰을 때 초래되는 결과
27. 열중합 레진에서 내부기포가 발생하는 이유 및 그의 방지책
28. 자가중합형 레진과 열중합형 레진의 차이점
29. 가압성형법으로 성형할 때 자가중합형 레진과 열중합형 레진의 차이점
30. 자가중합형 레진을 가압성형법으로 중합할 때 이상적인 중합시간
31. 유입형 레진의 사용 방법

32. 유입형 레진으로 의치상을 제작할 때의 장점과 단점
33. 유입형 레진을 사용할 때 발생하는 문제점들과 그의 해결책
34. 수리용 레진으로 파절된 의치상을 수리하는 방법
35. 레진 의치의 개상과 첨상의 차이점 및 사용 기구와 재료
36. 자가중합형 레진으로 만든 개인 트레이를 사용 전에 일정 시간 동안 방치하는 이유
37. 레진 인공치의 성분 및 특성
38. 레진 인공치와 의치상용 재료와의 결합력을 높이기 위한 고려사항
39. 레진 인공치와 도치의 차이점
40. 인공 치아의 선택 시 고려할 사항
41. 임시 연질 의치 이장재의 용도 및 성분
42. 장기 연질 의치 이장재의 용도 및 성분
43. 악안면 보철재료의 요구조건 및 종류

참고문헌

1. Kapur KK and Somarn SD: Masticatory performance an efficiency in denture wearers. J Prosthet Dent 14:687, 1964.
2. Woelfel JB: Newer materials and techniques in prosthetic resin materials. Dent Clin North Am 15:67, 1971.
3. Rudd KD: Processing complete dentures without tooth movenment. Dent Clin North Am Nov., 675, 1964.
4. Peyton FA and Anthony DH: Evaluation of dentures processed by different technics. J. Prosthet Dent 13:269, 1963.
5. Tuckfield WJ, Worner HK, and Guerin BD. Acrylic resins in dentistry, Part II, Aust Dent J 47:172, 1943.
6. Faraj SAA and Ellis B: The ef ect of processing temperatures on the exotherm, porosity and properties of acrylic denture base. Br Dent J 147:209, 1979.
7. Smith DC: The acrylic denture base. Br Dent J 105:86, 1958.
8. Weaver RG and Ryge G: Advancements in processing techniques. J Ala Dent Assoc 53:22, 1969.
9. Rose EE, Lal J, and Green R: Effects of peroxide, amine and hydroquinone in varying concentrations on the polymerization rate of polymethyl methacrylate slurries. J Am Dent Assoc 56:375, 1958.
10. Winkler S: Pour technique for denture base processing. Dent Dig 73:200, 1967.
11. Shepard WL: Denture bases processed from a fluid resin. J Prosthet Dent 19:56, 1968.
12. Council on Dental Materials and Devices: Guide to Dental Materials and Device 8th ed., American dental Association, Chicago, 50-151, 1976.
13. Winkler S: Construction of denture bases from pour resins. Dent Clin North Am 19:243, 1975.
14. Civijan S, Huget EF, and de Simon LB: Modification of the fluid resin technique. J Am Dent Assoc 85:109, 1972.
15. Bates JF, Stanford GD, Huggett R, and Handley RW: Current status of pour type denture base resins. J Dent 5:177, 1977.
16. Vermilyea SG, Powers JM, and Koran A: The rheological properties of fluid denture-base resins. J Dent Res 57:277, 1978.
17. Skinner EW and Cooper EN: Physical properties of denture resins. Part I. Curing shrinkage and water sorption. J Am Dent Assoc 30:1845, 1943.
18. Faraj SAA and Ellis B: The ef ect of processing temperatures on the exotherm, porosity, and properties of acrylic denture base. Br Dent J 147:209, 1979
19. Goodkind RJ and Schulte RC: Dimensional accuracy of pour acrylic resin and conventional processing of cold-curing acrylic resin bases. J Prosthet Dent 24:662, 1970.
20. Hardy F: Comparison of fluid resin and compression molding methods in processing dimensional changes. J Prosthet Dent 39:375, 1978.
21. Civjan S, Huget EF, and de Simon LB: Modifications of the fluid resin technique. J. Am Dent Assoc 85:109, 1972.
22. Braden M: The absorption of water by acrylic resins and other materials. J Prosthet Dent 14:307, 1964.
23. Vernonite Work Bench: Vol.6, No.3, 1947
24. Woelfel JB: Processing complete dentures. Dent Clin North Am 21:329, 1977.
25. Paffenbarger GC, Woelfel JB, and Sweeney WT: Resins and technics used in constructing dentures. Dent Clin North Am, March, 251, 1965.
26. Ruyter IE and Svendsen SA: Flexural properties of denture base polymers. J Prosthest Dent 43:95, 1980.
27. Stafford GO and Handley RW: Transverse bend testing of denture base polymers. J Dent 3:251,

1975.
28. McCabe JF and Wilson HJ: The use of differential scanning calorimetry for the evaluation of dental materials. Part II. Denture base materials. J Oral Rehabil 7:235, 1980.
29. Sweeney WT and Schoonover IC: A progress report on denture base material. J Am Dent Assoc 23:1498, 1980.
30. Ruyter IE and Espevik S: Compressive creep of denture base polymers. Acta Odontal Scand 38:169, 1980.
31. Leong A and Grand AA: The transverse strength of repairs in polymethyl methacrylate. Aust Dent J 16:232, 1971.
32. Wright PS: soft lining materials: Their status and prospects. J Dent 4:247, 1976.
33. Teraoka F, Takahashi J: Controlled polymerization system for fabricating precise dentures, J Prosthet Dent 83:514, 2000.
34. Vallittu PK: A review of fiber-reinforced denture base resins, J Prosthodont 5:270, 1996.
35. Barclay SC, Forsyth A, Felix DH et al: Case report-hypersensitivity to denture materials, Br Dent J 187:350, 1999.
36. Harashima I, Nomata T, Hirasawa T: Degree of conversion of dual cured composite luting agents, Dent Mater 10:8, 1991.
37. Andreopoulos AG, Polyzois GL, Demetriou PP: Repairs with visible light-curing denture base materials, Quint Int 22:703, 1991.
38. Dar-Odeh NS, Harrison A, Abu-Hammad O: An evaluation of self-cured and visible ligth-cured denture base materials when used as a denture base repair material, J Oral Rehabil 24:755, 1997.
39. Jagger DC, Harrison A, Jandt KD: The reinforcement of dentures, J Oral Behabil 26:185, 1999.
40. Nogueira SS, Ogle RE, Davis EL: Comparison of accuracy between compression-and injection-molded complete dentures, J Prosthet Dent 82:291, 1999.
41. Ohkubo C, Watanabe I, Hosoi T et al: Shear bond strengths of polymethyl methacrylate to cast titanium and cobalt-chromium frame-works using five metal primers, J Prosthet Dent 83:50, 2000.

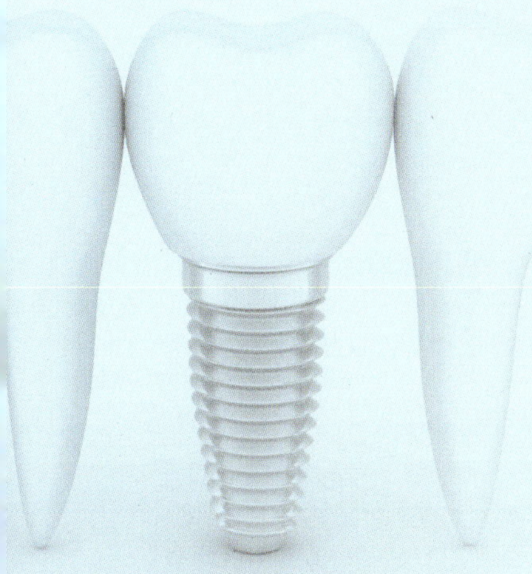

Chapter 15

치과용 세라믹스 (Dental ceramics)

안재석(광주보건대학교)

디지털 인상(digital impression)

핵심 용어

- **알루미나 코어(alumina core)** Al_2O_3로 만들어진 크라운 또는 브리지의 하부 구조 또는 프레임워크
- **CAD/CAM 세라믹** 컴퓨터 지원 설계(CAD) 및 컴퓨터 지원 가공 또는 밀링(CAM) 과정을 사용하여 치과용 코어 또는 베니어 구조를 생산하는 데 사용되는 부분적으로 또는 완전히 소결(sintering)된 세라믹 블랭크
- **프릿(frits)** 금속 또는 세라믹 코어위에 축성하여 소성되는 분말화한 포세린 재료. 프릿은 일반적으로 무기 색소를 포함하는 유리 또는 유리와 결정질 입자의 혼합물이다.
- **열가압 세라믹(hot pressed ceramic)** 내화 주형의 빈 공간을 채우기 위해 높은 온도로 가열한 후 압력을 가하면 흐를 수 있도록 만든 유리 함량이 높은 세라믹
- **스테인 포세린(stain porcelain)** 세라믹 수복물의 표면에 도포되는 색소(착색된 금속 산화물)를 포함하는 미세한 유리 분말
- **세라믹(ceramic)** 금속 또는 반금속 산화물로 구성된 비금속 재료, 고온에서 구워 만든 비금속 무기질 고체 재료. 유리, 도자기, 내화물 따위를 통틀어 이른다. 무정형인 유리는 포세린의 하위 집합에 속한다.
- **복제 가공(copy milling)** 마스터 패턴(master pattern)의 표면을 추적하는 장치를 사용하여 프레임워크(framework)을 제작하는 과정
- **코어 세라믹(core ceramic)** 저작력에 견딜 수 있는 충분한 강도, 인성 및 단단함을 가진 불투명 또는 반투명 치과용 세라믹. 코어 재료는 원하는 색상, 형태, 기능 및 심미성을 얻기 위해 베니어 세라믹으로 적층되거나 글레이즈 될 수 있다.
- **치과용 세라믹(dental ceramic)** 해부학적 형태와 기능 또는 심미성을 복원하기 위해 구강 내에서 사용되는 적절한 강도, 내구성 및 색상을 나타내는 특별히 고안된 세라믹 소재
  세라믹 제품은 알루미나, 세리아 안정화 지르코니아, 글라스-용융침투 알루미나, 글라스-용융침투 마그네시아-알루미나 스피넬, 글라스-용융침투 알루미나/지르코니아, 리튬 디실리케이트 글라스-세라믹, 이트리아 안정화 지르코니아 등이 있다.
- **고정성 치과 보철물(Fixed Dental Prosthesis, FDP)** 하나 이상의 치아 또는 치과용 임플란트 지대주에 접착되는 인레이, 온레이, 베니어, 크라운 또는 브리지. 이 용어는 대개 브리지 보철물을 묘사하는 데 사용된다.
- **고정성 국소 의치(Fixed Partial Denture, FPD)** 하나 이상의 상실된 치아를 대체하는 가공치를 포함하는 치관 보철물로 브리지라고 불리어진다. 그러나 고정성 치과보철물(FDP)이 보편적으로 선호되는 용어이다.
- **글라스 세라믹(glass-ceramic)** 유리 같은 상태로 성형된 후 열처리하여 부분적으로 또는 완전히 결정화하는 세라믹. 글라스-세라믹 블랭크는 CAD/CAM 공정에도 사용된다.
- **글라스-용융침투 세라믹(glass-infiltrated ceramic)** 저점도의 젖음성이 우수한 유리가 가열되는 동안 상호 연결된 기공으로 모세관 유입에 의해 침투되는 결정질 코어 세라믹. 알루미나, 마그네시아-알루미나 스피넬 또는 알루미나/지르코니아 코어 세라믹이 이 공정에 사용된다.
- **그린 상태(green state)** 세라믹 물질의 예비 소결된 상태로 반 정도의 경질. 그린 세라믹은 항상 다공성이며 구강 내에서 사용하기에는 너무 약해서 깨질 수 있다.
- **글레이즈 포세린(glaze porcelain)** 특별히 제조된 세라믹 분말로 매끄러운 유리 같은 층을 형성하기 위해 액체와 혼합하여 세라믹 표면에 도포하고 충분한 시간 동안 적절한 온도에서 가열된다.
- **금속 도재 보철물(metal-ceramic prosthesis)** 심미성 증진 및 기능적 형태를 위해 치과용 포세린이 결합된 금속과 접착성 산화물로 이루어진 크라운 또는 브리지 치과 보철. PFM(porcelain fused to metal),

PBM(porcelain bond to metal), PTM(porcelain to metal) 및 ceramometal도 이 보철물을 설명하는데 사용되지만 금속 도재(metal ceramic)는 국제적으로 인정되는 용어이다.

- **네츄럴 글레이즈(natural glaze)** 치과용 포세린의 가열에 의해 형성된 세라믹-세라믹 또는 금속-세라믹 보철물의 유리같이 매끄러운 표면층
- **오버글레이즈(overglaze)** 세라믹 표면에서 글레이즈 입자의 용융으로 형성된 유리 코팅
- **치과용 포세린(dental porcelain)** 장석, 실리카, 알루미나, 기타 금속 산화물, 색소 및 불투명화제의 혼합물을 소결하여 제조된 세라믹. 의치용 포세린 치아를 제외하고 치과용 포세린은 고령토로 만들어지지 않는다.
- **오펙 포세린(opaque porcelain)** 고정성 보철용 금속 하부구조물 또는 세라믹 코어의 색상을 차단하기 위해 사용되는 페이스트 또는 파우더로 제공되는 미립자의 치과용 포세린
- **알루미나 포세린(aluminous-porcelain)** 알루미나 코어 위에 베니어로 사용하기에 적합한 알루미나와 열팽창 계수가 비슷한 치과용 포세린. 이 포세린은 알루미나-기반 보철물의 심미성을 향상시키고 해부학적 형태를 재현한다.
- **바디 포세린(body porcelain or dentin porcelain)** 고정성 보철물의 해부학적 구조와 기본색조를 만드는데 사용되는 치과용 포세린
- **장석계 포세린(feldspathic-porcelain)** 금속-세라믹 보철의 금속 프레임워크에 베니어로 사용되는 글라스 매트릭스(모재, matrix)에 루사이트 결정($KAlSi_2O_6$)을 함유시킨 특별히 제조된 치과용 포세린. 루사이트 결정은 높은 열팽창을 가지므로 고정성 치과 보철학에서 사용되는 고팽창의 귀금속-합금 및 니켈-기반 합금과 열적으로 잘 맞는다.
- **절단연 포세린(incisal-porcelain)** 고정성 보철물의 해부학적 구조 및 절단연 부위를 재현하는데 사용되는 치과용 포세린. 이러한 포세린은 일반적으로 불투명 및 바디(body) 포세린보다 반투명하다.
- **쇼울더 포세린(shoulder-porcelain)** 심미적인 버트-조인트(butt-joint) 마진을 만들기 위해 금속-세라믹 크라운의 치경부 축성용으로 사용되는 치과용 포세린. 이 포세린은 대개 바디(body) 또는 절단연(incisal) 포세린보다 불투명하다. 이 포세린은 반복되는 소결과정동안 변연에서 예리함을 유지시키기 위해 바디 포 세린보다 높은 소결 온도를 갖는다.
- **소결(sintering)** 입자의 경계를 가로지르는 원자의 확산과 물질의 고밀도화를 촉진하기 위해 열을 가해 입자를 밀집화 하는 과정
- **슬립 캐스팅(slip casting)** 다공성의 치형 재료에 세라믹 입자의 슬러리를 도포하면 모세관 현상에 의해 물이 제거되는 방식으로 세라믹의 모양을 형성하는 과정
- **열적 적합성(thermal compatibility)** 금속-세라믹 또는 세라믹-세라믹 구조의 베니어 포세린이 유리전이 온도(Tg) 이상의 온도에서 냉각하는 동안 금속 또는 세라믹 코어 구조와 유사하게 수축하여 베니어 내의 잔류 인장응력이 최소화되도록 하고 압축응력을 생성하는 능력
- **지르코니아(zirconia)** 주로 치과용 보철물의 프레임워크로 사용되는 부분적으로 안정화된 지르코늄 산화물(ZrO_2). 또한 베니어 세라믹 없이 단일체(monolithic) 세라믹으로 많이 사용되고 있다.
- **지르코니아 코어(zirconia core)** 크라운 또는 브리지용 하부구조물 또는 프레임워크를 생성하기 위해 사용되는 부분적으로 안정화된 정방정 지르코니아(세리아 또는 이트리아 첨가에 의해 안정화 됨)

핵심 내용

제15장에서 학습해야 할 중요 내용은 성공적인 세라믹 수복물을 제작하기 위한 치과용 세라믹의 적용과 분류, 세라믹의 조성, 장단점, 기계적 특성 치과용 세라믹 보철물의 기술적 측면 등이다.

치과용 세라믹은 생체적합성, 장기간의 색 안정성, 화학적 내구성, 내마모성, 정밀한 형태로 형성되는 능력 때문에 매력적이다. 그러나 경우에 따라 제작 공정에서 값비싼 장비가 사용되고 치과기공사를 위한 특별 교육이 필요하다. 이 장에서는 크라운 및 브리지 보철물에 사용되는 세라믹 재료의 구조, 특성, 장점 및 단점에 대한 개요를 알아보도록 한다. 치과 세라믹 과학 분야는 지난 30년 동안 급속도로 진화해 왔으며 앞으로 더 많은 새로운 발전이 예상된다.

15.1. 세라믹스(ceramics)란

치과용 세라믹에는 규산염 유리, 포세린(porcelain), 글라스-세라믹 또는 고결정성 세라믹이 있다. 세라믹은 금속, 아크릴 레진 및 레진-기반 복합재와 구별되는 화학적, 기계적, 물리적 및 열적 특성을 나타낸다. 세라믹의 특성은 생산에 사용되는 구성 요소의 유형과 양을 정확하게 제어하여 치과용으로 맞춤 제작된다. 세라믹은 플라스틱보다 부식에 더 강하다.

세라믹은 대부분의 액체, 가스, 알칼리 및 약산과 쉽게 반응하지 않는다. 또한 오랜 기간 동안 안정적인 상태로 유지된다. 강하고 가장 인성이 우수한 세라믹 중 하나인 지르코니아(ZrO_2)는 강철과 유사한 굴곡강도(flexural strength)를 갖지만 파괴인성(fracture toughness)은 강철보다 훨씬 낮다. 금속은 세라믹 또는 플라스틱보다 인성이 우수하다. 세라믹은 강하고 내열성과 충격에 대해 회복력이 있지만 취성(brittleness)이 있고 과도하게 구부러지거나 빨리 가열되거나 냉각될 때(열충격 조건) 균열이 발생될 수 있다.

대부분의 세라믹은 생체적합성, 심미성, 내화성, 경도 및 내마모성이 우수하지만 인장파절에 민감하고 화학적으로 비활성인 특징이 있다. 치과용으로 사용되는 세라믹은 자연치의 법랑질보다 경도가 낮고 쉽게 연마할 수 있는 것이 바람 직하다. 그러한 이유는 세라믹 표면에 의해 대합치 법랑질에 발생할 수 있는 마모 손상을 최소화할 수 있기 때문이다. 적절한 파괴 저항은 치과용 세라믹의 중요한 요구 사항이다. 이와 관련하여 파괴인성은 인장응력 상태에서 균열의 성장에 대한 저항의 척도이기 때문에 가장 중요한 물리적 특성이다.

치과용 세라믹은 연성 또는 연신율에 반비례하는 취성(brittleness)때문에 파괴되는 것으로 알려져 있다. 일반적으로 세라믹의 주요 파절 이유는 인장응력(tensile stress)을 받는 균열 끝의 주변부 영역에서 소성 변형에 의해 균열의 진전을 억제할 수 없다는 것이다.

치과 수복물에서 화학적 불활성은 중요한 특성이다. 그러한 이유는 화학적으로 안정한 표면을 갖는 수복물은 잠재적으로 해로운 원소를 방출하지 않으며 표면이 거칠게 되어 마모를 증가시키거나 시간이 지남에 따라 세균 부착에 대한 민감성을 증가시키지 않기 때문이다. 치과용 세라믹의 다른 중요한 특성은 자연치의 외형과 잘 어울리는 특성이 있으며, 열을 잘 전달하지 않는 특성(낮은 열전도도) 및 갈바닉 효과(낮은 전기 전도성)로부터 자유로울 수 있다는 것이다.

치과용 세라믹은 금속 또는 반금속(metalloids) 원소가 산소와 결합한 화합물로 비금속 무기물이다.

많은 치과용 세라믹은 결정상(crystal phase)과 규산염 유리 매트릭스 상(matrix phase)을 포함한다(그림 15-1). 생성된 구조는 조밀하지 않으며 공유 결합과 이온 결합을 나타낸다. SiO_4 사면체는 모서리를 공유하여 연결된다. 모든 규산염 구조의 주요 구조 단위는 음전하를 띤 규소-산소 사면체$(SiO_4)^{4-}$이다. 이는 정사면체의 모서리에 위치한 4개의 산소 음이온에 공유 결합된 중앙 규소 양이온(Si^{4+})으로 구성된다. 장석계 베니어 포세린의 경우 나트륨 또는 칼륨과 같은 알칼리 이온은 불균형한 산소 이온의 전자에 결합할 수 있는 위치를 차지한다(그림 15-1. a). 칼륨 또는 나트륨과 같은 알칼리 양이온은 규산염 사슬을 파괴하고 이들 유리의 열팽창을 증가시키는 경향이 있다. 열팽창 계수(TEC)의 범위가 $22 \sim 30 \times 10^{-6}/℃$의 범위인 류사이트($KAlSi_2O_6$)와 같은

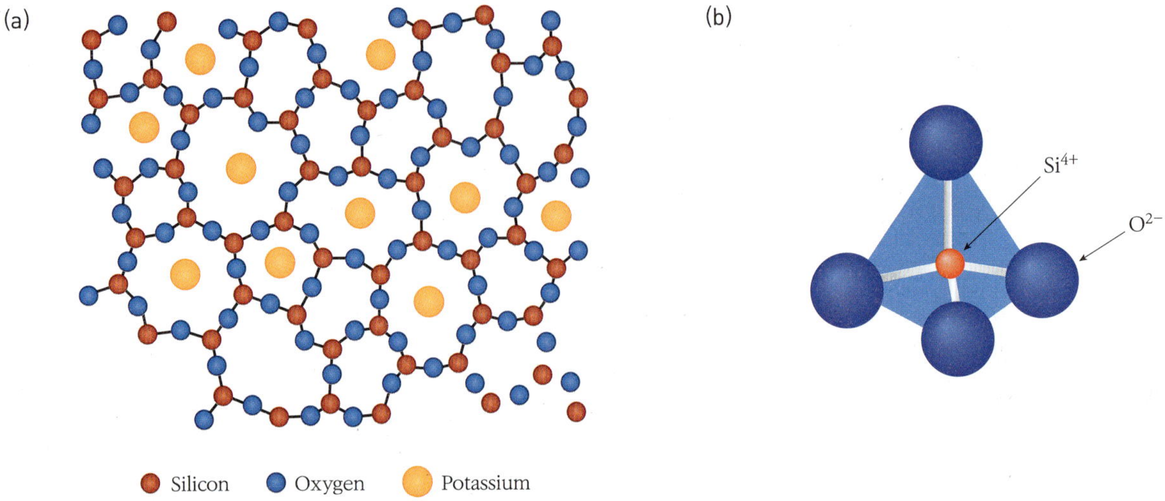

그림 15-1. (a) 규산칼륨(potassium silicate) 유리의 비정질 구조, (b) 실리카 사면체 구조

결정 입자를 함유시킴으로써 열팽창 계수(TEC)는 더욱 증가될 수 있다.

장석-기반 베니어(veneer) 세라믹에서 발견되는 칼리 장석(칼륨 장석, 칼륨을 주성분으로 하는 규산염 광물)과 루사이트(leucite)은 그림 15-2의 $K_2O \cdot Al_2O_3 \cdot SiO_2$ 3개의 성분으로 이루어진 상(phase) 도형에서 볼 수 있다.

베니어 세라믹의 대부분이 칼리(칼륨)장석에서 얻어졌지만 일부는 소다(나트륨)장석 또는 두 가지 유형의 조합을 기반으로 한다. 일부 치과용 세리믹의 구성 성분은 표 15-1에 나와있다. 산업계에서 포세린이라는 용어는 일반적으로 상당한 양의 카올리나이트 $[Al_2Si_2O_5(OH)_4]$로 제조된 세라믹과 관련이 있다. 카올리나이트는 점토의 한 종류인 고령토의 주 성분이다. 현대의 저온 용융 또는 초저온 용융 포세린에는 카올린과 같은 점토 제품이 포함되어 있지 않다. 그러나 이는 고온 용융 포세린 및 의치용 도치(porcelain teeth) 제작에 사용될 수 있다(그림 15-2 참조). 따라서 이들 세라믹은 기술적으로 포세린이 아니며 일종의 유리로 간주할 수 있다.

그러나 국제 공동체가 용어를 포세린에서 유리로 바꿀 필요성을 느낄 때까지 우리는 계속해서 포세린이라는 용어를 사용할 것이다.

세라믹은 결정질 또는 비결정질 화합물을 형성하는 금속 또는 비금속 원소로 구성된다.

이들은 금속결합에 의해 알루미나(Al_2O_3) 및 지르코니아(ZrO_2)와 같은 이원 화합물을 형성할 수 있다. 하나의 산소 원자를 갖는 분자(예: Na_2O, K_2O 또는 CaO)는 치과용 포세린에서 플럭스(flux)로 유용하다. 또한 불투명제 역할을 할 수도 있다. 세 개의 산소 원자를 포함하는 분자(예: Al_2O_3)는 안정화제로 사용되며 추가적으로 균열 차단제 역할을 한다.

실리카(SiO_2)는 모든 치과용 베니어 세라믹에 사용되는 주요한 글라스-형태(glass-form) 구조이다. 치과용 모든 규산염은 3차원 분포로 연결되는 실리카 사면체 구조에서 얻어진다. K^+나 Na^+ 와 같은 유동성 양이온은 규산염 골격의 음전하를 중화시키고 규산염 망목구조의 연속성을 파괴하여 소결(sintering) 온도를 낮추고 열팽창 계수를 증가시킨다(그림 15-1 참조).

지르코니아는 파괴인성이 높기 때문에 치과용으로 중요하다. 그러나 순수한 ZrO_2는 소결하는 동안 정방정상으로부터 단사정상으로 변태되어 균열이 발생하기 때문에 유용하지 않다. 이러한 상(phase) 변태는 MgO, Y_2O_3, CaO 및 CeO와 같은 특정 산화물의 첨가에 의해 완전히 또는 부분적으로 억제될 수 있다. 현재 치과

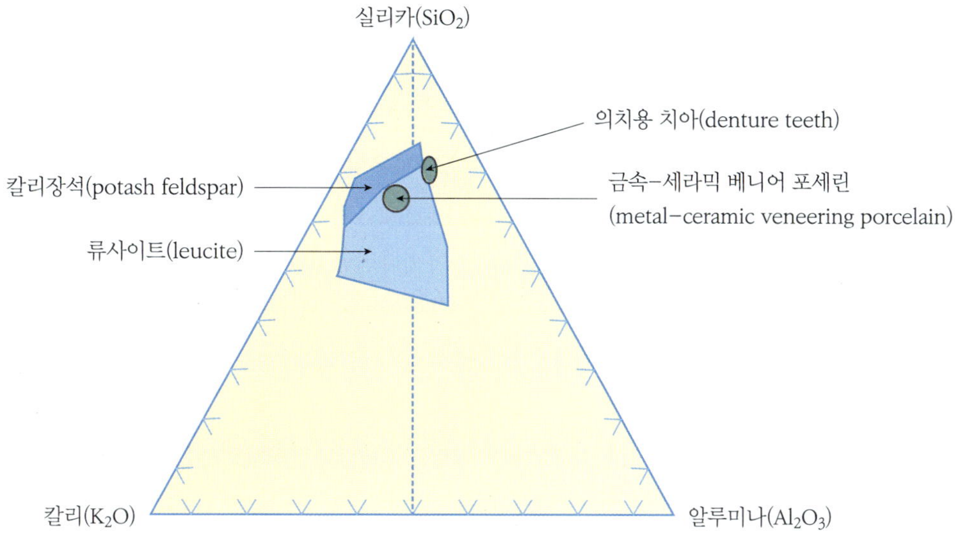

그림 15–2. K_2O – Al_2O_3 – SiO_2 시스템에서 장석계 세라믹 의 주요 상(phase) 영역.

표 15–1. 일반적인 치과용 세라믹의 조성(무게 백분율)

조성	저온–용융 포세린 (low Fusing porcelain)			금속–세라믹 포세린 (metal-ceramic porcelain)			열가압 글라스–세라믹 (HIP glass-ceramic)	글라스 세라믹 (HAP/glass)
	알루미나 함유 (aluminous porcelain)	상아질 (dentin)	법랑질 (enamel)	저온–용융 (low-fusing)		초저온–용융 (ultralow-fusing)	IPS e.max press (based on $Li_2O \cdot 2SiO_2$)	IPS e.max ceram veneer ceramic
				상아질 (dentin)	법랑질 (enamel)			
SiO_2	35.0	66.5	64.7	59.2	63.5	60–70	57–80	45–70
Al_2O_3	53.7	13.5	13.9	18.5	18.9	5–10	0–5	5–22
CaO	1.1	2.1	1.8	–	–	1–3.0	–	1–11
Na_2O	2.8	4.2	4.8	4.8	5.0	10–15	–	4–13
K_2O	4.2	7.1	7.5	11.8	12.3	10–13	0–13	3–9
B_2O_3	3.2	6.6	7.3	4.6	0.1	0–1.0	–	–
ZnO	–	–	–	0.6	0.1	–	0–8	–
ZrO_2	–	–	–	0.4	0.1	0–1.0	0–8	–
BaO, Y_2O_3	–	–	–	–	–	0–0.2	–	–
SnO_2	–	–	–	–	–	0–0.2	–	–
Li2O	–	–	–	–	–	0–1.0	11–19	–
F	–	–	–	–	–	0–1.0		0.1–2.5
P_2O_5	–	–	–	–	–	–	0–11	0.5–6.5
Sb_2O_3	–	–	–	–	–	0–1.0	–	–
CeO_2	–	–	–	–	–	0–0.2	–	–
TiO_2	–	–	–	–	–	1–3.0	–	–
Pigments/Other	–	–	–	–	–	–	0–8/0–10	0–3
Sintering/Firing Temperature (℃)	980	980	950	900	900	650–700	945	750

보철용 지르코니아 세라믹 재료의 대부분은 이트리아(yittria, Y_2O_3)로 안정화된 정방정 지르코니아 입자를 기반으로 한다. 순수한 지르코니아에 이트리아의 첨가는 지르코니아 격자에서 약간의 Zr^{4+}이온을 Y^{3+}이온으로 대체하게 한다. 세개의 O^{2-} 이온이 4개의 O^{2-}을 대체하므로 산소 결핍(공공)이 발생한다.

여러 치과용 지르코니아 제품의 경우 이트리아의 침출을 방지하기위해 약 0.25%의 알루미나(Al_2O_3)가 첨가된다.

치과 세라믹은 소결, 주조, 열간 가압, 복제 가공 및 CAD/CAM을 비롯한 다양한 공정을 통해 보철물로 제작된다. 세라믹의 구성 요소는 금속 산화물과 각 특정 용도에 맞게 제조된 유리를 기반으로 한다. 예를 들어 금속 구조물 위에 베니어(veneer) 구조로 만들어진 세라믹은 금속 하부 구조의 표면 산화물이나 다른 세라믹 베니어 층에 결합할 수 있어야 한다. 세라믹 층의 열팽창 계수(coefficient of thermal expansion)와 열수축 계수(coefficient of thermal contraction)는 냉각 중에 세라믹에서 인장응력이 최소화되도록 금속 구조물(framework)의 열팽창 계수와 일치해야 한다. 적층된 세라믹의 열팽창 계수(CTE)와 열수축 계수(CTC)는 구성 성분을 변경하여 조절될 수 있다. 이 장에서는 두 개의 결합된 재료 간의 열팽창 계수 차이를 이용하여 하부 구조물과 세라믹 사이의 열적 적합성을 설명한다. 세라믹 베니어는 금속 하부 구조물이나 세라믹 하부구조물과 열팽창 계수가 거의 유사해야 한다.

색상, 명도, 채도, 불투명도 및 발광성을 포함하여 최종 보철물의 심미적 특징을 조절하기 위해 다른 산화물이 구성 요소로 첨가된다. 모든 세라믹 크라운과 고정성 치과보철물은 최적의 심미성 또는 생체적합성을 충족하기 위해 금속 하부구조물 없이 사용할 수도 있다. 그러나 유리상(glass-phase) 베니어 세라믹은 인장응력이 있을 때 표면과 표면 아래 결함에서 균열이 발생되어 깨지기 쉽기 때문에 이러한 재료는 응력의 크기가 최소화되도록 설계되어야 하고 주의 깊게 다뤄야 한다.

이 장에서는 금속-세라믹(metal-ceramic)과 올세라믹(all-ceramic) 보철물 제작에 사용되는 세라믹 재료의 조성, 미세 구조, 특성 및 취급 과정에 대해 설명한다. 고령토, 장석 및 석영으로 만든 세라믹이 수세기 동안 사용되어 왔지만 치과용 세라믹의 주요 개선은 지난 세기에만 이루어졌다. 재료 과학과 기술의 현재 상 태를 이해하려면 치과분야 학생, 치과 기공사 및 치과 의사는 용어에 익숙해져야 한다.

15.2. 치과분야에서 세라믹의 적용

치과의 세라믹 과학과 기술은 치과재료 연구와 개발 분야에서 가장 빠르게 성장하고 있다. 지난 20년 동안 수많은 유형의 세라믹과 가공 방법이 도입되었다. 이러한 재료 중 일부는 인레이, 온레이, 베니어, 크라운 및 보다 복잡한 고정성 치과보철물(FDPS)로 형성될 수 있다. 치아색 수복물에 대한 수요 증가로 인해 세라믹 기반과 폴리머 기반 수복물이 증가하고 아말감과 주조 금속의 사용이 줄어들기 때문에 치과용 세라믹의 미래는 매우 밝다고 할 수 있다.

이 장에서는 금속-세라믹 보철물에 사용되는 세라믹과 Cercon, Lava, IPS e.max ZirCAD, In-Ceram Zirconia, Denzir, IPS e.max CAD, Denzir, BruxZir, Procera AllCeram과 같은 세라믹 제품에 대해 설명한다. 글라스-세라믹(glass-ceramic)인 IPS Empress 2 및 IPS e.max Press와 같은 리튬 디실리케이트(lithium disilicate)-기반 제품의 경우 이전의 제품보다 강도와 파괴인성이 증가했다. 나중에 소개된 제품은 유리 침투 알루미나 코어 세라믹인 In-Ceram Alumina, 유리 침투 지르코니아/알루미나 코어 세라믹인 In-Ceram Zirconia, 진정한 CAD/CAM 공정(왁스 패턴 없이 치형을 스캔)으로 형성된 부분 소결(sintering) 또는 완전 소결 지르코니아 코어인 Lava와 왁스 패턴의 스캐닝을 기반으로 확대된 크기로 밀링(milling)되는 부분 소결된 지르코니아 세라믹인 Cercon이 있다.

Cerec 시스템(독일 Sirona Corp.)을 사용하여 프랩된 치아를 스캔하고 보철물을 밀링하는 것도 가능하게 되었다. Cerec 1 시스템은 1980년대 중반에 출시되었으며 소프트웨어와 하드웨어의 개선으로 세라믹 인레이, 온레이 및 베니어 생산을 위한 Cerec 2, Cerec 3 시스템과 세라믹 코핑, 프레임워크 및 단일체(monolithic) 세라믹 보철물의 대량 생산을 위한 InLab 시스템이 탄생했다.

치과용 세라믹은 고정성 치과 보철의 제작에 주로 사용된다. 지르코니아와 같은 세라믹은 근관 치료 포스트와 임플란트 지대주에 사용할 수 있지만 주요 용도는 크라운과 브리지이다. 지르코니아는 반투명성이 부족하기 때문에 구치부 치아나 원래의 반투명을 많이 상실한 노인 환자의 치아에 더 적합했지만 최근 이러한 단점들이 개선되어 유색 지르코니아 블록, 투광성이 우수한 지르코니아 블록 및 멀티레이어 블록도 생산되고 있다. 치과용 세라믹스의 각 제품군에는 적응증과 비적응증이 있다. 이 장에서는 치과용 세라믹스의 특성과 용도에 대해 설명하였다.

15.3. 치과용 세라믹의 분류

치과용 세라믹은 금속-세라믹(metal-ceramic) 제작을 위해 사용되는 포세린과 올세라믹(all-ceramic) 보철물을 제작하는데 사용되는 포세린으로 크게 두 개의 범주로 나뉜다. 그림 15-3은 금속-세라믹 크라운의 단면도이다.

치과용 세라믹은 다음과 같은 변수에 따라 분류할 수 있다.

(1) 소성 온도에따른 분류 (표 15-2).
(2) 주요 결정상 또는 매트릭스(matrix) 상에 따른 분류 (표 15-3).
(3) 가공 방법에 따른 분류(표 15-4).
(4) 용도에 따른 분류 – 크라운, 베니어, 포스트 와 코어, 고정성 치과 보철
(5) 미세구조에 따른 분류 – 비정질 유리, 결정질, 유리 매트릭스에 결정질 입자 함유
(6) 반투명성에 따른 분류 – 불투명, 반투명, 투명

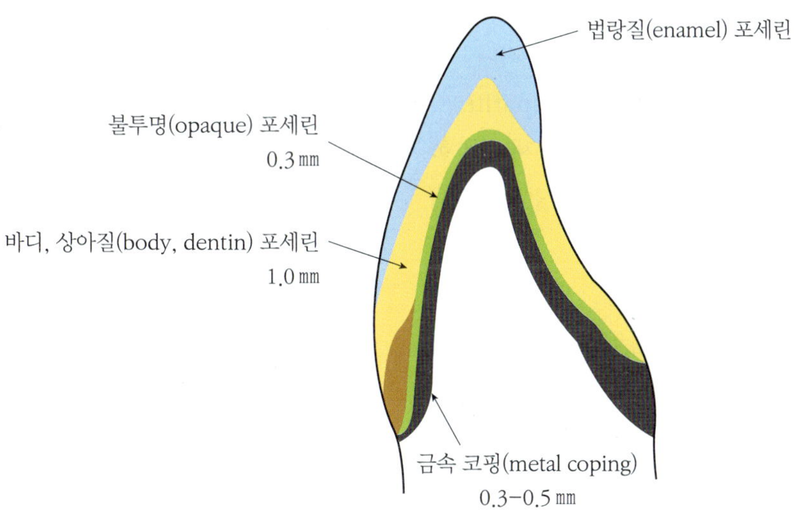

그림 15-3. 금속–세라믹(metal-ceramic) 크라운의 개략도

표 15-3에는 치과용 세라믹스의 유형에 따른 적응증과 금기증이 나열되어 있다.

표 15-3은 임상 연구의 증거에 기초한 각 유형의 세라믹 사용에 대한 보수적인 관점을 반영한 것이다. 이갈이는 대합하는 치아의 법랑질의 마모 위험 증가시킬 수 있고 파절에 대한 위험도 높기 때문에 대부분의 세라믹에서 전형적인 금기증이다. 세라믹에 의한 법랑질의 심각한 마모의 예가 그림 15-4에 나와 있다.

치과용 포세린은 조성에 따라 분류할 수 있다. 수많은 기존 치과 제품의 성분을 논의하는 것은 현실적이지 않지만 장석계 포세린과 알루미나을 함유한 포세린의 대표적인 조성에 대해 익숙해지는 것은 중요하다. 일반적인 제품의 조성은 표 15-1에 나와 있다.

대부분의 세라믹에서 주요 구성 성분은 장석계 포세린의 글라스 매트릭스(모재, matrix)상에 기반을 둔 실리카(SiO_2)이다. 이 베니어 포세린은 최종 수복물에 색조, 명도, 채도 및 반투명 특성을 부여한다. 또한 입자가 고운 포세린은 입자가 거친 포세린보다 대합치 법랑질 또는 수복물의 마모가 적을 수 있다.

가공 방법에 의한 분류 또한 알아둘 필요가 있다. 가공 방법에 의한 재료의 분류는 표 15-4에 제시되어 있다.

올세라믹 시스템 치과용 세라믹의 조성은 일반적으로 그 특성을 제어하는 주요 결정상(crystal phase)에 의해 분류된다. 가장 일반적인 결정상은 루사이트(leucite), 리튬디실리케이트(lithium disilicate), 알루미나, 알루미나/지르코니아, 지르코니아 및 인회석(apatite)이다. 루사이트 결정은 금속-세라믹 베니어 포세린에 함유되어 글라스-매트릭스(모재, matrix) 물질을 강화시키고 불투명하게 하며 열팽창과 열수축 계수를 조절한다. 대부분의 치과 문헌에서 열팽창 계수(TEC, Thermal Expansion Coefficient)를 강조하지만 열수축 계수(TCC, Thermal Contraction Coefficient)가 냉각 중에 발생하는 베니어 세라믹의 응력에 더 관련되어 있다는 것에 주목 해야 한다. 열수축 계수 차이는 유리상(glass phase) 세라믹에서 가장 중요하다.

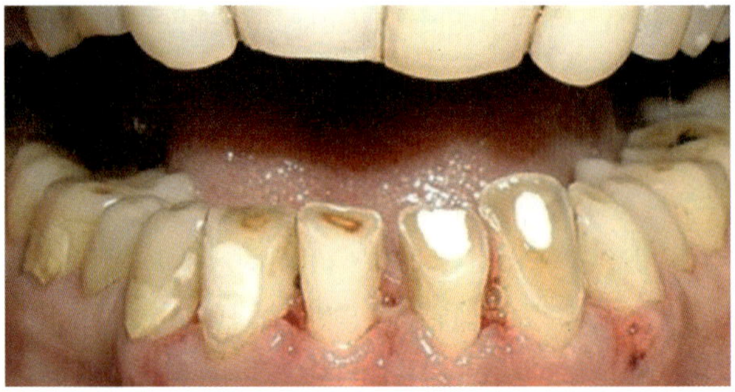

그림 15-4. 반대편 포세린 표면에 의한 하악 자연치의 과도한 마모

구치부 크라운과 브리지의 전부 코어 세라믹(total core ceramic) 수복물은 베니어 포세린의 균열과 전체 파절을 줄이기 위해 리튬디실리케이트-세라믹 또는 지르코니아 세라믹 보철물을 단일체(monolithic)로 만든다. 이러한 단일체 세라믹 보철물의 사용에 대한 큰 염려 중 하나는 대합치 법랑질의 마모를 증가시키는 것이다. 이러한 보철물의 표면은 글레이즈 처리 됨으로써 법랑질 마모를 최소화할 수 있지만 글레이즈 층의 장기적인 내구성은 지속적으로 평가되어 야 한다.

표 15-2. 소성 온도에 따른 치과용 세라믹의 분류

분류	소성 온도 범위	임상적 적용
고온 용융	>1300℃	의치용 도치, 완전 소결된 알루미나와 지르코니아 코어 세라믹
중온 용융	1101–1300℃	의치용 도치, 예비 소결된 지르코니아
저온 용융	850–1100℃	크라운과 브리지 베니어 세라믹
초저온 용융	<850℃	크라운과 브리지 베니어 세라믹

표 15-3. 치과용 세라믹의 유형에 따른 적응증과 금기증

유형(Type)	주요 적응증	2차 적응증	금기증
장석계 포세린 (feldspathic porcelain)	금속-세라믹 베니어 전치부 라미네이트 베니어	단일 표면 인레이/낮은 응력을 받는 영역 높은 반투명성이 요구될 때	인레이, 온레이, 크라운 및 브리지(금속-세라믹 베니어 제외) 이갈이
알루미나 포세린 (aluminous porcelain)	전치부 크라운용 코어 세라믹	낮은 응력을 받는 소구치 크라운	소구치 크라운 브리지 이갈이
류사이트 강화 글라스-세라믹 (leucite glass-ceramic)	전치부 단관 전치부 라미네이트 베니어	낮은 응력을 받는 소구치 인레이와 크라운 높은 반투명성이 요구될 때	높은 응력을 받는 위치 브리지 이갈이
리튬 디실리케이트 글라스-세라믹 (lithium disilicate glass-ceramic)	전치부와 구치부 크라운 전치부 3본 브리지 소구치 크라운	전치부 라미네이트 베니어 2소구치까지의 구치부 3본 브리지	높은 응력을 받는 위치 구치 관련 브리지 이갈이
알루미나(alumina)	크라운용 코어 세라믹 낮은 응력을 받는 전치부 브리지	낮은 응력을 받는 구치부 브리지	전치부 베니어 높은 응력을 받는 구치 브리지 이갈이
글라스-용융침투 스피넬 (glass-infiltrated spinel)	전치부 크라운	높은 반투명성이 요구될 때	전치부 브리지 구치부 크라운 및 브리지 이갈이
글라스-용융침투 알루미나 (glass-infiltrated alumina)	전치부와 구치부 크라운	3본 이상의 전치부 하부 구조물	전치부 베니어 구치부 크라운 및 브리지 높은 반투명성이 요구될 때 이갈이
글라스-용융침투 알루미나/지르코니아 (glass-infiltrated alumina/zirconia)	구치부 크라운 3본 이상의 구치부 하부 구조물	3본 이상의 전치부 하부 구조물	전치부 베니어와 크라운 높은 반투명성이 요구되는 곳 이갈이
지르코니아(Zirconia, Y-TZP) (베니어 세라믹이 있는)	구치부 크라운 5본 이상의 구치부 하부 구조물		전치부 베니어, 크라운 및 브리지 높은 반투명성이 요구될 때 이갈이
지르코니아(Zirconia, Y-TZP) (베니어 세라믹이 없는)	구치부 크라운과 브리지 (제한된 범위의 임상 데이터 있음)	구치부 코어-세라믹 브리지	전치부 베니어, 크라운 및 브리지 높은 반투명성이 요구될 때 이갈이
세리아 안정화 정방정 지르코니아 다결정체/알루미나(Ce-TZP/Al_2O_3)	구치부 크라운과 브리지 하부 구조물(임상 데이터 없음)	-	전치부 베니어, 크라운 및 브리지 높은 반투명성이 요구될 때 이갈이

15.4. 금속-세라믹 시스템; 조성 및 특성

1) 금속-세라믹(Metal-Ceramic) 보철의 장점

지난 50년간 여러 임상 연구에서 금속-세라믹 보철물의 높은 생존율을 확인했다. 한 임상 연구 결과에 따르면 금속-세라믹 크라운의 실패율은 7.5년의 기간 동안 2.3%로 낮았다. 금속-세라믹 수복물의 가장 큰 장점은 파절에 대한 저항력이다. 금속 교합면을 사용하면 구치의 파절 비율을 더 줄일 수 있다. 올세라믹(all-caramic) 수복물에 비해 금속-세라믹 수복물의 또 다른 잠재적인 이점은 크라운에 적절한 공간을 제공하기 위해 보다 적은 치아 삭제가 요구된다는 것이다.

금속–세라믹 수복물은 올세라믹 수복물에 비해 몇 가지 단점이 있다. 가장 많이 언급되는 단점 중 하나는 금속 알레르기의 가능성이다. 그러나 이러한 알레르기 반응은 니켈 함유 합금을 사용하는 경우를 제외하고는 매우 드물다. 금속–세라믹 크라운은 상악 전치 단일 수복을 위한 최상의 심미적 선택은 아니다. 반면에 올세라믹 크라운은 인접한 자연 치아의 외형과 잘 어울릴 가능성이 크며 특히 비교적 높은 반투명도가 필요한 경우에 적합하다.

금속 칼라(collar) 또는 금속 변연과 관련된 금속–세라믹 크라운의 순측 변연에서 어두운 선(dark line)은 잇몸 퇴축이 발생할 때 중요한 심미적 관심사이다. 이러한 불리한 심미적 효과는 세라믹 마진으로 크라운을 디자인하여 최소화할 수 있다.

2) 세라믹의 조성

일반적인 치과용 포세린의 조성은 장석(feldspar, $K_2O \cdot Al_2O_3 \cdot 6SiO_2$와 $Na_2O \cdot Al_2O_3 \cdot 6SiO_2$의 혼합물), 석영(quartz, SiO_2), 및 고령토(Kaolin, $Al_2O_3 \cdot 2SiO_2 \cdot 2H_2O$) 등을 용융시켜 만든 유리질 세라믹이다. 그림 15–2 $K_2O \cdot Al_2O_3 \cdot 6SiO_2$로 이루어진 도표는 금속–세라믹 보철물과 의치에 사용되는 장석계 포세린 제품의 대략적인 구성요소 범위를 보여준다. 본 도표는 일부 제품에도 사용되는 소다장석($Na_2O \cdot Al_2O_3 \cdot 6SiO_2$) 대신 칼리장석($k_2O \cdot Al_2O_3 \cdot 6SiO_2$)을 사용한 경우를 기준으로 한 것이다. 용융온도, 소결(sintering)온도, 열수축 계수, 용해도를 조절하기 위해 색소, 불투명제, 유리 등을 첨가한다.

표 15–4. 세라믹 보철의 코어 가공 방법 및 제작 과정

초기 성형 방법	예	초기 재료 형태	2차 가공 단계	후속 형태	최종 단계
응축 (condensation)	Ceramco VITA VMK Duceram LFC IPS d.Sign	분말과 혼합 액	코어 세라믹의 소결	다공성이 5 vol % 미만인 고밀도 코어 세라믹	베니어, 글레이즈
열가압 (hot pressing)	IPS Empress 2 OPC 3G Finesse pressable	고품질의 세라믹 잉곳	스테인 또는 스테인과 글레이즈(인레이), 세라믹 베니어링	스테인/글레이즈된 인레이 또는 베니어된 코어	크라운과 고정성 보철을 위한 스테인 또는 글레이즈
주조(casting)	Dicor(obsolete)	글라스 코어	결정화 열처리 (ceramming)	유리상 및 플루오르미카 결정을 함유하는 글라스–세라믹 코어	포세린의 색조재현(더 이상 사용되지 않음)
슬립 캐스팅 (slip casting)	In–Ceram Alumina In–Ceram Spinell In–Ceram Zirconia	분말과 혼합 액	부분 소결	부분 소결된 코어	글라스 용융침투, 과도한 유리의 트리밍, 베니어, 글레이즈
완전 소결 형태의 캠(CAM)가공	Cerec VITABLOCS In–Denzir BruxZir	고품질의 세라믹 잉곳		고품질 코어	베니어, 글레이즈 (BruxZir 제외)
부분 소결 형태의 캠(CAM)가공	Cercon Lava e.max ZirCAD	부분 소결 세라믹 블록	기계 가공된 코어의 최종 소결	완전 소결된 코어	베니어, 글레이즈
복제 가공 (copy milling)	다양한 세라믹 제품	고품질의 세라믹 블록		고품질 코어	베니어, 글레이즈
기계가공, 확대된 치형에 분말을 건식 가압 후 연삭	Procera AllCeram	건식 가압과 기계 가공된 알루미나 블록	소결	99.9% 알루미나를 함유한 고품질 코어	베니어, 글레이즈

치과용 포세린에 사용되는 장석은 비교적 순수하고 무색이다. 따라서 인접한 치아에 존재 하는 치아 색상이나 수복 재료의 색상을 생성하려면 색소를 첨가해야 한다.

베니어 포세린의 성분 가운데 특히 장석은 함유량(80~90%)이 가장 많고 포세린 고유의 반투명성을 부여하며 1,250~1,500℃의 융점에서 유리와 같은 상태가 되어 결합재 역할을 한다.

석영은 융점이 1,800℃이고, 강도와 경도를 부여하며 다른 성분이 녹아흐를 때 내열성 골격으로 작용하며, 구조물의 유지를 위하여 7~10% 정도 혼합한다.

고령토는 결합재로서 물과 혼합된 포세린 분말에 성형성을 부여하며 불투명요소로 작용하지만 의치용 도치(porcelain tooth) 제작에 사용되는 치과용 고온 용융 세라믹에 한유된다.

하석 섬장암(섬광석, nepheline syenite)은 포세린의 성숙 범위를 증가시키고, 장석 대신 사용될 수 있지만 치과용 포세린을 만드는데는 잘 사용되지 않는다.

알루미나(alumina)는 포세린의 강도를 증가시키고 투명도를 감소시키므로 반투명 포세린 수복물의 코어(core)로 사용될 수 있다.

유리(glass)는 투명도를 높이고 열충격에 의한 포세린 의 파절을 방지하며, 융제(flux)는 소성 온도를 낮추는 역할을하여 저온에서 포세린 분말 입자를 소결시키기 위해 종종 함유된다. 융제가 함유되면 소성 온도를 낮출 수 있기 때문에 소성(firing)되는 동안 합금이 용융되지 않고 처짐(굴곡 크리프) 변형을 버티게 한다. 색소(coloring agent)는 금속 산화물로 만들어지며 원하는 색조(shade)를 내게 할 수 있다. 그리고 형광제(fluorescence)는 자연치에 가까운 형광 빛을 띠게 하며, 착색제(stain)는 보다 짙은 농도의 색제로 색소가 첨가되어 있다. 또한 광택제(glaze)는 도재 표면에 매 끄러운 광택을 내게 하는 투명 유리 재료이다.

이러한 성분들의 혼합물을 가열하면 녹아서 덩어리를 형성하는데, 이것을 프릿(frit)이라 하며, 가열된 프릿을 급히 냉각시키거나 담금질하면 치과용 포세린이 형성된다. 포세린이 냉각된 후에 미세 분말로 만들면 자연 치아의 색조와 조화를 이룰 수 있는 포세린 분말이 얻어진다.

장석계 포세린에는 중량 기준으로 SiO_2(52%~65%), Al_2O_3(11%~20%), K_20(10%~15%), Na_20(4%~15%) 그리고 B_2O_3, CeO_2, Li_2O, TiO_2 및 Y_2O_3를 포함한 다양한 산화물과 특정 첨가제가 포함되어 있다. 이러한 세라믹은 유리 매트릭스와 하나 이상의 결정상을 포함하고 있기 때문에 포세린이라고 불린다.

금속-세라믹 보철물을 위한 두 가지 전형적인 저온 용융 베니어 포세린의 구성 성분은 표 15-1에 나열되어 있다. 입자 유형과 결정 입자 크기는 세라믹 보철물의 잠재적 마모성에 큰 영향을 미칠 수 있다. 마감된 표면의 마모성은 베니어의 두께와 결정질 입자의 유무에 따라 달라진다. 법랑질의 과도한 마모는 올세라믹 수복물의 코어 세라믹 또는 메탈-세라믹 수복물의 불투명 포세린과의 직접적인 접촉으로 인해 발생할 수 있지만, 베니어된 코어 세라믹 보철물의 교합면을 과도하게 삭제하지 않는다면 대합치의 법랑질과 접촉할 가능성은 없다.

칼륨과 나트륨 장석은 칼리(K_2O) 또는 소다(Na_2O), 알루미나(Al_2O_3) 및 실리카(SiO_2)로 구성된 자연 발생된 광물이다. 칼륨장석이 다양한 금속 산화물과 혼합되어 고온에서 소성될 때 루사이트와 유리상이 형성되어 연화되고 약간 흐르게 된다. 포세린 소성 중 유리상이 연화되므로써 포세린 분말 입자가 결합된다. 치과용 포세린의 경우 입자가 결합되는 과정을 액상 소결이라고 하며 이 과정은 치밀한 고체를 형성하기위해 충분히 높은 온도에서 입자 간 확산에 의해 조절된다.

장석의 또 다른 중요한 특성은 용융될 때 결정성 루사이트($K_2O \cdot Al_2O_3 \cdot 4SiO_2$, 백류석)을 형성하는 경향이다. 루사이트는 열팽창 계수가 높은 광물이며($20 \sim 25 \times 10^{-6}$/℃) 훨씬 낮은 열팽창 계수($8.6 \times 10^{-6}$/℃)를 갖는 장석(feldspar) 유리와 비교된다. 장석을 1150~1530℃의 온도에서 가열하면 부적당하게 용융되어 액체 유리에서 루사이트 결정이 형성된다. 부적당한 용융은 한 물질이 녹아 액체와 다른 결정질 물질을 형성하는 과정이다. 부적당한 용융 중 장석이 루사이트를 형성하는 이러한 경향은 금속 결합용 포세린의 열팽창을 조절한다. 일부 치과용 유리에는 루사이트가 포함되어 있지 않지만 대부분 열수축 계수를 조절하기 위해 루사이트가 첨가된다.

금속–세라믹 수복물(표 15–1 참조)에 사용되는 베니어(적층) 세라믹의 조성은 일반적으로 증가된 농도의 K_2O 및 Na_2O를 제외하고는 알루미나 코어 세라믹에 베니어하기 위해 사용하는 것과 일치한다. 금속–세라믹용 포세린의 경우 소결 온도를 낮추고 열팽창을 금속 코핑과 호환이 되는 수준으로 높이기 위해 소다(soda), 칼리(potash) 또는 루사이트의 특정 농도가 필요하다. 불투명 포세린은 하부 금속구조물의 색을 차단하고 불투명 포세린 층의 두께를 최소화하기 위해 상대적으로 다량의 금속 산화물 불투명제를 함유한다.

금속용 베니어 포세린(porcelains)은 알루미나 또는 지르코니아 코어 세라믹을 베니어하기 위한 세라믹보다 팽창 및 수축 계수가 더 높다. 불필요하게 반복 소성하면 유리 상태에서 결정이 생겨 투명성을 잃고 포세린 내부가 흐려질 위험이 증가할 뿐만 아니라 열팽창계수와 열수축계수의 잠재적인 변화가 발생할 수 있다. 소성 온도 또는 글레이징 온도에서 냉각 중 세라믹 베니어의 균열이 발생할 위험을 줄이기 위해 합금과 포세린의 이러한 열적 특성을 적절하게 일치시키는 것은 중요하다.

3) 금속 성분

크라운과 브리지는 금속–세라믹 시스템(금속 하부 구조와 베니어 세라믹의 조합)으로 제작할 수 있다. 이 장에서 금속–세라믹(MC)이라는 용어는 PFM(Porcelain Fused to Metal)과 동의어로 사용되지만, 금속–세라믹(MC)이 이러한 유형의 보철 시스템에 대해 가장 국제적으로 사용되는 용어이다.

많은 합금이 저온 용융 및 초저온 용융 포세린으로 베니어될 수 있다. 이러한 고귀금속, 귀금속, 대부분의 비귀금속 합금의 조성은 주조성, 포세린과 결합 능력, 금속– 세라믹 수복물의 심미성 및 소결 온도에서 냉각 하는 동안 포세린에 발생하는 응력의 크기를 제어한다. 한 제조회사 의 일반적인 합금 유형 목록이 표 15–5에 나와 있으며 합금의 몇 가지 중요한 특성이 나열되어 있다. 아래 섹션에서 특히 중요한 것은 열팽창

계수(CTE) 또는 열수 축 계수(CTC)이며, 그것은 사용되는 베니어 포세린과 거의 일치해야 한다.

4) 금속–세라믹 보철물용 초저온 용융 세라믹

초저온 용융 세라믹의 대부분(850℃ 이하의 소결 온도)은 미세 결정 입자의 분산이 잘되어 있거나 결정이 거의 없는 미세 구조를 가지고 있다. 모든 초저온 용융 세라믹이 이러한 낮은 마모 저항을 나타내는 것은 아니지만, 마모 연구의 결과는 세라믹에 의해 발생된 법랑질 마모(그림 15–6 참조)와 관련하여 초저온 용융 세라믹은 장점을 가지고 있으며, Al_2O_3의 농도가 적고 CaO, K_2O, Li_2O 및 Na_2O의 농도가 증가한다.

초저온 용융 상아질과 법랑질 세라믹은 연마가 쉬우며 기존의 저온 용융 및 중온 용융 포세린보다 매끄럽고 덜 거친 표면을 갖는다. 기존 포세린과 비교하여 루사이트 결정의 농도가 낮기 때문에 열팽창과 열수축 계수가 낮다. 소결 온도가 낮으면 적절한 화학적 결합과 열팽창 및 열 수축 계수의 일치를 위해 Type II와 Type IV 금합금 처럼 융점이 낮은 합금과 함께 사용할 수 있다.

5) 유리 조절제(Glass modifiers)

주조용 치과 합금에 베니어로 사용하기에 결정질 실리카(silica)의 소성 온도는 너무 높다. 너무 높은 소성 온도에서는 합금이 녹을 것이다. 또한 결정질 실리카의 열수축 계수는 이들 합금에 비해 너무 낮다. 실리카 사면체 사이의 결합은 나트륨, 칼륨 및 칼슘과 같은 알칼리 금속 이온의 첨가에 의해 파괴될 수 있다. 이 이온들은 사면체의 모서리에 있는 산소 원자와 중앙에 위치한 규소 원자

표 15-5. 금속-세라믹 보철용 합금의 조성과 특성

합금 제품	조성과 특성								
	주요 성분	귀금속 (wt%)	ADA 분류	2% Proof stress (MPa)	연신율 (%)	경도 (VHN)	탄성계수 (GPa)	CTE (25℃ -500℃) 10^{-6}/℃	CTE (25℃ -600℃) 10^{-6}/℃
Brite gold	Au–Pt–In	99.0	HN	230	15.0	100	79	14.8	15.0
Brite goldXH	Au–Pt	97.9	HN	355–427	11.0	180	107	14.4	14.7
Golden ceramic	Au–Pt–Pd	97.4	HN	360	12.0	165	64	14.6	14.7
Aquarius hard	Au–Pt–Pd	97.2	HN	455	12.0	205	88	14.5	14.8
Aquarius	Au–Pt–In	97–98	HN	320	12.0	160	79	14.6	14.8
IPS d.SIGN 98	Au–Pt	98.0	HN	510	8.0	220	80	14.3	14.6
Y	Au–Pt–Pd	96.8	HN	320	12.0	160	81	14.6	14.8
Aquarius XH	Au–Pt–Pd	96.8	HN	510	7.0	220	83	14.1	14.4
Y-2	Au–Pt–Pd	94.6	HN	380	12.0	155	83	15.0	15.1
Y-Lite	Au–Pd–Ag	93.8	HN	500	14.0	225	88	13.0	14.1
Sagittarius	Au–Pd–Pt	95.8	HN	580	10.0	245	94	14.0	14.3
Y-1	Au–Pd–Pt	87.4	HN	340	15.0	185	99	14.8	15.0
IPS d.SIGN 96	Au–Pd–Pt	87.7	HN	405	15.0	214	92	14.3	14.5
IPS d.SIGN 91	Au–Pd–In	90.6	HN	570	31.0	250	136	14.2	14.4
W	Au–Pd–Ag	80.4	HN	455	21.0	220	113	14.2	14.5
W-5	Au–Pd–Ag	78.2	HN	530	20.0	255	118	14.0	14.2
Lodestar	Au–Pd–In	90.0	HN	495	20.0	240	98	14.1	14.3
W-3	Au–Pd–In	88.3	HN	495	17.0	225	128	13.9	14.1
W-2	Au–Pd–Ag	85.3	HN	640	20.0	205	113	14.2	14.6
Evolution lite	Au–Pd–In–Ag	89.6	HN	375	11.0	280	130	14.2	14.5
Capricorn	Pd–In–Ga–Au	84.1	N	525	21.0	260	101	14.3	14.5
IPS d.SIGN 84	Pd–In–Au–Ag	84.2	N	485	29.0	295	117	13.8	14.0
IPS d.SIGN 67	Pd–Ag–Sn–Au	66.7	N	545	15.0	240	104	13.9	14.2
Spartan plus	Pd–Cu–Ga–Au	80.8	N	795	20.0	310	97	14.3	14.6
Capricom 15	Pd–Ag–Au–Pt	66.9	N	490	21.0	255	101	14.3	14.5
Aries	Pd–Ag–Sn	63.7	N	415	46.0	185	98	14.7	14.8
IPS d.SIGN 59	Pd–Ag–Sn	59.2	N	490	14.0	230	139	14.5	14.8
IPS d.SIGN 53	Pd–Ag–Sn–In	53.8	N	545	13.0	250	132	14.8	14.9
W-1	Pd–Ag–Sn	53.3	N	485	11.0	240	114	15.2	15.4
Calisto CP+	Co–Pd–Cr–Mo	25.0	N	640	10.0	365	180	14.4	14.9
Pisces plus	Ni–Cr–W	0	PB	600	10.0	280	183	14.1	14.4
IPS d.SIGN 15	Ni–Cr–Mo	0	PB	340	13.0	200	200	13.9	14.2
IPS d.SIGN 30	Ni–Cr–Mo	0	PB	520	6.0	375	234	14.5	14.7

의 결합을 방해한다. 결과적으로 3차원 실리카 망목구조(network)에서 실리카 사면체의 선형 사슬이 낮은 온도에서 쉽게 움직일 수 있게된다. 이러한 이동의 용이성은 유리 조절제에 의해 유동성 증가(점도 감소), 낮은 연화 온도 및 열팽창 증가가 부여되었다고 할 수 있다. 그러나 조절제 농도가 너무 높으면 유리의 화학적 내구성(물, 산, 알칼리에 의한 내성)을 감소시킨다. 또한 너무 많은 사면체가 파괴되면 포세린 소성 중에 유리가 결정화될 수 있다(불투명하게 된다). 따라서 적절한 용융 범위와 우수한 화학적 내구성 사이의 균형을 유지해야 한다.

제조회사는 유리 조절제를 사용하여 다양한 소성 온도를 갖는 치과용 포세린을 생산한다. 치과용 포세린은 소성 온도에 따라 분류된다. 소성온도에 따른 분류는 표 15-2에 나와 있다.

산화붕소(B_2O_3)는 점도와 연화 온도를 낮추고 유리 자체의 망목구조를 형성하기 위해 유리 조절제로 작용할 수 있다. 유리 형성에서 알루미나의 역할은 복잡하다. 알루미나는 진정한 유리 형성제는 아니지만 연화점과 점도를 변경하기 위해 유리 망목구조에 참여할 수 있다.

자연 치아를 재현하는 데 필요한 다양한 색조를 얻기 위해 산화물을 첨가한다. 이 색소들은 금속 산화물을 미세한 유리 및 장석과 혼합한 다음 다시 가루로 만들어진다. 이 가루들은 적절한 색상과 채도를 제공하기 위해 색소가 첨가되지 않은 가루 프릿(frit)과 섞인다. 개개의 금속 산화물이 포세린에 대한 색상 기여에는 철 또는 니켈 산화물(갈색), 동 산화물(녹색), 티타늄 산화물(황갈색), 망간 산화물(보라색), 코발트 산화물(파란색) 등이 있다. 불투명성은 세륨 산화물, 지르코늄 산화물, 티타늄 산화물 또는 주석 산화물을 첨가하여 얻을 수 있다.

중 · 고온 용융 포세린은 의치용 인공치 생산에 사용되며 저온 용융과 초저온 용융 유형은 크라운과 브리지 제작 시 베니어 세라믹으로 사용된다. 티타늄과 티타늄 합금에 사용되는 일부 초저온 용융 포세린은 금속과 거의 비슷한 열수축 계수와 금속 산화물의 과도한 발생 위험을 줄일 수 있는 낮은 소성온도를 가져야 한다.

적절한 화학적 내구성을 보장하기 위해 글레이즈를 도포하는 것보다 셀프 글레이징(self glazing)을 사용하는 것이 더 바람직하다. 포세린이 연화되는 온도와 시간에서 셀프 글레이징(표면 입자를 융해시키기 위해 글레이즈 사용 없이 융해 온도까지 상승시키는 방법) 소성을 하면 반짝이는 외부의 얇은 유리질 층이 형성된다. 오버 글레이징(over glazing, 표면에 글레이즈를 도포한 후 소성하는 방법) 과정에서 포세린 표면에 도포되는 글레이즈 슬러리(slurry)는 유리 조절제를 더 많이 포함하고 있어 소성 온도가 낮다. 그러나 유리 조절제의 비율이 높을수록 구강 내 타액에 의한 침출 저항력이 감소하는 경향이 있다.

6) 세라믹 가공 방법

세라믹 보철물 제작을 위한 세라믹 코어의 가공 방법은 표 15-4에 요약되어 있다. 최종 세라믹 보철물의 품질은 가공 공정의 각 단계에 따라 달라진다. 코어 구조물의 기계가공 또는 연마가 특히 중요하다. 왜냐하면 이 과정에서 결함이나 미세 균열이 발생할 수 있고 구강 내에서 지속적인 응력을 받는 동안 균열로 발전될 수 있는 파절 지점이 될 수 있기 때문이다. 컴퓨터를 이용한 가공(CAM) 공정의 사용은 그러한 손상이 발생하기 쉽지만 파괴인성이 우수한 세라믹은 이런 손상이 발생하기는 쉽지 않다. 소결(sintering) 또는 소성 과정은 수복물에서 잠재적인 균열을 감소시킬 수 있다. 그러나 재가열은 표면 균열을 봉쇄하는 경향이 있지만 반드시 표면 아래의 균열을 치료하는 것은 아니다.

전통적인 메탈-세라믹 수복물(Vitadur-N, Vitadur Alpha, Hi-Ceram)과 순수한 알루미나 세라믹(Procera AllCeram)을 제작하는 데 사용되는 장석계(feldspathic) 포세린은 진동으로 응축되어 고온에서 소결된다. 열가압 세라믹(IPS Empress, IPS Empress 2, Finesse All-Ceramic 및 OPC-3G)은 가열되어 금형에 가압 주입한 다음 베니어 포세린으로 적층된다.

알루미나, 마그네슘-알루미나 실리케이트(스피넬),

마그네슘-알루미나 지르코니아 및 알루미나는 슬러리로부터 물을 빨아들여 건조한 내화 치형 위에 달라붙게 된다. 슬립 캐스트 퇴적물은 이 치형 위에서 소결시킨 다음 유리상(glass phase) 슬러리로 코팅한다. 소성 중 유리는 용융되어 다공성인 세라믹 코어에 침투하게 된다. 최종 외형과 색상을 얻기 위해 반투명 포세린 베니어가 알루미나 코어 위에 적층 된다.

CAD/CAM 공정의 경우 세라믹 블록 소재(Dicor MGC, VITA Cerec Mk I 및 VITA Cerec Mk II)는 CAD/CAM 시스템(Cerec)을 사용하여 인레이, 온레이 또는 크라운으로 성형된다. CAM은 컴퓨터를 이용한 제작(또는 밀링)을 의미한다. 이 블록은 복제 가공 장비에서도 사용될 수 있다. 즉 모양을 가진 마스터 치형을 따라 추적함으로써 세라믹으로 만들어질 수 있다.

15.5. 금속-세라믹 보철의 제작

1) 포세린 응축(Condensation)

세라믹과 금속-세라믹 보철용 포세린 뿐만 아니라 다른 용도의 포세린은 물 또는 제조회사에서 제공하는 액체와 혼합되어 원하는 형태로 응축되도록 미세 분말로 제공된다. 분말 입자는 가장 조밀하게 다져진 포세린을 만들기 위해 특정 크기의 분포를 갖는다. 입자가 동일한 크기라면 다져진 밀도는 높지 않기 때문에 적절한 응축은 분말 입자의 조밀한 다져짐을 얻는데 중요하다. 응축은 두 가지 장점을 제공한다. 소성 수축을 낮추고 소성된 포세린의 다공성을 줄인다. 이러한 응축은 진동, 스파출레이션(spatulation) 및 브러시 기법을 포함한 다양한 방법에 의해 달성될 수 있다.

첫 번째 방법은 프레임워크(framework) 위에 젖은 파우더를 올려 놓고 밀도가 높게 다져지도록 가벼운 진동을 주는 것이다. 과도한 물은 깨끗한 휴지로 빨아들이고 빨아들인 영역에서 응축이 발생한다. 두 번째 방법은 젖은 포세린을 떠 올리고 부드럽게 하기 위해 작은 스파출라(spatula)가 사용된다. 이렇게 매끄럽게 하는 행위는 표면으로 과도한 물을 이끌고 휴지를 이용하여 제거된다. 세 번째 방법은 물을 흡수하기 위해 표면에 건조한 포세린 분말을 첨가하는 것이다. 건조 분말은 젖은 포세린이 축성된 반대쪽에 브러시로 올려 놓는다. 물이 건조한 분말 쪽으로 끌려갈 때 젖은 입자는 함께 잡아당겨진다. 어떤 방법을 사용하든 물의 표면장력이 응축의 원동력이며 적층이 완료될 때까지 포세린을 건조시켜서는 안된다는 것을 기억 하는 것이 중요하다.

2) 소결(Sintering) 과정

포세린 분말 구성요소 간의 열화학 반응은 원래 제조과정에서 사실상 완료된다. 따라서 소성(firing)의 목적은 보철물의 형태를 만들기 위해 특정 시간과 온도의 조합으로 분말 입자를 적절히 소결시키는 것이다. 일부 화학 반응은 소성 시간동안 또는 여러 번 소성하는 동안 발생한다. 금속-세라믹 수복물의 제작을 위해 설계된 포세린에서 루사이트 함유량의 변화가 특히 중요하다. 앞에서 언급했듯이 루사이트는 글라스 매트릭스 상(glass-matrix phase)에서의 함유량이 포세린의 열수축 계수에 크게 영향을 미치는 고 팽창 및 고 수축 결정상이다. 루사이트 함유량의 변화는 포세린과 금속 사이의 열수축 계수의 불균형을 유발할 수 있으며 따라서 냉각 중에 포세린에 균열이 형성되기에 충분한 응력을 생성할 수 있다.

응축된 저온 용융 포세린의 경우 약 650℃의 예열된 포세린 퍼니스(furnace)의 머플(muffle) 아래에 놓는다. 이 예열 절차는 남아있는 물을 증발시킨다. 응축된 덩어리를 적당히 따뜻한 포세린 퍼니스에 직접 넣으면 증기가 빠르게 생성 되어 공극이 생기거나 베니어의 큰 부분이 파절된다. 포세린을 포세린 퍼니스에 넣고 약 5분 동안 예열한 후 소성 사이클이 시작된다.

분말 입자의 크기는 포세린의 응축 정도 뿐만 아니라 최종 제품의 안정도 또는 밀도에도 영향을 준다. 초기 소성 온도에서 공극(voids)은 포세린 퍼니스의 대기압에 의해 채워진다. 입자의 소결이 시작되면, 포세린의 입자는 접촉점에서 결합되고 구조는 수축 하여 치밀해진다. 온도가 상승함에 따라 소결 유리는 공기가 있는 공간을 채우기 위해 점차적으로 흐른다. 그러나 용융된 덩어리가 너무 점도가 높아 모든 공기가 빠져 나가는 것을 허락하지 않기 때문에 공기가 공극의 형태로 갇히게 된다. 치과용 포세린의 다공성을 줄이느데 도움이 되는 방법은 진공 소성이다. 완전한 소결은 구조가 이론 밀도의 100%를 달성할 때 완성된다. 그러나 이것은 진공 상태에서도 발생하지 않을 가능성이 매우 높기 때문에 일반적인 치과적 소결 조건 하에서 모든 다공성이 제거될 가능성은 매우 낮다.

진공 소성은 다음과 같은 방식으로 다공성을 감소시킨다. 포세린을 퍼니스에 넣으면 분말 입자가 그것들을 둘러싸고 있는 공기 채널과 함께 다져지게 된다. 포세린 퍼니스 머플(muffle) 내부의 공기 압력이 진공 펌프에 의해 대기압의 약 1/10로 감소됨에 따라 입자 주변의 공기도 이 압력으로 감소한다. 온도가 상승함에 따라 입자들은 함께 소결되고, 닫힌 기공은 포세린 덩어리 내에 형성된다. 이 기공 내부의 공기는 포세린 퍼니스 대기압 상태에서 제거된다. 소성 온도보다 약 55℃ 낮은 온도에서 진공이 해제되고 포세린 퍼니스 내부의 압력은 0.1에서 1기압 으로 10배 증가한다. 압력이 10배 증가하기 때문에 기공은 원래 크기의 10분의 1로 압축되고 그에 따라 다공성의 총 부피는 감소된다. 모든 공기를 포세린 퍼니스에서 제거할 수는 없다. 따라서 약간의 기포가 존재하지만 이들은 통상의 대기 소성(air–firing) 방법으로 얻은 기포보다 현저히 작다. 이론 밀도의 95~99%의 상태에서 치과용 베니어 세라믹은 완전 소결된 것으로 본다. 금속–세라믹 보철물에 사용되는 베니어 포세린의 목록은 표 15–6에 나와 있다.

3) 냉각(Cooling)

포세린이 베니어된 보철물을 소성 온도에서 실온까지 적절하게 냉각하는 것은 상당히 중요하다. 급격한 온도 변화에 따른 유리의 파괴는 매우 친숙한 경험이므로 대부분의 치과기공사는 소성 후 극히 빠른 냉각(열충격)에 치과용 포세린을 노출하는 것에 조심성이 있다. 그러나 치과용 포세린의 냉각은 복잡한 문제이며 특히 포세린이 금속성 재료에 결합되어 있을 때 그렇다. 금속–세라믹 보철물의 여러 회 소성은 루사이트 함유 포세린의 열수축 계수 를 증가시하고 실제로 인장응력의 증가로 인해 균열을 일으킬 수 있다.

고정성 보철학에서 올포세린 크라운(all–porcelain crown)의 사용에 대한 주요한 한계는 인장강도와 전단강도가 부족하다는 것이다. 이 단점을 최소화하는 방법은 포세린을 지대치에 맞는 금속 코핑에 직접 결합시키는 것이다. 그림 15–5에 개략적으로 표시된 금속–세라믹 수복물은 0.3–0.5 ㎜의 금속 두께를 가지고 있다. 두께가 약 0.3 ㎜인 불투명한 포세린으로 베니어 처리되어 있다. 상아질(body) 포세린은 약 1 ㎜ 두께이다. 금속–세라믹 크라운의 내부 코어로 연성이 있는 금속이 사용되기 때문에 균열이 금속 내부에서 전파되지는 않지만 베니어 세라믹을 통해 또는 계면 영역 내에서 진행될 수 있다. 포세린과 금속의 적절한 설계 및 물리적 특성으로 인해 포세린은 잔류 압축응력에 의해 보호되어 베니어의 취성 균열을 최소화할 수 있다.

15.6. 금속–세라믹 보철용 주조 금속

금속–세라믹 수복물의 개발은 합금과 포세린 모두의 제조 기술이 발전한 결과이다. 코핑(coping)에 적합한 합금에 결합하려면 포세린은 충분히 낮은 소결 온도를 가져야 하며 합금과 거의 일치하는 열팽창 계수(CTE)와 열수축 계수(CTC)를 가져야한다.

화학 결합을 촉진하려면 금속 산화물이 필요하다. 포세린 접착을 위해 개발된 금합금은 전부 금속 보철을 위한 일반적인 금합금보다 높은 용융범위를 가지고 있다. 포세린의 소결 또는 글레이징 중에 코핑이나 프레임워크의 처짐, 크리프(creep: 물체가 일정한 변형력 아래서 시간의 흐름에 따라 천천히 변형되는 현상) 또는 녹는 것을 방지하려면 더 높은 용융 범위가 필요하다. 이러한 금합금에는 이전에 논의된 바와 같이 철, 인듐 및 주석과 같은 소량의 비귀금속(약 1%)이 포함되어 있다. 다양한 고귀금속 합금과 귀금속 합금이 표 15-5에 요약되어 있다. 비귀금속은 산화처리 동안 표면에 산화막을 형성하며 이 표면 산화막은 포세린과의 결합을 일으킨다. 이 과정은 디게싱(degassing)이라고도 하는데 이는 잘못된 이름이다. 왜냐하면 주된 목적은 표면에 접착성 금속 산화물을 생성하여 포세린과의 결합을 촉진하는 것이기 때문이다. 이러한 포세린-금속 결합은 주로 이온과 화학적 성질을 갖고 있으며 금속 표면이 매끄러울 때와 기계적 결합(interlocking)이 거의 없는 경우에도 형성할 수 있다. 화학적 결합은 주로 이온 결합일 수 있지만 공유 결합 요소도 가질 수 있다.

이러한 수복물 제작에 사용되는 합금과 포세린에는 많은 엄격한 요구 사항이 있다. 예를 들어, 금속 구조물은 포세린의 소성 중에 녹지 않아야 하며 또한 고온에서 처짐 변형에 견뎌야 한다. 처짐 또는 굴곡 크리프(creep)는 고온에서만 발생하며 구강 온도에서는 발생하지 않는다. 금속과 세라믹은 팽창과 수축 계수가 거의 유사해야 한다. 포세린에서 바람직하지 않은 잔류 인장응력이 발생하지 않도록 금속이 약간 높은 값을 가져야 한다. 수축 계수가 거의 같지 않으면 포세린과 결합을 약화시키는 응력이 발생할 수 있다. 예를 들어 열수축 계수의 차이가 1.7×10^{-6}/℃인 경우 포세린이 954℃에서 실온으로 냉각될 때 금속-포세린 계면에서 280 MPa의 전단 응력이 생성될 수 있다. 파절에 대한 전단 저항은 280 MPa보다 훨씬 낮기 때문에 이러한 열에 의한 응력은 자

표 15-6. 금속-세라믹 보철용 베니어 세라믹

베니어 세라믹(Veneering ceramic)	적합한 합금	제조 회사
Synspar	대부분의 합금	Jeneric/Pentron
Pencraft plus	대부분의 합금	Jeneric/Pentron
Finesse low fusing	대부분의 합금	DENTSPLY Ceramco
Ceramco II	대부분의 합금	DENTSPLY Ceramco
Ceramco II silver	은 함유 합금	DENTSPLY Ceramco
Ceramco 3	대부분의 합금	DENTSPLY Ceramco
Duceragold(hydrothermal)	금속-세라믹용 Degunorm Type IV 금합금	Degussa
SymbioCeram(hydrothermal)	대부분의 합금	Degussa
Duceram plus	대부분의 합금	Degussa
Duceram LFC	대부분의 합금	Degussa
Excelsior	대부분의 합금	Ney
Porcelfina	대부분의 합금	Ney
IPS d.SIGN	대부분의 합금	Ivoclar vivadent Inc.
IPS classic V	대부분의 합금	Ivoclar vivadent Inc.
VITA response	Degunorm(Degussa) and mainbond A(Heraeus), 금속-세라믹용 Type IV 금합금	VITA Zahnfabrik

발적 결합 파괴 또는 베니어 세라믹의 균열을 일으킬 수 있다.

베니어된 세라믹의 높은 인장응력은 소성 후 냉각 시 금속보다 포세린이 더 많이 수축하는 상황에서 금속과 포세린 사이의 수축 계수 불일치로 인해 발생한다. 교합력에 의한 수복물 내에서 발생하는 인장응력은 소성 과정에서 발생한 열에 의한 잔류 인장응력에 더해진다. 그러나 평균 수축 계수 차이가 0.5×10^{-6}/℃ 이하(25~600℃)인 금속-포세린 시스템의 경우 극도로 높은 응력 집중 또는 극도로 높은 구강 내 압력을 제외하고는 파절이 발생할 가능성이 낮다. 이를 열 호환 시스템이라고 한다. 수축 계수의 차이가 $0.5 \sim 1.0 \times 10^{-6}$/℃ 사이인 금속과 포세린의 조합으로 만든 많은 수복물은 수 년 동안 생존하는 것으로 알려져 있다. 이 결과는 생존 확률 분석을 통해 설명할 수 있는데 전치부 크라운의 최대 교합력이 890 N을 넘지 않으며 구치부 크라운의 최대 교합력이 거의 2224 N을 넘지 않는다. 대부분의 환자는 대구치 사이 에서 400~800 N의 교합력을 발생시키고 소구치와 전치부 사이의 교합력은 훨씬 낮다. 그러나 소수의 환자는 금속-세라믹 크라운 또는 브리지의 파절을 일으킬 수 있는 높은 교합력을 가지고 있다. 금속-세라믹 보철에 비해 지르코니아 보철의 베니어에서 깨짐에 의한 파절이 더 빈번하게 보고되었다. 그러한 이유에는 열적 부적합성, 부적절한 하부 구조물 디자인 및 접촉 응력을 포함하여 몇 가지 원인이 있을 수 있다.

금속-세라믹 시스템의 또 다른 중요한 특성은 상대적으로 높은 비례한계와 높은 탄성계수 이다. 높은 탄성계수를 가진 합금은 적층된 포세린보다 더 큰 비율의 응력을 공유한다.

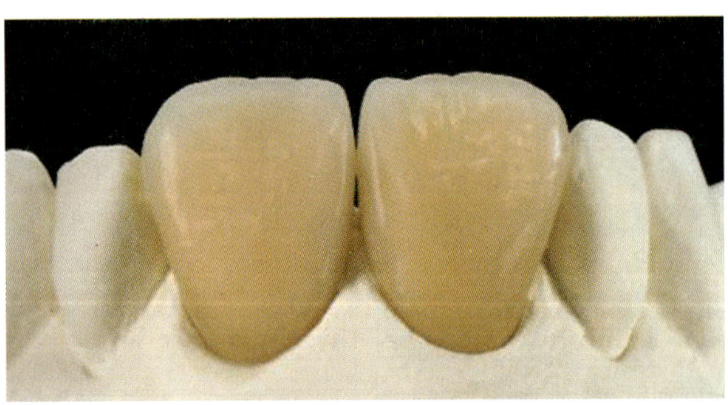

그림 15-5. 셀프-글레이징된 금속-세라믹의 크라운

15.7. 금속-세라믹 제품의 기술적 측면

1) 주조 금속 코핑과 프레임워크

금속-세라믹 보철용 코핑(coping)과 프레임워크(framework)는 용융 금속의 주조, CAD/CAM 가공, 전해 증착(electrolytic deposition) 기술 또는 스웨이징(swaging) 공정으로 생산된다. 가장 일반적인 방법은 특화된 금속의 용융과 주조이며 이 과정은 이 장에서 주요 공정으로 다루고 있다. 비교적 높은 용융 온도를 갖는 대부분의 합금은 주조 온도에서 석고 결합 매몰재를 분해할 수 있으므로 내화성이 더 우수한 인산염 결합 매몰재가 사용되어야 한다.

각 주조물은 포세린과 강한 결합을 위해 철저히 세척해야 한다. 예를 들어 올림피아(Heraeus Kulzer)와 같은 금-팔라듐 합금은 포세린 퍼니스에서 1038℃의 온도로 가열하여 남아 있는 불순물을 제거하고 얇은 산화물 층을 형성한다. 이른바 디게싱(degassing) 처리는 합금의 내부 구조로부터 실제로 가스를 제거하지는 않는다. 대신 합금 표면에 포세린-금속 결합의 형성에 필수적인 산화물 층을 생성한다.

깨끗한 금속 표면의 필요성은 아무리 강조해도 지나치지 않다. 금속 산화는 모든 금-포세린(gold-porcelain) 시스템에서 필수적이다. 손가락의 기름이나 에어건(air gun)과 같은 곳은 오염의 근원이 될 수 있다. 금속의 표면은 깨끗한 세라믹용 스톤 포인트 또는 다이아몬드 포인트로 마무리하여 적절히 세척해야 한다. 산화(oxidation) 전에 고순도 알루미나 연마재로 최종 샌드블라스팅(sandblasting)하면 포세린이 깨끗하게 결합되고 기계적 유지를 갖는 표면을 얻을 수 있다.

금속-세라믹 브리지용 프레임워크는 포세린 소결 온

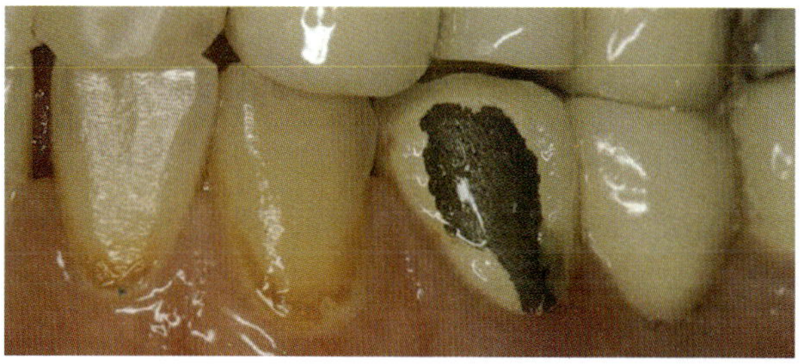

그림 15-6. 금속–포세린 크라운의 결합 실패

도에서 변형되지 않도록 설계되어야 하며 연결부는 구강 내 하중에 균열을 일으킬 수 있는 굴곡 변형에 견딜 수 있도록 충분히 커야 한다. 불투명 포세린은 약 0.3 ㎜ 두께로 산화된 표면에 응축된 다음(그림 15–3 참조) 소결 온도에서 소성된다.

이어서 반투명 포세린이 적층되고 치아 형태가 만들어 진다. 포세린 분말은 앞서 설명한 응축 방법에 의해 도포된다. 수복물을 완성하기 위해서는 몇 차례 포세린의 적층과 소성이 필요하다. 최종 글레이즈는 셀프 글레이징(그림 15–5) 또는 오버 글레이징하여 만들어진다.

2) 점동(creep)

금속이 적절한 조성을 가지면 점동(creep)이 감소될 수 있어 고온에서 분산 강화 효과가 발생한다. 특정 금 합금을 약 980℃로 가열하면 두 번째 상(phase)이 나 타나 합금을 단단하게 하거나 강화시킬 수 있다. 이러 한 점동 특성은 판매되는 일부 합금에서는 감소되었지만 완벽히 제거될 수는 없다. 니켈–크롬과 같은 비귀금속 합금의 고상선 온도(용융 범위의 하단)는 금합금보다 높다. 따라서 비귀금속 합금은 금합금보다 처짐(sag) 변형에 덜 민감하다. 일부 고귀금속과 귀금속 합금이 980℃에 도달하면 고온 점동 변형이 발생한다. 합금의 온도가 100℃ 이상 낮아지면 더 이상의 점동 변형이 일어나지 않는다. 고귀금속 합금의 경우, 3본을 초과해서는 안된다. 왜냐하면 보철물의 질량이 포세린 소결 온도에서 굽힘 응력을 증가시켜 영구 변형이 일어날 수 있기 때문 이다.

3) 금속과 포세린의 접착

금속–세라믹 수복물의 성공을 위한 주된 요구 사항은 포세린과 금속 산화물 사이의 튼튼한 결합이다. 시간이 지남에 따라 금속–세라믹 결합이 유지되기 위해서는 소결 온도에서 냉각된 후 포세린에 잔류 인장응력(residual tensile stresses)이 최소화되어야 한다. 냉각 과정에서 바람직하지 않은 응력 분포는 즉시 또는 시간이 지나서 포세린의 균열을 발생시킬 수 있다. 따라서 성공적인 금속–세라믹 수복물을 얻으려면 강한 계면 결합과 열적 적합성이 모두 필요하다.

금속–세라믹 결합의 내구성을 조절하는 세 가지 요인은 다음과 같다.

(1) 포세린과 금속 산화물 사이의 계면에서의 기계적 결합 또는 원자간 결합
(2) 산화물–포세린 계면을 통한 원자간 결합
(3) 베니어 세라믹의 잔류응력의 유형 및 크기

원자 또는 화학 결합은 주로 금속–포세린의 결합을 담당한다. 그러나 기계적 결합(mechanical interlock–

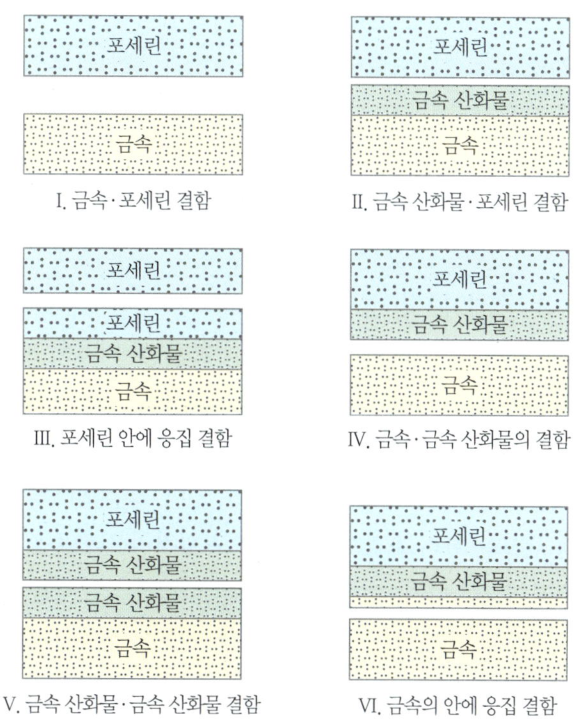

그림 15-7. 포세린 결합실패의 분류

ing) 메커니즘을 통해 금속-세라믹 결합을 지원하는 몇 가지 증거가 있다. 어떤 Pd-Ag 합금은 내부 산화물을 형성 하지만 외부 산화물은 형성하지 않았다. 그러나 점동 메커니즘(creep mechanism)을 통해 표면에 금속 결절이 형성되었다. 이러한 결절은 임상적으로 포세린의 충분한 기계적 유지를 제공할 것이다. 왜냐하면 이 합금은 특별한 문제없이 수년간 사용되어 왔기 때문이다.

이러한 합금의 산화 거동은 주로 포세린과의 결합 가능성을 결정한다. 금속-포세린 결합의 성질에 대한 연구는 산화 처리 동안 접착성 산화물을 형성하는 합금이 포세린과의 우수한 결합을 형성하는 반면 산화물의 접착성이 불량하거나 젖음성이 낮은 포세린은 빈약한 결합을 형성한다(그림 15-6). 산화물의 두께가 중요한 역할을 하는 것으로 생각되지만 이 이론을 뒷받침할 증거는 불충분하다. 오히려 금속에 접착하는 산화물의 품질이 가장 중요한 요소인 것으로 보인다.

금속-포세린 사이에서 일어나는 결합실패의 유형은 그림 15-7과 같이 6가지가 있다. 이 결합 실패의 유형 가운데 제III형은 금속과 포세린의 결합력이 우수할 때의 응집 실패를 나타낸다. 제 IV, V형의 결합 실패 양상은 티타늄-세라믹 시스템에서 빈번하게 나타난다. 즉 산화막이 과도하게 형성되거나 산화막과 모금속의 결합력이 약해서 발생한다고 볼 수 있다.

4) 글레이즈와 스테인 세라믹

금속-세라믹 보철, 전부 세라믹 보철 및 의치용 도치의 심미성은 글레이즈(glazes)와 스테인(stains)의 적용을 통해 인접한 치아 또는 수복물과 비슷한 보다 생동감 있는 외관 및 색상 일치를 이룰 수 있다. 글레이즈의 용융 온도는 유리 조절제, 일반적으로 알칼리 산화물을 추가하여 감소하며, 이는 글레이즈의 화학적 내구성을 감소시킨다. 스테인은 동일한 화학적 내구성 문제를 갖고 있는 단순히 색이 함유된 글레이즈이다. 그러나 현재 사용되고 있는 대부분의 글레이즈는 두께가 50 ㎛ 이상일 때 충분한 내구성을 갖는 것으로 보인다.

적용된 스테인을 영구적으로 유지하는 한 가지 방법은 내부에 사용하는 것이다. 내부 스테인 및 특성화는 생동감 있는 결과를 만들 수 있다. 법랑질의 균열이나 기타 형상이 단순히 표면에 적용된 것보다는 포세린 내부에 들어가 있는 경우 특히 그러하다. 내부 스테인 및 특성화의 단점은 색이나 특성이 적절하지 않은 경우 포세린을 완전히 벗겨내야 한다는 것이다.

셀프 글레이징된 장석계 포세린은 글레이징 되지 않은 포세린보다 강하다. 글레이즈는 표면 결함을 매우고 응력 집중을 줄이는데 효과적이다. 그림 15-5는 적절히 소성되어 셀프 글레이징된 포세린 표면을 가진 금속-세라믹 크라운이다. 글레이즈가 삭마에 의해 제거되면 횡단 강도는 글레이즈 층이 손상되지 않은 샘플의 절반에 불과하다. 그러나 일부 연구 결과에 따르면 표면이 고도로 연마된 포세린은 연마와 글레이징된 시편과 비슷한 강도를 나타낸다.

이 결과는 임상적으로 중요하다. 포세린 수복물이 구강 안에 접착된 후 치과 의사가 포세린 표면을 다이아몬드 버(bur)로 연삭하여 교합을 조절하는 것이 일반적인 관행이다. 이 과정에서 글레이즈가 제거되고 표면이 거친 상태로 남아있게 된다면 포세린을 약화시킬 수 있다. 이로 인해 법랑질 마모가 증가할 수 있다. 이 상태에서 해결책은 Sof-Lex(3M, Minneapolis, MN) 마무리 디스크, Shofu(Shofu, Kyoto, Japan) 포세린 라미네이트 연마 키트 또는 기타 연마 시스템으로 표면을 연마하는 것이다. 표면이 더 매끄러우면 반대편 치아 또는 수복물의 마모 손상을 줄일 수 있다.

일반적으로 장석계 포세린의 글레이징 처리는 표면 결함을 제거하고 더 매끄러운 표면을 생성한다고 믿고 있다. 그러나 가장 짧은 시간에 가장 매끄러운 표면을 생성하는 최적의 방법은 확립되지 않았다. 거친 표면을 곱게 연마한 후에 글레이징을 수행하면 연마만 한 것, 샌드 블라스팅을 한 후에 글레이징을 하거나 다이아몬드로 연마한 후에 글레이징 처리한 것보다 더 매끄러운 표면을 얻

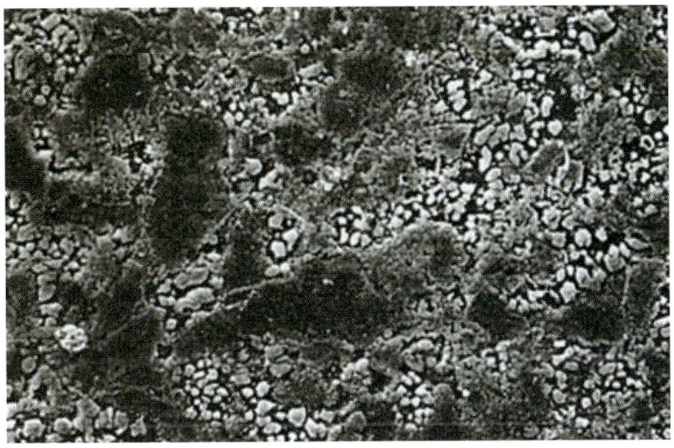

그림 15-8. 1.23% 불화 인산 칼륨용액에 30분 노출시킨 장석계 상아질 포세린의 표면. 대부분의 열화가 결정상 보다 글라스 기지(glass matrix)에서 발생했다.

을 수 있다고 가정하는 것이 논리적이다. 그러나 포세린 표면을 연마 혹은 글레이징 처리 하더라도 구연산, 아세트산 및 알칼리를 포함하는 일상 식단에 용매가 존재할 경우 표면이 천천히 또는 현저하게 파괴된다. 그림 15-8에서 볼 수 있듯이 포세린과 같은 유리상 세라믹을 산성화된 불화인산겔에 노출시키면 열화가 발생한다.

5) 올세라믹 수복물과 비교한 금속-세라믹 수 복물의 장점과 단점

제대로 만들어진 금속-세라믹 크라운은 대부분의 올세라믹 크라운 및 브리지보다 더 파절 저항성과 내구성이 있다. 금속-세라믹 크라운 제작 기술은 가장 최근의 올세라믹 제품에 요구되는 기술과 비교하여 잘 확립된 기술이다. 코핑과 프레임워크에 사용되는 일부 금속의 생체적합성은 그 금속에 대한 알레르기가 있는 환자에게 중요할 수 있지만 이러한 상황은 드물다. 금속 코핑 또는 프레임워크는 지르코니아-기반 세라믹 보철물에 비해 근관치료를 위해 크라운에 구멍을 형성할 때 유리하다. 금속 프레임워크까지 확장된 세라믹 파절(그림 15-6)에 대한 임시 수리 시 구강 내에서 샌드블라스팅 처리를 할 필요 없이 최신 수지 결합제(bonding agent)를 사용하여 수리가 가능하다. 올세라믹 크라운은 작은 파절 및 구치 부위의 큰 파절에 더 취약할 수 있다. 세라믹 연결부의 파절은 올세라믹 보철의 또 다른 단점이다.

특히 연결부의 모양과 크기에 대한 제조회사의 권장 사항이 제한된 공간으로 인해 충족될 수 없는 경우에 발생한다. 올세라믹 수복물의 심미성은 전치부와 구치부에서도 일반적으로 금속-세라믹 수복물의 외관보다 우수하다(그림 15-9).

15.8. 세라믹 강화 방법

1) 응력 집중의 영향을 최소화

왜 치과용 세라믹 보철물이 높은 원자간 결합력에서 우리가 기대하는 강도를 보여주지 못하는가? 대답은 이 물질의 표면에 수많은 미세한 금힘(scratch)과 기타 결함이 존재한다는 것이다. 이러한 표면 결함은 재료에서 날카롭고 좁은 틈과 같은 역할을 한다. 구강 내 하중이 가해질 때 세라믹 구조 내에서 발달하는 인장응력 크게 증가하고 이러한 결함의 끝에 집중된다. 각 표면 결함의 끝부분에 있는 응력 집중은 구조물 전체로 보면 비교적 낮은 평균 응력일 지라도 부분적인 응력은 극도로 높아질 수 있다. 발생한 인장응력이 재료 구조의 공칭강도를 초과하면 결함의 끝(tip)에서 결합이 파괴되어 균열이 형성된다. 이 응력 집중 현상은 이론적 강도보다 훨씬

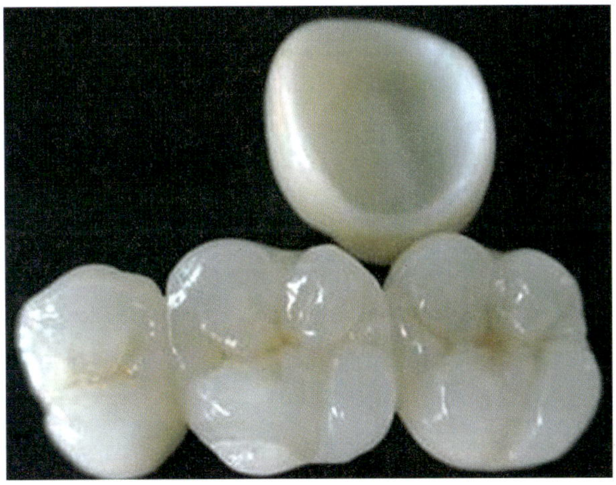

그림 15-9. 올세라믹(all ceramic) 크라운과 브리지

낮은 응력에서 재료가 어떻게 파괴되는지 설명해준다. 그러나 보철물의 디자인, 하중의 방향, 하중 속도, 미세 구조 및 잔류응력을 포함하여 응력의 크기에 영향을 주는 기타 변수들이 있다.

응력 상승 요인은 세라믹 구조와 취성이 있는 재료의 불연속성으로, 이러한 영역에 응력 집중을 유발한다. 세라믹 치과수복물의 설계는 충분한 크기와 함께 조심스럽게 계획되어야 하고 세라믹에서 발생하는 응력을 피하기 위해 날카로운 각도변화를 최소화해야 한다.

세라믹 윤곽의 형태나 두께의 급격한 변화는 응력을 높이는 요인으로 작용하여 수복물이 더 쉽게 파절되게 할 수 있다. 예를 들어 세라믹 크라운을 위한 전치부 지대치의 절단연 각도는 둥글게 되어야 하고 구치부 치아의 교합면 삭제는 고려중인 세라믹 보철을 위해 충분한 공간을 제공해야 한다. 세라믹의 취성 파괴 거동과 낮은 인장 강도는 표면 결함 주변의 응력 집중을 고려하면 이해할 수 있다. 세라믹은 금속과 달리 파절 없이 응력에 항복 하는 메커니즘이 없기 때문에 균열은 낮은 평균 응력 수준에서 세라믹 재료를 통해 전파 될 수 있다. 결과적으로 세라믹과 유리는 압축강도보다 인장강도가 훨씬 낮다. 구강 환경에서 인장응력은 일반적으로 굽힘력에 의해 생성되며 굽힘력에 의해 생성된 최대 인장응력은 수복물 표면 내에서 발생한다. 이러한 이유로 세라믹의 강도를 결정하는 데 표면 결함이 특히 중요하다.

표면 결함을 제거하거나 크기와 개수를 줄이면 강도가 매우 크게 증가할 수 있다. 세라믹 표면의 표면결함 깊이를 줄이는 것이 연마를 하거나 글레이징을 하는 이유 중 하나이며 그것은 상당히 중요하다.

세라믹 보철물의 파절 저항성은 다음의 6가지 옵션 중 하나 이상을 통해 증가될 수 있다.

(1) 더 강하고 더 인성이 우수한 세라믹을 선택한다.
(2) 열 템퍼링(thermal tempering)을 통해 재료 표면 내에 잔류 압축응력을 생성한다.
(3) 영팽창(열수축) 계수를 적절하게 일치시켜 계면 영역 내에서 잔류 압축응력을 생성한다.
(4) 더 견고한 지지(더 큰 탄성계수)를 갖는 재료를 선택하여 세라믹의 인장응력을 줄인다.
(5) 장석계 포세린의 소성 횟수를 최소화한다.
(6) 잠재적인 인장응력 영역에서 응력 집중을 최소화하기 위해 더 큰 부피의 연결부와 더 넓은 곡률반경을 갖는 세라믹 보철을 설계한다.

2) 잔류 압축응력의 발생

금속-세라믹과 올세라믹 보철의 제작은 일반적으로 고온에서 세라믹을 소결하거나 베니어 세라믹을 금속 또는 코어 세라믹에 열간 가압하여 제작한다. 실온으로 냉각하는 과정은 세라믹 보철의 하부구조물과 인접한 재료의 열수축 계수 불일치를 활용할 수 있는 기회이다. 그러나 포세린 베니어가 금속 코핑 또는 프레임워크보다 더 많이 수축 하는 경우 인장응력(tensile stress)이 발생하여 세라믹 균열이 발생할 수 있다(그림 15-10). 이상적으로는 최종 수복물에서 세라믹 베니어가 약간의 압축력을 유지해야 한다. 이전에 언급한 바와 같이 셀프 글레이징된 표면층은 냉각 시 압축응력이 발생할 수 있다.

세라믹 보철물의 파괴를 방지하려면 인장응력이 발생하는 것을 방지해야 한다. 물론 이는 비현실적인 요구 사항이지만 대신에 세라믹 구조물의 영역에서 상당량의 압축응력을 생성할 수 있다면 보철물이 구강에서 기능하는

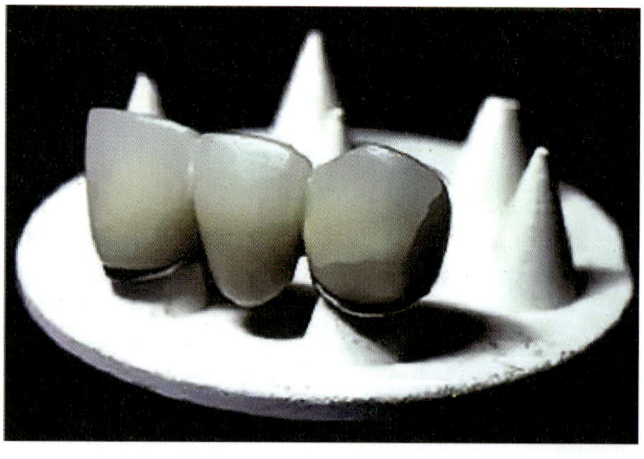

그림 15-10. 소결 후 냉각하는 과정에서 금속-세라믹 보철의 균열

동안 더 큰 수준의 인장응력 상쇄가 이루어질 수 있다. 세라믹 내에 잔류 압축응력을 도입하는 한 가지 방법은 코어 세라믹의 열팽창(열수축) 계수보다 약간 작은 열팽창 계수를 갖는 베니어 세라믹을 선택하는 것이다. 3개의 포세린 층에서 동일한 조성과 열수축 계수를 가진 외측 2개 층과 열수축 계수가 더 높은 다른 조성의 내부 층을 생각해보자.

포세린 층들이 함께 결합되고 결합된 구조가 실온으로 냉각되었다고 가정해보자. 내부 층은 더 높은 열수축 계수를 갖고 있어 냉각 될수록 더 많이 수축하는 경향이 있다. 따라서 실온으로 냉각 시 내부 층은 인접한 외부 층에 압축응력을 생성할 것이다. 이러한 방식으로 세라믹 구조의 보호 압축응력은 파절 저항과 생존 확률을 증가시킨다.

또 다른 절차는 보철물을 포세린 퍼니스 내에서 꺼내서 벤치톱(benchtop) 위에서 보철물을 빠르게 냉각시키는 것이다. 이것은 금속-세라믹 보철물에 특히 유용하다. 금속의 열전도성과 열확산성이 베니어 세라믹의 압축을 증가시키기 때문이다. 우리는 금속-세라믹 시스템에도 동일한 원리를 적용할 수 있다. 금속과 포세린은 소성 온도에서 실온까지 냉각 시 금속이 포세린보다 약간 더 수축 하도록 열수축 계수가 약간 불일치하도록 선택해야 한다(금속의 CTC가 약간 높게). 이러한 불일치로 인해 금속에 적층된 포세린이 잔류 압축 상태로 남게 되며, 이는 금속-세라믹 수복물을 파손으로부터 효과적으로 보호한다.

3) 소성 횟수의 최소화

포세린 소성 과정의 목적은 분말 입자를 조밀하게 소결하여 비교적 매끄러운 유리 같은 층을 생성하는 것이다. 어떤 경우에는 색상(shade) 조정 또는 미세 균열과 같은 특징을 부여하기 위해 스테인(stain)이 적용된다. 포세린 소성 온도에서는 시간이 지남에 따라 여러 가지 화학 반응이 발생한다. 특히 중요한 것은 금속-세라믹 수복물의 제작을 위해 설계된 포세린에서 결정성 루사이트 농도의 증가이다. 고팽창 결정상인 루사이트($K_2O \cdot Al_2O_3 \cdot 4SIO_2$, 백류석)는 포세린의 열수축 계수를 증가시킬 수 있다. 여러 회 소성으로 인한 루사이트 함량의 변화는 일부 포세린 제품의 열팽창(열수축) 계수를 변화 시킬 수 있다. 일부 포세린은 여러 번 소성한 후 루사이트 결정이 증가하여 열팽창계수가 증가한다. 포세린의 팽창계수가 금속의 팽창계수보다 커지면 포세린과 금속 사이의 팽창 불일치로 인해 냉각 중에 포세린에 즉시 또는 시간이 지나 균열이 형성될 수 있다.

4) 이온 교환

이온 교환 기법은 세라믹 표면에 잔류 압축응력을 도입하는 효과적인 방법이다. 나트륨 함유 유리 제품을 용융 질산칼륨 용액에 담그면 칼륨 이온이 유리 제품 표면의 일부 나트륨 이온과 교환되어 냉각 후에도 제 위치에 남아있게 된다. 칼륨 이온은 나트륨 이온보다 약 35% 더 크기 때문에 이전에 나트륨 이온이 차지했던 장소로 칼륨 이온이 확산되면 표면에 잔류 압축응력이 생성된다(그림 15-11). 장석계 포세린의 굴곡 강도가 100% 이상 증가한 것은 상당한 농도의 작은 나트륨 이온을 포함하는 여러 이온 교환 제품을 통해 달성되었다. 그러나 압축 영역의 깊이는 100 ㎛ 미만이다. 따라서 포세린 또는 글라스-세라믹의 표면이 특정 무기산에 장기간 노출되어 마모되거나 침식될 경우 이러한 강화 효과가 상실될 수 있다.

5) 열 템퍼링(Heat tempering)

아마도 유리를 강화하기 위한 가장 일반적인 방법은 뜨겁고 연화된(용융된) 상태에서 물체의 표면을 급속히 냉각시켜 표면에 잔류 압축응력을 생성하는 열 템퍼링에 의한 것이다. 이러한 급속 냉각은 연질(용융된) 코어를 감싸는 단단한 유리 막을 만든다. 용융된 코어가 응고됨에 따라, 수축하는 경향이 있지만 외부 얇은 막은 단단한 상태로 유지된다. 수축하면서 응고하는 용융 코어의 당김에 의해 코어에 잔류 인장응력이 생성되고 외부 표면에는 잔류 압축응력이 생성된다.

열 템퍼링은 자동차 창문과 바람막이 유리창, 슬라이딩 유리 문 및 다이빙 마스크와 같은 용도로 유리를 강화하는 데 사용된다. 종종 외부 얇은 막의 급속 냉각은 열로 연화된 유리 표면에 직접적으로 공기를 분사해서 얻어진다(그림 15-12). 편광 선글라스를 통해 자동차의 뒷유리를 관찰하면 창 전체에 걸쳐 일정한 패턴의 점을 볼 수 있다. 이러한 점 형태의 패턴은 템퍼링 공정에서 제조사가 사용하는 공기 분사기(air jet)의 배열에 해당한다. 치과분야의 경우 표면을 균일하게 냉각할 수 없는 에어제트를 사용하는 것보다는 실리콘 오일 또는 기타 특수 액체로 유리 상(phase) 세라믹을 급속 냉각 시키는 것이 더 효과적이다. 이 열 템퍼링 처리는 표면 내에 압축 응력으로 인한 보호 영역을 생성한다. 그러나 이 공정은 기술에 민감하기 때문에 템퍼링 공정 중에 과도한 냉각 속도가 발생하면 큰 인장응력이 발생할 수 있다.

15.9. 올세라믹 시스템(All-ceramic system)

1994년 조사에 따르면 금속-세라믹 크라운과 브리지는 전체 고정성 수복물의 약 90%가 사용되었다. 그러나 최근에는 파절 저항이 향상된 세라믹 제품이 개발되고, 첨단 CAD/CAM 기술과 뛰어난 심미성을 갖춘 세라믹 제품의 개발로 인해 올세라믹 제품의 사용이 크게 증가하고 있다. 세라믹 크라운과 브리지는 20세기 초부터 널리 사용되었다. 최초의 열가압 코어 세라믹 중 하나는 루사이트-기반의 글라스-세라믹인 IPS Empress였다. 상대적으로 낮은 굴힘강도와 파괴인성 때문에 이 글라스 세라믹은 전치부 단일 수복물로 제한되었다. 이러한 재료는 몇 년 동안 상당히 좋은 성공률을 보였지만 더 광범위하게 사용할 수 있는 더 강하고 견고한 세라믹의 개발로 이어졌다.

1) 알루미나 함유 포세린(Aluminous porcelain)

1960년대까지 고온 용융 장석계 포세린이 올세라믹 크라운을 생산하는 데 사용되었다. 이러한 유형의 포세린은 강도가 상대적으로 낮기 때문에 McLean and Hughes(1965)는 세라믹 크라운 제작을 위한 알루미나-강화 포세린 코어 재료를 개발했다. 알루미나-강화 크라운은 일반적으로 금속-세라믹 크라운 보다 전치에 약간 더 나은 심미성을 제공하는 것으로 간주되었지만 구치부 사용을 보증하기에는 강도가 부족했다.

알루미나 함유 포세린 크라운을 제작하는 한 가지 방

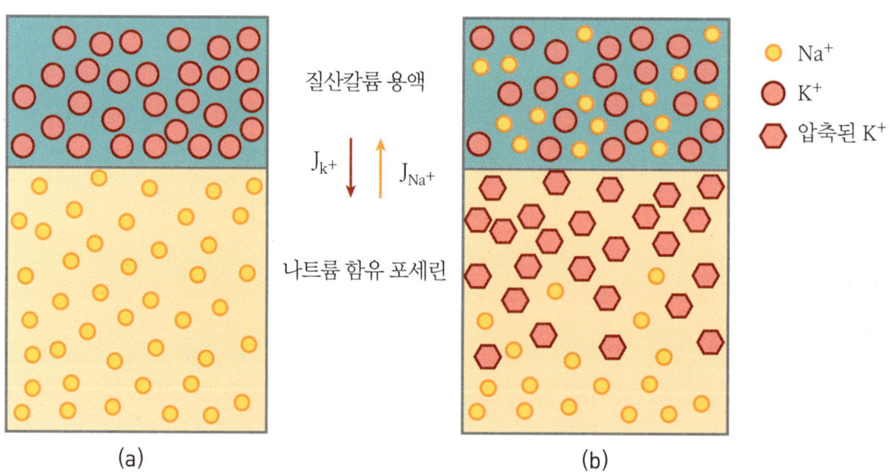

그림 15-11. 치과용 포세린에서 이온 교환 과정 전(a)과 후(b)의 개략도

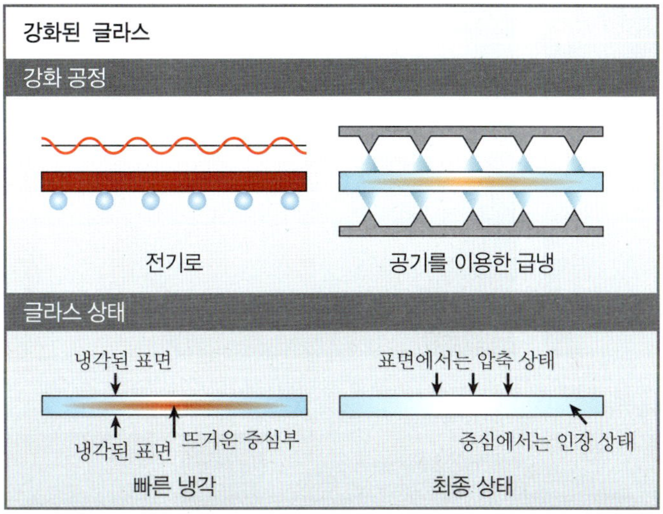

그림 15-12. 유리의 강화 방법인 열 템퍼링 공정의 개략도

법은 백금 포일(foil) 위에 산화주석 코팅을 형성하는 것이다. 이 기술의 목적은 지대치(abutment)에 합착될 내면에 얇은 백금 포일을 접착하여 포세린 크라운의 내부 표면의 표면 불규칙성으로 인한 약화 효과를 줄이는 것이었다. 얇은 주석 층으로 백금 포일을 전기 도금하고 이를 포세린 퍼니스 내에서 산화시켜 연속적인 주석산화물 막을 제공함으로써 알루미나 함유 포세린의 원자 결합이 촉진되었다. 그 근거는 접착된 포일이 적합될 표면에서 얇은 막 역할을 하여 포세린에 다공성과 미세 균열의 형성을 감소시켜 수복물의 파괴 저항성을 증가시킨다는 것이다. 이들 크라운의 임상적 성능은 전치부에서는 우수했지만 글라스 아이오노머 시멘트로 합착한 후 7년 이내에 구치부 크라운의 약 15%가 파괴되었다.

2) 열가압 글라스-세라믹스(Heat pressing glass-ceramics)

베니어된 루사이트-기반의 글라스-세라믹 코어 수복물은 전치 베니어와 크라운, 소구치의 인레이, 온레이 및 크라운에 사용된다. 열가압 루사이트 함유 글라스-세라믹은 수년 동안 사용되어왔다. 루사이트-기반과 리튬 디실리케이트(lithia disilicate)-기반 글라스-세라믹의 열가압 기술은 잘 확립되어 있으며, 이 기술은 최근 금속과 지르코니아 코어 세라믹 위에 베니어 세라믹을 열가압하기 위해 사용되고 있다. 가장 잘 알려진 루사이트-기반 제품인 IPS Empress(Ivoclar Vivadent), Cerpress SL Pressable Ceramic System(Leach and Dillon) 및 Finesse All-Ceramic System(Dentsply Ceramco) 이다.

이러한 열가압 글라스-세라믹은 부피비로 약 35% 의 루사이트($K_2O \cdot Al_2O_3 \cdot 4SIO_2$, 백류석) 결정을 함유한다. 이러한 코어 재료를 위한 글라스-매트릭스 베니어 세라믹에도 루사이트가 포함되어 있다. 이러한 글라스-세라믹은 굴곡강도(최대 112 MPa)와 파괴인성(0.9-1.3 MPa · $m^{1/2}$)이 상대적으로 낮기 때문에 대구치 크라운 또는 브리지에는 권장하지 않는다. 열가압(HIP) 코어 세라믹의 일부 목록이 표 15-7에 나와있다.

IPS Empress 2(그림 15-13)와 Optec OPC 3G(Pentron Laboratory Technologies)는 주 결정상으로 리튬 디실리케이트($Li_2O \cdot 2SiO_2$)를 부피비로 약 65~70% 함유하고 있다. 글라스-세라믹으로 사용되는 리튬 디실리케이트 재료는 소결 범위가 좁아 세라믹 보철물의 제작 과정이 기술적으로 세심한 주의가 필요하다.

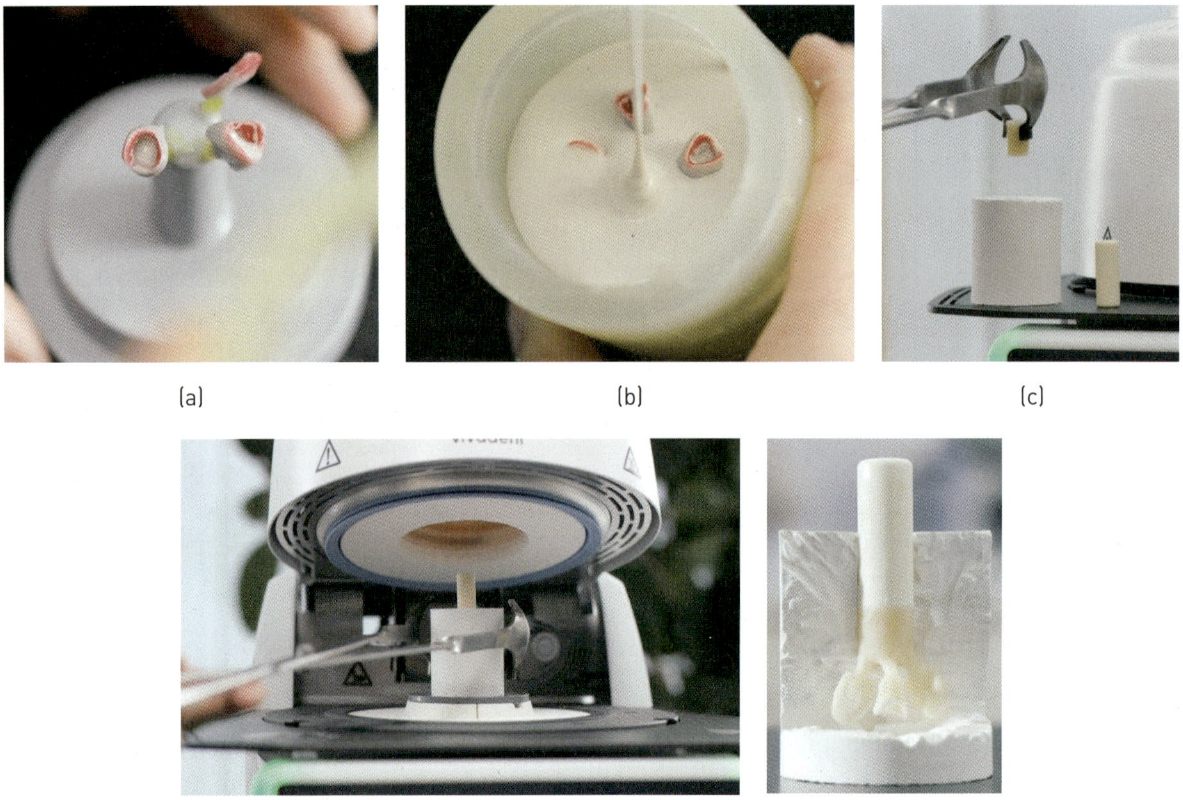

(a) (b) (c) (d) (e)

그림 15-13. 열가압 글라스-세라믹(IPS Empress 2)

그림 15-14는 리튬 디실리케이트 코어 세라믹으로 제작된 올세라믹 크라운의 개략적인 단면도이다.

이 글라스-세라믹은 부피비로 약 70%의 리튬 디실리케이트와 30%의 유리로 구성된다. 루사이트-기반 글라스-세라믹(Empress)보다 다소 불투명하지만 상당히 반투명 하다. 그러나 루사이트-기반의 글라스 세라믹보다 더 강한 코어 세라믹이다. 평균 굴곡 강도는 루사이트-기반 글라스-세라믹의 강도 112 MPa에 비해 약 350 MPa 강도를 갖는다. 리튬 디실리 케이트-기반 글라스-세라믹의 강도와 3.3 MPa · $m^{1/2}$ 의 파괴인성은 적층된 세라믹의 굴곡강도와 파괴인성이 낮음에도 불구하고 일반적으로 대부분의 전치와 구치 크라운 및 전치 3본 브리지용으로 충분하다. 코어 세라믹 파절 저항성은 적당히 높지만 베니어된 보철물은 칩핑에 취약한 것으로 보고되었다.

3) 글라스-용융침투 코어 세라믹스(Glass-infiltrated core ceramics)

소결 수축을 최소화하고 세라믹 보철물의 적절한 적합성을 보장하기 위해 3가지 글라스 용융침투 코어 세라믹 시스템이 개발되었다. 하나는 부분적으로 소결된 알루미나를 기반으로 하고 다른 하나는 마그네슘-알루미나 코어를 기반으로 하고 또 다른 하나는 지르코니아-알루미나 코어를 기반으로 한다. 이러한 부분적으로 소결된 세라믹 각각은 큰 체적 변화 없이 란타늄(lanthanum) 유리로 침투될 수 있다.

VITA In-Ceram Alumina는 부피 기준으로 약 85%의 알루미나를 함유하고 있다. 부분적으로 소결된 프레임워크(framework)는 다공성 치형(die)에 입자가 조밀하게 채워지는 슬립 캐스팅 공정으로 형성된다. 1120℃에서 10시간 이상 소성하면 부분적으로 소결된 조직이 형성된

표 15-7. 올세라믹 보철용 가압 코어 세라믹과 관련된 베니어 세라믹

코어 세라믹 (Core ceramic)	베니어 세라믹 (Veneering ceramic)	적응증 (Indications)	제조 회사 (manufacturer)
Authentic	Authentic	Veneer/inlay/onlay/crown	Ceramay
Carrara press core	Carrara vincent	Veneer/inlay/onlay/crown	Elephant
Carrara press inlay	Carrara vincent	Inlay	Elephant
Cergogold	Duceragold	Veneer/inlay/onlay/crown	Dequssa
Cerpress	Sensation SL	Veneer/inlay/onlay/post/crown	Dentagold
Cerapress	Creation LF	Veneer/inlay/onlay/crown	Girrbach
Empress 2	Eris, e.max ceram	Veneer/inlay/onlay/post/crown/fpd	Ivoclar vivadent
E.max press	E.max ceram	Veneer/inlay/onlay/post/crown/fpd	Ivoclar vivadent
Evopress	Evolution	Veneer/inlay/onlay/crown	Wegold
Finesse all ceramic	Finesse	Veneer/inlay/onlay/crown	DENTSPLY ceramco
Fortress pressable	–	–	Mirage dental
Magic coating caps schicht-pressing	Magic ceram 2	Veneer/inlay/onlay/crown	D.T.S. Denta TechnoStore
Magic easy press colorier-pressing	–	Veneer/inlay/onlay/crown	D.T.S. Denta TechnoStore
Nuance presskeramik	Nuance 750	Veneer/inlay/onlay/crown	schutz dental group
Optec OPC low wear	Optec OPC low wear	Veneer/inlay/onlay/post/crown	Jeneric pentron
Optec OPC 3G	Optec OPC 3G porcelain	Veneer/inlay/onlay/fpd	Jeneric pentron
Trendpress	Trendkeramik LFC	Veneer/inlay/onlay/crown	Binder dental
PLATINApress	Platina M	Veneer/inlay/onlay/ant. crown	Heimerle+meule
Vision esthetic	Vision esthetic	Veneer/inlay/onlay/ant. crown	Wohlwend
VITApress	VITA Omega 900	Veneer/inlay/onlay	Vident

Adapted from Kappert HF, Krah MK: Keramiken–eine Übersicht, Quintessenz Zahntech 27(6): 668–704, 2001.

다. 이 다공성 코어 세라믹 프레임워크는 용융된 란타늄 유리가 스며들게 된다. In-Ceram 글라스-용융침투 코어 세라믹 크라운의 단면도는 그림 15-15에서 볼 수 있다.

마그네슘 알루미나 스피넬($MgAl_2O_4$) 코어 세라믹인 In-Ceram-Spinell(ICS)과 In-Ceram zirconia에도 동일한 공정이 적용될 수 있다. 글라스 용융침투 후 In-Ceram Spinell 세라믹은 In-Ceram Alumina 또는 In-Ceram Zirconia보다 더 반투명하지만 평균 강도는 상당히 낮다(약 350 MPa 대 600 MPa).

In-Ceram 지르코니아(약 620 MPa)의 평균 굴곡 강도는 In-Ceram 알루미나의 평균 굴곡 강도보다 약간 높다.

In-Ceram 지르코니아는 순수한 지르코니아 코어가 아니라 중량비로 약 62%의 알루미나, 20%의 지르코니아 및 18%의 용융침투 유리의 조합으로 만들어 진다. 글라스 용융침투 형태는 주로 크라운 코핑과 전치부와 구치부 3본 구조물(framework)에 사용된다. 이 공정과

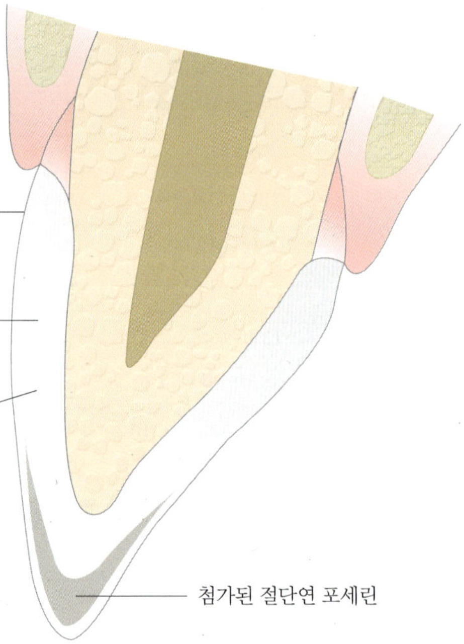

그림 15-14. 리튬 디실리케이트-기반 세라믹 크라운(Empress 2)의 단면도

관련된 수축이 없기 때문에 마진의 적합은 열-가압 방식으로 제작된 수복물의 변연(margin)과 유사 할 것으로 예상되지만 복제-밀링 방식으로 제작된 것보다는 우수하다. VITA In-Ceram 코어 세라믹, VITA- BLOCS Mk II 장석계 세라믹 및 VITA VM 9 장석-기반 세라믹의 사용에 대한 적응증 요약이 표 15-8에 나와 있다. 세라믹 보철물의 생존 가능성은 여러 요인에 따라 달라지며, 그 중 일부는 치과 의사가 통제할 수 있고 다른 요인은 통제할 수 없다. 예를 들어, 우식 위험이 높은 징후, 광범위한 치주 질환 또는 심한 이갈이는 모든 치과용 세라믹 보철물에 대한 금기 사항이다.

4) 이트리아-안정화 지르코니아(Yttria-stabilized zirconia)

지르코니아는 1970년대부터 생체 재료로 사용되어 왔다. 이는 고관절 대체 재료(hip replacement material)로 널리 사용되어 왔으며 2004년부터 치과 크라운 및 브리지 용도로 사용되었다. 산화지르코늄(ZrO_2) 또는 지르코니아는 지르코늄의 백색 결정질 산화물이다. 치과용 지르코니아는 다이아몬드의 모조품으로 사용되는 입방체 결정 형태인 큐빅 지르코니아(cubic zirconia, ZrO_2)와 혼동되어서는 안되며 또한 회백색의 강한 전이금속인 지르코늄이나 규산염 지르코늄($ZrSiO_4$)인 지르콘(zircon)과 혼동되어서는 안된다.

그러나 순수 지르코늄은 염소로 정제하여 지르콘으로부터 얻을 수 있다.

지르코니아는 단열재, 산소센서 및 연료 전지에 매우 유용하게 사용되는 고유한 기계적 및 전기적 특성을 보여준다. 대기압 하에서 순수 지르코니아는 3가지 다른 결정 구조를 나타낼 수 있다. 2367℃ 이상의 온도에서 지르코니아는 입방정 구조를 가진다. 1167℃와 2367℃ 사이에서는 정방정이고 1167℃ 이하에서는 구조가 단사정이다 (그림 15-16). 정방정계에서 단사정계로의 상(phase) 변태는 3~5%의 체적 증가를 가져오며 이는 지르코니아 표본에 균열을 발생시키고 강도와 인성을 감소시킨다. 이 조건 하에서 순수한 지르코니아는 치과 수복

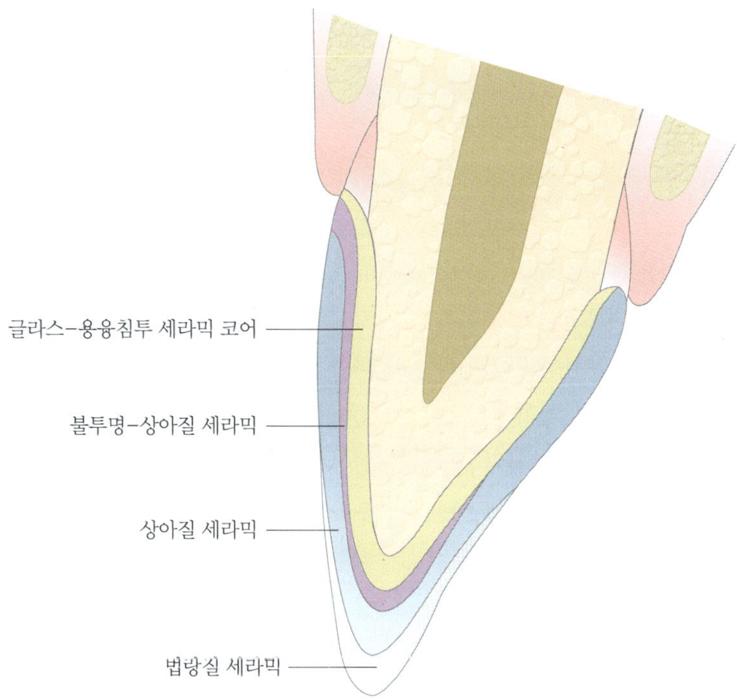

그림 15-15. 글라스-용융침투 코어 세라믹 크라운(In-Ceram)의 단면도

물로 사용할 수가 없다. 그러나 Mg, Ca, Sc, Y 또는 Nd를 첨가하여 조성을 변형시키면 고온의 정방정 상으로 실온에서 안정화 될 수 있다. 이러한 방식으로 정방정(tetragonal)에서 단사정(monoclinic) 상으로 변태 시 응력을 피할 수 있고, 미세 균열이 방지되며 정방정 상의 긍정적인 기계적 특성이 보존된다. 실온에서 고온의 정방정 상으로 안정화를 위한 또 다른 방법은 결정 크기를 10 ㎚ 미만으로 줄이는 것이다.

지르코니아는 열전도율이 알루미나(Al_2O_3)보다 약 20%로 매우 낮은 비금속이다. 화학적으로 불활성이며 부식에 매우 강하다. 순수 지르코니아(ZrO_2)는 실온에서 단사정 구조를 가지며 고온에서 정방정 및 입방정 지

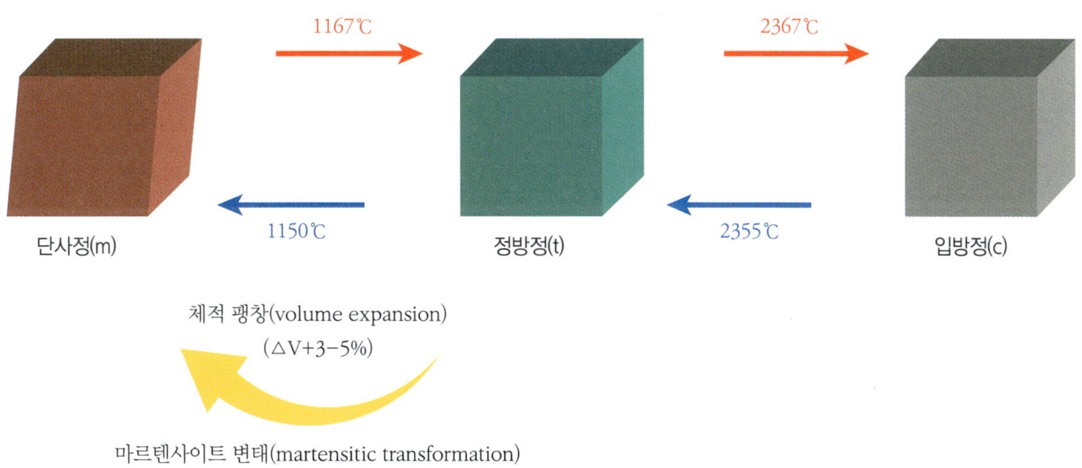

그림 15-16. 온도에 따른 순수 지르코니아의 상(phase) 변태와 체적의 상관관계

르코니아로 변태된다. 첨가물이 없는 지르코니아가 입방정에서 정방정, 정방정에서 단사정 상으로 변태하는 동안 발생하는 큰 부피 팽창은 구조적인 팽창과 높은 인장응력을 유발하여 냉각 중에 지르코니아의 균열을 발생시키는 원인이 된다. 이 문제를 해결하기 위해 지르코니아에는 마그네시아(MgO), 이트리아(Y_2O_3), 칼시아(CaO), 세리아(Ce_2O_3) 같은 안정화 산화물을 지르코니아에 첨가한다. 단일 상의 정방정 지르코니아의 안정성은 이트리아(yttria)와 같은 높은 용해성을 갖는 3가 안정화제 또는 세리아와 같은 4가 안정화제에 의해 강화된다. 치과용으로 사용되는 가장 일반적인 안정화제는 이트리아(Y_2O_3)이다. 3~5 mol%의 이트리아(Y_2O_3)를 첨가하면 이트리아 안정화 지르코니아 또는 이트리아 안정화 정방정 지르코니아 다결정체(Y-TZP)라고하는 안정화된 코어 세라믹이 생성된다. 마그네시아(MgO)는 Mg-PSZ 코어 세라믹(Denzir-M, Dentronic AB, Skelleftea, Sweden)을 생산하는 데에도 사용되었으며, 세리아(Ce_2O_3)는 Ce-TZP/Al_2O_3 코어 세라믹(NanoZir, Panasonic, Japan)에서 안정화제로 사용된다.

이트리아에 의한 지르코니아의 구조적 안정화는 상당한 비율의 준안정 정방정 상을 초래한다. 이 준안정 정방정 상은 균열의 끝에서 인장응력이 발생할 때 이 부분이 단사정 상으로 변태됨에 의해 구조를 강화시킨다. 균열 끝(tip)의 주변에 생성된 부피 팽창은 균열의 주위에 높은 압축응력을 생성하며 이는 부분적인 파괴인성을 증가시키고 균열 진파 가능성을 억제한다(그림 15-17). 이러한 변태 강화 현상(phenomenon of transformation toughening)은 안정화된 지르코니아 보철물의 굴곡과 인장 파괴저항을 증가시키고 아마도 지르코니아-기반 수복물의 생존 확률을 증가시킬 것이다. 표면 연삭은 정방정에서 단사정(monoclinic)으로의 변태를 통해 표면 강성을 증가시킬 수 있지만 거친 삭마재 또는 큰 홈이 있는 기구에 의한 과도한 연삭은 국소적인 압축응력이 제공하는 모든 이점을 상쇄할 수 있으므로 대부분의 지르코니아 공급 업체에서는 권장하지 않는다.

첨가물이 없는 92.2% 밀도의 단사정 지르코니아의 파괴인성은 2.06 MPa · $m^{1/2}$로 보고되었다. 완전한 밀도에서 추정은 2.6 MPa · $m^{1/2}$ 값을 나타내지만 정방정

표 15-8. VITA In-Ceram, VITABLOCS과 VM9 세라믹의 가공 방법과 적응증

	산화물 세라믹(oxide ceramics)					장석-기반 세라믹(feldspar-based ceramics)			
	글라스-용융침투 VITA In-Ceram 코어 세라믹(슬립/연삭)			VITA In-Ceram 코어 세라믹(소결/연삭)		VITABLOCS(연삭)		VITA PM 9(가압)	
적응증	Spinell	Alumina	Zirconia (alumina/zirconia)	AL	YZ	Mk II	Triluxe/Triluxe forte	Over-Pressing technique	Substructure-free layering technique*
Anterior crown	×	×		×	×	×	×	×	×
Anterior 3-unit FDP		×	×	×	×			×	
Anterior 4-unit FDP					×				
Posterior crown		×	×	×	×	×	×	×	
Posterior 3-unit FDP			×	×	×			×	
Posterior 4-unit FDP					×				
Veneering ceramic	VITA VM 7	VITA VM 7	VITA VM 7	VITA VM 7	VITA VM 9	VITA VM 9	VITA VM 9	VITA VM 9	VITA VM 9

Adapted from VITA In-Ceram professionals Web site: http://www.vita-vip.com/index.php?site=VITA_EN_ZT_materials_indicators.

3Y- TZP의 파괴인성은 약 8-10.3 MPa · $m^{1/2}$이다.

순수한 지르코니아가 1470~2110℃의 온도로 가열되어 냉각되면 약 1150℃에서 결정 구조가 정방정에서 단사정 결정으로 변화되기 시작한다. 실온으로 냉각하는 동안 정방정에서 단사정 결정 구조로 변환될 때 수%의 부피 증가가 발생한다(그림 15-16). 이전에 언급한 바와 같이 이 다형태의 변환은 3 mol%의 이트리아(Y_2O_3)와 같은 특정 첨가제로 방지할 수 있다. 이 지르코니아(ZrO_2) 세라믹 재료는 3Y-TZP(정방정 지르코니아 다결정체)로 표시된다.

이 경우 지르코니아 결정이 충분히 작고 발생하는 미세구조가 응력에 저항하기에 충분히 강하다면 체적 증가는 제한적이다. 이 재료는 매우 강하고(굴곡강도 900 MPa) 인성(파괴인성 K_{Ic}의 범위는 8~10.3 MPa · $m^{1/2}$)이 높다. 이러한 Y-TZP 제품들은 CAD/CAM 가공을 통해 사용 가능하다. 이 Y-TZP 제품은 3개의 그룹으로 나눌 수 있다. (1) 그린 상태(green state)에서 밀링 되는 제품, (2) 부분적으로 소결된 상태에서 밀링 되는 제품, (3) 완전 소결된 상태에서 밀링 되는 제품.

균열 차폐의 '변태 강화(transformation toughening)' 메커니즘은 준안정 정방정 상이 안정된 단사정 상으로 제어된 변태로 인해 발생한다. 지르코니아는 고온에서 소결함으로써 치밀화 될 수 있고, 정방정 구조는 실온으로 냉각됨에 따라 개개의 결정립으로 유지될 수 있다. 정방정 상은 실온에서 안정하지 못하며, 단사정 상으로 변태되어 부피가 증가할 수 있다. 정방정 구조에 충분한 응력이 발생할 때 해당 영역에서 균열이 전파되기 시작하면, 균열 끝의 주변 준안정 정방정 결정(결정립)이 안정한 단사정 형태로 변태될 수 있다.

이 과정에서 지르코니아 결정의 체적이 3% 팽창이 발생하여 균열이 압축응력을 받는 상태에 놓이게 되고(그림 15-17) 균열 진행이 정지된다. 이 균열을 더 진전시키려면 추가적인 인장응력이 필요하다. 이러한 강화 메커니즘으로 인해 이트리아 안정화 지르코니아 세라믹은

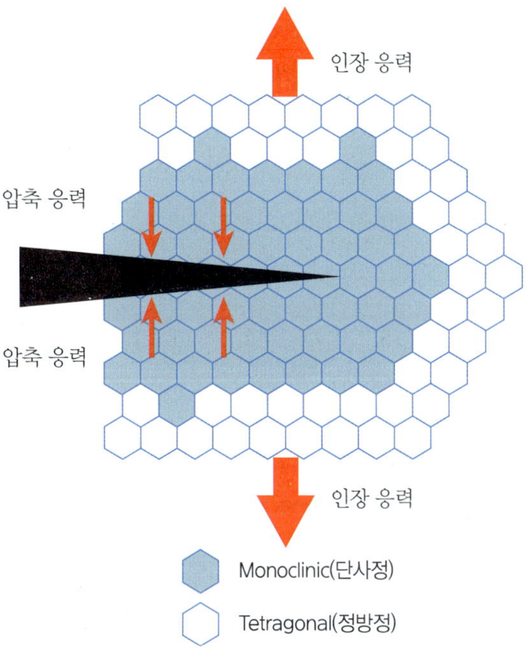

그림 15-17. Y-TZP 세라믹의 상(phase)변태 개략도

때때로 '세라믹 강철'이라고도 한다. 이트리아 안정화 지르코니아(Y-TZP) 코어가 있는 Lava 크라운의 단면도는 그림 15-18 a에 표시 되어 있으며, 베니어된 Lava 지르코니아 크라운이 그림 15-18 b에 나와 있다.

기계 가공 또는 표면 연삭된 Y-TZP를 900℃에서 1시간 동안 또는 900~1000℃에서 더 짧은 시간 동안 열처리하면 표면 내의 단사정 상이 다시 정방정 상으로 전환 된다. 따라서 연삭 공정 후 베니어 소성이 이루어지는 경우 열처리는 지르코니아 구조물의 연삭된 부분에서 단사정에서 정방정 상으로 역변태를 유도할 수 있다. 세라믹 수복물의 파절 민감성을 줄이기 위한 또 다 른 접근법은 코어 세라믹만 사용하고 베니어 세라믹은 사용하지 않는 것이다.

표 15-9는 이트리아 안정화 지르코니아(Y-TZP) 제품과 베니어 세라믹을 포함한 여러 코어 세라믹의 특성이 나열되어 있다. 단일체의 지르코니아는 높은 교합력 또는 이상 저작 기능에 의한 힘이 적용되는 대부분의 구치부 영역에서 특히 유용하다. 물론 이 과제를 수행하는

가장 효과적인 방법은 베니어 세라믹을 제거하는 것이다. 전부-지르코니아 크라운의 파절 저항은 매우 높지만 반대편 법랑질과 수복물의 치명적인 마모 위험을 가지고 있다. 전부 지르코니아(all-zirconia) 크라운의 세 가지 단점은 상당한 조기 접촉이 있을 때 교합을 조정이 어렵고, 결함이 있는 크라운을 절단하여 제거하거나 다이아몬드 버(bur)를 사용하여 근관 치료를 위한 접근 구멍을 뚫을 때 발생하는 열이다.

이트리아 안정화 지르코니아(Y-TZP)의 장기적인 성능은 열수 열화(hydrothermal degradation)에 의해 손상될 수 있다. 열수 효과는 일반적으로 200~400℃에서 보고되었지만 구강 온도에서 노출 시간이 길어지면 지르코니아가 열화되어 표면 거칠기가 증가하고 결정립이 조각나고 미세 균열이 증가할 수 있다. 열화 과정은 표면이 단사정 상으로 변태됨에 의해 시작되며, 이 과정에서 발생하는 응력에 의해 표면 결정립을 통해 인접한 결정립으로 확산된다. OH-기 그룹이 표면의 원자 결합을 파괴하여 잔류응력을 생성하고 정방정에서 단사정(monoclinic) 상으로의 초기 변태를 일으키기는 것으로 여겨지지만, 정확한 제어 메커니즘은 아직 알려 지지 않았다.

5) 지르코니아-강화 알루미나(ZTA)

지르코니아-강화 알루미나(zirconia toughened alumina, ZTA)는 중량비로 70~90%의 알루미나와 10~20%의 지르코니아로 구성된다. 글라스 용융침투전 In-Ceram 지르코니아 코어는 무게비로 약 62% 의 알루미나, 20%의 지르코니아 및 18%의 유리로 구성된다. Y-TZP의 강화와 유사하게 ZTA는 응력-유도 변태 메커니즘에 의해 강화된다. 지르코니아-강화 알루미나(ZTA) 미세 구조에서 응력-유도 변태 강화는 지르코니아 구조에 균열을 일으키고 지르코니아 입자가 상(phase)변태를 격게 되는 균일한 내부 변형으로 인해 발생한다. 이 과정에서 지르코니아 입자의 수가 증가하고 이 변화는 알루미나 구조 내에 압축응력을 유발한다. 이 과정의 결과로 알루미나의 강도는 2 배가 되고 인성은 2~4배 증가한다. 알루미나, 지르코니아-강화 알루미나(ZTA) 및 이트리아 안정화 지르코니아(Y-TZP)의 특성은 표 15-10에 요약되어 있다. 지르코니아-강화 알루미나(ZTA)의 특성은 85% 알루미나/15% 지르코니아 제품 (ZTA-96, Astro Met, Inc. Cincinnati, OH)을 기반으로 한다.

표 15-9. 올세라믹 보철물용 3가지 유형의 코어 세라믹과 베니어 세라믹의 특성

특성(property)	주요 결정 형태(principal crystal form)			
	류사이트 (leucite)	리튬 디실리케이트 (lithium disilicate)	지르코니아(Y-TZP)	Y-TZP 베니어용 HAP 나노결정 세라믹
결정도(vol%)	35	70	≥ 97.5(결정질 HfO_2, Al_2O_3, Na_2O, SiO_2 and Fe_2O_3 등도 포함할 수 있음)	해당 없음
굴곡강도(MPa)	85-112	215-400	900	85-110
파괴인성(MPa · $m^{1/2}$)	1.3-1.7	2.2-3.3	8-10.3	0.75-1.0
비커스 경도(GPa)	5.9	6.3	8.8-11.8	4.8-5.4
팽창계수(10^{-6}/℃)	15.0-15.4	9.7-10.6	10.0-11.0	9.8
탄성계수(GPa)	65-86	95-103	210	65
화학적 내구성*(μg/cm^2)	100-200	30-50	30	10-20

* ISO 6872.

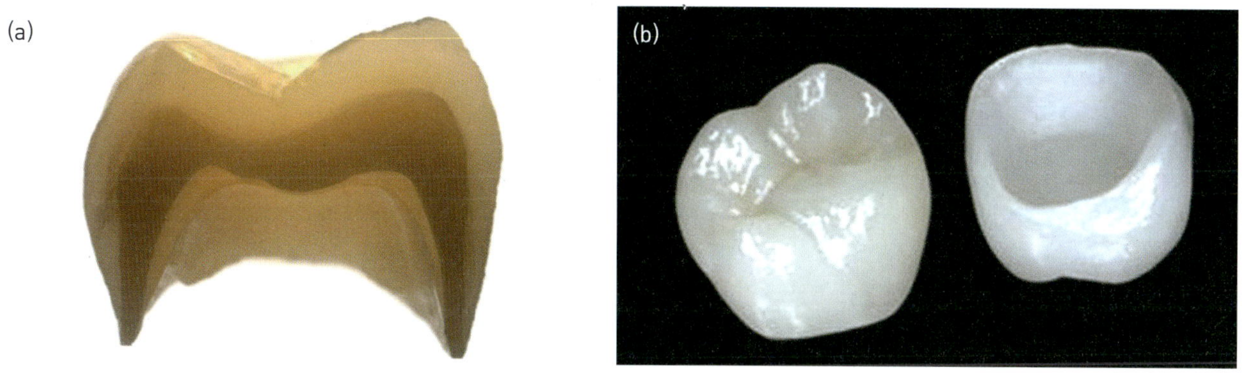

그림 15-18. (a) LAVA 지르코니아-기반 코어-베니어 크라운의 단면, (b) LAVA 지르코니아--기반 코어 베니어 크라운

(1) 플루오르인회석 글라스-세라믹(Fluorapatite glass-ceramic)

E.max Ceram과 같은 나노-플루오르인회석 글라스-세라믹 베니어는 상대적으로 낮은 열팽창 계수(약 $9.5\times10^{-6}/℃$)를 가지며 리튬 디실리케이트 글라스-세라믹 코어 재료, 일부 알루미나 및 지르코니아와 일치한다. 기존의 장석계 포세린 베니어는 열팽창 계수가 높기 때문에 이러한 축성용 세라믹은 리튬 디실리케이트 코어 구조물에 사용할 수 없다.

15.10. 세라믹의 캐드캠 가공

스캐너(scanner), 소프트웨어 및 CAD/CAM 밀링 시스템의 발전으로 인해 금속, 복합재 및 세라믹의 컴퓨터 지원 가공이 가능해졌다. CAD/CAM 세라믹 보철물은 단일체 리튬 디실리케이트 글라스-세라믹, 지르코니아 세라믹 프레임워크 또는 코핑에 수작업으로 베니어 세라믹을 적층하거나 열-가압하여 제작할 수 있다. 금속 위에 세라믹 베니어를 압착하는 것을 POM(Pressing On Metal) 방법이라고 한다. CAD/CAM 보철물은 산업용

표 15-10. 알루미나, 지르코니아-강화 알루미나 및 3Y-TZP의 물리적 성질

특성(property)	알루미나(alumina)	지르코니아-강화 알루미나(ZTA)	지르코니아(Yttria-Stabilized TZP)
밀도(g/㎤)	3.95	4.10	6.07
비커스 경도(VHN)	1175	1750	1300
굴곡강도(MPa)	11.5GPa	17.2	12.8
평균 결정립 사이즈(μm)	330	760	≥900
탄성계수(GPa)	1-5	1.5	≤0.5
프와송 비(poisson's ratio)	300	310	200
파괴 인성(MPa · $m^{1/2}$)	0.25	0.26	0.30
열팽창 계수(CTE*) ($10^{-6}/℃$)	3.5	5-7	9-13
열전도도(W/m·℃)	8.1	8.1	10.3
	24	21	2.5-2.8

*Coefficient of thermal expansion.

밀링 장비나 치과 진료 실의 밀링 장치로 생산할 수 있다. 산업용 CAD/CAM 시스템은 수천만원을 초과하는 매우 비싼 시스템이다. 그러나 높은 수준의 정확성과 재현성으로 여러 작업을 처리할 수 있다.

치과 진료실의 시스템은 처리 속도와 큰 케이스를 처리할 수 있는 능력이 제한적이다.

지르코니아 보철은 부분 소결 세라믹으로 제작될 수 있으며 소결 수축을 보상하기 위해 체적을 확대하여 카바이드 버(bur)로 가공된다. 완전 소결된 세라믹은 삭제된 치아의 스캔 이미지로부터 정확한 치수를 얻어 다이아몬드 디스크(disk)와 버(bur)로 가공된다. 그림 15-19은 장석계 세라믹 블록(VITABLOCS Triluxe forte)을 밀링하여 크라운을 제작하고 있는 사진이다.

앞서 언급한 바와 같이 지르코니아 세라믹은 그린 상태(green state), 부분적으로 소결(sintering)된 상태 또는 완전히 소결된 상태에서 가공될 수 있다. 대부분의 현재 시스템에서는 약 1000℃ 전후에서 부분 소결하여 제작된 지르코니아 블록을 약 20% 확대 가공하고 다시 완전 소결하여 원하는 크기를 얻는다. 부분 소결 상태의 지르코니아 크라운과 착색 후 완전 소결을 마친 결과물을 그림 15-20에서 확인 할 수 있다. 각 범주에 속하는 대표 제품은 다음과 같다.

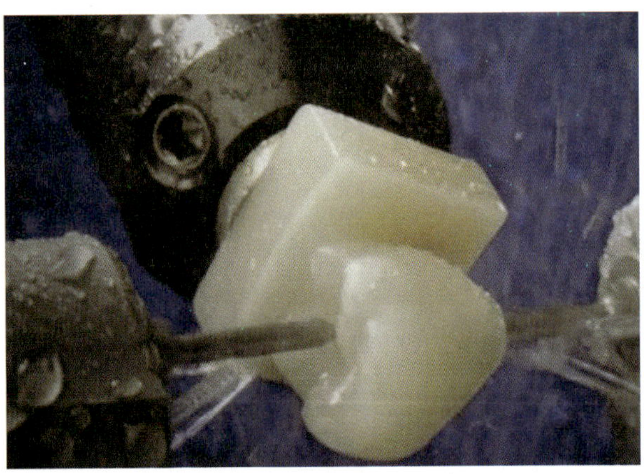

그림 15-19. 세라믹 블록(VITABLOCS Triluxe forte)으로 크라운을 밀링 가공 중

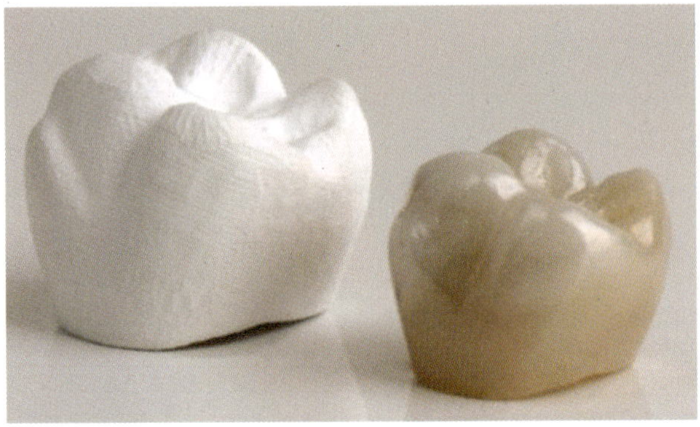

그림 15-20. 지르코니아 단일체 크라운의 소결 전/후 상태

(1) 그린 상태 밀링: Cercon(Degudent/DENTSPLY Ceramco), Lava(3M ESPE), ZirkonZahn(USA), HintEls Zirkon TPZ-G(DigiDent)
(2) 부분 소결 상태 밀링: IPS e.max ZirCAD(Ivoclar Vivadent), VITA In-Ceram YZ Cubes(VITA Zahnfabrik), Everest(Kavo Dental), Hint-Els Zirkon TZP-W(Digident), DC-Shrink(DCS), Precident DCS(DCS)
(3) 완전 소결 상태 밀링: Denzir Premium HIP Zirconia(Etkon USA), Zirkon Pro 50(Cynovad), Kavo Everest ZH Blanks(Kavo Dental)

새로운 제품이 매년 소개되기 때문에 이것이 완전한 목록은 아니다.

부분적으로 소결된 블록을 사용하여 CAD/CAM 시스템으로 세라믹 보철물을 생산하는 일반적인 절차는 다음과 같다.

(1) 제조회사의 지침에 따라 밀링 머신 홀더에 블랭크를 위치시킨다.
(2) 소결 수축을 보상하기 위해 확대 계수를 설정한다. 확대 계수는 블록에 따라 달라진다.
(3) 적절한 가공/밀링 공구를 장착한다.
(4) 가공이 완료된 후 프레임워크와 잔여 블록을 탈거한다.
(5) 다이아몬드 버를 사용하여 블록에서 프레임워크를

잘라낸다.

(6) 부분적으로 소결된 프레임워크를 깨끗이 청소한다.

(7) 프레임워크를 완전히 건조한다.

(8) 프레임워크를 소결로(sintering furnace)에 위치시킨다.

(9) 특정 제품의 소결 지침에 따라 열처리 조건을 설정한다.

(10) 프레임워크를 소결하여 최적의 밀도를 얻는다.

(11) 냉각 후 소결된 프레임워크를 소결로에서 꺼낸다.

(12) 광섬유 투과 조명을 사용하여 프레임워크의 표면과 표면 하부 결함을 검사한다.

(13) 두께, 장착 용이성 및 마진 적합의 적절성에 대한 프레임워크를 평가한다.

(14) 필요한 경우 수냉식 다이아몬드 도구를 사용하여 약간의 조정을 수행한다.

(15) 프레임워크를 물로 깨끗이 헹구고 완전히 건조한다.

(16) 지르코니아 제품에 따라, 프레임워크는 베니어 세라믹을 사용하거나 지르코니아 단일체로 보철물을 제작할 수 있다.

많은 치과의사들은 수 년 동안 Cerec 시스템으로 얻은 경험으로 인해 류사이트-기반 세라믹 잉곳(ingot)과 리튬 디실리케이트-기반 글라스-세라믹 블록으로 인레이, 온인레이, 크라운을 제작할 수 있다. VITA-BLOCS Triluxe Forte(VITA Zahnfabrik) 세라믹 제품처럼 반투명성과 색상이 부여되 있거나 점층적으로 색조의 차이를 준 블록의 개발로 임상의가 베니어 포세린의 적층 기술 없이도 단일체의 완성형 보철물을 제작할 수 있게 되었다. 올세라믹 보철물의 취약한 부분은 베니어된 세라믹이 상대적으로 파절 저항성이 낮다는 것이다(표 15-11).

스캐닝, 디자인 및 밀링 시스템의 품질과 정밀도는 1980년대 이후 지속적으로 발전하고 있다. 따라서 치과기공에 사용되는 CAD/CAM 시스템은 미래에도 크라운 및 브리지 제작을 지속적으로 지원할 것이다.

알아두기

1. 치과용 세라믹이란
2. 치과용 세라믹의 조성 및 특성
3. 치과용 세라믹의 가공방법과 소성온도에 따른 분류
4. 치과용 세라믹의 적응증과 금기증
5. 금속-세라믹 보철의 제작 과정
6. 금속-세라믹 보철의 장 · 단점
7. 금속-세라믹 보철용 세라믹의 조성
8. 금속-세라믹과 올세라믹 수복물의 파절을 유발할 수 있는 요인
9. 금속-세라믹 보철 시스템에서 열팽창 계수와 열수축 계수의 중요성
10. 금속-세라믹 보철용 금속의 조성과 특성
11. 금속-세라믹 결합의 내구성을 조절하는 세 가지 요인
12. 주조 금속 코핑과 프레임워크의 디게싱(degassing) 처리 이유
13. 금속-세라믹 보철 시스템에서 점동(creep)의 방지 대책
14. 글레이즈와 스테인 포세린의 용도
15. 금속-세라믹 보철 시스템에서 세라믹 강화 방법
16. 올세라믹 시스템에서 사용되는 세라믹의 종류와 특성
17. 대부분의 포세린 수복물의 약점을 극복할 수 있는 설계
18. 열가압 공정의 이해

표 15-11. 지르코니아 코어용 베니어 세라믹의 특성

베니어 세라믹(venering ceramic)	Cercon ceram S	Leva ceram	Tri-Ceram	VITA VM9	Cerabien CZR
열팽창 계수[CTE(100℃-400℃)]	9.6	9.6	8.2	9.1	9.1
유리 전이 온도[Tg(℃)]	488	549	561	>590	561
강도[strength(MPa)]	63±8	81±12	81±22	96±8	66±5
소결 온도(℃)	830	810	755	910	930

19. 글라스-용융침투 코어 제작의 이해
20. 글라스 세라믹의 특성
21. 이트리아-안정화 지르코니아 세라믹의 특성
22. 세라믹의 캐드캠(CAD/CAM) 가공 공정

참고문헌

1. Aboushelib MN, de Kler M, van der Zel JM, et al: Microtensile bond strength and impact energy of fracture of CAD-veneered zirconia restorations. J Prosthodont 18(3):211-216, 2009.
2. Albakry M, Guazzato M, Swain MV: Biaxial flexural strength, elastic moduli, and x-ray dif- fraction characterization of three pressable all- ceramic materials. J Prosthet Dent 89:374-380, 2003.
3. Albakry M, Guazzato M, Swain MV: Fracture toughness and hardness evaluation of three pressable all-ceramic dental materials J Dent 31:181-188, 2003.
4. Albakry M, Guazzato M, Swain MV: Influence of hot pressing the microstructure and fracture toughness of two pressable dental glass-ceram- ics. J Biomed Mater Res B: Appl Biomater 71:99- 107, 2004.
5. Anusavice KJ, Hojjatiecomment B: Effect of thermal tempering on strength and crack propa- gation of feldspathic porcelain. J Dent Res 70:1009-1013, 1991.
6. Anusavice KJ, Hojjatie B, Chang T-C: Ef- fect of grinding and fluoride-gel exposure on strength of ion-exchanged porcelain. J Dent Res 73(8):1444-1449, 1994.
7. Anusavice KJ, Kakar K, Ferree N: Which mechanical and physical testing methods are rel- evant for predicting the clinical performance of ceramic-based dental prostheses? Clin Oral Im- plants Res 18(Suppl 3):218-231, 2007.
8. Anusavice KJ, DeHoff PH, Hojjatie B, et al: Influence of tempering and contraction mismatch on strength of ion-exchanged porcelain. J Dent Res 68:1182-1187, 1989.
9. Anusavice KJ, Shen C, Vermost B, et al: Strengthening of porcelain by ion exchange sub- sequent to thermal tempering. Dent Mater 8:149, 1992.
10. Anusavice KJ: Standardizing failure, success, and survival decisions in clinical studies of ceramic and metal-ceramic fixed dental prostheses. Dent Mater 28(1):102-111, 2012.
11. ASTM-C1161: Standard test method for flexural strength for advanced ceramics at ambient temperature, West Conshohocken, PA, 2002, American Society for Testing Materials.
12. ASTM-C1368: Standard test method for determination of slow crack growth parameters of advanced ceramics by constant stress-rate flexural testing at ambient temperature, West Conshohocken, PA, 2001, American Society for Testing Materials.
13. ASTM-F394-78: Standard test method for biaxial flexure strength (modulus of rupture) of ce- ramic substrates, West Conshohocken, PA, 1996, American Society for Testing Materials.
14. ASTM-C1239: Reporting uniaxial strength data and estimating Weibull distribution parameters for advanced ceramics, West Conshohocken, PA, 2000, American Society for Testing Materials.
15. Ban S, Anusavice KJ: Influence of test method on failure stress of brittle dental materials. J Dent Res 69:1791-1799, 1990.
16. Barinov SM, Ivanov NV, Orlov SV, et al: Influence of environment delayed on failure of alumina ceramics. JEur Ceram Soc 18:2057-2063, 1998.
17. Beuer E, Edelhoff D, Gernet W, et al: Three- year clinical prospective evaluation of zirconia- based posterior fixed dental prostheses(FDPS). Clin Oral Invest 2009.
18. Bulpakdi P, Taskonak B, Yan JH, et al: Failure analysis of clinically failed all-ceramic fixed partial dentures using fractal geometry Dent Mater 25(5):634-640, 2009.
19. Cattani-Lorente M, Scherrer SS, Ammann P, et al: Low temperature degradation of a Y-TZP dental ceramic. Acta Biomater 2010.
20. Cattell MJ, Clarke RL, Lynch EJ: The biaxial flexural strength and reliability of four dental ceramics. Part II.J Dent 25:409-414, 1997.
21. Cattell MJ, Clarke RL, Lynch EJ: The transverse strength, reliability and microstructural features of four dental ceramics. Part I J Dent 25:399-407, 1997.
22. Cattell MJ, Chadwick TC, Knowles JC, et al: Flexural strength optimisation of a leucite rein- forced glass ceramic. Dent Mater 17:21-33, 2001.

23. Cesar PF, Soki FN, Yoshimura HN, et al: Influence of leucite content on slow crack growth of dental porcelains. Dent Mater 24:1114–1122, 2008.
24. Cesar PF, Yoshimura HN, Miranda WG, Jr, et al: Relationship between fracture toughness and flexural strength in dental porcelains. J Biomed Mater Res B: Appl Biomater 78:265–273, 2006.
25. Chevalier J, Gremillard L, Deville S: Low-temperature degradation of zirconia and implications for biomedical implants. Annu Rev Mater Res 37:1–32, 2007.
26. DeHoff PH, Anusavice KJ: Analysis of tempering stresses in bilayered porcelain discs. J Dent Res 71(5):1139–1144, 1992.
Paper demonstrating the feasibility of air blasting induce surface compression.
27. DeHoff PH, Anusavice KJ: Viscoelastic finite element stress analysis of the thermal compatibility of dental bilayer ceramic systems. Int J Prostho- dont 22(1):56–61, 2009.
28. de Kler M, de Jager N, Meegdes M, et al: Influence of thermal expansion mismatch and fatigue loading on phase changes in porcelain veneered Y-TZP zirconia discs. J Oral Rehabil 34(11):841–847, a porcelain to 2007.
29. Della Bona A, Kelly JR: The clinical success of all-ceramic restorations. J Am Dent Assoc 139 (Suppl 9):8S–13S, 2008.
30. Della Bona A, van Noort R: Shear vs. tensile bond strength of resin composite bonded to ce- ramic. Dent Res 74(9):1591–1596, 1995.
31. Della Bona A, Anusavice K, Mecholsky J, Jr: Failure analysis of resin composite bonded to ceramic. Dent Mater 19(8):693–699, 2003.
32. Denry IL, Holloway JA: Microstructural and crystallographic surface changes after grinding zirconia-based dental ceramics. J Biomed Mater Res Part B: Appl Biomater 76(2):440–448, 2006.
33. Denry IL, Kelly J, Donovan TE: State of the art of zirconia for dental applications. Dent Mater 24(3):299–307, 2008.
34. Denry IL. Peacock JJ, Holloway JA: Effect of heat treatment after accelerated aging on phase transformation in 3Y-TZP. J Biomed Mater Res B: Appl Biomater 93(1):236 243, 2010.
35. Dorsch P: Thermal compatibility of materials for porcelain-fused-to-metal (metal-ceramic) restorations. Ceramic Forum International/Ber Dt Keram Ges 59:1, 1982.
36. Ebrahimi ME, Chevalier J, Fantozzi G: Slow crack-growth behavior of alumina ceramics. J Mater Res 15:142–147, 2000.
37. El Attaoui H, Saadaoui M, Chevalier J.et al: Static and cyclic crack propagation in Ce-TZP ceramics with different amounts of transformation toughening. J Eur Ceram SSoc 27(2–3):483–486. 2007.
38. Eliasson A, Arnelund CF, Johansson A: A clinical evaluation of cobalt-chromium metal-ceramic fixed partial dentures and crowns: a three- to seven-year retrospective study. J Prosthet Dent 98(1):6–16. 2007.
39. Esquivel-Upshaw JE, Anusavice KJ: Ceramic design concepts bascd on stress distribution analysis. Compend Contin Educ Dent 21:649–652, 654, 2000; quiz 656.
40. Esquivel-Upshaw JF, Young H, Jones J, et al: Four-year clinical performance of a lithia disilicate-based core ceramic for posterior fixed partial dentures. Int J Prosthodont 21(2):155–160, 2008.
41. Guazzato M, Walton TR, Franklin W, et al: Influence of thickness and cooling rate on development of spontaneous cracks in porcelain/zirconia structures. Aust Dent J 55(3):306–310, 2010.
42. Heintze SD, Rousson V: Survival of zirconia- and metal-supported fixed dental prostheses: a systematic review. Int J Prosthodont 23 (6):493- 502, 201O.
43. Holand W, Schweiger M, Frank M, et al: A comparison of the microstructure and properties of the I PS Empress 2 and the IPS Empress glass- ceramics. J Biomed Mater Res 53(4):297–303, 2000.
44. Holand W, Schweiger M, Frank M, et al: A comparison of the microstructure and properties of the IPS Empress 2 and the IPS Empress glass- ceramics. J Biomed Mater Res 53:297–303, 2000.
45. Holm C, Tidehag P, Tillberg A, et al: Longev- ity and quality of FPDS: A retrospective study of restorations 30, 20, and 10 years after insertion. Int J Prosthodont 16 (3):283–289, 2003.
46. Hulterstrom AK, Bergman M: Polishing systems for dental ceramics. Acta Odontol Scand 51(4):229–234, 1993.
47. Hummel M, Kern M: Durability of the resin bond

strength to the alumina ceramic Procera. Dent Mater 20(5):498–508, 2004.
48. Kappert HF, Krah MK: Keramiken–eine ?bersicht. Quintessenz Zahntech 27(6):668–704, 2001.
49. Karl M, Fischer H, Graef F, et al: Structural changes in ceramic veneered three–unit implant–supported restorations as a consequence of static and dynamic loading. Dent Mater 24(4):464–470, 2008.
50. Kelly JR, Denry I: Stabilized zirconia as a structural ceramic: An overview. Dent Mater 24(3):289–298, 2008.
51. Kelly JR, Rungruanganunt P, Hunter B, et al: Development of a clinically validated bulk failure test for ceramic crowns. J Prosthet Dent 104(4):228–238, 2010.
52. Kitayama S, Nikaido T, Ikeda M, et al: Inter– nal coating of zirconia restoration with silica– based ceramic improves bonding of resin cement to dental zirconia ceramic. Bionmed Mater Eng 20(2):77–87, 2010.
53. Kitayama S, Nikaido T, Takahashi R, et al: Effect of primer treatment on bonding of resin cements to zirconia ceramic. Dent Mater 26(5):426–432. Epub Jan 25, 2010.
54. Kohorst P, Herzog TJ, Borchers L, et al: Load–bearing capacity of all–ceramic posterior four–unit fixed partial dentures with different zirconia frameworks. Eur J Oral Sci 115(2):161–166, 2007.
55. Kosmac T, Oblak C: Ageing and fatigue behaviour of surface treated Y–TZP dental ceramics. Key Eng Mater 817–820, 2008.
56. Kosmac T, Oblak C, Marion L: The effects of dental grinding and sandblasting on ageing and fatigue behavior of dental zirconia(Y–TZP) ce– ramics. J Eur Ceram Soc 28(5):1085–1090, 2008.
57. Kosmac T, Oblak C, Jevnikar P, et al: Strength and reliability of surface treated Y–TZP dental ceramics. J Biomed Mater Res 53(4):304–313, 2000.
58. Larsson C, Holm L, Lovgren N, et al: Fracture strength of four–unit Y–TZP FPD cores designed with varying connector diameter. An in–vitro study. J Oral Rehabil 34(9):702–709, 2007.
59. Lee JJ, Kwon JY, Bhowmick S, et al: Veneer vs. core failure in adhesively bonded all–ceramic c 366, 2008.
60. Lehmann F, Kern M: Durability of resin bonding to zirconia ceramic using different primers. J Adhes Dent 11 (6):479–483, 2009.
61. Lohbauer U, Petschelt A, Greil P: Lifetime prediction of CAD/CAM dental ceramics. J Biomed Mater Res 63:780–785, 2002.
62. Lohbauer U, Amberger G, Quinn GD, et al: Fractographic analysis of a dental zirconia framework: A case study on design issues. J Mech Behav Biomed Mater 3(8):623–629, 2010.
63. Lohbauer U, Kramer N, Petschelt A, et al: Correlation of in vitro fatigue data and in vivo clinical performance of a glass ceramic material. Dent Mater 24:39–44, 2008.
64. Luthardt R, Holzhuter M, Rudolph H, et al: CAD/CAM–machining effects on Y–TZP zirconia. Dent Mater 20(7):655–662, 2004.
65. Malament KA, Socransky SS: Survival of Di– cor glass–ceramic dental restorations over 16 years. Part III: Effect of luting agent and tooth or tooth–substitute core structure. J Prosthet Dent 86(5):511 519, 2001.
66. Mantri SS, Bhasin AS: CAD/CAM in dental restorations: An overview. Ann Esss Dent II(3):123–128, 2010.
67. Mecholsky JJ, Jr: Fracture mechanics principles. Dent Mater 11 (2):111–112, 1995.
68. Mecholsky JJ: Fractography–determining the sites of fracture initiation. Dent Mater 11 (2):113–116, 1995.
69. Mitov G, Lohbauer U, Rabbo MA, et al: In– vestigations of subcritical crack propagation of the Empress 2 all–ceramic system. Dent Mater 24:267–273, 2008.
70. Molin MK, Karlsson SL: Five–year clinical prospective evaluation of zirconia–based Denzir 3–unit FPDS. Int J Prosthodont 21(3):223–227, 2008.
71. Myers ML, Ergle JW, Fairhurst CW, et al: Fatigue failure parameters of IPS–Empress porcelain. Int J Prosthodont 7:549–553, 1994.
72. Myers ML, Ergle JW, Fairhurst CW, et al: Fatigue characteristics of high–strength porcelain. Int J Prosthodont 7:253–257, 1994.
73. Odman P, Andersson B: Procera AllCeram crowns followed for 5 to 10.5 years: A prospective clinical study. Int J Prosthodont 14:504–509, 2001.
74. Oilo M, Gjerdet NR, Tvinnereim HM: The firing

procedure influences properties of a 24(4):471–475, 2008.
75. Ozcan M,Niedermeier W: Clinical study on the reasons for and location of failures of metal- ceramic restorations and survival of repairs. Int J Prosthodont 15:299–302, 2002.
76. Pinto MM, Cesar PF, Rosa V, et al: Influence of pH on slow crack growth of dental porcelains. Dent Mater 24:814–823, 2008.
77. Pietursson BE, Sailer I. Zwahlen M. et al: A systematic review of thesurvival and complication rates of all–ceramic and metal–ceramic reconstructions after an observation period of at least 3 years. Part I: Single crowns. Clin Oral Implants Res 18(Suppl 3):73–85. 2007.
78. Quinn GB: Fractography of ceramics and glasses. NIST recommended practice guide. Special publication 960–916, Washington, DC, National Institute of Standards and Technology, 2007.
79. Quinn GB, Morrell R: Design data for engineering ceramics a review of the flexure test. J Am Ceram Soc 74:2037–2066, 1991.
80. Quinn JB, Quinn GD: A practical and systematic review of Weibull statistics for reporting strengths of dental materials. Dent Mater, 2009.
81. Ritter JE: Critique of test methods for lifetime predictions. Dent Mater 11:147–151, 1995.
82. Ritter JE: Predicting lifetimes of materials and material structures. Dent Mater 1:142–156, 1995.
83. Sailer I, Feher A, Filser F, et al: Five–year clinical results of zirconia frameworks for posterior fixed partial dentures. Int J Prosthodont 20(4):383– 388, 2007.
84. Salazar Marocho S, Studart A, Bottino M, et al: Mechanical strength and subcritical crack growth under wet cyclic loading of glass–infiltrated dental ceramics. Dent Mater 26(5): 483–490, 2009.
85. Scherrer S, Cattani–Lorente M, Vittecoq E, et al: Fatigue behavior in water of Y–TZP zirconia ceramics after abrasion with 30 Lum silica–coated alumina particles. Dent Mater, 2010.
86. Scherrer Ss, Quinn GD, Quinn JB: Fractographic failure analysis of a Procera AllCeram crown using stereo and scanning electron microscopy. Dent Mater 24(8): 1 107–1113, 2008.
87. Studart AR, Filser F, Kocher P, et al: In vitro lifetime of dental ceramics under cyclic loading in water. Biomaterials 28(17):2695–2705, 2007.
88. Suansuwan N, Swain M: Adhesion of porcelain to titanium and a titanium alloy. J Dent 31(7):509–518, 2003.
89. Suputtamongkol K, Anusavice KJ, Suchatlampong C, et al: Clinical performance and wear characteristics of veneered lithia–disilicate–based ceramic crowns. Dent Mater 24 (5):667–673, 2008.
90. Swain MV: Unstable cracking (chipping) of veneering porcelain on all–ceramic dental crowns and fixed partial dentures. Acta Bio–mater 5(5):1668–1677, 2009
91. Taskonak B, Yan J, Mecholsky JJ, Jr, et al: Fractographic analyses of zirconia–based fixed partial dentures. Dent Mater 24(8):1077–1082, 2008.
92. Taskonak B, Griggs JA, Mecholsky JJ, Jr, et al: Analysis of subcritical crack growth in dental ceramics using fracture mechanics and fractography. Dent Mater 24:700–707, 2008.
93. Teixeira EC, Piascik JR, Stoner BR, ct al: Dynamic fatigue and strength characterization of three ceramic materials. J Mater Sci Mater Med 18(6):1219–1224, 2007.
94. Tholey MJ, Swain MV, Hiel N: SEM observations of porcelain Y–TZP interface. Dent Mater, 2009.
95. Tinschert J, Natt G, Mohrbotter N, et al: Lifetime of alumina– and zirconia ceramics used for crown and bridge restorations. J Biomed Mater Res B: Appl Biomater 80:317–321, 2007.
96. Tinschert J, Zwez D, Marx R, et al: Structural reliability of alumina–, feldspar–, leucite–, mica– and zirconia–based ceramics. J Dent 8:529–535, 2000.
97. Tinschert J, Natt G, Mautsch W, et al: Fracture resistance of lithium disilicate–, alumina–, and zirconia–based three–unit fixed partial dentures: A laboratory study. Int J Prosthodont 14(3):231–238,2001.
98. Tinschert J, Natt G, Mautsch W, et al: Marginal fit of alumina and zirconia–based fixed partial dentures produced by a CAD/CAM system. Oper Dent 26(4):367–374, 2001.
99. Tinschert J, Schulze KA, Natt G, et al: Clinical behavior of zirconia–based fixed partial dentures made of DC–Zirkon: 3–year results Int J Prosthodont 21 (3):217–222, 2008.
100. Tsalouchou E, Cattell MJ, Knowles JC, et al: Fa–

tigue and fracture properties of yttria partially stabilized zirconia crown systems. Dent Mater, 2007.

101. Tsitrou EA, Northeast SE, van Noort R: Brittleness index of machinable dental materials and its relation to the marginal chipping factor. J Dent 35(12):897–902, 2007.

102. Wagner WC, Chu TM: Biaxial flexural strength and indentation fracture toughness of three new dental core ceramics. J Prosthet Dent 76:140–144, 1996.

103. Wang H, Aboushelib MN, Feilzer AJ: Strength influencing variables on CAD/CAM zirconia frameworks. Dent Mater 24(5):633–638, 2008.

104. Wassermann A, Kaiser M, Strub JR: Clinical long- term results of VITA In-Ceram Classic crowns and fixed partial dentures: A systematic literature review. Int J Prosthodont 19(4):355–363, 2006.

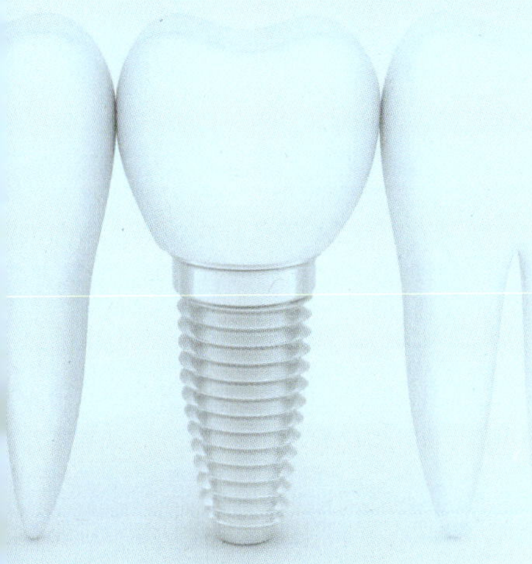

Chapter 16

연마 재료

(Polishing materials)

문준모(호남대학교)

핵심 용어

- **절삭(cutting)** 치과기공물이나 수복물 등을 깎아 자르는 행위
- **삭마(abrasion, grinding)** 치과기공물이나 수복물 등을 깎고 갈거나 깎아 문지르는 행위
- **연마(polishing)** 치과기공물이나 수복물 등의 표면을 매끄럽고 광택이 나게 하는 행위
- **연마제(polishing agent)** 치과기공물이나 수복물 등의 표면에 광택을 내기 위해 사용하는 재료

핵심 내용

제16장에서 학습하여야 할 중요한 내용은 주조한 치과기공물을 절삭, 삭마 및 연마할 때 사용하는 적절한 연마 재료와 기구 사용 방법 등이다.

16.1. 절삭, 삭마 및 연마

치과수복물의 표면은 매끄럽고 광택이 나게 연마하는 것이 중요하다. 외형이 우수하고 연마가 잘된 수복물이 구강 안에 장착되면 음식물 찌꺼기와 세균의 축적이 덜 되므로 구강 건강 상태가 향상된다. 또한 음식물이 교합면이나 치아 사이의 표면에서 잘 미끄러지고, 대합치와 인접치의 마모를 줄일 수 있으므로 구강 기능도 증진된다. 나아가 자연스러운 광택이 나므로 심미성 등의 기능도 향상된다.

치과수복물이나 기공물을 연마하는 과정은 먼저 절삭(cutting), 삭마 또는 연삭(abrasion, grinding), 그리고 연마 또는 광택(polishing) 작업으로 구분할 수 있다.

1) 절삭

치과기공사는 치과기공용 bur를 핸드피스나 기타의 회전 기구에 끼워 금속 주조물이나 합성수지 구조물 등을 절삭한다. 절삭을 위한 치과기공용 bur는 그림 16-1과 같이 여러 종류가 있으며, bur의 모양은 다를지라도 그 끝 부분에는 모두 날(blade)이나 절삭연(cutting edge)이 있다. 날의 형태는 두 가지가 있는데, 하나는 나선형(spiral)이고 다른 하나는 톱니(serration)인 동시에 수직으로 갈라진 형태이다. 그리고 bur는 용도에 따라 전체의 형태와 크기가 다양하다.

그밖에도 치과기공용 bur는 재질에 따라 강철로 된 steel bur와 탄소강으로 된 carbide bur가 있다. Steel bur는 왁스 등을 다듬는 조각도의 제작재료와 비슷하며, carbide bur의 날은 텅스텐 탄화물(WC, tungsten carbide)로 만드는데, 강도나 경도가 높고 끝이 날카로우며 steel bur보다 수명이 길다. Carbide bur의 VHN은 약 1,600 정도로 300 정도인 enamel 보다 5배 이상 높다. Bur의 날이 회전 상태에서 절단물과 접촉되면 절단물이 서서히 깎이며, 깎인 형태는 그림 16-2와 같이 날의 형태와 밀접한 관련이다.

절삭 속도에 영향을 끼치는 요인은 앞에서 살펴본 bur의 재질 이외에도 bur의 회전 속도, 가하는 힘, 그리고 형태가 있다. 따라서 회전 속도가 빠를수록, 가하는 힘이 클수록, 그리고 bur의 날이 날카로울수록 절삭 속도 역시 빨라진다. 이 가운데 특히 bur의 회전 속도는 회전 기구인 모터의 회전 속도와 밀접한 관련이 있는데, 치과기공용 모터의 회전 속도는 0~300,000 rpm 정도로 다양하며 치료실용 엔진의 회전 속도는 400,000 rpm 정도로 높은 것도 있다.

기공용 bur는 사용에 따라 날카로운 날이 닳아 없어져 무디어지거나 또는 날이 부러지거나 bur 전체가 휘어져 절삭 효율이 낮아지므로 이런 경우에는 새 것으로 교환하여야 한다.

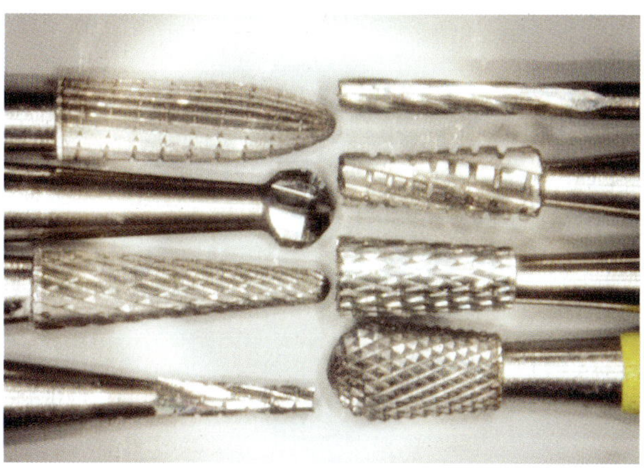

그림 16-1. 여러 가지 형태의 bur

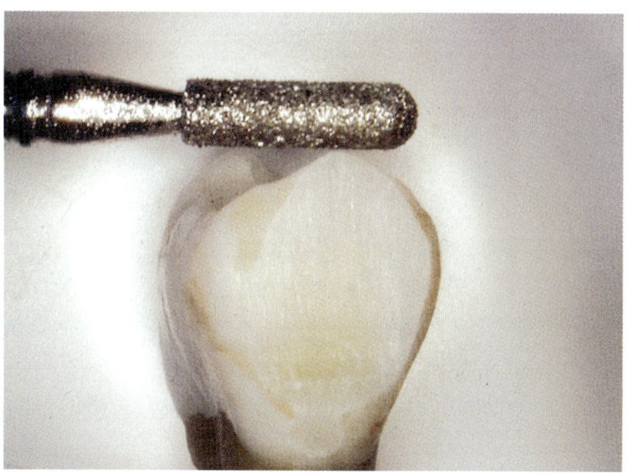

그림 16-2. diamond point로 깎여진 치아의 순면
point 날의 형태가 불규칙하므로 삭제된 치아의 면 역시 불규칙하다.

2) 삭마 또는 연삭

삭마 또는 연삭(abrasion, grinding)은 깎고 갈거나 깎아 문지르는 것으로 일종의 절삭(cutting) 작업이지만, 날이 임의로 분포되어 있고 날의 끝 역시 부위마다 산만하다는 것이 절삭과는 다르다.

치과용 삭마 기구는 그림 16-3과 같은 것이 있으며 핸드피스에 끼워 사용한다. 그림 16-3의 기구는 날이 수많은 다이아몬드 조각으로 되어 있는데, 이 다이아몬드 조각은 원통형 금속의 표면에 결합시킨 것이다. 따라서 이 기구는 날카로운 다이아몬드 분말의 날을 가지고 있으므로 핸드피스에 끼워 회전시킬 경우 치과보철물 등을 깎을 수 있다.

각각의 삭마 기구의 입자는 날을 가지고 있으며, 수많은 날들은 여러 가지 모양과 크기로 되어 있으므로, 이러한 기구에 의해 삭제된 표면은 긁힌 모양으로 나타난다. 따라서 삭마 기구에 부착된 입자가 고울수록 긁힌 표면 역시 곱게 나타날 것이다. 때로는 이러한 삭마제의 입자 크기를 그릿(grit)이란 용어로 표시하기도 한다.

치아의 표면을 그림 16-3에서와 같은 다이아몬드 삭마기구로 깎으면 그림 16-4와 같은 표면이 나타난다. 삭제된 치아의 표면은 삭마기구 날의 배열 상태와 모양에 영향을 받으므로 그 표면이 그림 16-2와 같이 bur로 삭제된 표면보다 더욱 불규칙하다.

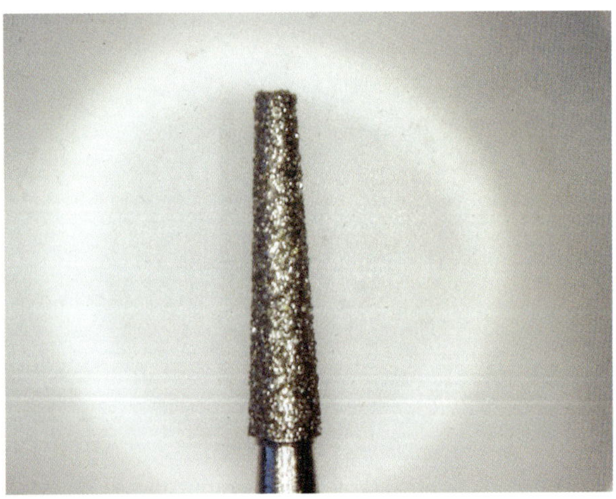

그림 16-3. 치과용 핸드피스에 끼워 사용할 수 있는 삭마기구

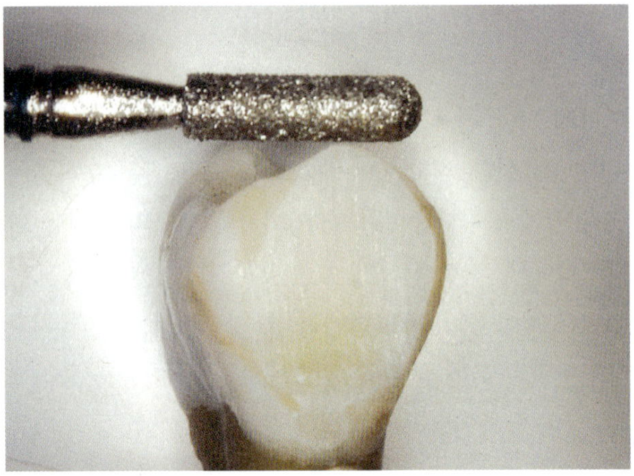

그림 16-4. 다이아몬드 삭마기구로 깎여진 치아의 순면
삭마기구 날의 배열 상태와 모양이 불규칙하므로 삭제된 표면 역시 불규칙하다.

치과기공용 삭마기구로는 그림 16-3과 같은 다이아몬드 삭마기구 이외에도 그림 16-5와 같이 기저재(matrix)인 금강사(emery) 또는 탄화규소(carborundum) 등을 결합제(bonding agent)와 섞어 성형시킨 stone, disk 및 wheel 등이 있는데, 이때 결합제로 사용되는 것은 아교(glue)나 접착제(bond) 등이 있다. 따라서 이러한 삭마기구는 사용에 따라 표층이 닳아 없어지므로 크기가 점점 작아진다. 경우에 따라서는 기저재를 결합제와 섞어 성형시키지 않고 기저재 분말을 물이나 글리세린 등의 액체에 섞어 사용할 수도 있다. 예를 들면 합성수지 의치를 연마할 경우에는 천으로 된 휠에

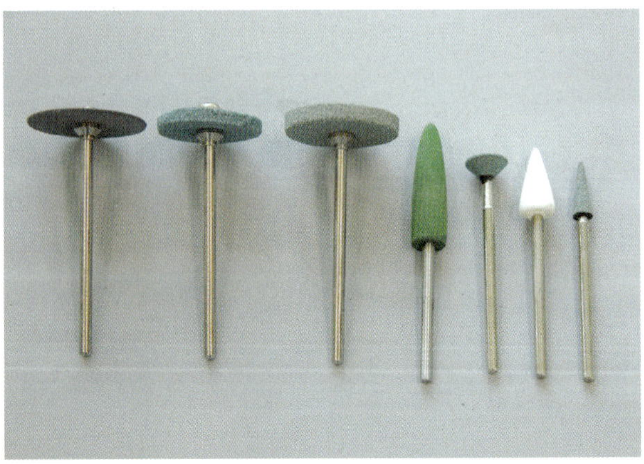

그림 16-5. 여러 가지 종류의 치과기공용 삭마기구

pumice 반죽물(기저재인 pumice에 물을 섞은 것)을 묻혀 사용하기도 한다.

(1) 삭마제의 경도

치과보철물을 깎을 때 삭마 효율은 삭마제와 삭마되는 치과기공물 사이에 있어서 경도(hardness)의 차이가 클수록 높아진다.

표 16-1은 삭마제와 삭마되는 치과수복물 또는 관련 물질의 경도를 표시한 것인데, 여기에서 브리넬 경도나 (크)누프경도 경도수는 어떤 물질이 압흔에 저항할 수 있는 능력을 뜻하며 모스경도 경도수는 어떤 물질이 다른 물질에 의해 긁혀질 때 저항할 수 있는 능력을 뜻한다.

(2) 삭마제의 종류

삭마제는 여러 종류가 있지만 치과기공과 관련이 있는 것은 다음과 같으며, 삭마제 가운데에는 연마(polishing) 작용을 하는 것도 있다.

- **금강사(emery)**: 주로 강옥(corundum)이라는 천연의 산화알루미늄(Al_2O_3)으로 구성된다. 산화철 같은 여러 종류의 불순물이 섞일 수 있으며 삭마제로 작용한다.
- **산화알루미늄(Al_2O_3)**: 순수 산화알루미늄은 불순물이 섞인 보크사이트(bauxite, 알루미늄의 원료)로부터 제조되며, 결정립의 크기가 다양하고, 약간의 금강사와 섞어 삭마제로 쓴다. 경우에 따라서는 산화알루미늄을 물로 부유선광 시켜 미립자로 만든 다음 현미경으로

표 16-1. 삭마제와 수복재료의 경도

Material	Moh's	Brinell	Knoop
삭마제			
Talc	1		
Gypsum	2		
Chalk	3		
Rouge	5-6	450	560
Pumice	6-7		460-560
Garnet	8-9	550	1,350
Tin oxide	6-7		
Sand	7	650	800
Cuttle	7	650	
Zirconium silicate	7.5	-	
Tungsten carbide	9.8	1,200	1,900
Aluminum oxide	9	1,700	2,100
Silicon carbide	9-10	3,000	2,500
Boron carbide	9-10		2,800
Diamond	10	>3,000	7,000-10,000
수복재료 및 치아			
Acrylic	2-3		20
Pure gold	2.5-3	30	
Hard gold alloys	3-4		
Amalgam	4-5	90	
Dentin	3-4		
Enamel	5-6	270	
Glass	5-6		
Composite	5-7		200
Porcelain	6-7	400	

관찰하기 위한 금속 표본의 표면 연마에도 이용한다.

- **석류석(garnet)**: 비슷한 물리적 성질과 결정 구조를 갖는 여러 가지 광물질로 되어 있다. 알루미늄, 코발트, 마그네슘, 철, 망간 등이 규산염과 섞여 있다. 통상적으로 아교 등의 접착제를 이용하여 종이나 천에 입힌 다음 합성수지 의치의 삭마제인 denture abrasive disk로 만들어 주기도 한다.
- **경석(pumice)**: 화산으로부터 얻어진 많은 양의 규소를 포함하는 물질로서 입자의 크기에 따라 삭마제 또는 연마제로 이용된다. 이것은 특히 치과기공실에서 합성수지 의치의 연마 재료로 많이 사용된다.
- **규조토(kieselguhr)**: 경석과는 달리 해저 식물인 규조류의 유해가 해저에 침적되어 형성된 것이다. 경우에 따라 입자가 거친 것은 'diatomaceous earth'라 하는데 이것은 수교질 인상재의 충전재로도 이용된다. 가벼운 삭마제인 동시에 우수한 연마제이다.
- **트리폴리(tripoli)**: 가벼운 삭마제인 동시에 연마제인데, 규조토와 혼동을 일으키기 쉽다. True tripoli는 구멍이 많은 암석으로부터 채취되는데, 처음에 북아프리카의 tripoli 지방에서 발견되어 그 지방의 명칭을 따서 이름지었다.
- **루즈(rouge)**: 붉은색을 띠는 산화제이철(Fe_2O_3)로 구성되어 있으며 통상적으로 케이크(cake) 같은 모양으로 공급된다. 원래는 천이나 종이에 물감을 들이는 재료로 사용되었으나, 치과기공 분야에서는 금이나 귀금속 합금의 우수한 연마제로 사용된다. 그러나 이 재료는 사용 시 많은 먼지를 일으키므로 이 점을 염두에 두어야 한다.
- **산화주석(tin oxide)**: Putty powder로 치아나 금속 수복물의 연마제로 널리 사용된다. 이것은 물, 알코올 또는 글리세린과 섞어 paste로 사용된다.
- **백악(chalk)**: 침강 반응으로 제조되는 탄산칼슘염($CaCO_3$)으로 연마제로 사용한다. 칼슘탄산염은 경우에 따라 세치제 성분 중 연마제로도 이용된다.
- **크롬 산화물(Cr_2O_3)**: 여러 종류의 금속을 연마할 수 있는 비교적 단단한 삭마제로서, 어떤 경우에는 스테인리스 스틸의의 연마제로도 사용된다.
- **모래(sand)**: 석영과 실리카로 이루어진 천연 삭마제이며, 분말의 형태일 경우에는 모래분사(sandblasting)를 위한 분말로 사용된다.
- **탄화물(carbide)**: 여러 종류의 탄화물 가운데 탄화규소(SiC)와 탄화붕소(B_4C)가 효과적인 삭마제로 쓰여진다. 이들 모두는 규소와 붕소를 매우 높은 온도로 가열하여 탄소를 결합시킨 것이다. 탄화규소를 소결하여 결합제와 함께 압축 성형하면 치과기공실에서 상당히 많이 쓰이고 있는 wheel이나 disk가 얻어진다. 그리고 대부분의 stone point도 탄화규소로 만들어진다.
- **다이아몬드(diamond)**: 치아의 법랑질(enamel) 등을 깎는 데 가장 효과적인 삭마제 가운데 하나로 다이아몬드 조각을 금속 표면에 입혀서 diamond point나 diamond disk 등으로 만든다.
- **지르코늄실리케이트($ZrSiO_4$)**: 여러 가지 크기의 분말로 갈아 줄 수 있으며 연마제로 사용되며, 세치제로도 자주 사용된다.

(3) 치과기공용 삭마기구의 종류

치과기공용 삭마기구 가운데 대표적인 것은 stone, rubber wheel 및 disk가 있으며, 모양, 크기, 경도에 따라 여러 가지 용도로 사용된다.

- Abrasive stone: 삭마제 입자를 가열하여 소결(sintering)시키거나 또는 합성수지와 섞어 단단한 덩어리로 만든 것이다. 이러한 stone은 입자 크기에 따라 미세(fine), 중간(medium) 및 조대(coarse) 등급(grade)으로 구분되며, 색에 따라서도 녹색(green)과 흰색(white) 등으로 구분되는데, green stone은 탄화규소(SiC)가 함유되어 있으며 white stone은 산화알루미늄(Al_2O_3)이 함유되어 있다. 경우에 따라서는 diamond stone도 쓰여지는데, 이것은 탄화규소나 산화알루미늄보다 삭마력이 높다.
- Rubber wheel: Stone 등에 의해서 깎여진 거친 면

을 매끄럽게 하기 위해 사용하는데, 미세 분말의 삭마제(Al_2O_3, SiC 및 Cr_2O_3 등)를 기저재인 고무에 섞어 성형한다.

- Disk(strip): 빳빳한 플라스틱 등의 판에 삭마제를 입힌 것으로 삭마를 할 때 삭마 입자가 쉽게 떨어지므로 빨리 닳는다. 그러나 이 삭마기구는 인접면 사이와 같은 깊은 곳을 삭마하는 데 효과적이다. Disk나 strip에 사용되는 삭마제는 석류석(garnet), 금강사(emery), 산화알루미늄(Al_2O_3) 및 모래(sand) 등이 있다.

3) 연마 또는 광택내기

삭마제의 입자가 작을수록 삭마에 의해 형성되는 치과기공물의 표면은 점점 고와지고, 최종적으로는 그 표면이 매끄럽고 광택을 갖게 된다. 따라서 치과기공물의 표면을 매끄럽게 광택을 내기 위해서는 삭마제가 아닌 연마제(polishing agent)를 사용하여야 하며, 이러한 작업을 연마(polishing)라 한다. 따라서 연마 또는 광택내기란 기공물의 표면을 매끄럽고 광택이 나게 하는 작업이다.

삭마와 연마에 따른 변화는 그림 16-6과 같이 나타난다. 이 그림에서는 귀금속 합금을 3단계에 걸쳐 삭마 또는 연마하였다. 먼저 첫 번째 단계에서는 거친 삭마제로 삭마한 것으로 깊은 압흔이 형성되었고, 두 번째 단계에서는 보다 고운 삭마제로 삭마한 것으로 압흔의 깊이가

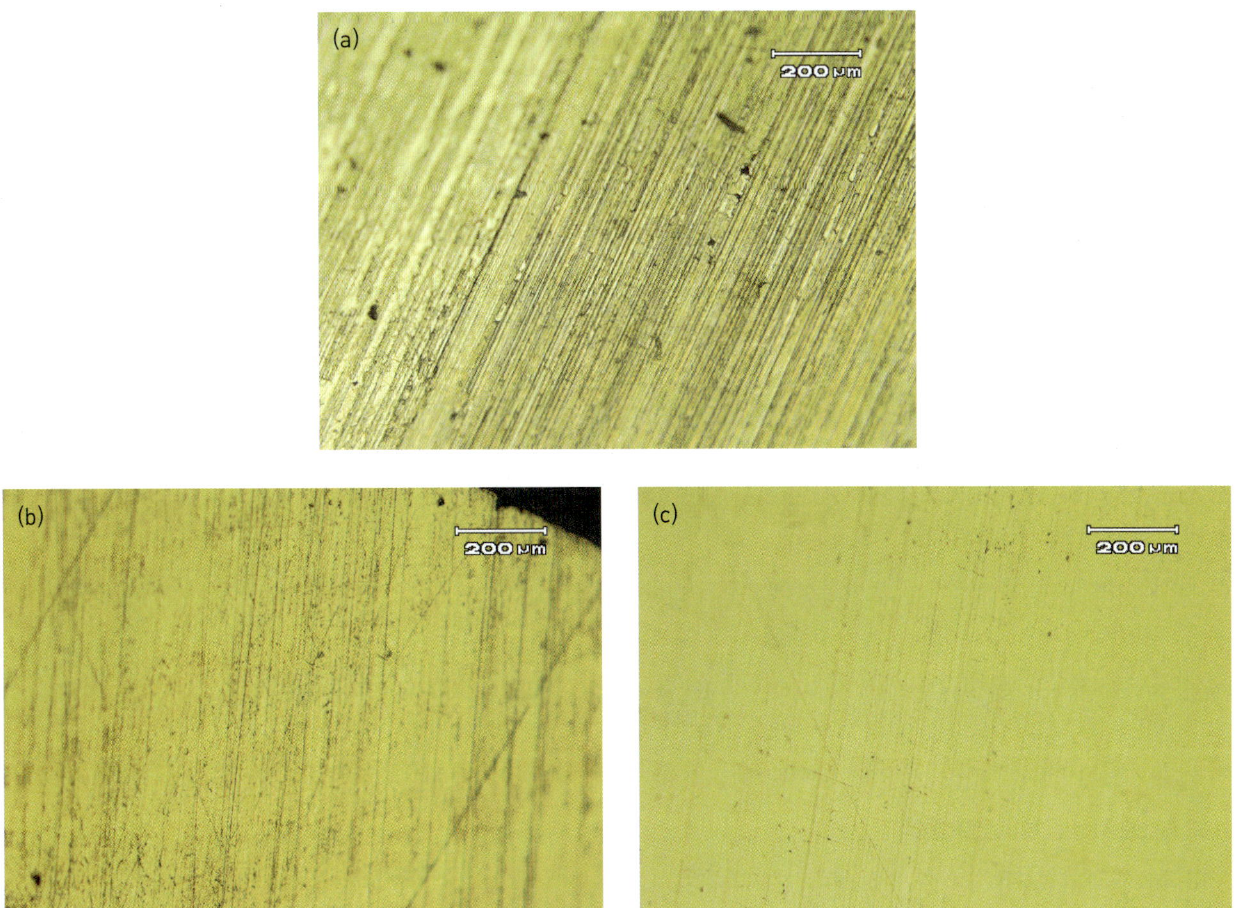

그림 16-6. 금합금의 표면을 3단계에 걸쳐 삭마 또는 연마한 후 살펴본 현미경 사진
(a) 거친 삭마제로 삭마하였으므로 압흔이 거칠고 깊다.
(b) 보다 고운 삭마제로 삭마하였으므로 압흔이 상당히 감소하였다.
(c) 연마제로 연마함으로써 실제적으로 압흔이 거의 제거되었다.

감소되었다. 최종 단계에서는 산화알루미늄의 연마제를 가죽으로 된 buff wheel에 묻혀 연마한 것으로 압흔이 거의 없어지고 광택이 생겼다. 그러므로 삭마제와 연마제의 차이를 정의하기 어려우나 연마제는 표면에 광택층을 형성하는 물질로 간단히 정의할 수 있다. 실제로 이 두 가지 용어는 혼용되지만, 때때로 입자가 큰 것을 삭마제로, 반면에 같은 물질이라 할지라도 입자가 작은 것을 연마제로 구분하기도 한다.

치과기공물의 표면을 고도로 연마하는 이유는, 첫째 음식물 찌꺼기의 축적 가능성을 낮추고, 둘째 특히 금속 가공물일 경우에는 변색이나 부식을 방지하고, 셋째 치과기공물 자체의 전기 · 화학적 반응에 의한 손상 가능성을 낮추며, 넷째 심미성을 높이기 위함이다.

(1) 치과기공물의 연마 방법

대부분의 치과기공물은 연마에 의해 완성된다. 따라서 연마를 필요로 하는 치과기공물은 많이 있지만, 여기에서는 대표적인 것 두 가지만 살펴보겠다.

① 금합금 주조체의 연마 방법

금합금 주조체를 연마하기 위해서는 먼저 탄화규소나 산화알루미늄의 disk로 주입선을 절단하고, 같은 성분으로 된 stone으로 외형을 형성하는데, 이때 stone은 거친 것부터 고운 것 순으로 사용한다. 이제 금속 주조물의 표면을 고운 삭마제가 함유된 rubber wheel 등으로 곱게 삭마한 후, 최종적으로 연마를 시행한다. 연마를 할 때에는 먼저 brush wheel에 tripoli를 묻혀 주조체의 표면을 평활하게 하고, 최종적으로 rag wheel 또는 buff wheel 등에 rouge를 묻혀 최종 광택을 낸다.

② 합성수지 기공물의 연마 방법

합성수지는 금합금보다 부드러운 재료이므로 연마 시에는 tripoli나 tin oxide를 사용하여 다듬은 후 최종적으로 미세한 분말의 pumice를 사용하여 쉽게 다듬을 수 있다. 특히 pumice를 사용할 때에는 마찰열에 의해 합성수지가 변형될 수 있으므로 pumice와 rag wheel 또는 felt wheel을 물과 함께 사용하여야 하며, 연마 기구의 회전 속도 역시 낮추어야 한다.

알아두기

1. Steel bur와 carbide bur의 차이
2. 절삭 속도에 영향을 미치는 요인
3. 절삭, 삭마 및 연마의 차이
4. 삭마제에 있어서 경도의 의미
5. 삭마제의 종류 및 각 삭마제의 특성, 그리고 용도
6. 치과기공용 삭마기구의 종류 및 용도
7. 치과기공물의 표면을 고르게 연마하는 이유
8. 금합금 주조체와 합성수지 기공물의 연마 방법

참고문헌

1. Burstone C.J. and Goldberg A.J.: Beta titanium: a new orthodontic alloy. Am. J. Orthod. 77(2):121-132, 1980.
2. Goldberg A.J. and Burstone C.J.: An evaluation of beta titanium alloys for use in orthodontic appliances. J. Dent. Res. 58(2):593-599, 1979.
3. Phillips R.W.: Science of Dental Materials. 8th ed. Philadelphia, W.B. Saunders Co., Chapters 31, 33, 34. 1982.
4. Eames W.B., Reder B.S., and Smith G.A.: Cutting efficiency of diamond stones: effect of technique variables. Oper. Dent. 2(4):156-164, 1977.
5. Reisbick M.H. and Bunshah R.F.: Wear characteristics of burs. J. Dent. Res. 52(5):1138-1146, 1973.
6. Fruits T.J., Miranda F.J. and Coury T.L.: Effects of equivalent grit sizes utilizing different polishing motions on selected restorative materials. Quintessence. Int. 27(4):279-285, 1996.
7. Anusavice K: Phillip's science of dental materials, 11th ed. Philadelphia, W.B. Saunders Co., 351-380, 2003.
8. Hatrik C.D., Eakel W.S. and Brid W.F.: Dental materials, Philadelphia, W.B. Saunders Co., 155-167, 2003.

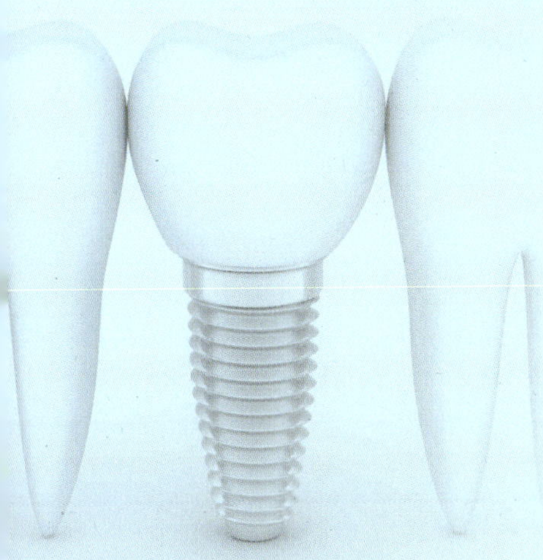

Chapter 17

치과용 임플란트 (Dental implants)

안재석(광주보건대학교)

핵심 용어

- **골막하 임플란트(subperiosteal implant)** 1943년 달(Dahl)에 의해 개발된 것으로 임플란트 골막 아래의 턱뼈 표면에 적합한 금속 구조물과 지대주로 구성되는 임플란트이다. 턱뼈의 부피가 작아서 골 내 임플란트를 시술하기 어려운 경우에 사용할 수 있다. 장기간의 치료 결과가 좋지 않아 최근에는 거의 사용하지 않는다.
- **골관통 임플란트(transosteal implant)** 양쪽 피질골 판과 치조골 전체를 관통하는 임플란트로 하악 전치부에 제한적으로 사용한다.
- **골내 임플란트(endosseous implant)** 턱뼈 내부에 임플란트를 식립하는 방법으로 현재 가장 많이 사용되는 종류이다.
- **골유착(osseointegration)** 임플란트가 식립되어 있는 뼈와 하중을 받는 임플란트 표면 사이의 구조적 및 기능적 연결
- **매식체(fixture)** 크라운, 브릿지, 틀니, 악안면 보철물과 같은 치과보철물을 지지하거나 치열 교정 앵커(anchor)로서 작용하기 위해 턱 또는 두개골의 뼈에 식립되는 구성 요소
- **생체적합성(biocompatibility)** 부작용 없이 생체 시스템과 접촉할 수 있는 능력
- **수산화인회석(Hydroxyapatite, HA)** 수산인회석이라고도 하며 주성분이 $Ca_5(PO_4)_3(OH)$인 인회석의 한 종류로 불투명한 회색 유리모양의 광택이 있는 결정. 임플란트 표면처리 등의 생체 재료로 주목을 받고 있다.

핵심 내용

제17장에서 학습해야 할 중요 내용은 임플란트의 분류, 골유착 및 생유착, 골내 임플란트에 영향을 미치는 요소 및 임플란트 보철의 구성과 치료 과정 등이다.

수복 치과학의 목표는 결손된 치아의 형태와 기능을 회복하도록 시도하는 것이다. 그러므로 치과학에서는 보철 장치를 고정하기 위해 임플란트를 사용하는 정형외과 방식을 따랐을 것으로 예상된다. 2010년 전세계 임플란트 시장 규모는 32억 달러였다. 2014년 이래 연평균 8.1%씩 성장하고 있으며, 2019년 매출액은 59억달러에 이르고 있다. 특히 아시아 태평양 지역의 연간 성장률이 빠르게 증가하고 있으며 2020년에는 세계시장규모가 63억달러 시장으로 성장할 것으로 예상하고 있다. 치과용 임플란트는 결손된 자연 치아의 뿌리를 대체할 수 있는 매식체(fixture)이다. 임플란트는 하악 또는 상악골에 삽입될 수 있다. 적절히 설계되고 배치되면 치과용 임플란트는 시간이 지남에 따라 뼈와 결합하여 치과용 보철물의 앵커(anchor) 역할을 한다. 치과용 임플란트는 결손된 치아를 대체하거나 가철성(removable) 완전 틀니를 지지하는데 사용된다. 전 세계의 현대식 단일 치아 임플란트는 15년 동안 거의 95%의 성공률을 보이고 있다. 임플란트는 외과적으로 구강 내에 고정된 영구 장치로 다른 고정식 또는 가철식 보철 옵션보다 중요한 이점을 제공한다. 임플란트는 인접한 지대치를 삭제해야 할 필요가 없으며 치아 구조를 보존하고 건강한 뼈의 유지를 돕기 때문에 기존의 고정성 국소의치보다 보존적인 역할이 크다.

17.1. 분류

역사적으로, 치과 임플란트는 디자인에 따라 분류되었다. 이러한 디자인은 외과적으로 심겨지는 방식을 기반으로 한다. 지난 40년 동안 일반적으로 사용된 세 가지 유형의 임플란트는 골막하 임플란트, 골 관통형 임플란트 및 골내 임플란트이다(표 17-1, 그림 17-1).

1) 골내 임플란트

골내 임플란트는 오늘날 가장 많이 보급된 임플란트 유형이다. 임플란트는 하악 또는 상악골에 직접 식립된다(그림 17-2).

치조골 또는 기저턱뼈(치조골이 부분적으로 또는 완전히 흡수된 경우)에 구멍을 뚫고 임플란트 몸체가 이 부위에 삽입된다. 임플란트의 상단은 피질골(cortical bone) 위로 약간 돌출되거나 골의 표면과 동일 평면에 위치하도록 식립된다. 일반적으로 보철치아를 포함한 상부 구조물 또는 치아는 임플란트 몸체에 나사로 고정된 지대주에 연결된다.

그림 17-2에서 세 가지 골내 임플란트 디자인을 볼 수 있다. 모든 디자인이 뼈에 직접 식립되어 있는 것에 주목할 수 있다. 블레이드 디자인은 더 이상 사용되지 않지만 실린더 및 스크류 버전은 오늘날 임플란트 디자인으로 계속 사용되고 있다.

17.2. 골유착과 생유착

임플란트 디자인의 주요 쟁점은 물리적 및 생물학적으로 치조골과 결합되는 재료를 개발하는 것이다. 이상적으로 골은 섬유 조직으로 캡슐화된 이물질과 반응해서는

표 17-1. 임플란트 디자인의 분류

임플란트 디자인	골과의 접촉	구성	사용 위치
골막하 임플란트 (subperiosteal implant)	잇몸 조직 아래의 골 표면에 위치; 골 침투 없음	Co-Cr-Mo(vitallium)	상악과 하악
골관통형 임플란트 (transosteal implant)	뼈를 완전히 관통, 피질 벽을 두번 관통	Titanium or Ti-alloy	하악에서만 사용
골내 임플란트 (endosseous implant)	뼈 내에 위치, 피질 벽을 한번 관통	Titanium or Ti-alloy	상악과 하악

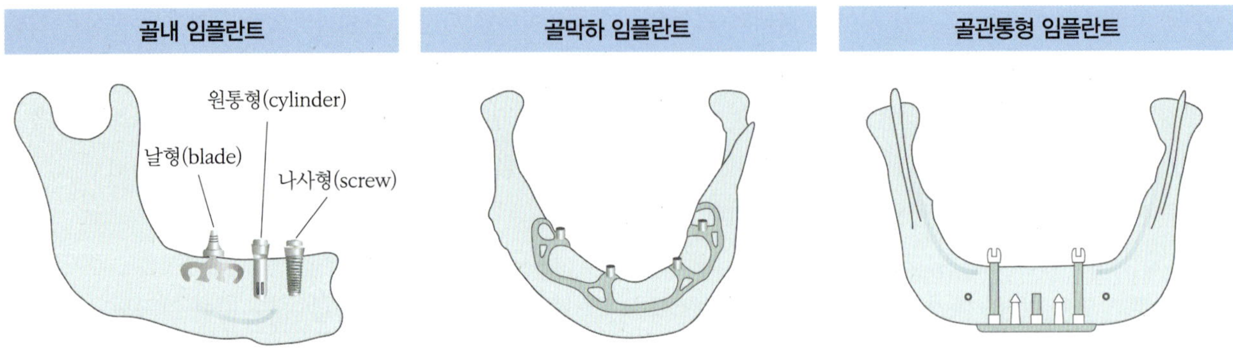

그림 17-1. 임플란트 디자인

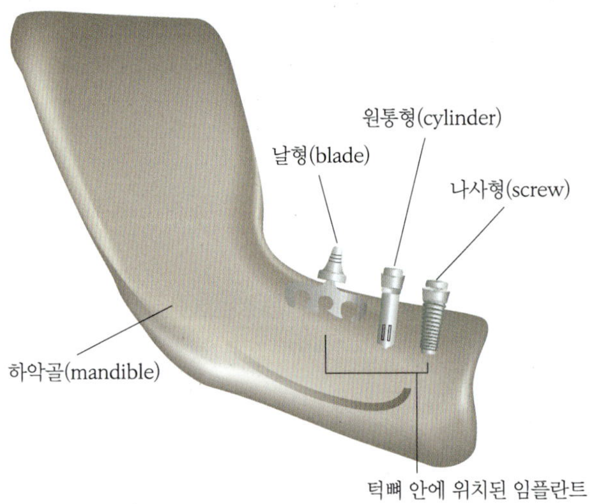

그림 17-2. 골 내 임플란트의 설계

안 되며, 재료 또는 장치와 결합하여 그 주위의 골 구조를 재구성해야 한다.

최적의 상황에서 골의 분화는 임플란트 재료에 인접해서 직접 일어난다(골유착). 이상적으로 이 골유착은 치과수복물을 지지할 수 있는 골과 임플란트의 안정된 연결을 제공하고 뼈와 임플란트 사이의 계면에 응력의 집중 없이 하중을 전달할 수 있게 한다.

공식적으로 골유착은 임플란트 재질에 대한 뼈의 근접으로 정의된다(그림 17-3). 골유착을 달성하기 위해서는 뼈가 생존 가능해야 하고, 뼈와 임플란트 사이의 간격은 10 ㎚ 이하이며 섬유 조직이 없어야 하며 뼈-임플란트 계면은 치과보철물에 의한 하중을 견딜 수 있어야 한다. 현재의 임플란트 지지 치과 수복물은 골유착이 절대적으로 필요하다. 임플란트와 뼈 사이의 골유착을 달성하려면 여러 가지 요소가 맞아야 한다. 뼈는 괴사나 염증을 일으키지 않는 방법으로 처치해야 하고 임플란트는 하중 없이 일정 시간 동안 치유되어야 한다. 마지막으로, 모든 재료가 골유착을 촉진하지는 않기 때문에 적절한 재료를 이식해야 한다.

최근에는 임플란트/조직 계면의 응집력을 향상시키고, 하중 전달을 최대화하며 임플란트와 조직(tissue) 사이의 움직임을 최소화하고 섬유로된 결합과 느슨한 결합을 최소화하며 유효 수명을 연장시키는 수단으로서 다양한 표면 형상이 제안되고 있다. 하중을 가하기 전에 안정적인 계면을 만들 필요가 있기 때문에 임플란트의 표면에 조직의 재생을 촉진하기 위한 재료와 방법을 개발하려는 노력이 계속되고 있다. 표면을 거칠게 만든 매식체와 세라믹 코팅은 임상 시술에 적용되어왔다. 다른 실험적인 방법으로는 전기 자극, 뼈 이식, 성장 인자 및 기타 조직 공학적 접근법이 있다.

임플란트 재료로 생체 활성 세라믹을 적용하는 것은 전통적으로 골유착 보강재로서의 용도로 제한되어 왔다. 임플란트와 골의 연결을 촉진시키기 위해 티타늄 합금을 생체활성 물질로 코팅하는 것에 관심을 가져왔다. 생체활성 세라믹 재료는 생체적합성 이상의 특성을 가지고 있다. 생체활성이라는 용어의 사용은 생체 내에서 이식될 때 적합한 조직 반응을 유도할 수 있는 능력

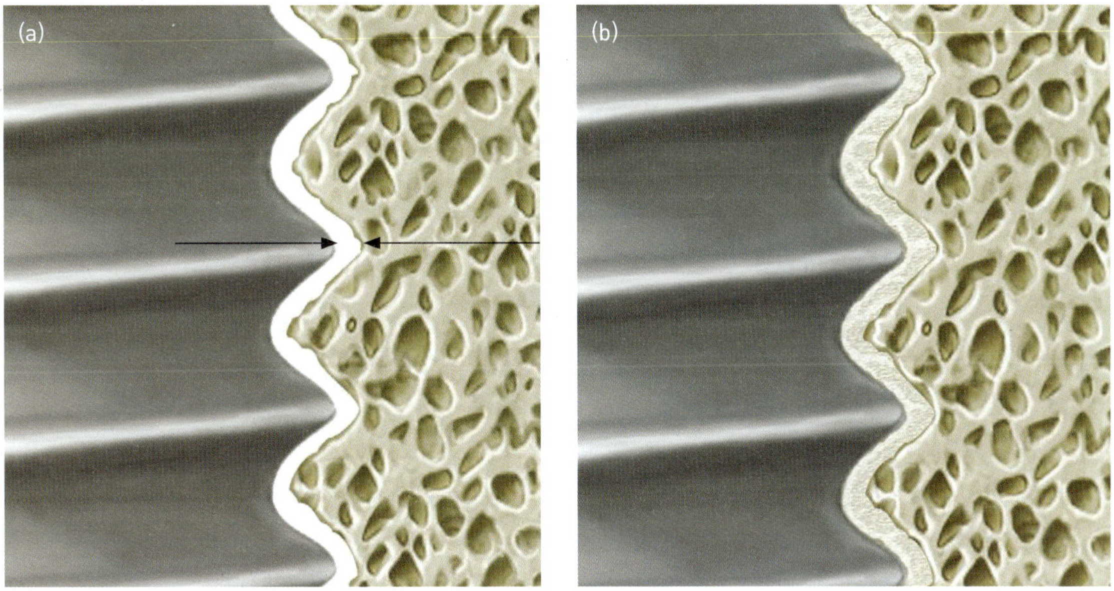

그림 17-3. 골유착과 생물학적 결합
(a) 골유착에서 임플란트 재료(왼쪽)와 뼈(오른쪽)가 서로 가깝게 근접한다. 이 근사값은 10 ㎚ 보다 가깝다(화살표). 중간 공간에는 섬유질 조직이 없어야 한다.
(b) 생유착에서 임플란트와 뼈는 계속해서 융합된다. 일반적으로 티타늄 합금에서는 골유착이 발생하는 반면 세라믹과 세라믹-코팅 금속 임플란트에서는 생체 결합이 발생한다.

이 있음을 의미한다. 이 세라믹 형태는 자연 조직과 직접 화학 결합을 형성하며 대부분 생체흡수 또는 생분해되고 높은 용해도를 갖도록 고안되었다. 일반적으로 이식된 치과용 세라믹은 다양한 인산칼슘, 생체 활성 유리(SiO_2, CaO, P_2O_5 및 때로는 Na_2O 및 MgO의 혼합물) 및 유리 세라믹을 포함한다.

생체활성 글라스 및 글라스 세라믹의 중요한 예에는 bioglass(실리카, 인산염, 칼시아 및 소다의 혼합물이 함유된 유리), ceravital(bioglass와 다른 알칼리 산화물 농도를 가짐), biogran(bioglass에 비해 다른 물리적 형태를 가짐) 및 글라스 세라믹 A-W(Apatite-Wollastonite)을 포함한다. 또한 최근 개발된 졸-겔 합성 방법에 기초한 많은 글라스 및 글라스-세라믹 혼합물이 있다. 인산칼슘 세라믹은 가공에 의해 유발된 물리적 화학적 변화에 따라 성분이 다양하다. 이 그룹 중에는 아파타이트 세라믹이 있으며 특히 관심 대상은 하이드록시아파타이트(HA, 수산화인회석)이다. 이것은 치아 및 뼈에서 발견되는 무기질 계통의 합성물이며 가장 광범위하게 조사된 생체활성 세라믹 재료이다.

생체적합 물질로서 합성 HA를 사용하려는 추세는 자연 조직에서 무기물과 유사한 물질을 이용하여 이러한 물질을 대체할 수 있다는 장점이 있기 때문이다. 이러한 유사성 때문에 더 나은 조직 결합이 기대된다. HA와 기타 생체활성 세라믹의 부가적인 장점으로 낮은 열전도성과 전기 전도성, 뼈와 유사한 탄성, 재료의 특성 제어를 통한 생체 내에서 열화 속도를 조절할 수 있고 세라믹이 금속 표면에 코팅될 때 금속 부식 생성물에 대한 장벽으로 기능할 수 있다는 점 등이 있다.

그러나 HA를 처리하는 동안 온도에 의해 유도된 상변형은 체외에서의 용해 거동에 상당한 변화를 유발하고, 변형된 구조는 물질에 대한 생물학적 반응을 변화시킨다. 생체활성 세라믹을 가공하여 생기는 수많은 화학적 조성과 구조를 감안할 때 순수한 HA는 거의 사용되지 않기 때문에 보다 구체적인 용어인 하이드록시아파타이트 대신 더 광범위한 용어인 인산칼슘 세라믹(CPCs)이 제안된다. 각각의 개별 인산칼슘 세라믹은 화학적 및 물리적 성질이 독특한 것으로 정의된다.

인산칼슘 세라믹은 너무 부서지기 쉽고 독립적으로 치과용 임플란트에 사용하기에는 너무 단단하지만 금속 임플란트의 표면을 코팅하기 위해 얇은(50~75 ㎛) 층의 세라믹 물질로 사용되는 것에 지속적인 관심을 받아왔다. 이것은 고강도 합금과 결합되어 유익한 골유착 특성을 제공한다. 대부분의 제조회사는 골질이 불량한 부위에 사용하기 위해 인산칼슘으로 코팅된 임플란트를 제공한다. 그러나 모든 임상 상황에서 이 개념을 사용하는데 있어 주요한 한계는 금속에 대한 코팅의 결합 강도를 예측하기 어렵고 지속적으로 유지할 수 없다는 점이다. 생체 활성 세라믹 재료가 생체 내에서 흡수되면, 임플란트-뼈 경계면에서 예측할 수 없는 변화가 일어나고 임플란트 미세 움직임 및 풀림이 발생할 수 있다.

이것은 이러한 임플란트의 장기적인 안정성을 불확실하게 만든다. 임플란트가 성공하려면 세라믹 코팅이 골 주변에 완전히 융합되어야 한다. 이 경우 계면에서는 골유착보다 오히려 생물학적 유착이라고 하며, 임플란트와 골 사이에 빈 공간이 없다(그림 17-3 참조). 다수의 세라믹 코팅이 이러한 방식으로 사용되어왔다. 일반적으로 이러한 코팅은 플라즈마-스프레이 증착 공정을 통해 임플란트의 표면에 적용되었다. 인산칼슘 세라믹의 기능에 중요한 물리적 특성에는 분말 입자의 크기, 입자 형태, 기공 크기, 기공 모양, 기공 크기 분포, 비표면적(입자의 단위 질량당 표면적), 존재하는 상, 결정의 구조, 결정의 크기, 결정립 크기, 밀도, 코팅 두께, 경도 및 표면 거칠기를 포함한다. 생체 내에서 세라믹 코팅의 장기적인 수명은 알려지지 않았다. 이것은 이러한 코팅이 시간이 지남에 따라 흡수될 것이라는 증거이다. 또한 생체 외 압출 시험(코팅된 면의 결합력을 조사하는 방법) 결과 세라믹과 조직의 결합 전에 세라믹과 금속사이의 결합이 실패할 수 있는 약한 결합 시스템이라는 것을 보여주었다. 따라서 세라믹과 금속의 약한 결합과 기능적 부하 상태에서 긴 수명동안 그 경계면의 온전함이 걱정되는 이유이다.

17.3. 골내 임플란트에 영향을 미치는 요소

1) 기하학적 구조

치과용 임플란트 치료를 고려하는 환자의 결정에 영향을 주는 두 가지 주요 목표는 심미성과 기능이다. 장기간에 걸쳐 이러한 목표를 달성하기 위해 치과용 임플란트는 구강환경에서 생성된 교합력을 견딜 수 있어야 하며 이 부하를 지지 조직에 전달할 수 있어야 한다. 부하는 잘 전달되어야 할 뿐만 아니라 조직의 생존을 유지할 수 있도록 적절한 방향과 크기를 가져야 한다. 이 점에 있어서 임플란트는 주로 생체역학적 힘을 최소화하고 분배하는 역할을 한다. 힘은 크기, 지속 시간 및 유형으로 특징지어진다. 힘을 전달하는 능력은 주로 계면 고정을 달성하는 것에 달려 있다. 임플란트와 골 사이의 경계면은 수술 후 가능한 짧은 시간 안에 안정화되어야 하며 안정된 상태로 유지되어야 한다. 앞서 언급한 모든 목표를 충족시키는 '최적의' 임플란트를 설계하려면 재료, 물리적, 화학적, 기계적, 생물학적 및 경제적 요인의 통합이 필요하다.

2) 힘의 크기

정상적으로 저작하는 동안 적용되는 하중(부하)의 양은 환자의 치열 위치 및 상태에 따라 크게 다르다. 힘의 크기는 대구치 영역에서 가장 크다. 이 영역은 레버(lever)의 경첩처럼 작용하기 때문이다(그림 17-4). 비교해보면 절치 부위는 구치 부위에서 보이는 크기의 약 10%를 경험한다. 치아와 지지하는 뼈가 부담하는 하중의 차이는 전방 및 후방 임플란트 사이의 기계적 요구 사항의 차이가 필요함을 시사한다. 응력은 적용된 하중뿐만 아니라 이 하중이 가해지는 영역에서 분산되는 정도 따라 달라지기 때문에 환자의 일부 치아 손실은 부분무치악 환자의 나머지 치아와 임플란트에 가해지는 응력을 크게 증가시킨다.

치과용 임플란트의 주요 요구 사항은 적절한 골 높이,

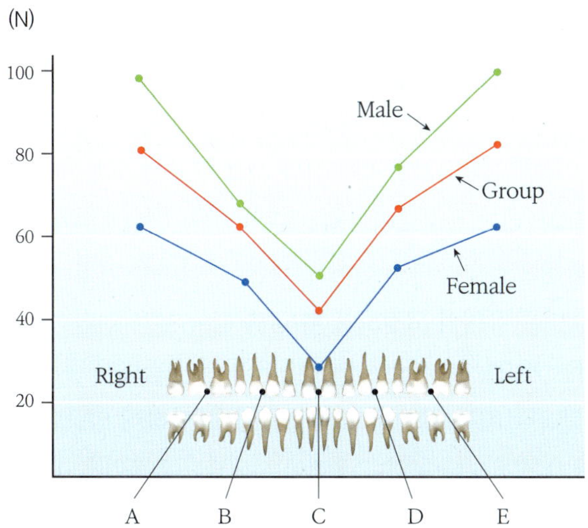

그림 17-4. 턱의 여러 위치에서 성인의 평균 교합력
(Rugh SD, Solberg WK: Behav. Res. Meth. Instrum. 4, 125, 1972)

폭 및 밀도이다. 압력에 반응하여 골이 자라나고, 골에 가해지는 응력의 크기가 증가하면 골의 흡수 또는 소실이 증가하게 된다. 그러나 정상적인 골 유지에 임계 수준의 압력이 없으면 골도 다시 흡수된다. 따라서 환자가 오랫동안 무치악 상태라면 골이 흡수되고 밀도가 낮아진다. 하악 전치부에 임플란트를 우선적으로 위치시키는 것이 일반적이다. 그러한 이유는 유치악 및 무치악 환자 모두에서 소구치 또는 대구치 영역과 비교할 때 이 부위가 가장 높은 골 밀도를 갖기 때문이다. 임플란트 치료를 계획할 때는 하중 분산을 신중하게 고려해야 한다.

생체적합성이 있는 재료로 간주되는 대부분의 재료는 임플란트로 사용하기에는 적합하지 않다. 왜냐하면 정상 기능 중에 부과되는 힘을 견딜 수 있을 정도로 강도가 높지 않기 때문이다. 그러나 생존하여 계속 효과적으로 기능하기 위해서는 강도뿐만 아니라 재료의 탄성계수(강성도)를 고려해야 한다. 뼈가 일상에서 적어도 50 ㎛의 변형을 유발하는 압력을 경험하지 않는다면 골 흡수가 시작될 것이다. 대부분의 세라믹 재료는 매우 뻣뻣하다. 예를 들어, 다결정 산화알루미늄은 탄성계수가 약 372 GPa이다. 이정도의 뻣뻣함은 적절한 힘을 뼈에 전달하기에는 강성도가 너무 높다. 대신, 강성도가 높은 임플란트 재료는 과도한 양의 하중을 전달하여 뼈의 응력 차폐를 유발한다. 대조적으로, 티타늄은 탄성계수가 100 GPa이며 이상적이기에는 너무 높지만 뼈의 탄성계수(약 20 GPa)에 훨씬 가깝다. 그러한 이유로 티타늄은 뼈의 정상적인 생리적 부하를 허용할 것이다.

3) 힘의 지속 시간

저작과 같은 반복적인 하중을 고려할 때 강도보다는 재료의 내구성 한계를 고려하는 것이 더 적절하다. 내구한도는 물질의 파괴 없이 반복적으로 가해지는 힘에 견딜 수 있는 응력의 최대치이다. 이 한도는 일반적으로 재료 강도의 절반 정도이다. 치근 형태의 임플란트는 장축에 평행하게 식립되도록 설계되었으며 반복적인 굽힘 하중으로 인한 피로파괴에 취약하다. 이러한 굽힘 하중은 조기 접촉, 이갈이, 부적절한 교합구조 및 각도가 부여된 지대주(angled abutment)의 사용으로 인해 종종 발생한다. 임플란트 상부구조물의 설계에서 축을 벗어난 하중은 피해야 한다.

4) 힘의 유형

임플란트는 기능 시에 세 가지 유형의 하중 즉 인장력, 압축력 및 전단력을 경험한다. 논의된 바와 같이 잘 설계된 임플란트는 이러한 힘을 지지골에 전달하고 분산시킨다. 뼈는 무기 성분과 유기 성분으로 구성되어 있으며, 무기 성분은 압축 하중이 가해질 때 뼈를 가장 강하게 만든다. 뼈는 인장력이 가해질 때 약 30% 정도 더 약하며 전단력을 받을 때 약 70% 정도 더 약하다. 따라서 교합은 임플란트에 가해지는 부하를 고려할 때 중요한 고려 사항이다. 측면이 매끄러운 원통형 임플란트 디자인은 임플란트와 뼈 사이의 계면에 거의 완전한 전단(shear)력이 발생하여 가장 약하기 때문에 가능한 하중을 적게 받아야 한다. 이러한 임플란트 디자인은 임플란트 몸체의 미세 질감에 의존한 약간의 기계적 결합으로 유지력을 제공하거나 그밖에 코팅에 의존한다(그림 17-

5). 원통형 임플란트에서 코팅이 실패하거나 흡수되면 하중 전달의 부족으로 인해 골 손실이 발생한다.

대조적으로 나사 모양의 임플란트에는 압축력이 가해질 때 골과 맞물리게 하고 적용된 하중을 전달하는 나사산이 있다. 나사의 디자인은 최소의 전단력과 최대의 압축력을 골에 전달하기 위해 개발되었다. 이것은 가장 유리한 골 반응을 허용한다. 최근 나사 디자인으로는 나사산의 끝이 둥근 형태(끝의 전단력을 줄이기 위해), 나사산 각도의 변화(압축력을 최대화하기 위해), 동일한 임플란트에 두 개 이상의 나사선 모양 적용(접촉 면적을 증가시키기 위해) 또는 나사의 피치(pitch) 증가와 함께 감소된 나사 높이(임플란트 몸체의 강도를 증가시킴과 동시에 더 큰 접촉 면적으로 임플란트에 가해지는 하중을 분산시킨다)가 도입되었다(그림 17-5).

원통형 또는 나사 모양 임플란트 주위의 골유착(osseointegration) 개념은 골의 성장 상황을 나타낸다. 임플란트 고정의 다른 방법은 뼈 조직이 거칠거나 다공성인 임플란트 표면층의 안쪽으로 성장하여 들어가는 것을 기반으로 한다.

소결 비드(beads) 또는 소결된 와이어 메쉬가 포함된 이러한 디자인은 전형적인 정형외과 임플란트이다. 최근 다공성 금속 몸체를 갖는 임플란트(그림 17-6)가 개발되어 시판되고 있다. 이 새로운 디자인은 대규모 다공성 또는 해면골과 유사한 다공질의 세포 구조를 포함한다. 결과적으로 임플란트의 탄성계수가 뼈의 탄성계수와 가깝게 됨으로써 응력 분산이 발생한다. 이러한 고정 시스템은 다른 유형의 고정보다 뼈/금속 간에 높은 전단 강도를 갖는 것으로 나타났다. 계면에서의 전단 강도가 증가하면 임플란트에서 주변 뼈로 응력을 잘 전달하며 임플란트와 뼈 사이의 보다 균일한 응력이 분포되고 임플란트 자체 내에 낮은 응력을 유발한다. 그리고 원칙적으로 더 강한 계면 결합의 결과는 임플란트가 풀리는 경향을 감소시킨다는 것이다. 가장 낮은 임플란트/조직 전단강도에서 가장 높은 것까지 거시적인 표면 효과의 진보는 다음과 같다; 매끈한, 표면에 질감이 있는, 나사산이 형성된, 플라즈마 스프레이된, 다공성 코팅이 있는, 다공성 몸체 디자인.

5) 임플란트 직경

임플란트 길이 또는 직경이 증가하면 임플란트의 전체 표면적이 증가한다. 결과적으로 교합력 분포 영역이 증

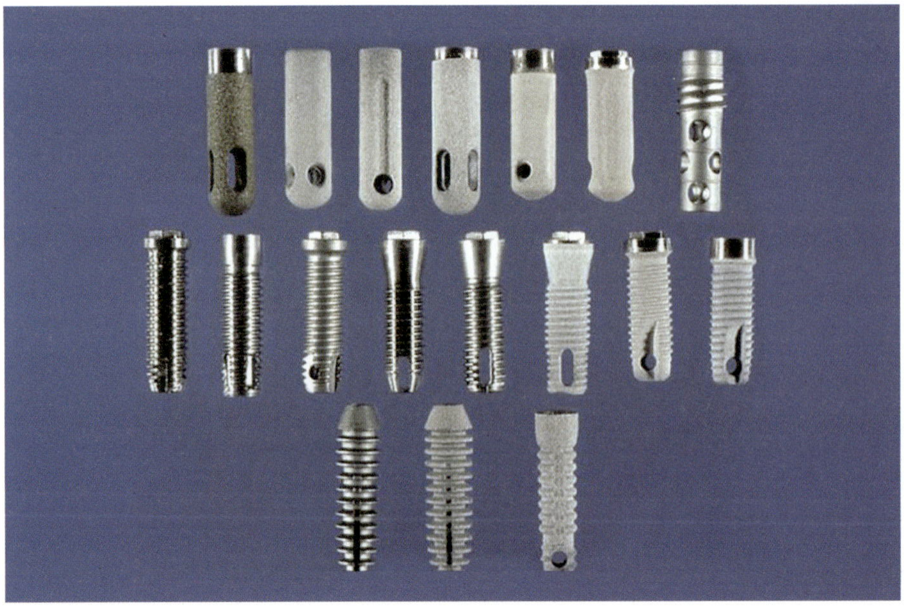

그림 17-5. 치과용 임플란트는 원통형(상단), 나사형(중단), 압입형(하단) 또는 특징 조합형(상단, 맨 오른쪽)으로 디자인별로 분류할 수 있다.

가하고 골 응력은 감소한다. 임플란트 폭이 증가함에 따라 임플란트의 굽힘 파괴 저항이 크게 증가한다. 이러한 직경의 과도한 증가는 골 변형률을 생리학적 수준 이하로 줄임으로써 응력 차폐를 유발하여 해로울 수 있다.

6) 임플란트 길이

너비가 증가함에 따라 임플란트 길이가 증가하면 표면적이 증가하고 골 응력이 감소한다. 그러나 골의 질을 신중하게 고려하는 것이 좋다. 하악 전치부에서 흔히 볼 수 있는 높은 밀도를 가진 골에서는 구멍을 뚫는 동안 골이 과열되어 향후 실패의 주요 원인이 된다. 매우 긴 임플란트 식립 부위의 형성은 이런 유형의 골에서 가열을 증가시키는 경향이 있다. 이렇게 긴 임플란트가 제공하는 즉각적인 안정성은 일시적이다. 왜냐하면 일단 임플란트가 골 유착되면 임플란트의 끝 부위에 최소 응력을 전달받기 때문이다. 응력의 대부분은 임플란트가 나오는 상부 피질골 주위에 집중되어 있다. 반대로 골의 품질이 좋지 않은 부위인 하악골의 구치부와 상악골에서 해부학적 고려 사항은 길이가 긴 임플란트를 식립하는 것이다.

17.4. 표면 및 생체적합성

임플란트/조직 시스템을 분석할 때 세 가지 측면이 중요하다

(1) 개별 구성 요소(임플란트 재료 및 조직)

(2) 임플란트와 그 분해 생성물이 국소 및 전신 조직에 미치는 영향

(3) 임플란트와 조직 사이의 계면 영역

임플란트조직 계면의 미세 구조와 관련하여 이 영역은 상대적으로 얇지만(0.1 ㎚ 정도) 영역의 구성 요소(이종 금속 산화물, 단백질 층 및 결합 조직)는 계면의 온전한 상태 유지에 실질적인 영향을 미친다. 또한 계면의 완전성은 재료, 기계적, 화학적, 표면, 생물학적 및 국소적 환

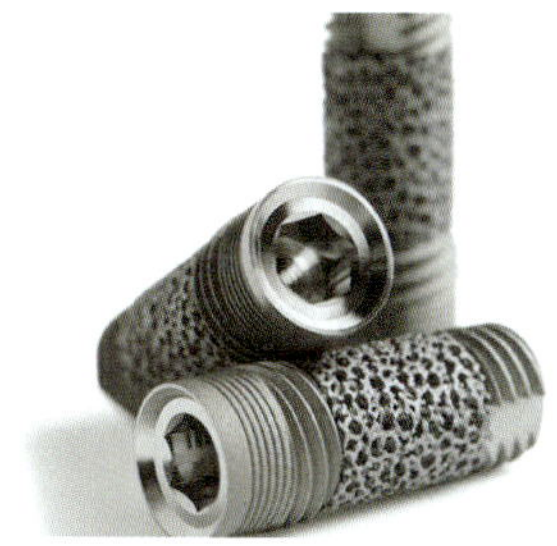

그림 17-6. 다공성 임플란트(Zimmer)

경 요인에 좌우되며 이들 모두는 생체 내에서 시간이 지남에 따라 변화한다. 따라서 임플란트 성공은 생체재료 및 생체역학 요인뿐만 아니라 외과적 기술, 조직 치유와 환자의 전반적인 의료 및 치과직 상태에 달려 있다.

1) 이온 방출

임플란트 재료가 부식되거나 마모되어 미립자 잔해물이 생성될 수 있으며 이는 부분 및 전체의 생물학적 반응을 유도할 수 있다. 금속은 세라믹보다 전기 화학적 열화에 더 민감하다. 따라서 금속 임플란트 재료를 선택할 때 중요한 기준은 불리한 생물학적 반응을 야기해서는 안된다는 것이다. 티타늄 합금은 부동태막으로 인하여 신체에서 잘 받아들인다. 주요 원소 성분뿐만 아니라 소량의 합금 성분도 체내에서 용인된다. 그러나 많은 양의 금속은 용인되지 않을 수 있다. 따라서 임플란트 재료의 기계적 및 화학적 파괴를 최소화하는 것이 주요 목적이다.

티타늄 및 기타 임플란트 금속은 일반적인 생리적 조건 하에서 부동상태(passive state)에 있으며 부동상태의 파괴가 발생하지 않아야 한다. 상업적으로 순수 티타늄(cp Ti)과 티타늄 합금(Ti-6Al-4V)은 산화 상태와 pH수준의 전 범위에 대해 우수한 내식성을 가지고 있다. 이것은 매우 응집성이 있고 균일한 산화물 층이며 티타늄을 부식에 강하게 만드는 표면 제어 산화 동력학을 통해 거의 순간적으로 티타늄이 부동태화 된다는 사실이다. 티타늄 용해 생성물은 용해 속도가 낮고 화학적

으로 거의 불활성이어서 골이 잘 자라서 티타늄과 골유착 한다. 그러나 부동상태에서 조차도 티타늄은 불활성이다. 티타늄 이온 방출은 티타늄 산화물의 화학적 용해의 결과로 발생한다.

2) 표면

임플란트 표면의 분석은 두 가지 요구 사항을 보장하기 위해 필요하다. 첫째, 임플란트 재료는 국소적인 조직, 장기 또는 장기 기능에 부정적인 영향을 주어서는 안된다. 둘째, 생체 내 환경에서 임플란트는 열화되어서는 안 되고 오랜 기간 기능을 해야한다. 따라서 임플란트와 주변 조직 사이의 경계면은 임플란트에 대한 생물학적 반응과 임플란트의 신체에 대한 반응을 규정하는데 있어 가장 중요한 요소이다. 모든 임플란트의 성공 여부는 몸체 및 표면 특성, 이식 부위 및 임플란트-조직 계면에서의 반응에 따라 다르다. 임플란트학에서 표면 분석은 가공 중 발생하는 구조와 조성의 변화 결정, 생물학적으로 유도된 표면 반응 확인 및 계면상에서 환경적 영향의 분석에 도움이 된다.

재료의 표면은 구조, 형태 및 화학적 구성에서 원료(bulk material)와는 다르다. 왜냐하면 표면에서의 원자들은 임플란트 금속 자체의 그것과 근본적으로 다르기 때문이다. 금속의 표면은 아래 원자의 규칙적 적층이 갑자기 중단되는 것으로 간주될 수 있다. 따라서 이들 원자의 배위수는 다르고 즉 그들의 물리 화학적 특성은 물질 자체의 깊은 곳의 원자와 분자 배열, 표면 반응이 다르다. 이러한 차이로 인해 생물학적 시스템이 있는 임플란트의 상호 작용이 변화될 수 있다. 이와 관련하여 계면 화학은 주로 금속 자체의 특성이 아니라 금속 산화물의 특성에 의해 결정된다. 금속의 성질과 산화물의 성질 사이에는 거의 유사성이 없지만, 흡착 및 탈착 현상은 하부 금속의 성질에 의해 여전히 영향을 받을 수 있다. 따라서 표면 조성의 특성, 결합 상태, 형태 및 기능의 특징 부여는 임플란트 표면과 임플란트-조직 계면의 분석에서 중요하다.

3) 표면 개질(surface modification)

치과용 임플란트의 생체 내 성능을 향상시키기 위한 노력으로, 매크로, 마이크로 및 나노 표면 특성이 골유착에 미치는 영향을 조사하기 위한 상당한 연구가 진행되고 있다. 이러한 연구 보고서의 많은 부분이 모순적이고 거의 절대적으로 확인되지는 않았지만 일부 지침 원칙이 서서히 나타나고 있다. 이들 중 첫 번째는 체외에서(가능하다면 생체 내에서) 세포가 임플란트 표면의 접촉 안내를 받는다는 것이다. 다시 말해 세포는 임플란트의 표면에서 나노미터에서 마이크로미터 크기의 홈과 두둑을 따라 우선적으로 성장한다. 이 미세한 홈은 세포를 홈 방향으로 정렬시키고 세포는 표면 홈(그림 17-7)에 의해 안내되는 방향으로 이동한다. 또한 미세구조 위에 마이크로 및 나노 크기의 표면 특징 부여와 같은 임플란트 표면의 개질로 임플란트-골 접촉 영역과 임플란트와 골 사이의 생역학적 상호작용이 증가한다. 세포 모양, 증식률 및 분화율 또한 임플란트 표면의 질감에 크게 좌우된다. 그러나, 이러한 나노에서 마이크로 크기의 표면 구조가 생체 내 임플란트 고정에서 중요한 역할을 한다는 결정적인 증거는 아직 부족하다.

두 번째 원칙은 임플란트 재료의 거시적인 표면 질감을 변화시키는 것이 생체 내에서 임플란트와 골 사이의

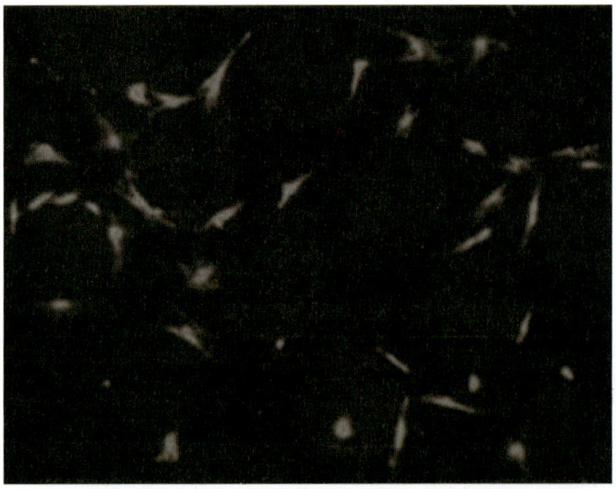

그림 17-7. 패턴화된 표면에 성장하는 세포의 광학 현미경 사진. 표면 질감에 의해 제공된 세포의 접촉 안내를 주목해야 한다.

계면에 상당한 영향을 미친다는 것이다. 일반적으로 거친 표면의 임플란트가 매끄러운 표면의 임플란트 보다 더 큰 전단 결합 강도를 나타낸다. 현미경 검사에서 거친 임플란트는 직접적인 골의 증가를 보였지만 매끈한 임플란트는 다양한 섬유 조직이 감싸는 것을 보였다. 이러한 직접적인 골의 증가에 의해 치과 임플란트가 턱뼈에 유지되기 때문에 거시적인 표면 질감에 의해 크게 영향을 받는 것으로 나타난다. 그러나 모든 표면 거칠기가 동일한 것이 바람직한 효과를 갖는 것은 아니다. 최적 거칠기의 정확한 치수 또는 정도는 분명히 규정되지 않았다.

이러한 관찰의 결과로 지난 10~15년 동안 임플란트 표면이 크게 변경되었다. 이전에는 기계 가공된 표면이 일반적이었으나 이제 그릿 블라스팅(grit blasting)에 의해 준비된 표면은 산 부식(acid etching) 또는 코팅으로 형상을 강화하고 또는 깊숙이 박혀있는 그릿 입자를 제거하여 시장에서 우위를 선점하고 있다. 그 결과로 생성되는 거시적인 유지 형태는 임플란트 표면을 거칠게 만들고, 보다 큰 임플란트-골 접촉 영역을 생성할 뿐만 아니라 궁극적으로 상처 치유 과정과 골 형성을 촉진시키는 주요 생화학적 결과의 열쇠 역할을 한다.

임플란트 표면의 화학적 성질은 임플란트를 골 내에 고정시키는데 중요한 역할을 한다.

최근에는 그릿 블라스팅(grit blasting)과 임플란트 표면에 불소 이온을 발생시키는 용액을 이용한 산 부식이 결합된 표면 개선 기술이 시장에 출시되었다. 이 표면 처리 과정은 표면 산화물 층 내에 다양한 화학적 조성을 갖는 표면을 만든다. 이 불소 함유 표면은 유전자 발현을 증가시키고 골 형성 증대를 유도하는 것으로 나타났다.

연구 중인 추가적인 표면 화학 처리는 표면의 친수성을 향상시키기 위한 표면 수산화와 다양한 화학적 성질을 가진 두꺼운 다공성 산화층을 성장시키기 위한 전기화학적 양극 산화가 있다. 임플란트 표면에서 금속 산화물의 유형은 그 표면에 결합하는 세포 및 단백질의 유형을 좌우한다. 표면 산화물은 산소의 내부 확산과 수산화물 형성 및 금속 이온의 외부 확산에 의해 지속적으로 변화된다.

4) 표면 코팅

추가적인 표면 코팅 처리는 논의될 필요가 있다. 인산칼슘-기반의 코팅은 전통적으로 가장 많이 조사되었다. 이 재료는 일반적으로 플라즈마 스프레이 코팅으로 임플란트 표면에 적용된다. 이 공정은 고온에서 25-50 ㎛ 두께의 재료 층이 거친 임플란트 표면상에 증착되어 냉각된다. 이러한 코팅은 금속 표면에 대한 접착을 유지하기 위해 코팅과 거친 금속 표면 사이의 약한 기계적 맞물림에 의존한다. 또한 표면상에 분무된 용융된 세라믹의 급속 냉각은 제어할 수 없는 결정 변화를 일으키고 코팅의 대규모 균열을 초래할 수 있다. 연구 조사에서 이러한 유형의 코팅으로 생체활성이 향상되었음을 주목했지만 치과 분야에서는 그 사용은 제한적이었다. 왜냐하면 코팅이 응력에 의해 파절될 수 있는 계면을 제공하여 수명에 대한 불확실성을 초래하기 때문이다.

연구 중인 또 다른 코팅은 임플란트 표면에 생물학적 매개체를 부착하는 것과 관련이 있다. 특히 짧은 펩티드 서열을 임플란트 표면에 고정시키는 것이 시험관 내에서 세포반응에 영향을 미치는 것으로 입증되었다. 특정 짧은 펩티드 서열에 결합하는 세포 인테그린은 이러한 세포 반응을 담당한다. 특히 트리펩티드 서열 L-아르기닌, 글리신 및 L-아스파르트산(RGD)은 세포 부착에 중요한 역할을 한다. 이 서열은 피브린, 콜라겐, 비트로넥틴, 파이브로넥틴 및 오스테오폰틴을 포함한 많은 세포외 기질 단백질에 존재하며 표면에 세포 접착을 매개하는데 도움이 된다. 실란(silane, 수소화 규소의 총칭) 화학을 통해 임플란트 표면 위에 재조합형의 공유 결합은 간엽세포 부착을 자극하고 그 부위에서 조골 세포의 증식과 분화를 유발한다. 조사 중인 추가 펩티드 서열은 YIGSR, IKVAV 및 KRSR(세포 부착을 개선) 및 FHRRIKA(조골 세포의 무기화를 증진)를 포함한다. 추가적으로 작은 펩티드 서열뿐만 아니라 전체 재조합된 단백질을 임플란트 표면에 적용하는 것이 연구되었다. 골 형성 단백질(BMP), 형질전환 성장 인자-β(TGF-β), 섬유아세포 성장 인자(FGF), 혈관 내피 성장 인자(VEGF) 및 혈소판 성장 인자(PDGF)와 같은 고정화된 사이토카인(면역세포로부터 분비되는 단백질) 성장 인자의 사용은 임플란트 주변의 조직 재생을 긍정적으로 촉진시키는 것으로 나타났다. 그러나 임플란트 표면의 균일한 코팅 및 이 단백질들의 주위 조직으로 방출은 기간 및 투여량 모두에 대해 예측할 수 없고 조절되지 않는다. 하지만 이러한 미해결 문제를 밝히기 위해서는 추가 연구가 필요하며 이러한 처치는 향후 치료법으로 기대된다.

17.5. 임플란트 재료 및 공정

일반적으로 두 가지 기본적인 재료(세라믹 및 금속)가 단독 또는 하이브리드 방식으로 임플란트에 사용된다. 금속 임플란트 재료는 주로 티타늄을 기반으로 한 상업적인 순수 티타늄(CP Ti) 또는 Ti-6Al-4V 합금이다.

주조, 단조 및 기계 가공된 정밀정형 최종 제품은 그 자체의 미세 구조, 표면 화학 및 특성이 변한다. 열간 등방압 소결에 의한 세라믹의 융착과 고밀도화 및 금속 코팅은 표면의 조성, 구조 및 특성을 변화시킬 수 있다. 따라서 최종 치과용 임플란트를 생산하는데 필요한 많은 재료 가공 순서는 주로 온도와 압력 효과를 통해 임플란트의 특성 및 기능성에 큰 영향을 미친다. 금속으로 된 치과용 임플란트는 거의 티타늄-기반 합금이지만 코발트-기반 합금이 역사적으로나 실험적으로 치과영역에서 사용되어 왔다. 티타늄의 특성 즉 내식성과 고강도는 이전에 논의되었다.

치과분야에서 세라믹을 사용하기 위한 초기 이론적 근거는 금속과 비교하여 세라믹의 상대적인 생물학적 불활성에 근거한다. 세라믹은 완전히 산화된 물질이므로 화학적으로 안정하다. 따라서 세라믹은 표면에서만 산화하는 금속보다 생물학적으로 불리한 반응을 이끌어내기 어렵다.

이전에 논의된 바와 같이 최근에는 생체활성 및 생체흡수성 세라믹에 중점을 두고 있으며 이는 정상적인 조직 형성을 이끌어낼 뿐만 아니라 골조직과 친밀한 결합을 형성하고 심지어 시간이 지남에 따라 조직으로 대체될 수도 있다.

17.6. 도전 과제와 미래

치과용 임플란트를 평가하는 방법에서 무엇이 가장 중요한 기준인지에 대한 의견일치는 없지만 임상 평가에서 매식 후 5년 동안 약 95%의 치과용 임플란트가 성공적인 것을 보여주었다. 재료의 합성 및 가공 기술의 진보에도 불구하고 임상적 실패는 연간 약 2~5%의 비율로 발생한다. 치과용 임플란트의 실패와 현재 문제의 원인으로는 6가지가 있다.

(1) 초기 골유착의 부족으로 빠른 고정 실패
(2) 뒤늦은 고정 실패 또는 골유착의 상실
(3) 골의 흡수
(4) 감염
(5) 임플란트 또는 지대주의 파절
(6) 코팅된 임플란트의 경우 임플란트 자체로부터 코팅의 박리

가장 일반적인 실패 메커니즘은 과부하로 인한 치조골 흡수이다. 이것은 예상한대로 점진적인 치주 병변으로 이어지고 지지 조직의 영역이 감소되고 궁극적으로는 임플란트의 고정 실패를 유발한다. 무균 실패는 위에서 언급한 요인들보다 더 빈번한 결과이다.

임플란트 재료와 디자인의 변화는 치과분야 연구자와 임플란트 제조회사들로 구성된 그룹에 의해 완성될 것이다. 그들은 다른 요소들과의 호환성, 응력 차폐(stress shielding), 골에 부하를 가하는(bone loading) 것에 대한 신중하고 다양한 제도적 임상시험과 전향적 연구를 계속 수행할 것이다. 이 세 가지 영역은 특히 임플란

트 재료의 변화에 대한 중요한 동기를 제시한다. 현재의 합금은 매우 생체적합성이 있지만, 지지골과의 탄성계수 불일치가 커 방해를 받고 있다. 생물학적으로 호환되고 골과 동일한 탄성계수를 갖는 복합재료를 만들기 위해 연구가 진행 중이다. 유사한 탄성계수는 생리적으로 보이는 것보다 더 비슷한 응력분포를 나타낼 것이다. 또한, 임플란트 텍스쳐(재료표면의 미세한 요철) 효과를 연구하기 위해 수행되는 작업은 점진적으로 임플란트 디자인을 개선할 것이다.

그러나 이러한 새로운 연구 방향에도 불구하고 치과 임플란트의 미래는 치과의사의 손에 달려 있다. 임플란트를 식립하고 치유된 후에 수복물이나 인공 보철물을 설계하고 환자에게 전달하는 책임이 있는 사람은 치과의사이다. 임플란트 지지 보철물의 기능과 심미성에 대한 환자 만족도가 임플란트의 성공 또는 실패를 규정한다. 많은 국가에서 임플란트는 일상적인 치과 치료의 큰 흐름이다. 무치악 공간을 복원하기 위한 고정식 및 가철식 부분 보철의 전통적인 치료법과 함께 임플란트를 제공하는 것은 임상적 성공이 타당함을 보여준다.

17.7. 임플란트 보철의 구성과 치료 과정

1) 임플란트 보철의 구성

임플란트의 재료 특성 및 기능을 이해하려면 먼저 다양한 구성 요소에 대해 알고 있어야 한다. 각 임플란트 시스템은 다양하지만 기본적으로 일관성이 있다. 임플란트의 본체(Brenemark 시스템에서는 고정체이라고

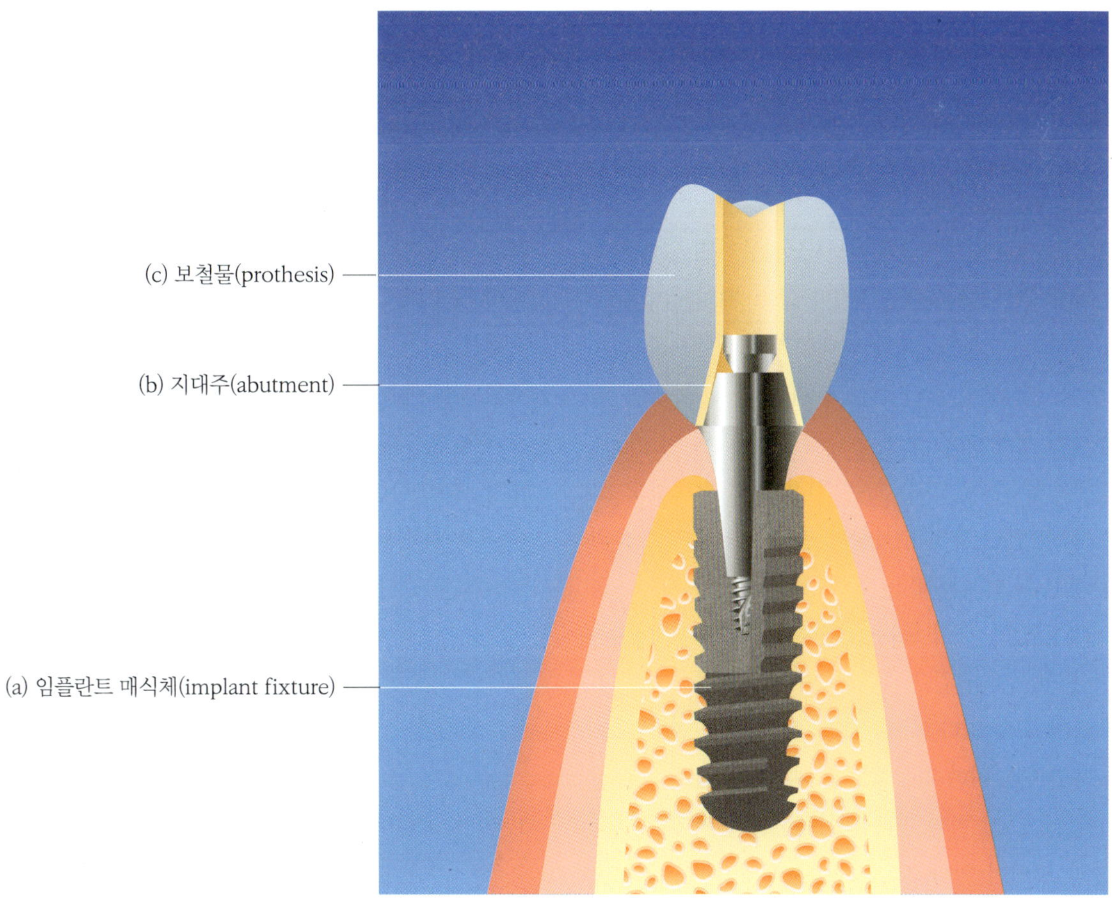

그림 17-8. 임플란트 보철 시스템의 구성요소

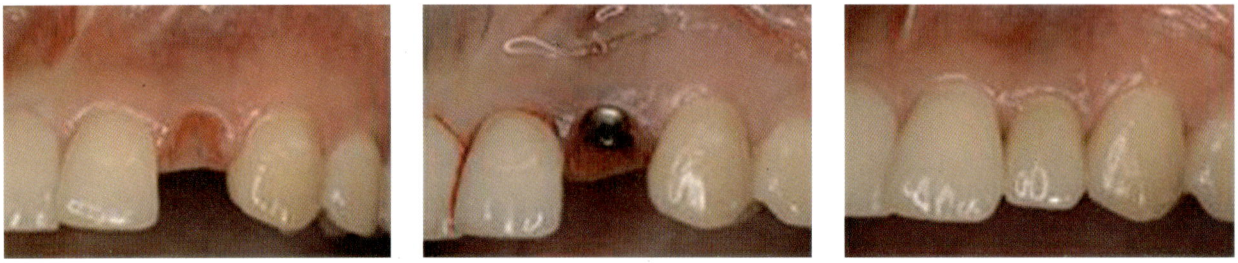

그림 17-9. 전치부 임플란트 보철 증례

함)(그림 17-8 a)는 뼈와 맞물리는 임플란트 구성 요소이다. 임플란트 시스템에 따라 본체 부분은 상이한 표면인 나사산, 홈, 천공, 플라즈마-스프레이 또는 코팅을 갖는다. 이러한 특성은 종종 감산(산 에칭) 또는 가산(코팅) 유형으로 분류된다. 각 표면 유형은 특정 목적을 위해 사용된다. 예를 들어 증가된 표면적은 골유착을 향상시키고 더 우수한 피질 결합은 즉각적이고 장기적인 뼈 고정에 중요한 역할을 한다. 이 장의 앞부분에서 설명한 코팅, 플라즈마 스프레이 또는 바이오 재료는 뼈에 대한 부착을 향상시키는 데 사용된다. 두 번째 구성 요소(그림 17-8 b)인 지대주는 임플란트 본체와 제작될 구강 내 보철물(그림 17-8 c) 사이를 연결한다. 지대주(abutment)는 일반적으로 나사를 사용하여 임플란트 본체(fixture)에 연결된다. 그러나 모스 테이퍼(morse taper) 타입의 디자인에 의해 연결되거나 시멘트로 접착될 수 있다. 지대주는 임플란트 본체 내의 내부 또는 외부 기하학적 형태(초기 형태는 육각형)에 의해 임플란트 본체에 결합될 수 있으며, 이는 회전 방지 장치로도 사용되며, 특히 단일 유닛 수복물에 중요하다. 임플란트의 마지막 부분은 보철물이다. 이것은 스크류, 시멘트, 정밀한 어태치먼트, 자석 또는 가철성 임플란트 오버덴쳐에서 사용되는 것과 같은 다양한 디자인을 사용하여 지대치에 부착될 수 있다.

골과 융합하기 위한 임플란트의 배치와 수복은 단계적으로 수행된다. 첫 번째 단계는 임플란트가 뼈에 배치되는 수술과 관련이 있다. 임플란트는 뼈의 질에 따라 몇 달 동안 뼈 내에 남겨져 치유되고 융합된다. 임플란트를 구강 환경으로 드러나게 하는 2차 수술이 때때로 요구된다. 이때 사용되는 치유 지대주(healing abutment)는 수술부위 연조직 주변을 적절하게 치유하기 위해 장착된다. 수복 단계는 지대주의 장착 후 크라운, 부분 의치 또는 가철성 의치를 배치하게 된다.

2) 임플란트의 치료 과정

임플란트 치료 과정은 우선 임플란트를 턱뼈에 심는 1~2차 수술과정과 치유 후 식립된 임플란트에 치아를 만들어주는 보철과정으로 나눌 수 있다.

1차 수술은 외과적 술식을 통해 치근 형태의 임플란트 매식체를 치조골에 식립한다. 2차 수술은 식립된 매식체가 치조골에 단단하게 결합되도록 2~6개월(골의 질에 따라 다름)을 기다린 후 간단한 잇몸절개 후 임플란트와 보철물을 연결하는 지대주를 체결한다. 그 위에 상부구조물인 치아보철을 만들어 넣는다(그림 17-9). 임플란트 식립은 1회 또는 2회 수술법으로 식립할 수 있으며, 뼈가 부족한 경우 뼈이식을 통하여 뼈의 양과 높이를 늘린 후 임플란트 치료를 진행하는 경우도 있다.

알아두기

1. 치과 임플란트의 세 가지 디자인 분류
2. 골유착과 생유착(osseointegration and biointegration)의 차이
3. 티타늄 합금이 임플란트에서 중요한 이유
4. 임플란트용 티타늄 합금의 주요성분
5. 임플란트/조직 결합 시스템에 영향을 미치는 요인
6. 골내 임플란트의 디자인별 분류

7. 금속 임플란트의 표면 위에 생체활성 세라믹을 코팅하는 이유
8. 임플란트 보철의 구성 요소

참고문헌

1. Aparicio C, Gil FJ, Fonseca C, et al: Corrosion behaviour of commercially pure titanium shot blasted with different materials and sizes of shot particles for dental implant applications, Biomaterials 24:263, 2003.
2. Arvidson K, Fartash B, Moberg LE, et al: in vitro and in vivo experimental studies on single crystal sapphire dental implants, Clin Oral Implants Res 2:47, 1991.
3. Baschong W, Suetterlin R, Hefti A, et al: Confocal laser scanning microscopy and scanning electron microscopy of tissue Ti-implant interfaces, Micron 32:33, 2001
4. Berglundh T, Abrahamsson I, Lang NP, et al: De novo alveolar bone formation adjacent to endosseous implants, Clin Oral Implants Res 14:251, 2003.
5. Block MS, Kent JN: Sinus augmentation for dental implants: the use of autogenous bone, J Oral Maxillofac Surg 55:1281, 1997.
6. Boggan RS, Strong JT, Misch CE, et al: Influence of hex geometry and prosthetic table width on static and fatigue strength of dental implants, J Prosthet Dent 82:436, 1999.
7. Botticelli D, Berglundh T, Lindhe J: The influence of a bio-material on the closure of a marginal hard tissue defect adjacent to implants. An experimental study in the dog, Clin Oral Implants Res 15:285, 2004.
8. Bucci-Sabattini V, Cassinelli C, Coelho PG, et al: Effect of titanium implant surface nanoroughness and calcium phosphate low impregnation on bone cell activity in vitro, Oral Surg Oral Med Oral Pathol Oral Radiol Endod. 109(2):217-224, 2010.
9. Catledge SA, Fries MD, Vohra YK, et al: Nanostructured ceramics for biomedical implants, J Nanosci Nanotechnol 2:293, 2002.
10. Cook SD, Dalton JE: Biocompatibility and biofunctionality of implanted materials, Alpha Omegan 85:41, 1992.
11. Cook SD, Klawitter JJ, Weinstein AM: A model for the implant-bone interface characteristics of porous dental implants, J Dent Res 61:1006, 1982.
12. Cooper LF, Masuda T, Yliheikkila PK, et al: Generalizations regarding the process and phenomenon of osseointegration. Part II. in vitro studies, Int J Oral Maxillofac Implants 13:163, 1998.
13. de Lavos-Valereto IC, Deboni MC, Azambuja N Jr, et al: Evaluation of the titanium Ti-6Al-7Nb alloy with and without plasma-sprayed hydroxyapatite coating on growth and viability of cultured osteoblast-like cells, J Periodontol 73:900, 2002.
14. De Maeztu MA, Alava JI, Gay-Escoda C: Ion implantation: surface treatment for improving the bone integration of titanium and TI6A14V dental implants, Clin Oral Implants Res 14:57, 2003.
15. Denissen HW, Klein CP, Visch LL, et al: Behavior of calcium phosphate coatings with different chemistries in bone, Int J Prosthodont 9:142, 1996.
16. Elias CN, Meirelles L: Improving osseointegration of dental implants, Expert Rev Med Devices. 7(2):241-256, 2010.
17. Galgut PN, Waite IM, Brookshaw JD, et al: A 4-year controlled clinical study into the use of a ceramic hydroxylapatite implant material for the treatment of periodontal bone defects, J Clin Periodontol 19:570, 1992.
18. Galgut PN, Waite IM, Tinkler SM: Histological investigation of the tissue response to hydroxyapatite used as an implant material in periodontal treatment, Clin Mater 6:105, 1990.
19. Gatti AM, Zaffe D, Poli GP, et al: The evaluation of the interface between bone and a bioceramic dental implant, J Biomed Mater Res 21:1005, 1987.
20. Giannoni P, Muraglia A, Giordano C, et al: Osteogenic differentiation of human mesenchymal stromal cells on surface-modified titanium alloys for orthopedic and dental implants, Int J Artif Organs 32(11):811-820, 2009.
21. Gineste L, Gineste M, Ranz X, et al: Degradation of hydroxylapatite, fluorapatite, and fluorhydroxyapatite coatings of dental implants in dogs, J Biomed Mater Res 48:224, 1998.
22. Glantz PO: The choice of alloplastic materials for oral implants: does it really matter, Int J Prosthodont 11:402, 1998.

23. Guy SC, McQuade MJ, Scheidt MJ, et al: in vitro attachment of human gingival fibroblasts to endosseous implant materials, J Periodontol 64:542, 1993.
24. Haas R, Donath K, Fodinger M, et al: Bovine hydroxyapatite for maxillary sinus grafting: comparative histomor-phometric findings in sheep, Clin Oral Implants Res 9:107, 1998.
25. Hall EE, Meffert RM, Hermann JS, et al: Comparison of bioactive glass to demineralized freeze-dried bone allograft in the treatment of intrabony defects around implants in the canine mandible, /70:526, 1999,
26. Haman JD, Scripa RN, Rigsbee JM, et al: Production of thin calcium phosphate coatings from glass source materials, J Mater Sci Mater Med 13:175, 2002.
27. Hatano N, Shimizu Y, Ooya K: A clinical long-term radiographic evaluation of graft height changes after maxillary sinus floor augmentation with a 2:1 autogenous bone/xenograft mixture and simultaneous placement of dental implants, Clin Oral Implants Res 15:339, 2004.
28. Hedia HS, Mahmoud NA: Design optimization of functionally graded dental implant, Biomed Mater Eng 14:133, 2004.
29. Holden CM, Bernard GW: Ultrastructural in vitro characterization of a porous hydroxyapatite/bone cell interface, J Oral Implantol 16:86, 1990.
30. Hurson S: Threaded implant design criteria, Int J Dent Symp 2:38, 1994.
31. Jarcho M: Retrospective analysis of hydroxyapatite development for oral implant applications, Dent Clin North Am 36:19, 1992.
32. Jokstad A, Braegger U, Brunski JB, et al: Quality of dental implants, Int Dent J 53:409, 2003.
33. Karoussis IK, Bragger U, Salvi GE, et al: Effect of implant design on survival and success rates of titanium oral implants: Dental Implant System, Clin Oral Implants Res 15:8, 2004
34. Kasemo B, Gold J: Implant surfaces and interface processes, a 10-year prospective cohort study of the ITI Adv Dent Res 13:8, 1999.
35. Kay JF: Calcium phosphate coatings for dental implants. Current status and future potential, Dent Clin North Am 36:1, 1992.
36. Kikuchi S, Takebe J: Characterization of the surface deposition on anodized-hydrothermally treated commercially pure titanium after immersion in simulated body fluid, J Prosthodont Res 54(2):70-77, 2010.
37. Klinger A, Tadir A, Halabi A, et al: The effect of surface processing of titanium implants on the behavior of human osteoblast-like Saos-2 cells. Clin Implant Dent Relat Res 13:64, 2011.
38. Kohal RJ, Bachle M, Emmerich D, et al: Hard tissue reaction to dual acid-etched titanium implants: influence of plaque accumulation. A histological study in humans, Clin Oral Implants Res 14:381, 2003.
39. Kohal RJ, Weng D, Bachle M, et al: Loaded custom-made zirconia and titanium implants show similar osseointegration: an animal experiment, J Periodontol 75:1262, 2004.
40. Kohn DH: Overview of factors important in implant design, JOral Implantol 18:204, 1992.
41. Kononen M, Hormia M, Kivilahti J, et al: Effect of surface processing on the attachment, orientation, and proliferation of human gingival fibroblasts on titanium, J Biomed Mater Res 26:1325, 1992.
42. Krennmair G, Seemann R, Schmidinger S, et al: Clinical outcome of root-shaped dental implants of various diameters: 5-year results, Int J Oral Maxillofac Implants 25:357, 2010.
43. Lacefield WR: Current status of ceramic coatings for dental implants, Inplant Dent 7:315, 1998.
44. Lemons JE: Dental implant biomaterials, J Am Dent Assoc 121:716, 1990.
45. Liu J, Jin T, Chang S, Czajka-Jakubowska A, et al: The effect of novel fluorapatite surfaces on osteoblast-like cell adhesion, growth, and mineralization, Tissue Eng. Part A 16(9):2977-2986, 2010.
46. Lutz R, Srour S, Nonhoff J, et al: Biofunctionalization of titanium implants with a biomimetic active peptide (P-15) Irmplants promotes early osseointegration, Clin. Oral. Res. 21 (7):726-734, 2010.
47. Marketsandmarkets.com: Global dental implants market(2010-2015), http://www.marketsandmarkets.com/Market-Reports/Dental-Implants-Market-241.html: accessed August 28, 2011.
48. Massaro C, Rotolo P, De Riccardis F, et al: Com-

parative investigation of the surface properties of commercial titanium dental implants. Part I: chemical composition, J Mater Sci Mater Med 13:535, 2002.

49. Meyer U, Wiesmann HP, Fillies T, et al: Early tissue reaction at the interface of immediately loaded dental implants, Int J Ora Maxillofac Implants 18:489, 2003.
50. Morris HF, Ochi S: Hydroxyapatite-coated implants: a case for their use, J Oral Maxillofac Surg 56:1303, 1998.
51. Mueller WD, Gross U, Fritz T, et al: Evaluation of the interface between bone and titanium surfaces being blasted by aluminium oxide or bioceramic particles, Clin Oral Implants Res 14:349, 2003.
52. Muller-Mai C, Schmitz HJ, Strunz V, et al: Tissues at the surface of the new composite material titanium/glass-ceramic for replacement of bone and teeth, Biomed Mater Res 23:1149,, 1989.
53. Najjar TA, Lerdrit W, Parsons JR: Enhanced osseointegration of hydroxylapatite implant material, Oral Surg Cral Med Oral Pathol 71:9, 1991.
54. O'Ncal RB, Sauk JJ, Somerman MJ: Biological requirements for material integration, J Oral Implantol 18:243, 1992.
55. Paterson HA, Zamanian K: The global dental implant market to experiernce strong growth despite the economic downturn, Implant Practice 2:xx, 2009.
56. Pelaez-Vargas A, Gallego-Perez D, Ferrell N, et al: Early Spreading and Propagation of Human Bone Marrow Stem Cells on Isotropic and Anisotropic Topographies of Silica Thin Films Produced Microstamping, Microsc Microanal 22:1-7, 2010.
57. Piattelli A, Scarano A, Piattelli M, et al: Histologic aspects of the bone and soft tissues surrounding three titanium non-submerged plasma-sprayed implants retrieved at autopsy: a case report, J Periodontol 68:694, 1997.
58. Piattelli M, Scarano A, Paolantonio M, et al: Bone response to machined and resorbable blast material titanium implants an experimental study in rabbits, J Oral Implantol 28:2, 2002.
59. Piddock V: Production of bioceramic surfaces with con-trolled porosity, Int J Prosthodont 4:58, 1991.
60. Puleo DA, Nanci A: Understanding and controlling the bone-implant interface, Biomaterials 20:2311, 1999.
61. Quaranta A, lezzi G, Scarano A, et al: A histomorphometric study of nanothickness and plasma-sprayed calcium-phosphorous-coated implant surfaces in rabbit bone, J. Periodontol 81(4):556-561, 2010.
62. Rahal MD, Branemark PI, Osmond DG: Response of bone marrow to titanium implants: osseointegration and the establishment of a bone marrow-titanium interface in mice, Int J Oral Maxillofac Implants 8:573, 1993.
63. Roberts WE: Bone dynamics of osseointegration, ankylosis, and tooth movement, J Indiana Dent Assoc 78:24, 1999.

Rugh SD, Solberg WK: The mneasurement of human oral forces, Behav Res Meth Instrum 4:125, 1972.

64. Ruhling A, Hellweg A, Kocher T, et al: Removal of HA and TPS implant coatings and fibroblast attachment on exposed surfaces, Clin Oral Implants Res 12:301, 2001.
65. Rupprecht S, Bloch A, Rosiwal S, et al: Examination of the bone-metal interface of titanium implants coated by the microwave plasma chemical vapor deposition method, Int J Oral Maxillofac Implants 17:778, 2002.
66. Scarano A, Pecora G, Piattelli M, et al: Osseointegration in a sinus augmented with bovine porous bone mineral: histological results in an implant retrieved 4 years after insertion, A case report, J Periodontol 75:1161, 2004.
67. Schlegel AK, Donath K: BIO-OSS-a resorbable bone substitute, J Long Term Eff Med Implants 8:201, 1998.
68. Schwarz MS: Mechanical complications of dental implants, Clin Oral Implants Res 11:156, 2000.
69. Smith DC: Dental implants: materials and design Considerations, Int J Prosthodont 6:106, 1993.
70. Stanford CM, Brand RA: Toward an understanding of implant occlusion and strain adaptive bone modeling and remodeling, J Prosthet Dent 81:553, 1999.
71. Steflik DE, Corpe RS, Young TR, et al: The biologic tissue responses to uncoated and coated implanted biomaterials, Adv Dent Res 13:27, 1999.

72. Steflik DE, McKinney RV Jr, Koth DL, et al: The biomaterial-tissue interface: a morphological study utilizing conventional and alternative ultrastructural modalities, Scan Electron Microsc 2:547, 1984.
73. Steinemann SG: Titanium - the material of choice, Periodontol 2000 17:7, 1998.
74. Sullivan DY, Sherwood RL, Mai TN: Preliminary results of a multicenter study evaluating a chemically enhanced surface for machined commercially pure titanium implants, J Prosthet Dent 78:379, 1997.
75. Sun L, Berndt CC, Gross KA, et al: Material fundamentals and clinical performance of plasma-sprayed hydroxyapatite coatings: a review, J Biomed Mater Res 58:570, 2001.
76. Svanborg LM, Andersson M, Wennerberg A: Surface characterization of commercial oral implants on the nano-meter level, J Biomed Mater Res B Appl Biomater 92(2):462-469, 2010.
77. Tamura Y, Yokoyama A, Watari F, et al: Surface properties and biocompatibility of nitrided titanium for abrasion resistant implant materials, Dent Mater J 21:355, 2002.
78. Taylor TD, Laney WR: Dental implants: Are they for me? ed 2, Carol Stream, IL, 1993, Quintessence Publishing Co. Triplett RG, Frohberg U, Sykaras N, et al: Implant materials, design, and surface topographies: their influence on osseointegration of dental implants, J Long Term Eff Med Implants 13:485, 2003.
79. UngvĐri K, Pelsoczi IK, Kormos B, et al: Effects on titanium implant surfaces of chemical agents used for the treatment of peri-implantitis, J Biomed Mater Res B Appl Biomater 94(1):222-229, 2010.
80. Variola F, Brunski JB, Orsini G, et al: Nanoscale surface modifications of medically relevant metals: state-of-the art and perspectives, Nanoscale 3(2):335--353, 2011, 2010. Oct 26.
81. Vercaigne S, Wolke JG, Naert I, et al: Bone healing capacity of titanium plasma-sprayed and hydroxylapatite-coated oral implants, Clin Oral Implants Res 9:261, 1998.
82. Vlacic-Zischke J, Hamlet SM, Friis T, et al: The influence of surface microroughness and hydrophilicity of titanium on the up-regulation of TGFB/BMP signaling in osteoblasts, Biomaterials 32(3):665-671, 2011, 2010.
83. Wagner WC: A brief introduction to advanced surface modification technologies, J Oral Implantol 18:231, 1992.
84. Wataha JC: Materials for endosseous dental implants, J Oral Rehabil 23:79, 1996.
85. Weinlaender M: Bone growth around dental implants, Dent Clin North Am 35:585, 1991.
86. Wennerberg A, Albrektsson T: On implant surfaces: a review of current knowledge and opinions, Int J Oral Maxillofac Implants 25(1):63-74, 2010.

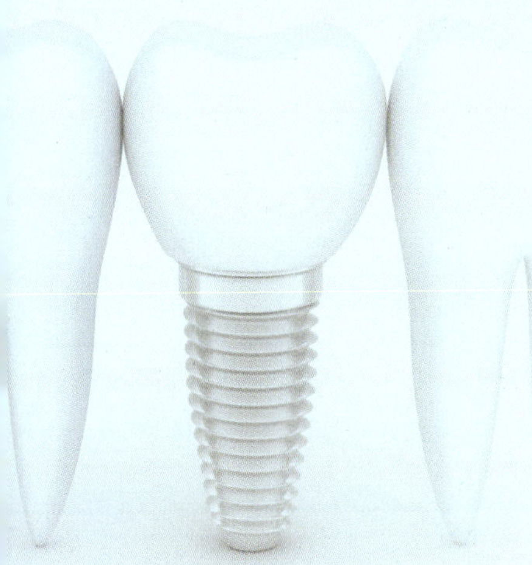

Chapter 18

치과 캐드캠 시스템 (Dental CAD/CAM systems)

안재석(광주보건대학교)

핵심 용어

- **캐드**(CAD, Computer-Aided Design) 컴퓨터 지원 설계
- **캠**(CAM, Computer Aided Manufacturing) 컴퓨터 지원 제작
- **디지털 인상**(digital impression) 구강 스캐너로 일련의 정지 이미지 또는 움직이는 비디오 이미지를 이용하여 치아 및 주위조직의 형상을 캡처한 인상
- **디지털 광 조형**(Digital Light Processing, DLP) 디지털 마이크로 미러 장치를 사용하는 광학 마이크로 전자 기계(프로젝터) 기술에 기반한 3D 인쇄 기술의 한 형태
- **광경화조형술**(Sterolithography, SLA) 레이저에서 나오는 빛을 사용하여 레이어 방식으로 출력물을 생성하는 데 사용되는 3D 인쇄 기술의 한 형태. 정밀도가 높고, 출력품질이 우수한 특성을 가진다.
- **직접 금속 레이저 소결**(Direct Metal Laser Sintering, DMLS) 고출력 레이저를 사용하여 금속 분말을 용융 및 융합하도록 설계된 빠른 프로토타이핑, 3D 인쇄 또는 적층 제조 기술의 한 형태

핵심 내용

제18장에서 학습해야 할 중요 내용은 전통적인 제작방식과 캐드캠 시스템 제작방식의 차이, 디지털인상, 가공 장비, 3D 프린팅 기술의 종류 등이다.

18.1. 치과 CAD/CAM 시스템

Computer-Aided Design/Computer Aided Manufacturing의 약자인 CAD/CAM은 컴퓨터 수치 제어 밀링 또는 3D 프린팅과 같은 제조 방법을 이용하여 시제품 또는 최종 제품의 설계 및 제작을 위해 디지털 이미지 또는 형상을 만드는 과정을 말한다. 이 과정은 여러 산업 분야에서 수십 년 동안 사용되어 왔으며 인상, 모형과 치형, 임시 및 최종 수복물 제작을 위해 수복 치과학에서 널리 사용되는 방법이 되었다.

치과용 CAD/CAM 시스템은 세 가지 구성 요소로 이루어져 있다.

(1) 물리적 형상을 디지털 데이터로 변환하는 스캐너 또는 디지털화 기구.
(2) 스캔된 데이터를 처리하고 디지털화된 물체의 이미지를 만드는 소프트웨어.
(3) 수복물의 디지털 데이터를 실제 제품으로 변환하는 제조 기술. 치과 및 치과기공소에서는 여러 시스템의 제조 기술이 사용된다.

치과 진료실에서는 디지털 인상만을 획득하는 유형과 스캔과 밀링을 할 수 있는 두 가지 유형의 CAD/CAM 시스템이 있다. 인상 획득 전용 시스템은 치아 이미지를 캡처해 디지털 인상을 만든 후 최종 수복물을 제작할 수 있는 치과기공소에 디지털 파일을 전송한다. 스캔과 밀링을 할 수 있는 시스템은 디지털 인상기기(scanner)에 수복물을 제작할 수 있는 장치(CAM)를 추가하여 치과 진료실에서 수복물을 디자인, 제작할 수 있으나 일반적으로 인상체, 모형, 또는 구강 스캔 디지털 파일을 치과기공소로 보내 제작을 의뢰한다.

치과 CAD/CAM 시스템은 다음과 같은 장점이 있다.

(1) 향상된 정확성과 일관성
(2) 컴퓨터 디스플레이에 구강 상태를 여러 관점에서 시각화할 수 있다.
(3) 반대쪽 치열을 가시화해 컴퓨터에서 수복물을 디자인할 수 있다.
(4) 기존의 고무 인상재의 재료적 한계를 극복한 깨끗하고 간소화된 인상을 획득할 수 있다.
(5) 수정이 필요한 경우 즉각적인 디스플레이와 피드백을 제공한다.
(6) 기존 인상체를 폐기할 때 발생하는 환경에 미치는 영향을 낮춘다.

현재 시판중인 CAD/CAM 시스템은 치과용 제품(표 18-1, 그림 18-1)과 기공용 제품으로 나눌 수 있다(그림 18-2). 이러한 시스템 중 CEREC AC 및 E4D Dentist는 치과 진료실 내에서 디자인 및 가공이 가능하다. 다른 두개의 시스템 iTero 및 Lava Chairside Oral Scanner C.O.S.는 디지털 인상만을 생성하여 치과기공소에 디자인 및 가공을 의뢰할 수 있다.

치과 기공용 CAD/CAM 시스템은 Dentsply Cercon, Sirona CEREC In-Lab, 3M LAVA, KAVO Everest 등이 있다. 치과기공용 제품은 모형 스캐너,

표 18-1. 디지털 인상 시스템

제품	제조회사	광원	필요한 이미지의 수	진료실 가공	치과기공소 가공
CEREC AC	Sirona dental system	Bluecam LED	1-3	가능	가능
E4D dentist	E4D technology	Laser	9+	가능	가능
3M ESPE lava chairside oral scanner C.O.S	3M ESPE	LED	비디오 촬영	불가능	가능
iTero	Cadent, inc	Laser	21	불가능	가능

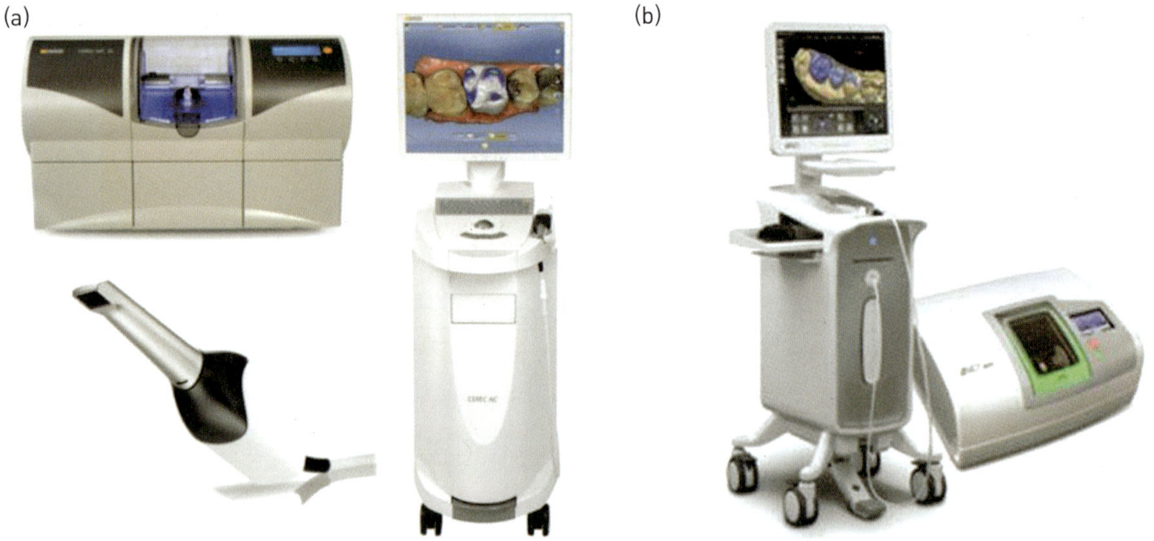

그림 18-1. 치과 진료실의 CAD/CAM시스템. (a) CEREC AC CAD/CAM systems, (b) E4D CAD/CAM systems

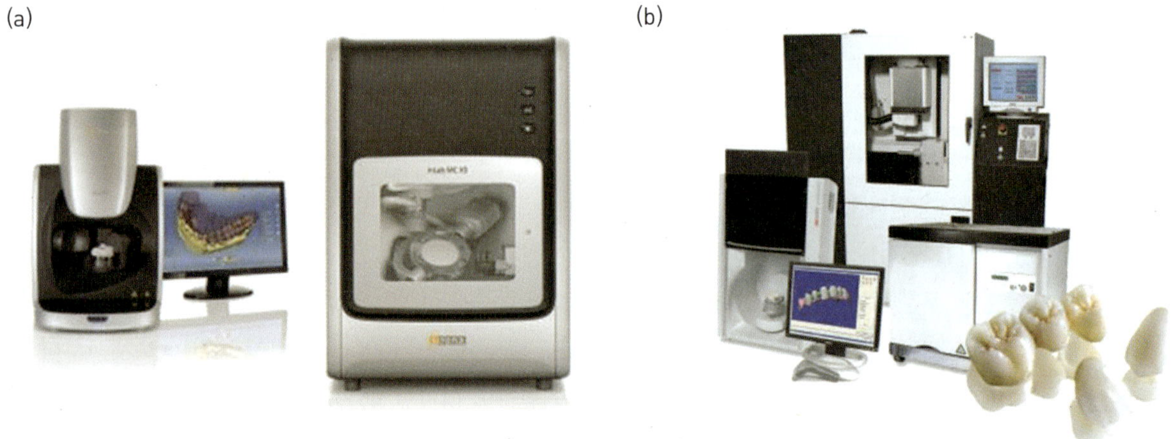

그림 18-2. 치과 기공용 CAD/CAM시스템. (a) Sirona CEREC In-Lab CAD/CAM systems, (b) E 3M LAVA CAD/CAM systems

CAD 소프트웨어, CAM 소프트웨어 및 밀링 장비가 하나의 세트로 이루어진다.

1) 디지털 인상

지대치 형성이 완료되면 마진을 가시화하기 위해 치은을 벌리고 치아를 건조하여 스캔 준비를 완료한다. 일부 스캐닝 시스템은 치아 표면의 빛 반사를 제거하고 스캔 품질을 향상시키기 위해 치아에 산화물 파우더를 사용해야 한다. 스캐너는 일련의 정지 이미지 또는 움직이는 비디오 이미지를 사용하여 치아의 형상을 캡쳐한다. 아래 그림에서 다양한 회사의 구강 스캐너 제품을 볼 수 있다(그림 18-3).

2) 디자인 소프트웨어

각 시스템에는 스캔한 데이터를 시각화하고 수복물 디자인을 위한 전매특허 소프트웨어가 포함되어 있다. 인레이, 온레이, 전부관 및 고정성 치과 보철을 포함하여 다양한 수복물을 설계할 수 있다. 디지털 모형 및 치형

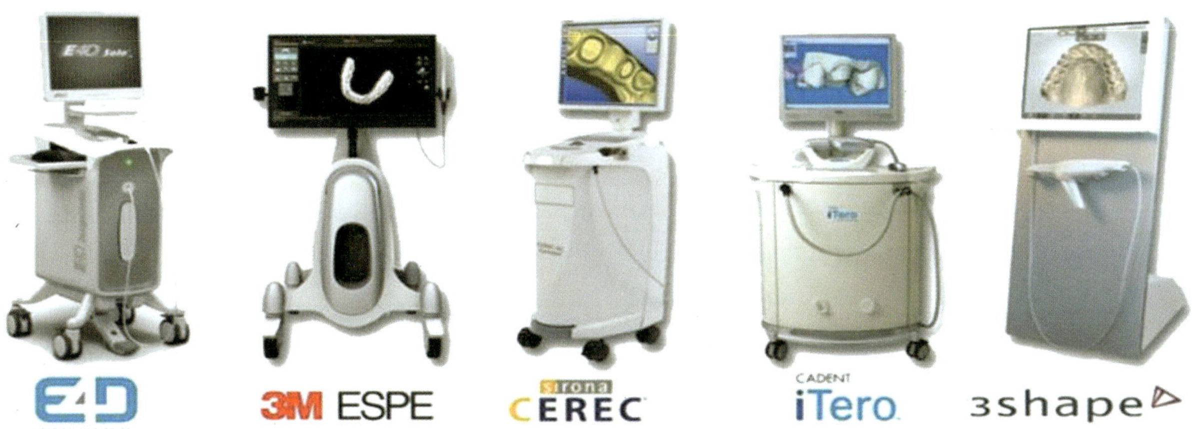

그림 18-3. 디지털 인상을 위한 다양한 제조회사의 구강 스캐너

은 반대 방향의 치열 유무와 상관없이 모든 관점에서 시각화 할 수 있다. 수복물은 치과기공사와 컴퓨터의 상호작용으로 인접한 치아나 반대편 치아와 조화되도록 외형을 조정하여 디자인된다. 치과용 CAD 소프트웨어는 사용자가 사용하기 쉽고 정확하게 디자인을 완성할 수 있도록 지금도 발전하고 있으며 이미 기술적으로 안정화된 상태이다.

치과용 CAD 소프트웨어 시장의 선두주자인 3 Shape와 Exo-cad 간의 경쟁이 치열하며 그 뒤로 Cerec, Dental Wing이 시장을 주도하고 있다.

3) 가공 장비

치과기공소는 디지털 인상과 수복물 디자인 데이터로부터 밀링 장비를 이용하여 직접 수복물을 생산한다. 수복물은 복합재료, 장석계 포세린, 류사이트 강화 포세린, 리튬 디실리케이트 포세린 및 지르코니아와 같은 다양한 재료를 가공할 수 있다. 왁스 패턴과 아크릴 임시 수복물도 가공할 수 있다. 디지털 방식으로 제작된 모형을 사용하여 치과기공소에서 전통적인 방법으로 수복물을 생산할 수도 있다. 가공 장비는 밀링 축 개수로 구별된다. 최종 제품의 품질은 반드시 밀링 축 수에 따라 달라지는 것은 아니지만 생산할 수 있는 기하학적 복잡성 수준에 영향을 준다. 3축 장비는 3개의 공간 방향으로 움직일 수 있으나 축 방향이 분기하거나 수렴할 수 없으며 가공 중에 가공되는 블록을 180° 회전시킬 수 있다. 4축 장비는 블록을 무한대로 회전시키는 기능이 추가된다. 이것은 수직 높이 차가 큰 고정성 보철물을 제작할 수 있게 한다. 5축 장비는 밀링 스핀들을 회전시키는 기능을 추가하여 복잡한 형상을 단면으로 가공할 수 있다. 이로써 지대치 모양에 일치하도록 금속, 수지, 복합재 및 세라믹을 밀링 장비로 가공할 수 있다. 순수 티타늄, 티타늄 합금 및 코발트 크롬 합금은 가공 장비에 일반적으로 사용되는 금속이다. 수지는 주조를 위해 납형을 만들거나 장기간 사용할 임시 보철물 제작을 위해 사용된다. 복합 수지 블록은 전치부 최종 수복물 제작 시 법랑질과 상아질의 반투명성과 색상을 모방하기 위해 사용될 수 있다. 지르코니아는 기계적 특성이 우수한 고성능 세라믹이며, 크라운, 브리지 및 임플란트 지대주 제작에 사용된다.

4) 임상 결과

지난 10년 동안 CAD/CAM 시스템으로 생산된 수복물의 성능이 크게 향상되었다. CAD/CAM 수복물과 관련하여 변연적합성이 좋지 않은 것에 대한 오래된 인식은 더 이상 사실이 아니다. 이미지 캡처, 디자인 소프트웨어 및 가공 기술의 향상은 재료의 개선과 함께 우수한

표 18-2. 디지털 인상과 탄성 인상에 의해 만들어진 수복물의 비교

변수	디지털 인상 (% 완벽한 정도)	탄성 인상 (% 완벽한 정도)
접촉의 질	62	46
적합	92	71
교합	74	48

임상 결과에 기여했다. 환자의 선택과 마진 디자인 및 치은이 수축되는 것에 대한 주의는 모든 수복 과정에 있어 중요한 요소이다.

지르코니아 기반 수복물에 대한 최근의 연구에서 디지털 인상은 탄성 인상보다 접촉점, 적합도 및 교합에 있어서 우수한 품질을 보여주었다(표 18-2).

디지털 인상은 탄성 인상재를 사용하여 인상을 채득했을 때보다 일반적으로 적합을 위한 조정 시간이 33% 단축되고 재제작 횟수가 줄어드는 결과를 보여주었다. 1991~1994년 사이에 74명의 환자에게 장착된 308개의 세라믹 수복물을 10년간 연구한 결과, 5년 후 94.7%, 10년 후 85.7%의 생존율을 보였으며 이는 금합금 주조관의 생존율과 비슷한 결과이다. CAD/CAM으로 제작된 임플란트 수복물에 대한 4개의 연구를 체계적으로 검토한 결과 세라믹 단관의 5년 생존율은 100%로 나타났다.

1985년부터 2007년까지 CAD/CAM으로 제작된 단일 치아 수복물을 체계적으로 검토한 결과 1957건의 수복물 전체에서 100건의 수복물, 즉 매년 평균 1.75%의 고장이 나타났으며 평균 노출 시간은 7.9년이었다. 연령 전체 5년 생존율은 91.6%로 평가되었다. CAD/CAM 단일 치아 수복물의 장기 생존율은 기존 방법으로 제작된 수복물과 유사하게 관찰되었다.

18.2. 3D 프린팅 기술과 치과분야에서의 적용

1) 3D 프린팅 기술이란

3D 프린팅 기술이란 컴퓨터 내에서 작업된 3차원 모델링 데이터를 직접 손으로 만질 수 있는 물리적인 형상으로 빠르게 제작하는 기술로 정의할 수 있다. 즉 최초의 시제품(prototype, working mock-up)을 빠르게 제작하는 기술이다.

3D 프린터의 보급이 제 4의 산업혁명으로 불리는 이유는 기계 절삭 및 성형 등 기존의 생산 방식을 탈피하여 일괄된 방식으로 어떤 형태의 제품도 만들어낼 수 있기 때문이다. 치과 등의 의료 분야는 물론 각종 가정용품을 비롯해 자동차나 비행기 등에 쓰이는 기계장치도 3D 프린터에 의한 생산이 가능하다. 이미 자동차 업계에서는 엔진 등 핵심 부품을 3D 프린터로 만들어내는 공정을 연구하고 있다.

조형 공정상의 가장 큰 특징으로는 재료를 층층이(layer by layer) 순간적으로 적층하여 형상을 조형하는 첨가 가공(additive manufacturing)의 범주에 있다는 것이다. 이는 소재 자체를 공구에 의해 절삭하여 형상을 제작하는 공제 가공(subtractive process)과는 반대의 의미를 가지고 있다. 조형 능력면에서는 공제 가공의 경우 공구간섭으로 제작 가능한 형상에 한계가 있지만, 첨가가공에 속하는 3D 프린팅기술의 경우 모델링된 어떤 3D 형상도 제작이 가능하다.

3D 프린팅 기술은 1984년 시작됐다. 지금도 3D 프린팅 시장에서 선도적 위치에 있는 3D 프린팅 기술 전문업체인 '3D 시스템스(3D systems)'의 공동 창업자 찰스 헐(Charles W. Hull)이 기술의 주인공이다. 찰스 헐은 시제품 생산 단계에서 3D 프린팅 기술을 고안했다. 제품을 완성하기 전에 시제품을 제작하는 시간을 단축하기 위함이었다. 헐이 처음으로 고안한 방식은 '스테레오리소그래피(SLA, Streolithography Apparatus)'라고 불린다. 지금도 3D 프린팅 산업 현장에서 자주 쓰이는 기

술이다. SLA 방식은 캐드(CAD) 등 3D 모델링 소프트웨어로 설계한 입체 모형을 여러 개의 얇은 층으로 나누는 기술을 말한다.

이제는 치과 분야의 전문가들이 구강 스캔과 CAD 디자인을 스스로 할 수 있다. 그런 다음 자신의 데스크톱 3D 프린터에서 출력하거나 온라인으로 데이터를 전송하여 3D 프린팅 관련 업체의 도움을 받을 수도 있다. 치과 산업은 진보하고 있으며, 3D 프린터 및 치과 작업 전용 3D 스캐너와 같은 새로운 기술이 개발되고 있다.

2) 치과분야의 3D 프린팅

3D 프린팅 기술은 치과분야에 대한 특별한 반향을 가지고 있으며 구강 내 스캔과 같은 3D 이미징 및 모델링 기술의 진보와 치과분야에서 CAD/CAM 기술의 비교적 오랜 역사를 통해 점점 더 중요해질 것이다. 3D 프린팅의 용도로는 교정 및 임시 보철물(그림 18-4), 치과 임플란트 식립을 위한 수술용 가이드와 치아 모형 제작(그림 18-5), 악안면 보철 및 금속 구조물(그림 18-6) 및 정형외과 임플란트의 제조가 있으며 더 많은 응용 프로그램들이 개발되고 있다.

3) 3D 프린팅 제작 과정

제작 과정은 모델링, 프린팅, 후처리로 나눌 수 있다.

- **모델링(modeling)**: 일반적으로 CAD 또는 3차원 모델링 소프트웨어를 이용하여 3차원 데이터를 완성하며 3D 스캐너를 이용해 3차원 데이터를 얻을 수도 있

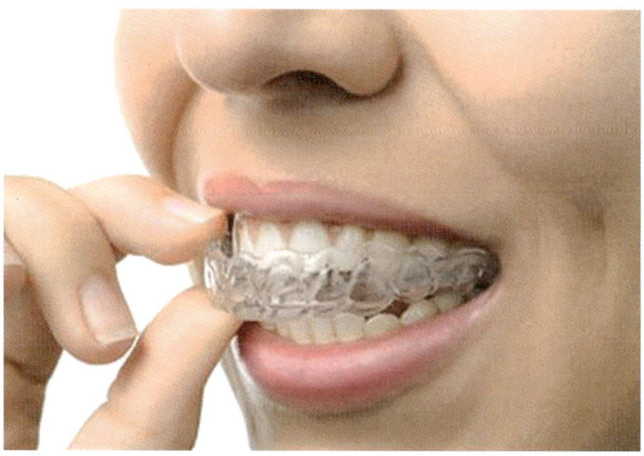

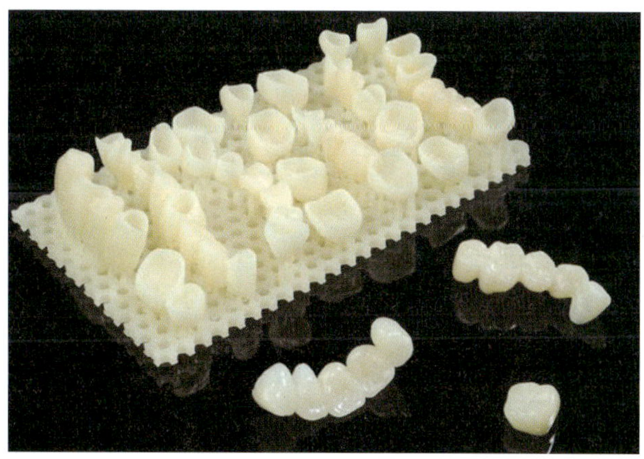

그림 18-4. 3D 프린팅 방식으로 제작된 투명 교정장치와 임시 보철물

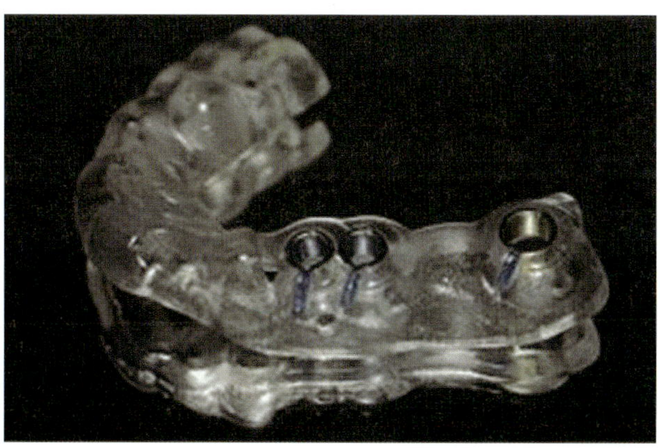

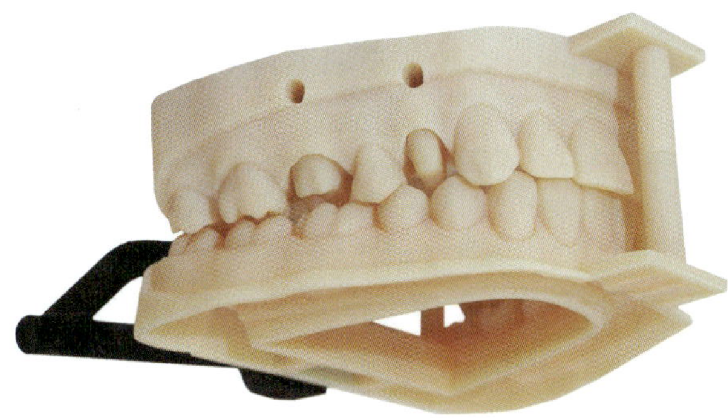

그림 18-5. 3D 프린팅 방식으로 제작된 임플란트 수술용 가이드와 치과 모형

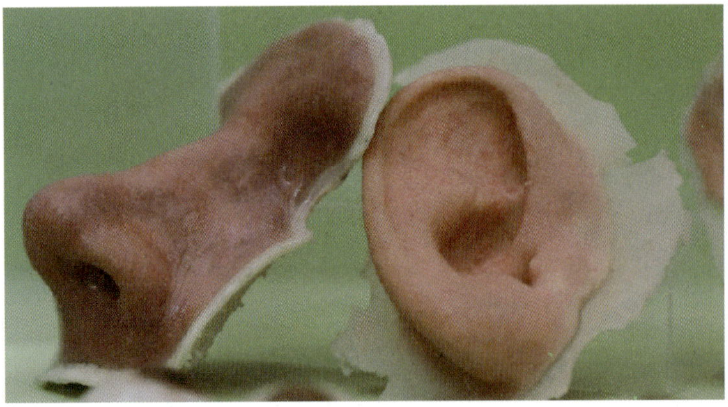

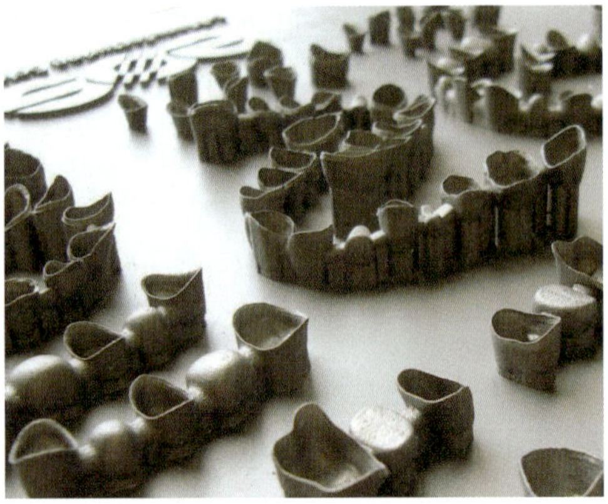

그림 18-6. 3D 프린팅 방식으로 제작된 악안면 보철과 금속 구조물

다. CAD와 기기 간의 표준 데이터 인터페이스는 일반적으로 STL 파일 형식이다.

- **프린팅(printing)**: 기계가 모델링 과정에서 만들어진 도면을 이용해 물체를 만들어내는 과정이다. STL파일을 읽어들여 CAD 모델에서의 가상적인 단면을 만들어내 액체나 분말 등의 재료의 연속적인 층을 생성한다. 인쇄 과정은 사용 방법과 모델의 크기와 복잡성에 따라 몇 시간에서 며칠 정도의 시간이 소요될 수 있다.
- **후처리(post-processing)**: 인쇄된 결과물에 대해서는 필요할 경우 재료(수지, 금속 분말 등)에 따라 다른 마무리 공정이 추가된다.

3D 프린터는 기존 잉크젯과 동일한 구동 방식인 적층 방식으로 찍으므로, X-Y축 해상도와 함께 각 층의 두께로 해상도가 정해진다. 즉 한 층의 두께와 X-Y축의 해상도를 dpi(dots per inch)로 표현하게 된다. 현재 기술로는 일반적으로 한 층이 50 ㎛ 정도 되고 어떤 기기들은 16 ㎛ 정도까지도 표현하기도 한다.

4) 3D 프린팅 방식

3D 프린팅 방식은 다양하지만 치과용 3D 프린터는 매우 정확해야 하므로 광경화조형술(DLP, SLA), 직접 금속 레이저 소결(DMLS)방식이 많이 사용된다. 이러한 장비들은 수천에서 수억 원의 가격을 형성하고 있어 다소 비싼 단점이 있다. 응용 분야에 따라 다른 수지가 사용되며 치과용 3D 프린터 전용으로 많은 특수 수지와 금속 분말이 개발되고 있다.

SLA(Stereo Lithography Apparatus)방식(그림 18-7)은 가장 대표적인 광조형 과정 중의 하나로 빛에 반응하는 아크릴이나 에폭시 계열의 광경화성 수지(photocurable resin)가 들어있는 수조(vat)에 레이저(laser) 빔을 주사하여 원하는 모델을 조형한다. 이때 조형 파트들은 위 아래로 움직이는 작업대 위에 만들어지게 되며, 층층이 두께가 만들어질 때마다 한 층 두께(약 25~125 ㎛)만큼 밑으로 내려가면서 다시 레이저를 주사하게 된다. 이때 수지의 표면 평탄화와 재료 코팅은 리코터(recoater)의 수평 날에 의해 이루어진다. 이러한 일련의 반복 작업이 파트가 완성될 때까지 계속된다.

DLP(Digital Light Processing)방식(그림 18-6)은 우리가 흔히 영화 상영이나 사무실의 프리젠테이션 사용 시 DLP 프로젝터(영사기)에 사용되는 기술과 거의 동일하다.

우선 3D CAD로 제작된 슬라이싱 데이터를 층(layer)별 각각의 그림 데이터(bitmap)로 전환하여 소프트웨어 상에서 디지털 마스크(digital mask)를 생성 후 DLP 프로젝터 장치에서 고해상도의 프로젝션 광으로 광경화 수지(protopolymer resin)에 마스크 투영(digital mask projection)하여 모델을 조형하는 원리이다. DLP 기술의 핵심은 130~150만 개의 초미세거울(0.01 ㎜×

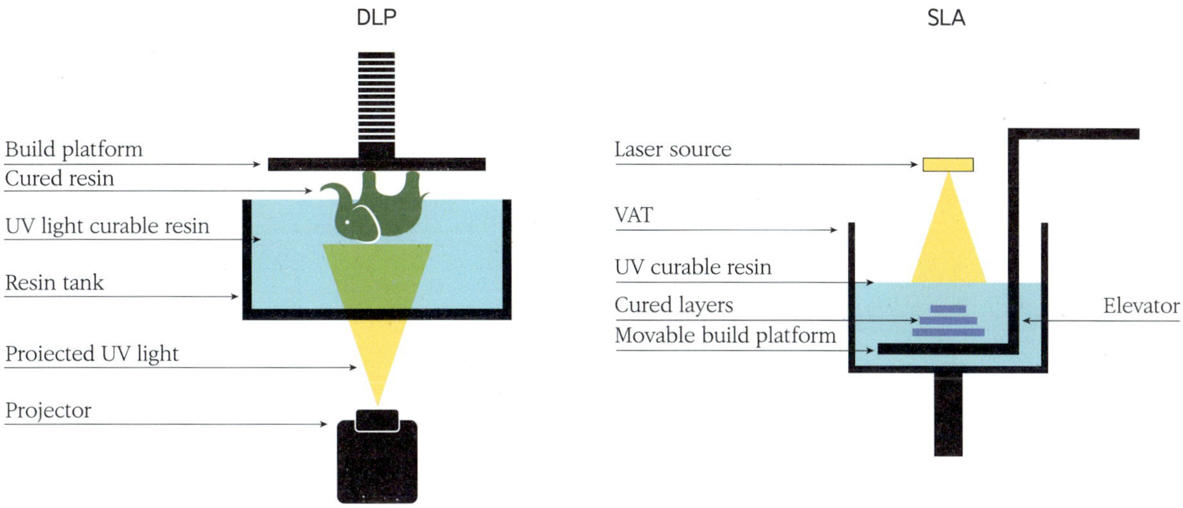

그림 18-7. Digital light processing(DLP) VS Stereolithography apparatus(SLA)

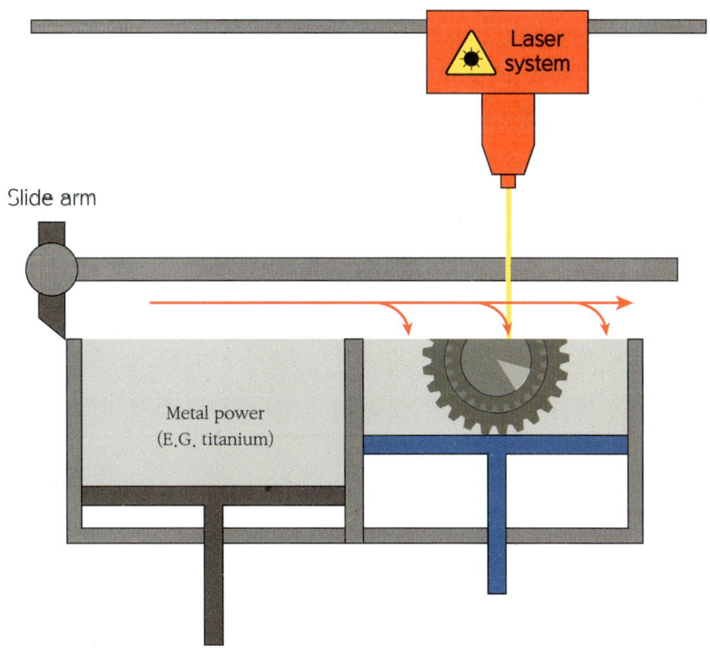

그림 18-8. 직접 금속 레이저 소결(direct metal laser sintering)

0.01 ㎜)로 구성된 광학 반도체인 DMD(digital mirror device)칩에 있다. 이 미세 거울들은 전기적 신호에 따라 초당 5000회까지 독립적으로 이동과 일정 각도로 틀어짐으로써 원하는 마스크 영역의 광경화성 수지(protopolymer resin) 재료에 고해상도의 레이저가 아닌 가시광선(백색광)을 투사, 광중합반응(photopolymerization)을 유도하여 모델이 만들어지는 것이다. 특히 마스크 투과된 광이 전체 수지(resin) 층(layer)을 한 번에 경화시키므로 어떠한 형상과 수량에 상관없이 모델 조형이 가능하다.

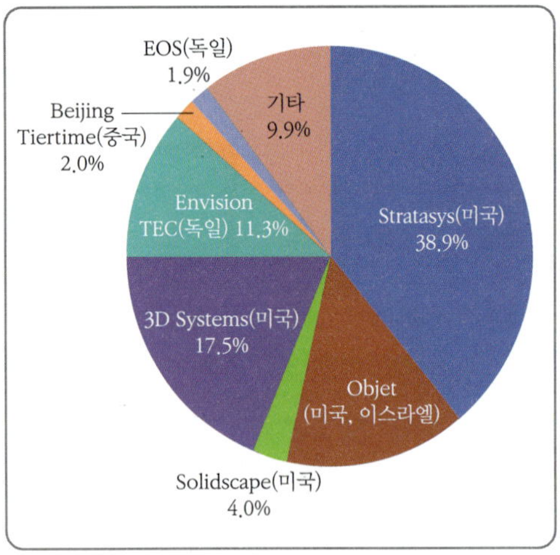

업체	판매량(대)	점유율(%)
Stratasys(미국)	3,026	38.9
Objet(미국, 이스라엘)	1,130	14.5
Solidscape(미국)	312	4.0
3D Systems(미국)	1,359	17.5
Envision TEC(독일)	880	11.3
Beijing Tiertime(중국)	155	2.0
EOS(독일)	145	1.9
기타	764	9.9
합계	7,771	100.0

그림 18-9. 산업용 3D 프린터의 시장 점유율 및 판매 현황
출처: 한국기계연구원(2014)(글로벌 3D 프린터산업 기술동향 분석).

DMLS(Direct Metal Laser Sintering)방식(그림 18-8)은 CAD 데이터로 디자인된 기능성 금속 부품을 제작하기 위해 정밀하고 와트 수가 높은 레이저를 사용하여 분말 금속 및 합금을 미세하게 용접하는 기술이다. DMLS는 시간이 많이 소요되는 툴링을 제거하고 다른 금속 제조 공정에서는 불가능한 복잡한 형상을 생성할 수 있다. 인코넬, 알루미늄, 스테인리스 스틸 및 티타늄과 같은 재질로 제작된 DMLS 부품은 내구성이 강하고 내열성이 뛰어나다. DMLS 부품은 매몰하여 주조한 금속 부품보다 밀도가 높다. 이러한 정밀도 높은 금속 3D 프린팅 공정을 통해 복잡한 형상을 제작할 수 있다.

5) 3D 프린팅의 시장 규모

치과용 3D 프린팅은 성공을 약속하는 급성장하는 산업이다. 이 때문에 많은 기업들이 이 분야에 몰두하고 있다(그림 18-9). 이 산업은 끊임없이 성장하고 발전하고 있다. 치과 기공사가 치과용 3D 프린터를 사용하는 데에는 무한한 방법이 있다. 치과용 3D 프린팅은 이미 성공적인 산업으로 자리 매김하고 있지만 개발은 계속 진행되고 있다. 새로운 응용 프로그램이 끊임없이 등장하고 있으며 각 응용 프로그램은 업계의 다른 틈새시장을 채우고 있다.

시장조사 전문기관인 Wohlers 2011년 37억 달러(약 4조 2600억 원)였던 3D 프린팅 시장 규모가 2019년에는 133억 달러까지 늘어나는 등 해마다 17.3%의 성장을 기록할 것이라고 내다보고 있다(그림 18-10). 의료 업계에서 3D 프린팅의 사용이 증가하는 것은 분명하다. 또한 3D 프린팅의 영향을 많이 받은 많은 업계 중 하나가 치과분야이다. 일례로 3D 프린터 제조업체인 EnvisionTEC 社에서 2015년부터 2016년까지 치과용 3D 프린터 판매가 75% 증가했다. 이는 이 기술이 빠

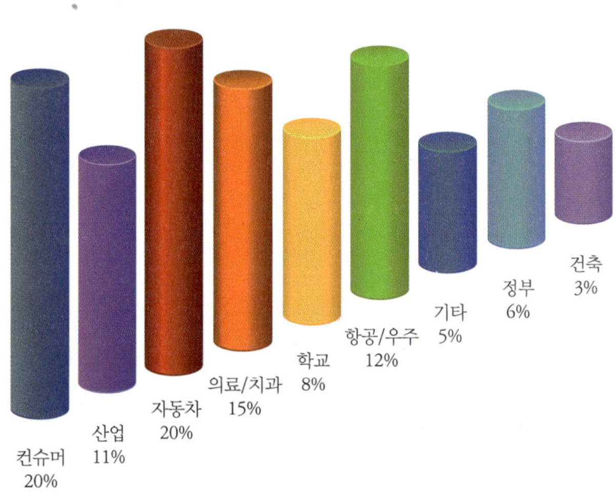

그림 18-10. 3D 프린팅 시장 규모
출처: 한국기계연구원(2014)(글로벌 3D 프린터산업 기술동향 분석).

기법(Technique)	구성도	프린트 가능한 가장 작은 수치	재료
광경화 적층방식(stereolithography) 플랫폼이 액체통 아래로 내려감에 따라 레이저가 광중합 액체를 중합한다.	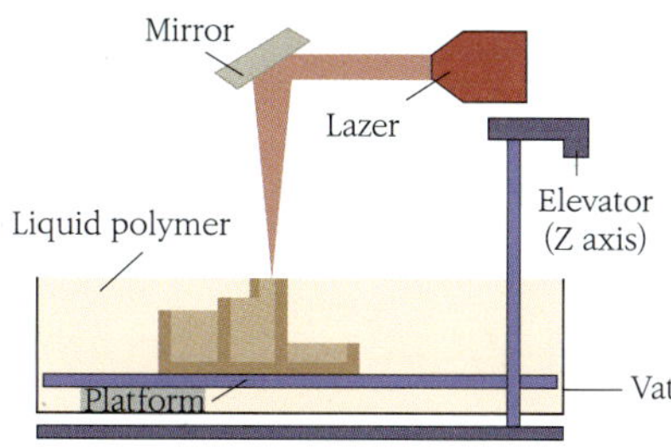	1–70 ㎛	광중합체
레이저 소결 적층방식(laser sintering) 롤러가 평탄하게 만든 플랫폼 위의 분말을 레이저가 녹인다. 각 층이 적층되면 플랫폼이 낮아진다.	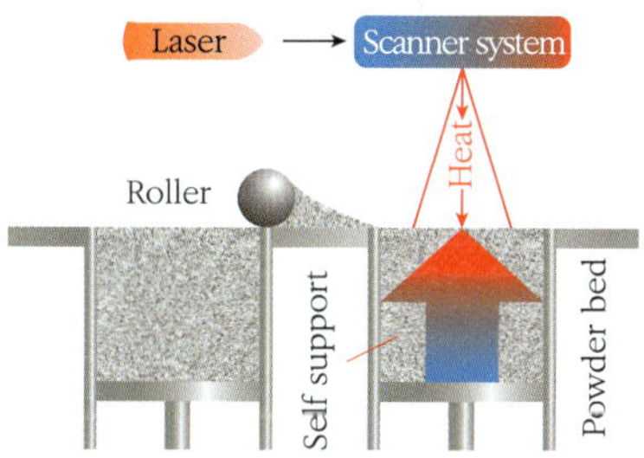	45–100 ㎛	금속, 중합체
잉크젯 적층방식 (powder-bed ink jet printing) 프린트 헤드는 액상 결합재를 분말 위에 분무하여 층을 융합시킨다. 각 층이 적층되면 플랫폼이 낮아진다.	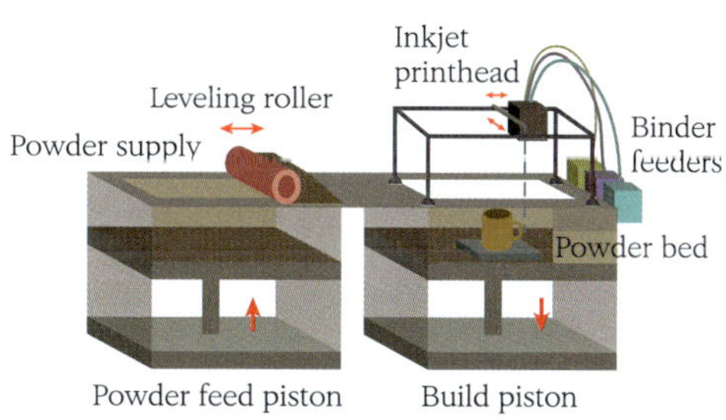	350–500 ㎛	세라믹, 금속, 중합체
로보캐스팅(robocasting) 주사기는 플랫폼 하강 시 경화되는 액상 재료를 압출 성형한다.	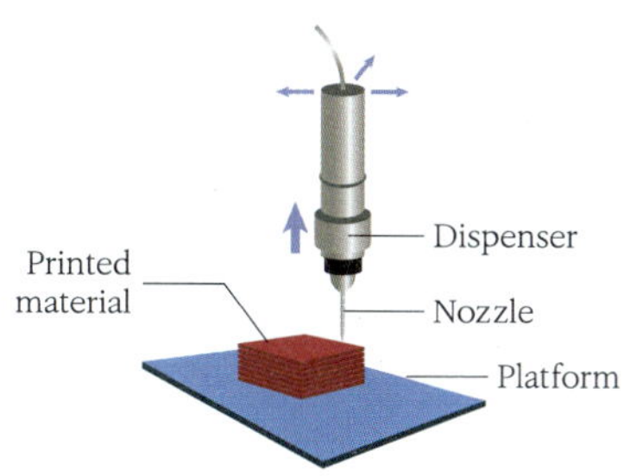	200–400 ㎛	생체고분자, 일부 금속, 식품
수지 압출 적층방식 (fused deposition modeling) 가열된 압출기는 플라스틱 필라멘트를 녹여 하강하는 플랫폼에 압출 성형할 때 냉각된다.	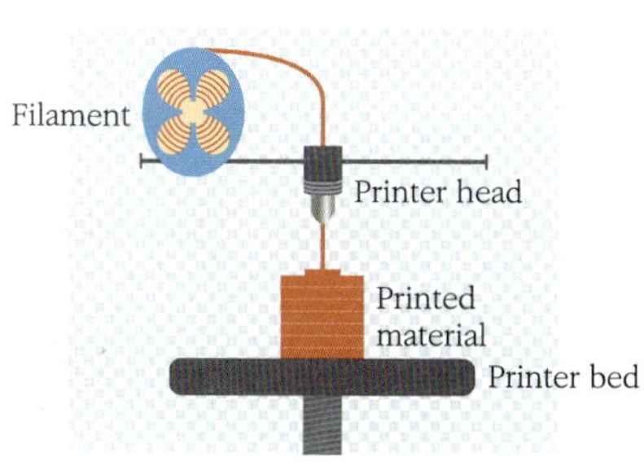	260–700 ㎛	열가소성 수지

그림 18-11. 3D 프린팅에 이용되는 기법

르게 발전하고 있으며 3D 프린팅 기술을 사용하는 것이 이 분야와 관련이 있다는 증거이다.

광학 스캐너의 사용은 크라운 및 기타 보철물 제작 시 인상재 및 치과용 경석고의 수요를 감소시킬 것이다. 전체 아치의 광학 스캐닝으로 복잡한 수복 증례뿐만 아니라 교정 치료 계획을 세우는 방법도 변하고 있다. 3D 프린팅 기술은 치과용 크라운과 브리지의 금속 구조물을 제작하는데 사용되기 시작했다. 또한 3D 프린팅 영역에서 골 이식용 인공 지지체의 제작을 포함하여 보다 진보된 치과적 응용을 위해 3D 프린팅 분야에서 다른 기술들이 개발되고 있다. 전술한 바와 같이 다양한 기술은 다른 해상도 및 재료를 이용하여 고형물을 제조하는데 사용될 수 있다. 지금까지 개발된 3D 프린팅 방법들은 그림 18-11에 요약하였다.

알아두기

1. 치과용 CAD/CAM 시스템의 구성 요소
2. 치과 CAD/CAM 시스템의 장점
3. CAD/CAM 시스템으로 가공될 수 있는 재료
4. 일부 CAD/CAM 시스템에서 산화 티타늄 분말을 치형에 분사하는 이유
5. 일반적인 방식과 CAD/CAM방식으로 제작된 수복물의 장기간 생존율
6. 3D 프린팅 기술이란
7. 3D 프린팅의 치과분야 적용 영역
8. 3D 프린팅 방식의 종류 중 치과분야에서 많이 사용되는 방식

참고문헌

1. Anderson S: E4D Dentist, E4D Studio and E4D Labworks along the digital skyway, Dent Advis Clin Case Rpt 17: 1-3, 2010.
2. Beuer F,Schweiger J, Edelhoff D: Digital detistry: an overview of recent development for CAD/CAM generated restorations, Br Dent J 204(9):505-511, 2008.
3. Farah JW, Brown L: Integrating the 3M ESPE Lava Chairside Oral Scanner C.O.S. into daily clinical practice, Dent Advis Clin Case Rpt 12:1-4, 2009.
4. Farah JW, Brown L: Integrating iTero into a busy dental practice, Dent Advis Clin Case Rpt 16:1-3, 2009.
5. Farah JW, Brown L: Comparison of the fit of crowns: 3M ESPE Lava Chairside Oral Scanner C.O.S. vs. traditional impressions, Dent Advis Res Rpt 22:1-3, 2009.
6. Farah JW, Powers JM: CAD/CAM update, Dent Advis 26(7):1, 2009.
7. Farah JW, Powers JM: Digital impressions, Dent Advis 27(6):1, 2010
8. Fasbinder DJ: Digital dentistry: Innovation for restorative treatment, Digital Age Dentistry,Compendium of Continuing Education in Dentistry 31(Spec Iss 4):2-11, 2010.
9. Giannetopoulos S, van Noort R, Tsitrou E: Evaluation of the marginal integrity of ceramic copings with different marginal angles using two different CAD/CAM systems, J Dent 38(12) 980-986, 2010.
10. Harder S, Kern M: Survival and complications of computer aided-designing and computer-aided manufacturing VS. conventionally fabricated implant-supported reconstructions: a systematic review, Clin Oral Implants Res 4: 48-54, 2009.
11. Schroder BK, Brown C: Use of selective open architecture in digital restoration fabrication, In Digital Age Dentistry, Compendium of Continuing Education in Dentistry 31(Spec Iss 4):15-22, 2010.
12. Wittneben J-G, Wright RF, Weber H-P, Gallucci GO: A systematic review of the clinical performance of CAD/CAM single-tooth restorations, Int J Prosthodont 22:466-471, 2009.
13. Zimmer G,Gohlich O, Ruttemann S, Lang H, Raab WH, Barthel CR: Long-term survival of Cerec restorations:a 10-year study, Oper Dent 3/5)484-487, 2008.

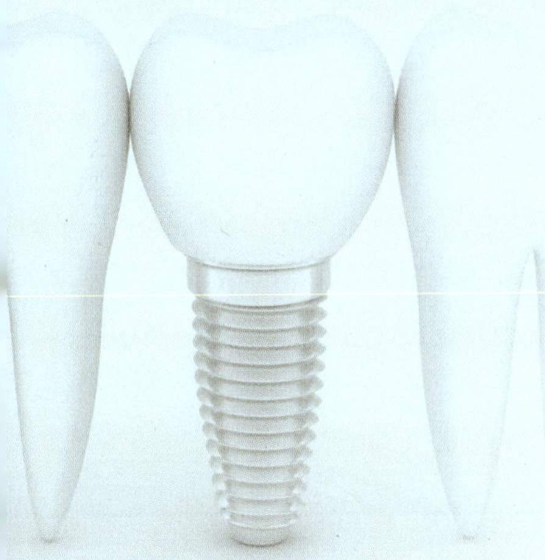

Chapter 19

기구 및 장비

(Instrument and equipments)

문준모(호남대학교)

핵심 용어

- **기공용 레이스(dental lathe)** 치과기공물의 삭마, 연마 등에 사용하는 기구로 특히 합성수지의 최종 연마에 주로 사용
- **주조기(casting machine)** 원심력이나 압박 및 진공흡입 등을 통해 용융된 금속을 주형 안으로 주입시키는 기구
- **기공용 마이크로모터(micromotor)** 치과기공물의 절삭, 삭마 및 연마 등에 사용되는 기구
- **플라스크 프레스(flask press)** 합성수지를 의치 주형에 전입시킬 때 사용되는 기구
- **소환로(ring furnace)** 치과재료를 가열하거나 용해할 목적으로 사용하는 기구로 주로 주조를 위한 매몰재의 가열용도로 사용됨
- **도재 소성로(porcelain furnace)** 적층된 포세린을 적정 온도와 시간으로 가열하여 소성하는 기구
- **초음파 세정기(ultrasonic cleaner)** 치과수복물, 장치물 및 작은 기구 등을 초음파에 의한 진동으로 세척하는 기구
- **진동기(vibrator)** 석고 제품의 혼합물을 인상제에 붓거나 매몰재 혼합물을 납형이 위치된 주조링 안에 부을 때 기포의 혼입을 줄이고 미세한 부위까지 잘 들어가도록 사용하는 기구
- **모형 트리머(model trimmer)** 모형을 원하는 형태나 크기로 다듬을 때 사용하는 기구
- **모래 분사기(sand blaster)** 금속 주조물에서 매몰재, 불순물, 산화물 등을 제거하거나 기계적 결합을 증가시키기 위한 표면처리에 사용
- **진공 혼합기(vacuum mixer)** 석고 제품이나 매몰재의 진공 혼합 및 매몰 삭제 시 사용하는 기구
- **치과 캐드캠 시스템(dental CAD/CAM system)** 구강이나 모형을 스캔하고 3차원 스캔 데이터를 이용하여 컴퓨터 상에서 수복물을 디자인 및 제작하는 장비

핵심 내용

제19장에서 이해하여야 할 중요한 내용은 치과기공소에서 쓰이는 장비의 종류별 용도와 적당한 관리 방법이다.

19.1. 개요

이 장에서는 치과기공소에서 많이 쓰이는 장비의 종류별 용도와 적당한 관리 방법에 대해 간략하게 살펴보겠다. 장비를 제조하는 업자는 통상적으로 장비와 함께 그 장비의 적당한 관리 방법과 조작방법에 대한 설명서를 첨부한다. 따라서 만일 장비를 구입하였을 때 이러한 설명서가 없다면 즉시 제조업자에게 연락하여 설명서를 받아야 한다.

치과기공사는 장비의 적절한 기능 발휘와 수명 연장을 위해 제조업자의 지시 사항에 따라 장비를 작동하고 관리하여야 한다.

19.2. 용도 및 관리 방법

1) 교합기(articulator)(그림 19-1a, b)

용도 측두하악관절(temporomandibular joint)과 상 · 하악 모형을 부착할 수 있는 상 · 하악골의 구조를 갖는 기계적 장치로 의치 제작에 있어서 치아를 배열하는데 사용됨.

관리 교합기를 wax solvent 등으로 깨끗이 닦은 후 기름을 살짝 발라두며 보관 시에는 습기, 먼지, 산이나 알칼리 등에 오염되지 않도록 하고, 사용 시에는 무리한 충격을 피함.

2) 아가탱크(agar tank)(그림 19-2)

용도 한천(agar) 인상재를 완전히 녹여 51~54℃ 정도에서 보관할 수 있음.

관리 매일 온도를 점검함. 일주일 정도에 한 번씩 밸브를 청소하고, 한 달에 한번은 한천(agar) 인상재를 교환함.

3) 모래 분사기(sand blaster)(그림 19-3a, b)

용도 블라스팅재료를 압축공기를 이용하여 내뿜는 장비로 주조체에서 매몰재, 불순물, 산화물 등의 제거에 사용하고, 금속 코핑과 도재와의 결합력을 증가시키는 목적으로 사용되며, 지르코니아 및 임플란트 표면처리 등에 사용됨.

관리 Dust bag을 매일 털어 줌. 일주일에 한 번 정도

(a)

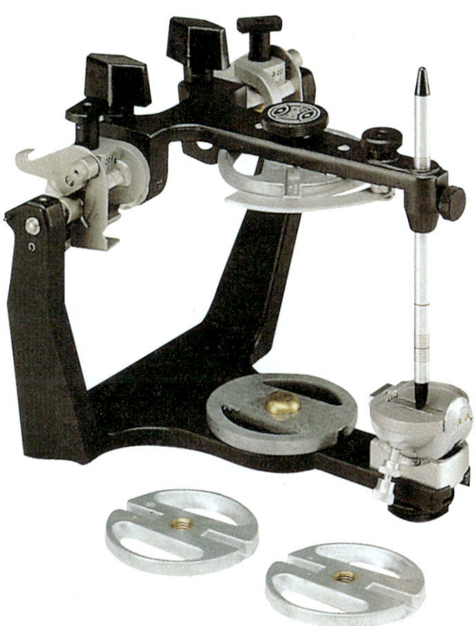

(b)

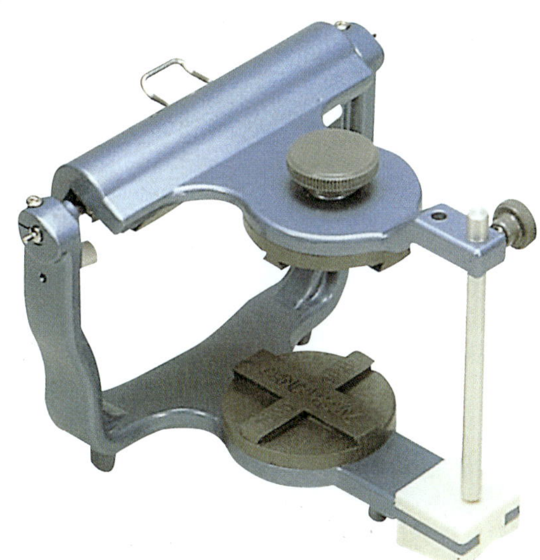

그림 19-1. a, b. 교합기(반조절성의 hanau modular bennet형과 비조절성인 dental hoby)

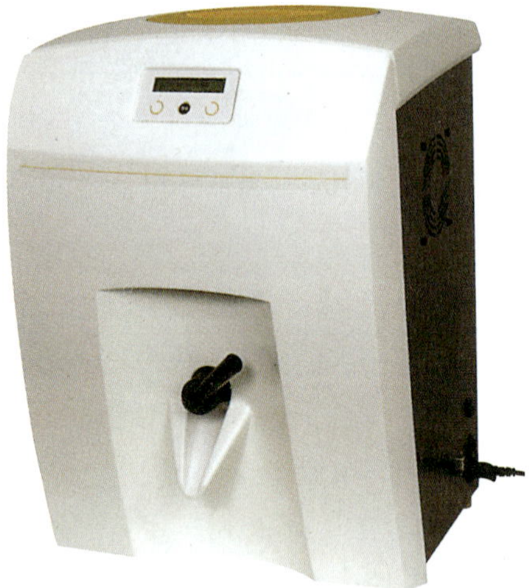

그림 19-2. 아가탱크

기구의 바닥을 청소함. 닳은 노즐은 교환함. 손상된 고무장갑은 교환함. 공기 호스에 응축된 습기는 수시로 제거함. 닳은 안전유리는 교환함. 문을 열고 작동시키지 말 것. 전기의 연결 부위를 항상 점검할 것.

4) 진동기(vibrator)(그림 19-4a, b)

용도 석고 제품의 혼합물을 인상체에 부어 넣거나 매몰을 할 때 사용함.

관리 진동기의 platform이나 몸체에 묻은 석고 등의 물질은 항상 깨끗이 떼어 낼 것. 기구 내부에 물이 들어가지 않도록 주의를 기울일 것.

(a)

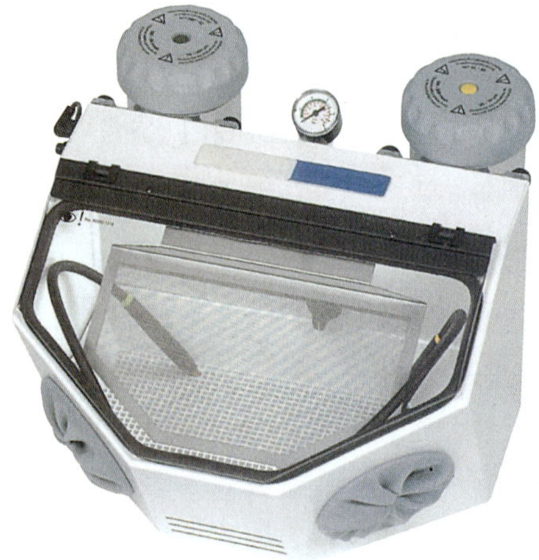

(b)

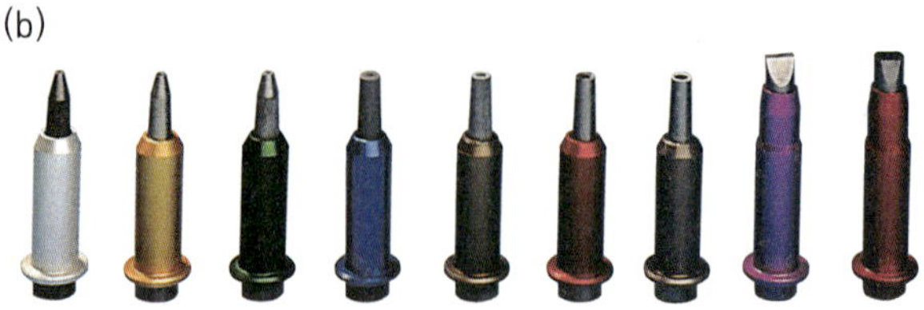

그림 19-3. a, b. 모래 분사기

5) 원심주조기(centrifugal casting machine)(그림 19-5)

용도 용융된 금속을 원심력을 이용하여 주형에 주입시킬 때 사용함.

관리 Arm의 균형을 잘 맞출 것. 200번 정도 주조 후에는 회전축의 저면에 2~3 방울의 기름을 칠 것. 스프링을 너무 많이 감지 말 것. 주조할 때 casting arm

(a)

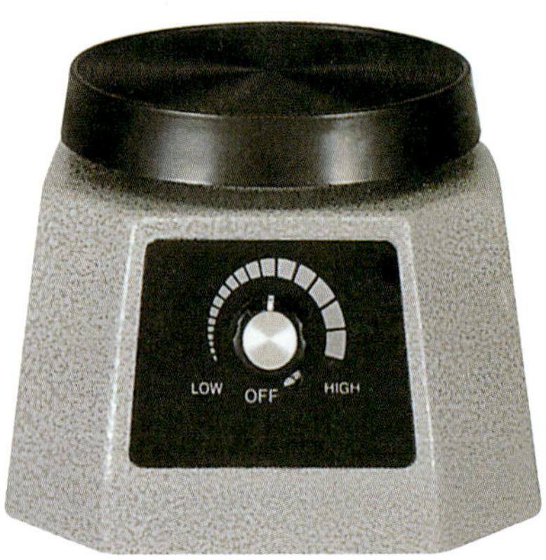

(b)

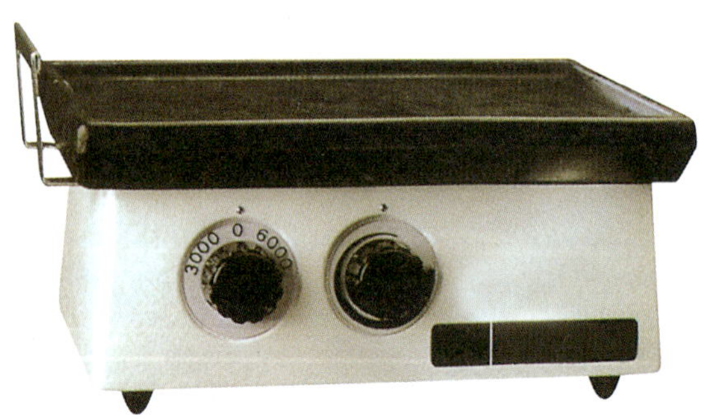

그림 19-4. a, b. 진동기

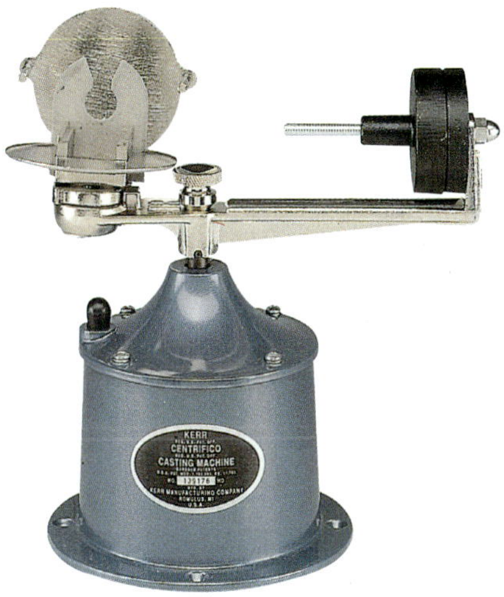

그림 19-5. 원심 주조기(broken arm type)

을 주의해서 풀어야 함.

6) 전기 유도식 원심주조기(electrical induction casting machine)(그림 19-6)

용도 통상적인 금합금과 금속·도재용 금합금을 전기적으로 녹인 후 원심력을 이용하여 주형에 주조함.

관리 사용 및 관리를 할 때에는 원심주조기와 같은 주의를 기울이고, 특히 전선의 연결 부위를 수시로 점검하고, 전류를 너무 올리지 말 것.

7) 고주파 원심주조기(high frequency casting machine)(그림 19-7)

용도 주로 국소의치 금속 구조물용인 코발트-크롬 (Co-Cr)계 합금의 주조에 쓰임.

관리 항상 주조기의 청결을 유지할 것. 일주일에 한 번 정도 회전 중심축에 2~3 방울의 기름을 칠 것. 도가니의 상태를 항상 점검할 것. 안전유리나 보안경을 착용할 것. 수냉식인 경우 냉각수의 적정량을 점검하고 누수를 확인할 것. Arm의 평형 상태를 점검할 것. Arm의 회전 상태에서 coil을 올리지 말 것.

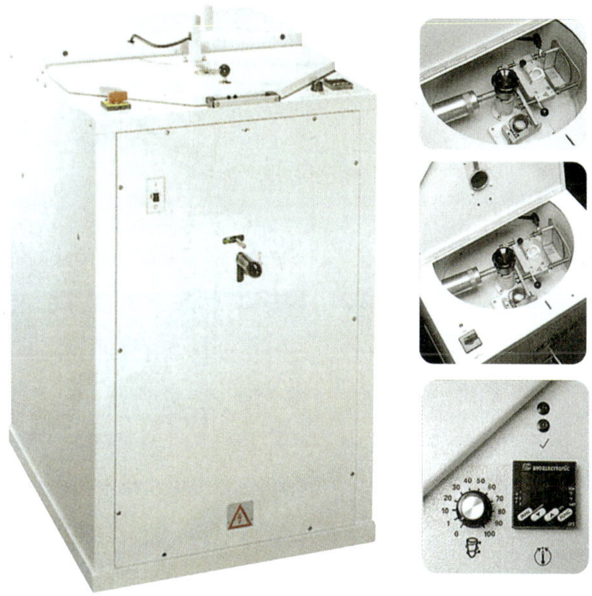

그림 19-7. 고주파 원심 주조기

8) 초음파 세척기(ultrasonic cleaner)(그림 19-8)

용도 치과수복물, 장치물 및 작은 기구 등을 초음파에 의한 진동으로 세정함.

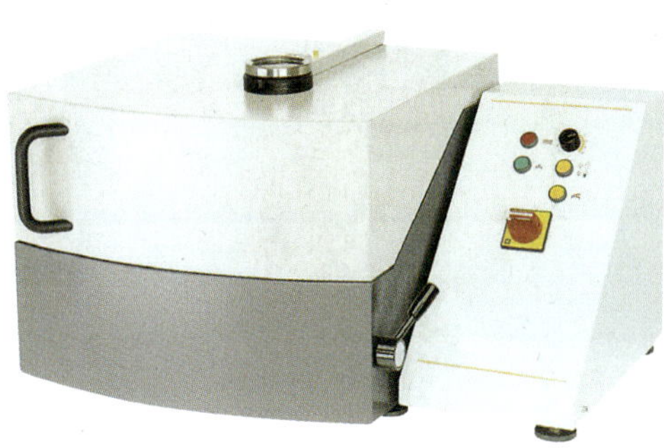

그림 19-6. 전기 유도식 원심 주조기

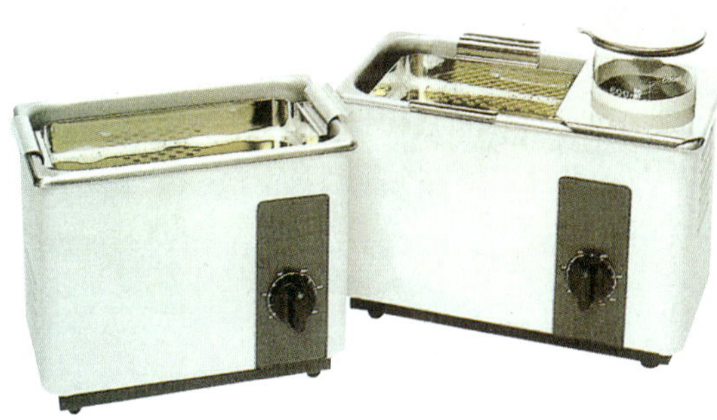

그림 19-8. 초음파 세척기

관리 작동 시에는 탱크 안에 용액을 1 inch 이상 채울 것. 세정시킬 장치물 등이 세정액에 충분히 잠기도록 할 것. 작동 중 세정액에 손을 넣지 말 것. 전선의 연결 부위를 수시로 점검할 것.

9) 전해 연마기(electro polishing unit)(그림 19-9a, b)

용도 가철성 국소의치 금속 구조물을 전기 분해로 연마함.

관리 연마 후 클립을 물에 헹굴 것. 주기적으로 용액을 쏟아 앙금을 제거할 것. 사용 후에는 용액이 담긴 용기의 뚜껑을 닫을 것. 환기가 잘 되는 곳에서 사용할 것. 산 용액이 손이나 의복에 묻지 않도록 할 것.

10) 기공용 마이크로모터(micromotor)(그림 19-10a, b)

용도 치과기공물의 절삭, 삭마 및 연마에 사용함.

관리 전기충격을 피할 것. 중심축에 무리한 힘을 가하거나 이물이 끼지 않도록 할 것. 작업 시에는 보안경이나 방진 마스크를 착용할 것.

11) 기공용 레이스(dental lathe)(그림 19-11a, b)

용도 치과기공물의 삭마, 연마 등에 사용. 특히 합성수지 의치의 최종 연마에 주로 사용함.

관리 전선의 손상 유무를 항상 점검할 것. 연마 작업 중 보안경을 착용할 것. 작동되는 레이스를 손으로 정지시키지 말 것. 스위치에 무리한 힘을 주지 말 것.

(a)

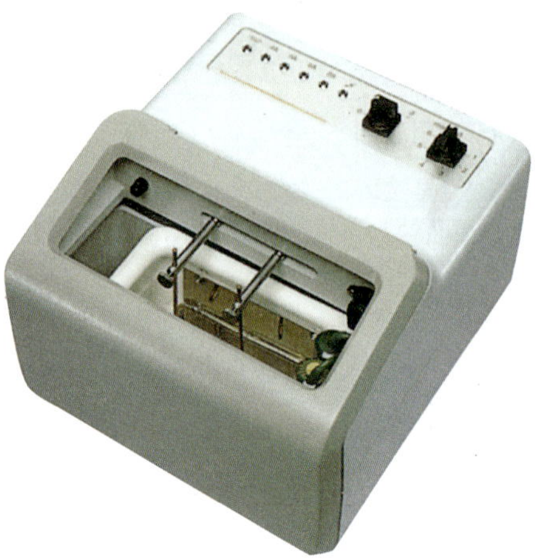

(b)

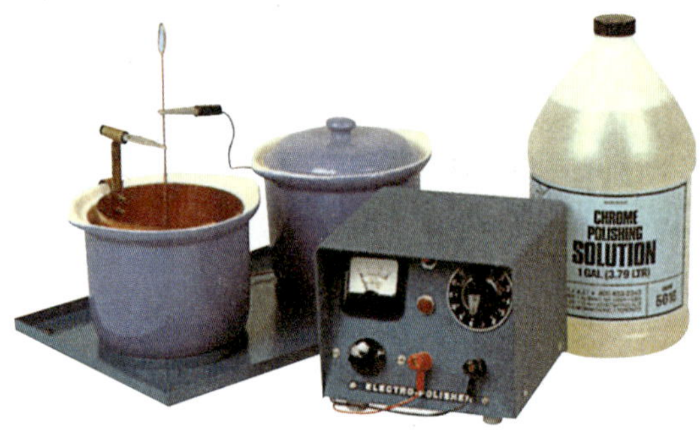

그림 19-9. a, b. 전해 연마기

(a)

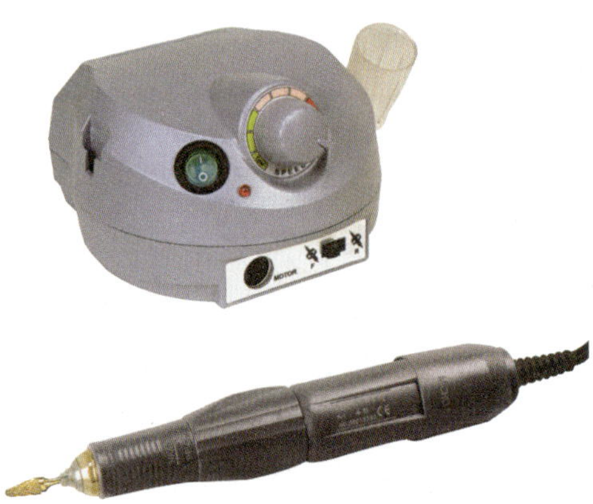

(b)

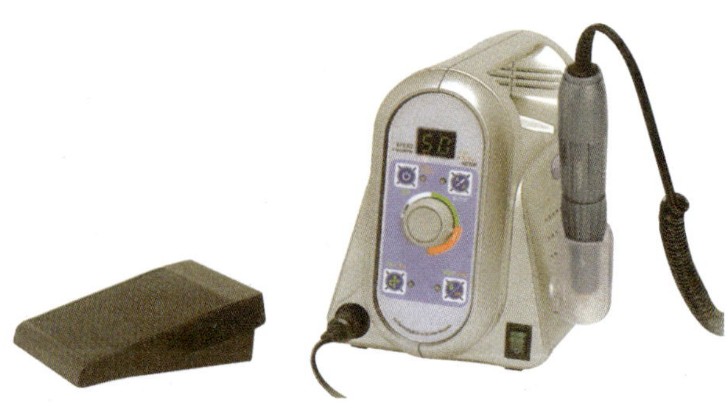

그림 19-10. a, b. 기공용 마이크로모터

(a)

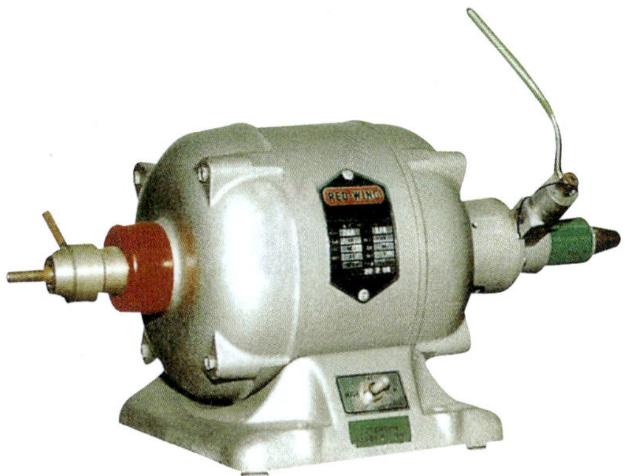

(b)

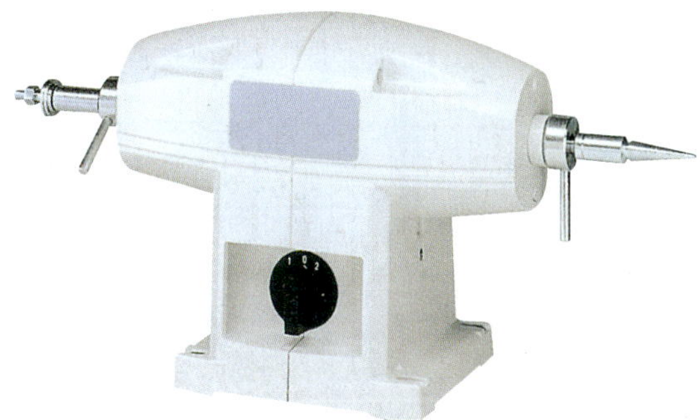

그림 19-11. a, b. 기공용 레이스

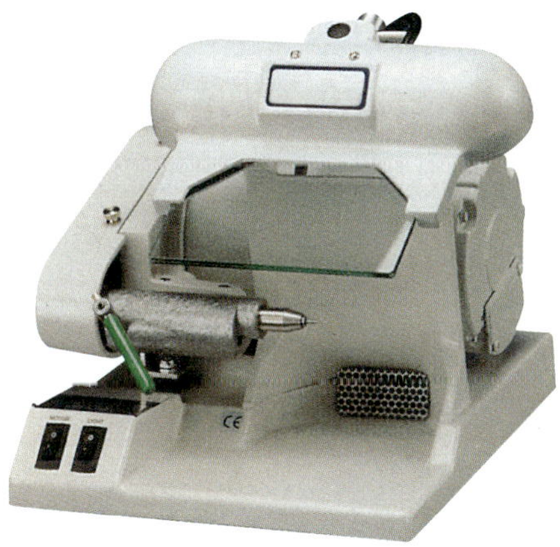

그림 19-12. 기공용 고속그라인더(grinder)

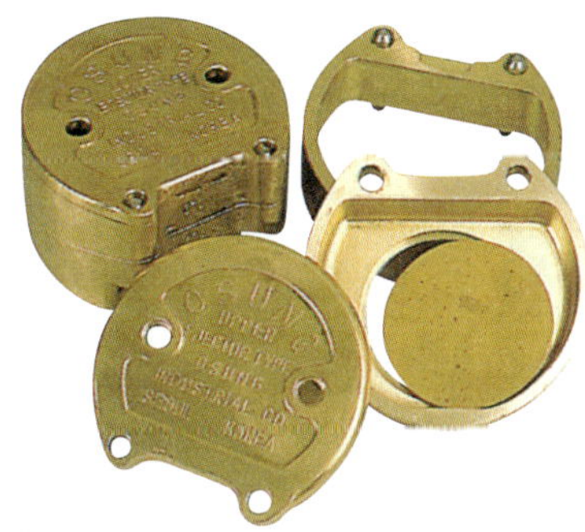

그림 19-13. 의치용 플라스크

12) 기공용 고속그라인더(high spindle)(그림 19-12)

용도 강도나 경도가 높은 코발트-크롬(Co-Cr)계 합금으로 주조된 가철성 국소의치 금속구조물의 연마에 사용함.

관리 벨트의 장력을 적절히 유지시킬 것. 사용 후에는 항상 먼지 등의 불순물을 깨끗이 쓸고 닦을 것. 불순물이 끼어 있는 mandrel을 사용하지 말 것. 안전유리와 보안경을 착용할 것. 작업 중 주의를 집중할 것. 손가락이 회전 기구에 접촉되지 않도록 주의할 것. 회전되는 mandrel에 무리한 측방압을 주지 말 것.

13) 의치용 플라스크(dental flask)(그림 19-13)

용도 합성수지의 중합을 위한 주형 형성 시 사용함.

관리 사용할 때마다 플라스크를 깨끗이 하고 바셀린을 얇게 바름. 합성수지의 중합 후 플라스크를 분리할 때에는 쇠망치보다는 나무망치나 플라스크 이젝터를 사용할 것.

14) 플라스크 프레스(flask press)(그림 19-14a, b)

용도 합성수지를 의치 주형에 전입(packing)시킬 때 사용함.

관리 가끔 스크루(screw) 부위에 기름을 발라 줌.

15) 플라스크 클램프(flask clamp)(그림 19-15a, b)

용도 Mold에 전입된 합성수지를 스프링 탄성에 의한 압력 상태에서 중합시킬 수 있음.

관리 스프링 탄성이 중요하므로 주기적으로 스프링을 점검할 것.

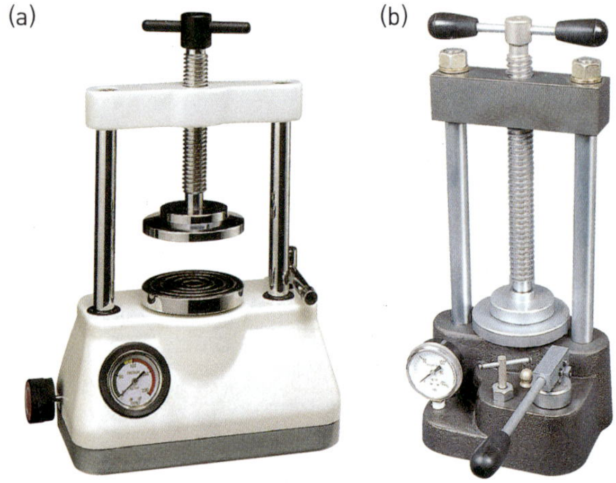

그림 19-14. a, b. 플라스크 프레스

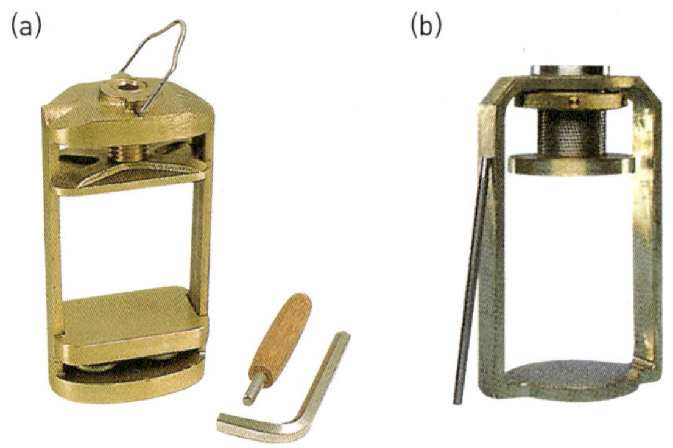

그림 19-15. a, b. 플라스크 클램프

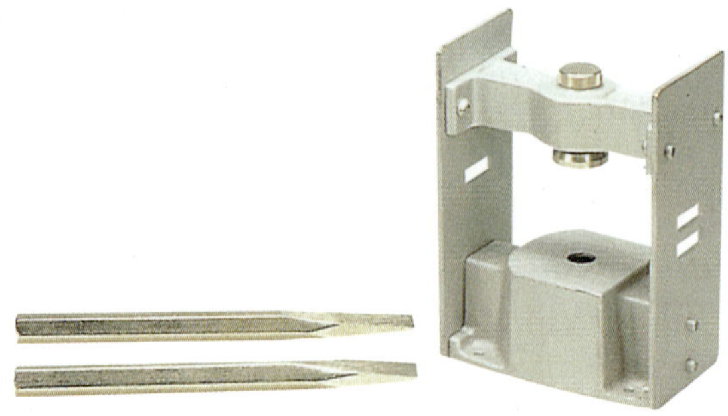

그림 19-16. 플라스크 이젝터

16) 플라스크 이젝터(flask ejector)(그림 19-16)

용도 플라스크 안의 내용물을 손상 없이 간단하고도 신속하게 제거할 수 있음.

관리 항상 깨끗하게 보관할 것. 특히 ejector chisel의 사용 시 손가락의 위치에 주의를 기울일 것.

17) 열중합 수지용 중합기(resin curing unit)(그림 19-17a, b)

용도 합성수지의 가열 중합 시 사용함.

관리 전선의 손상 유무를 점검할 것. 탱크나 밸브로부터 물이 새지 않도록 할 것. 사용 후에는 탱크 안의 물을 빼어 건조시킬 것. 전선의 연결부 등에 물을 떨어

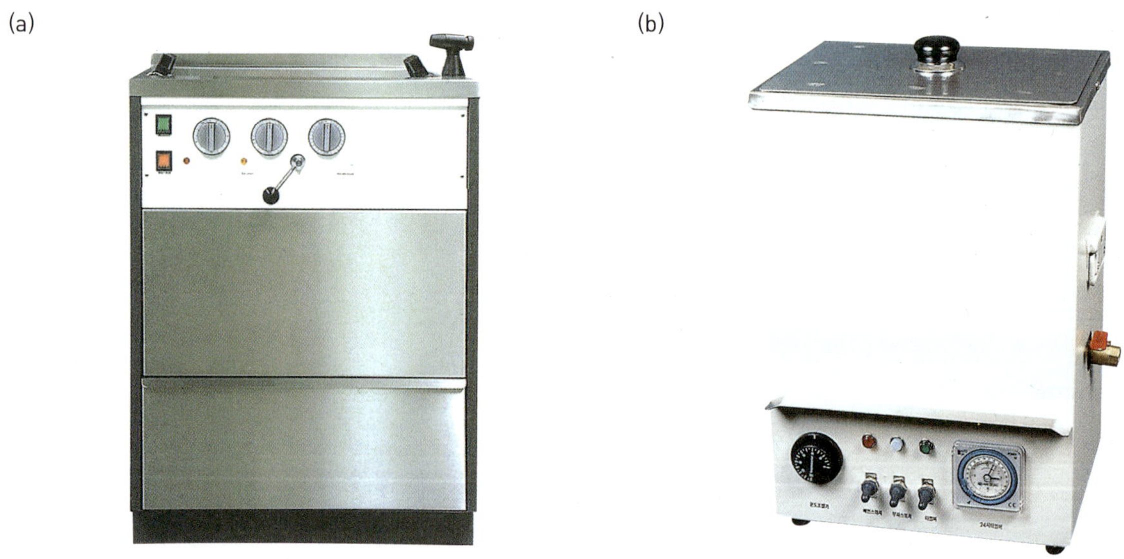

그림 19-17. a, b. 열중합 수지용 중합기

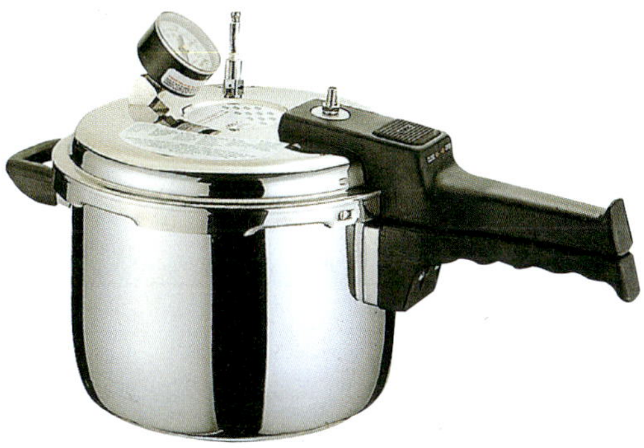

그림 19-18. 레진 압력 중합기

뜨리지 말 것.

18) 레진 압력 중합기(pressure pot)(그림 19-18)

용도 즉시 중합수지의 중합을 압축 공기 상태에서 행할 때 사용함.

관리 압축 공기가 새지 않는지의 여부를 항상 관찰할 것. 제조업자가 지시하는 최대 공기압을 초과하지 말 것.(만일 공기압이 높으면 중합기가 폭발할 수도 있음).

19) 소환로(ring furnace)(그림 19-19a, b)

용도 왁스 제거, 예열, 열처리 시 사용함.

관리 머플을 항상 깨끗이 청소할 것. 고온 온도계(pyrometer)를 적어도 세 달에 한 번은 점검할 것. 제조업자가 지시하는 온도 이상으로 올리지 말 것. 전기로의 문을 닫은 상태에서 서서히 냉각시킬 것. 전선의 접속 부위를 확인할 것.

20) 도재 소성로(porcelain furnace)(그림 19-20a, b)

용도 도재의 소성 시 사용함.

관리 항상 깨끗한 상태에서 사용할 것. 냉각은 도재 소성로를 밀폐시킨 상태에서 행할 것. 주기적으로 머플과 고온 온도계의 온도를 점검할 것. 도재 소성로는 다른 기구에 비해 상당히 민감하므로 이 밖의 사항은 제조업자의 지시를 잘 지킬 것.

21) 진공 혼합·매몰기(vacuum mixer)(그림 19-21a, b)

용도 석고 제품이나 매몰재의 진공 혼합 및 매몰 시 사용함.

(a) (b)

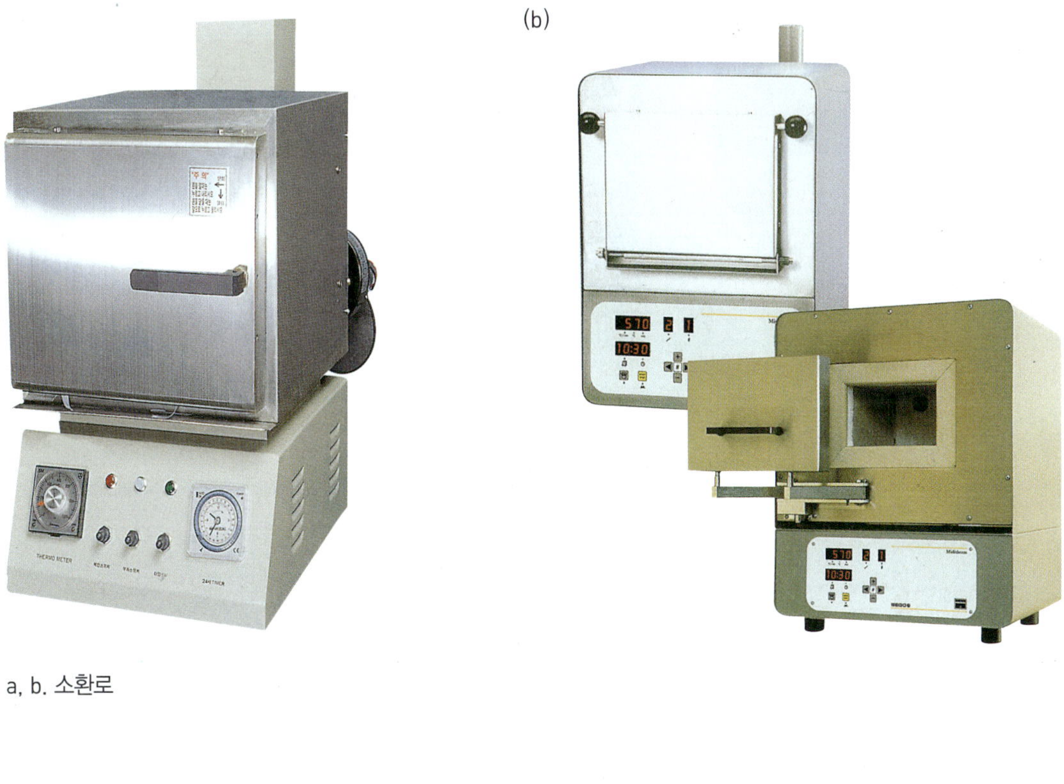

그림 19-19. a, b. 소환로

(a) (b)

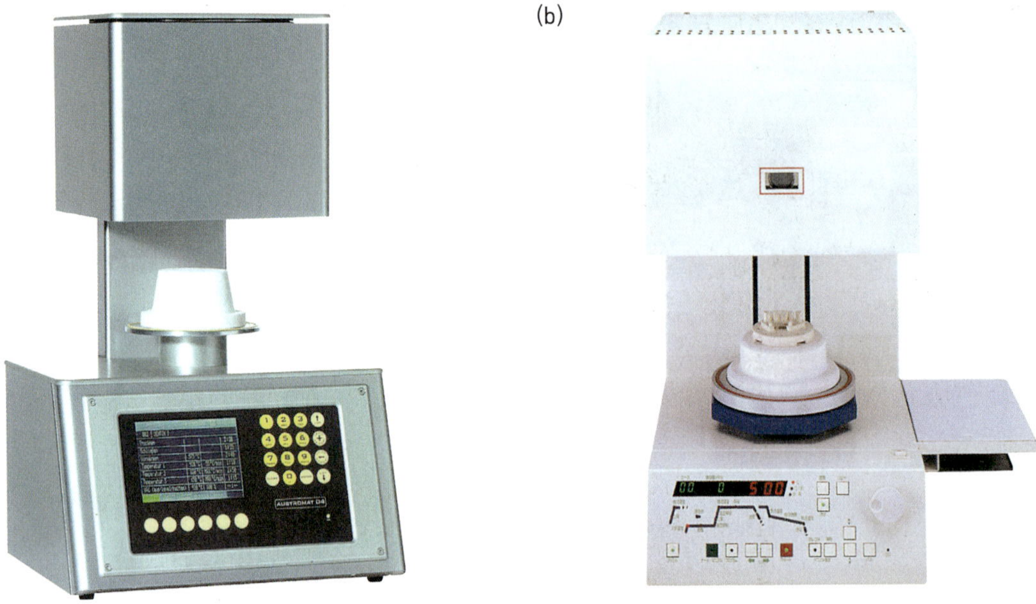

그림 19-20. a, b. 도재 소성로

(a) (b)

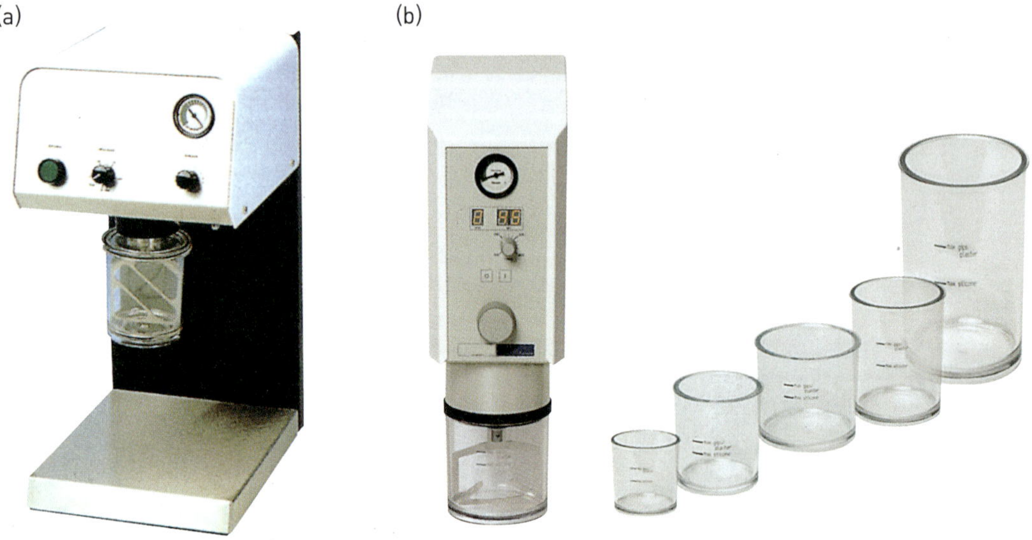

그림 19-21. a, b. 진공 혼합 · 매몰기

관리 혼합 용기와 혼합 날은 항상 깨끗이 할 것.

22) 왁스 포트(wax port)(그림 19-22)

용도 여러 종류의 왁스를 일정한 작업 온도로 유지시킬 수 있음.

관리 용융된 왁스의 바닥에 가라앉는 불순물을 주기적으로 제거할 것. 사용할 때에는 기구를 조심스럽게 다루고 특히 열의 조절에 유의할 것.

23) 토치(torch)(그림 19-23a, b)

용도 합금의 용융 및 납착 시 사용함.

관리 가스나 산소가 새지 않는지 항상 점검할 것. 토

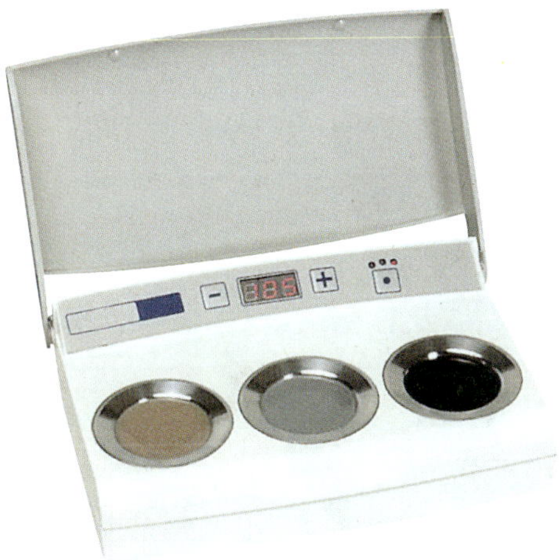

그림 19-22. 왁스 포트

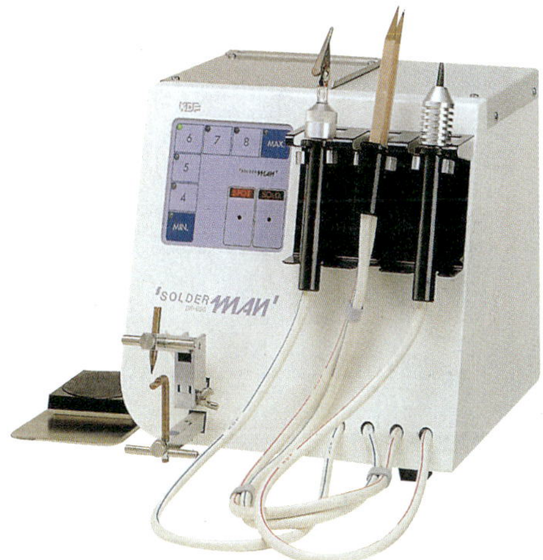

그림 19-24. 전기 납착기

치의 끝 구멍에 불순물이 끼지 않았는지를 사용 전에 확인할 것. 호스는 꺾이지 않는 것을 사용할 것. 호스의 결합 여부를 항상 검사할 것.

24) 전기 납착기(electric soldering machine)(그림 19-24)

용도 귀금속 또는 비귀금속 합금의 전기 납착 시 사용함.

관리 청결 유지, 주기적으로 carbon holder 및 carbon을 갈아 끼울 것.

25) 모형 트리머(model trimmer)(그림 19-25a, b)

용도 모형을 원하는 형태나 크기로 다듬을 때 사용함.

관리 2주일에 한번 정도는 회전축에 기름을 칠 것. 작동을 할 때에는 반드시 물을 순환시킬 것. Wheel에 달라붙은 석고 등의 물질을 수시로 깨끗이 떼어 낼 것. 모형을 삭제할 때에는 wheel에 무리한 힘을 가하지 말 것. 손가락이 회전되는 wheel에 접촉되지 않도록

(a) (b)

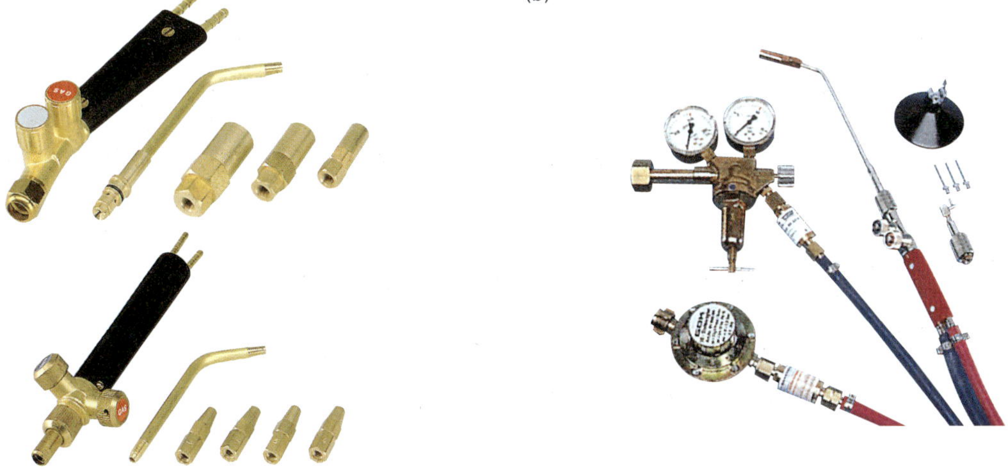

그림 19-23. a, b. 토치(gas and air multi-orifice blowpipe)

(a) (b)

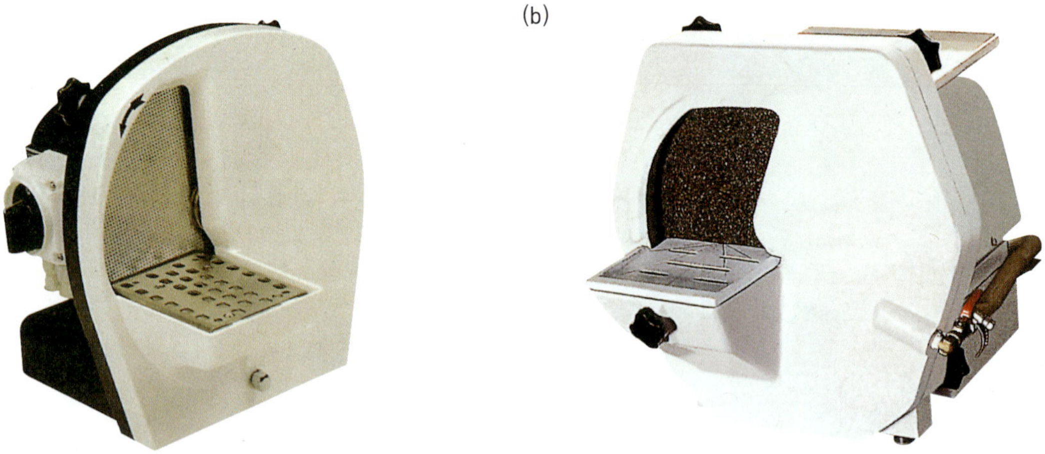

그림 19-25. a, b. 모형 트리머

특히 주의할 것.

26) 증기 세척기(steam cleaner)(그림 19-26a, b)

용도 치과수복물, 장치물, 작은 기구 및 모형 등을 강력한 스팀으로 세척할 때 사용함.

관리 물의 양을 수시로 확인할 것. 가열 시 물탱크의 마개를 열지 말 것. 항상 전기 접속 부와 누전 여부를 확인할 것. 스팀의 노즐은 안전한 방향으로만 향하게 할 것.

27) 초음파 도재 응축기(ultrasonic porcelain condenser)(그림 19-27)

용도 저진폭, 고출력 진동(28,000회/초)으로 도재 혼합물을 응축함.

관리 작동 시에 무리한 힘을 가하지 말 것. 진동의 세기를 증례에 따라 적절히 조절할 것. 지나치게 오랜 동안의 진동을 피할 것.

28) 치과 캐드캠 시스템(dental CAD/CAM system)(그림 19-28)

용도 3차원 형상으로 입력된 지대치에 금속, 도재,

(a) (b)

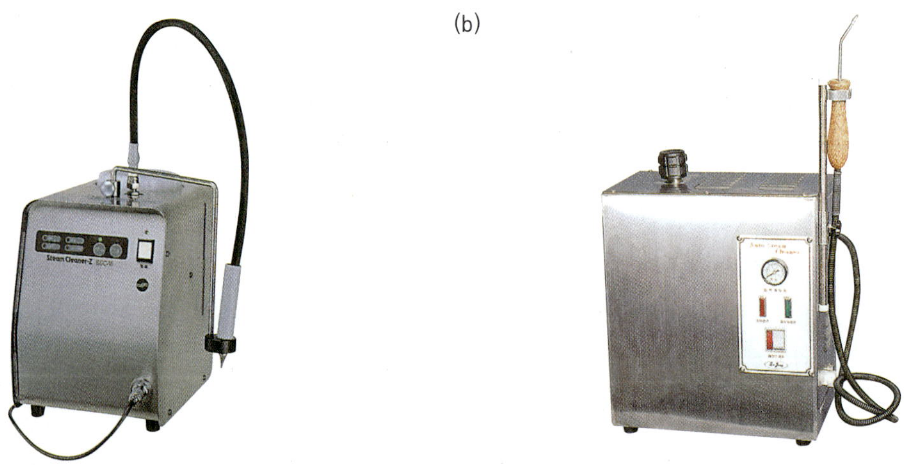

그림 19-26. a, b. 증기 세척기

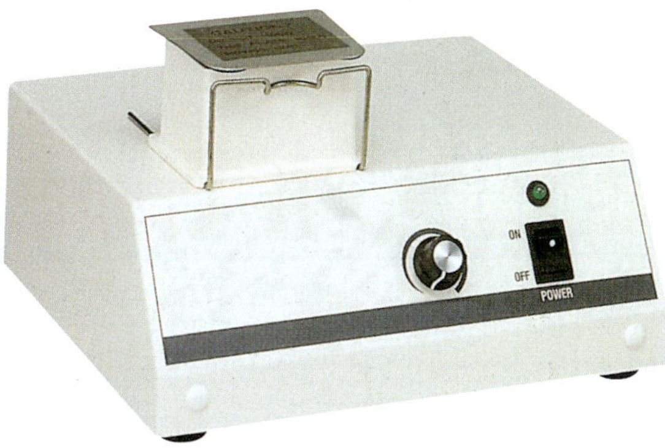

그림 19-27. 초음파 도재 응축기

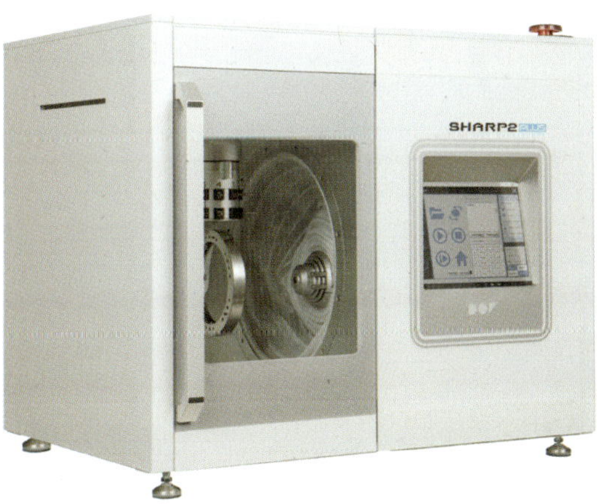

그림 19-28. 치과 캐드캠 시스템

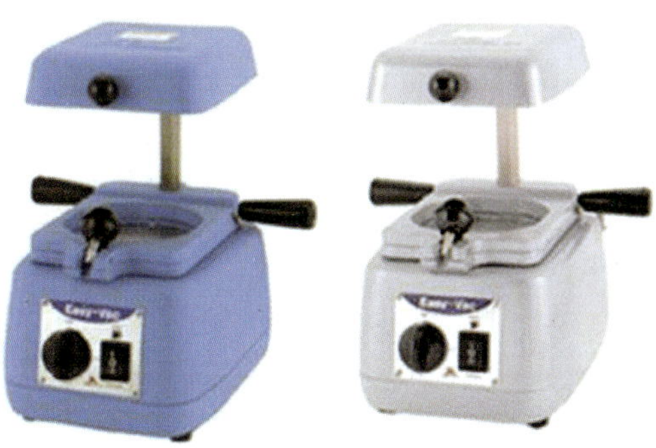

그림 19-29. 진공성형기

레진 등과 같은 치과재료 블록을 가공(milling)하는 방법으로 치과수복물을 제작할 때 사용함.

관리 밀링버는 제조사의 지시대로 사용 후 교환할 것. 집진기 모터도 교체주기에 맞추어 교환할 것. 가공부산물을 세척할 것.

29) 진공성형기(vacuum former)(그림 19-29)

용도 열가소성재료를 가열하여 연화시킨 후에 진공압으로 성형할 때 사용함.

관리 플레이트가 너무 많이 가열되지 않게 할 것. 모형의 높이를 높지 않게 하고 모형의 구개면도 깊지 않게 삭제할 것.

알아두기

1. 치과기공용 장비의 올바른 관리가 중요한 이유
2. 치과기공용 장비의 용도 및 관리 방법

참고문헌

1. Mazulewicz L.J.: Medical service dental laboratory technology. Washington, US Air Force, 1982.
2. 山中恒夫: DOモリタの總合カタログ. 大阪, 株式會社 モリタ, 1985.
3. 이용익: 2007 신흥 종합 카탈로그 통권 14호, 2006.
4. 이용익: 2006 신흥 종합 카탈로그 통권 13호, 2005.
5. 이용익: 2003 신흥 종합 카탈로그 통권 10호, 2002.
6. 오동현: 2002년 대한치과기자재 수출입상협의회 종합 카탈로그, 2002.
7. 디오에프연구소: 2019 디오에프연구소 브로슈어, 2019.

찾아보기

ㄱ

ㅇ

C

D

I

J

K

Q

R

S

T

치과기공사를 위한 **치과재료학**
Dental Materials

2020년 3월 2일 초판 발행
2024년 2월 28일 개정 2판 발행

저 자 치과재료과학연구회

발행인 윤 진 영
발행처 도서출판 대학서림
주 소 03076 서울시 종로구 혜화로 2길 8
전 화 02) 763-1220, 744-2811
팩 스 02) 744-1210
등 록 1965. 1. 20
번 호 1-88
정 가 45,000원

ISBN 978-89-6940-325-4 93510
www.daihaks.com